成形与再造病案图解

（第2版）

Diagrams of Cases of Plastic and Reconstructive Surgery

主　编　韩凤山　黄晓文

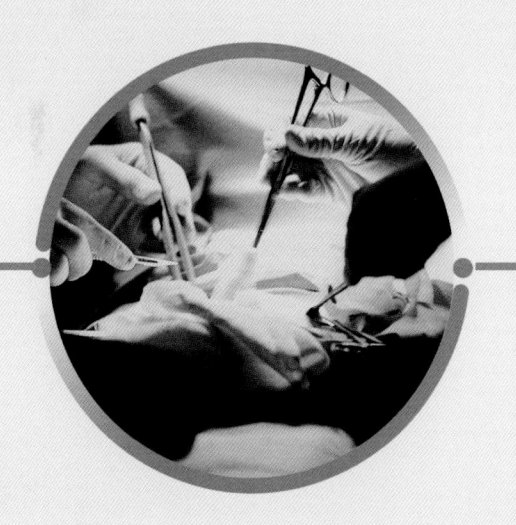

中国科学技术出版社

图书在版编目（CIP）数据

成形与再造病案图解 / 韩凤山，黄晓文主编 . —2 版 .
—北京：中国科学技术出版社，2016.7
ISBN 978-7-5046-7187-5

Ⅰ . ①成… Ⅱ . ①韩… ②黄… Ⅲ . ①整形外科学－病案－图解
Ⅳ . ① R62-64

中国版本图书馆 CIP 数据核字（2016）第 152368 号

策划编辑	焦健姿	
责任编辑	焦健姿	黄维佳
装帧设计	华图文轩	
责任校对	龚利霞	
责任印制	李春利	

出　　版	中国科学技术出版社
发　　行	科学普及出版社发行部
地　　址	北京市海淀区中关村南大街 16 号
邮　　编	100081
发行电话	010-62103130
传　　真	010-62179148
网　　址	http：//www.cspbooks.com.cn

开　　本	850mm×1168mm　　1/16
字　　数	336 千字
印　　张	23
版　　次	2016 年 8 月第 1 版
印　　次	2016 年 8 月第 1 次印刷
印刷公司	北京中科印刷有限公司
书　　号	ISBN 978-7-5046-7187-5/R・1900
定　　价	249.00 元

编著者名单

主　编　韩凤山　解放军第 205 医院　主任医师

黄晓文　解放军第 205 医院　主任医师

副主编　王光楠　解放军第 205 医院　副主任医师

李高山　解放军第 205 医院　副主任医师

詹宏伟　解放军第 205 医院　副主任医师

编　者　郭富祥　解放军第 205 医院　主任医师

平　娟　解放军第 205 医院　主任护师

王宝剑　解放军第 205 医院　主治医师

毛　智　解放军第 205 医院　主治医师

金敬一　解放军第 205 医院　主治医师

主编简介

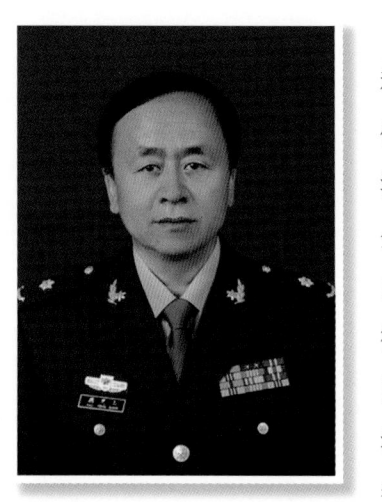

　　韩凤山，1953 年 8 月出生，解放军第 205 医院显微外科主任，主任医师，专业技术四级，文职二级。1969 年入伍，1975 年毕业于锦州医学院医疗系，1984 年在北京积水潭医院骨科、手外科进修学习，1992 年到解放军第 89 医院全军创伤骨科中心学习。1987 年任 205 医院骨科主治医师，1992 年任副主任医师，1994 年任骨科副主任，1998 年任显微外科主任。曾任全军显微外科专业委员会委员、沈阳军区战创伤专业组副主任委员、沈阳军区专家委员会委员、沈阳军区科学技术委员会委员、沈阳军区骨科顾问、辽宁省医学会理事会理事、辽宁医学院兼职硕士研究生导师、辽宁医学院医疗学院客座教授、吉林医药学院兼职教授、中国医药教育协会专家委员会专家。从事创伤骨科、显微外科临床工作 37 年，发表学术论文 40 余篇，出版专著 2 部，参编专著 1 部。获全军医疗成果二等奖、全军科技进步三等奖各 1 项。2011 年锦州市卫生局授予"锦州名医"称号，2013 年沈阳军区联勤部授予"科技创新人才"荣誉。所在科室解放军第 205 医院显微外科荣记集体二等功、三等功各 1 次，为锦州市临床医学重点专科、锦州市医学特色专科。2011 年解放军总后勤部卫生部授予科室"全军为部队服务先进科室"荣誉，2013 年解放军总后勤部卫生部授予科室"全军优质护理服务示范病房"荣誉。

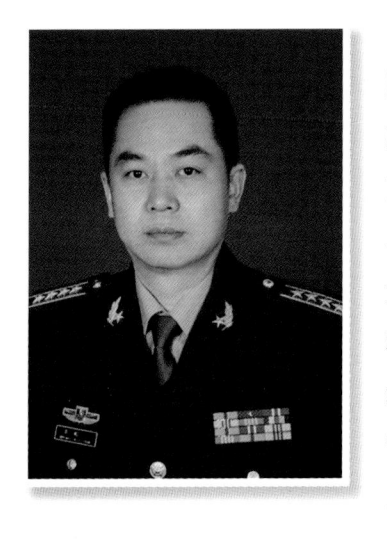

黄晓文，1967 年 2 月出生，解放军第 205 医院院长，医学硕士，主任医师，专业技术六级，大校军衔，中国医药教育协会副秘书长、全军军事训练医学专业委员会常委。1985 年 9 月至 1990 年 7 月在第一军医大学临床医学专业学习并取得学士学位，1999 年 9 月至 2002 年 7 月在第二军医大学攻读卫生勤务专业研究生并获得硕士学位。曾任临床科室医师、科主任，医务处副主任、医疗副院长等职。参编专著 1 部，获军队科技进步四等奖 1 项，在《中国医院管理杂志》《解放军医院管理杂志》《解放军卫勤杂志》《人民军医》等期刊上发表学术论文十余篇。

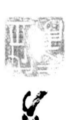
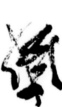

祝贺《成形与再造病案图解》出版

发挥微创外科技术优势

提高战创伤救治水平

黄志强

JST 北京积水潭医院
北京大学第四临床医学院

地 址：北京市西城区新街口东街31号
电 话：8610-66167631
传 真：8610-66183542
邮 编：100035
网 址：www.jst-hosp.com.cn

韩风山教授：

　　您好！

　　大作《畸形与再造病案图解》收到，内容丰富、实用，都是自己的病例，资料详实、生动，十分珍贵。我有幸阅读及收藏，非常感谢！

　　值此新春佳节即将来临之季，谨祝

　　　新春快乐
　　　阖家幸福

　　　　　　　　　　　　王时骧

内容提要

　　本书作者对将近 40 年临床实践积累的病例资料进行了精心选编，以图集附病案的形式对成形与再造技术进行了系统介绍，主要内容涵盖利用显微成形与再造外科技术解决重症创伤、高压电击、放射性损伤、冻伤、烧伤所致的复杂组织缺损的修复再造，损毁肢体保留与功能重建，久废无功能残肢、残指的再利用等关键技术。全书对每一例治疗病例的术前、术中、术后实体照片进行了对照，并附注释说明。真实地反映伤情、治疗手段、预后效果，可以让读者全面了解、分享作者的临床救治经验。此次再版修订是在第 1 版的基础上，增加了新的病案积累，并对第 1 版中的典型案例完成了远期效果随访。此次再版，书中内容更全面，图解更具体，可作为显微成形与再造技术交流经验、分享体会的读本，适合显微手外科、创伤骨科、整形外科等专业医师及医学生参考阅读。

Summary

　　The authors selected cases accumulated over their 37 years of clinical practice and introduced plastic and reconstructive technology systematically by means of an atlas attached with cases. The primary content includes treating severe cases of complex tissue defects caused by trauma via repair and reconstruction, high-voltage shocks, radiation damage, frostbite and burns via microscopic plastic and reconstructive technology, reservation and function reconstruction for damaged limbs and long-term disabled stumps and disabled fingers, and other key treatment technology. In this book, the preoperative, intra-operative and postoperative conditions of each treated case are contrasted by means of real pictures with legends attached. This reflects the actual traumatic conditions, treatment methods and prognosis, which enables readers to comprehensively understand and share the author' s clinical treatment experience. Based on the 1st edition, this reprint and modification adds new cases, and also completes long-term follow-up on some typical cases in the1st edition. In this reprinted edition, the intra-operative content is more comprehensive and the diagrams are more specific.This book can be used as a textbook for communicating and sharing experience in microscopic plastic and reconstructive surgery and it may be applicable for microscopic hand surgeons, traumatic orthopedic surgeons, plastic surgeons and other professional physicians and students of medicine.

再版序

在《成形与再造病案图解》第 2 版出版之际，我受韩凤山主任委托为此书作序，这完全超出了一般专业著作的写作规则，他没有选择大领导、大专家完成此项重任，而由我这个医院的政委担当此任，这反映出韩凤山主任与这家医院的深厚情结，我欣然接受邀请。作为医院党委的代言人，我代表院党委和全院同志热烈祝贺此书第 2 版的出版。

解放军第 205 医院显微外科组建于 1998 年 10 月 30 日，在不算太长的时间里，他们用智慧、汗水和心血，成功地救治了一个又一个复杂病例，创造了一个又一个奇迹，得到了军地患者的广泛赞扬。这源于学科带头人韩凤山主任扎实的理论功底、高尚的人生追求和勇攀医学高峰的奋斗精神，他坚持几十年如一日地走在学习、继承、创新、发展的道路上，潜心研究、勇于探索、永不停歇，他十分注意收集整理每一个临床治疗病例，治愈一例患者就完善一个医疗档案，体现了对患者、对事业高度负责的可贵品质。目前，在他的带领下，已经成长了一批像他一样忠于显微修复与重建外科专业的医护人才。

作为军队医院的政委，我非常高兴地看到这个团队从成长、成熟到成功，这些年来，他们依托创伤外科的技术平台，在相关创伤军事医学方向上积累了大量治愈病例，并整理了宝贵的病案资料。他们在中华系列杂志上发表了许多文章，具有典型创新特色技术的手术治疗成果亦发表在国际期刊 *Therapeutics and Clinical Risk Management* 上，并获得军队医疗成果和科技进步二、三等奖。此次再版修订病案内容更加翔实丰富、图文并茂，正如初版中原总后勤部卫生部李建华部长作序时所述，此书编写方法独特新颖，以单个病例的形式，翔实记录了患者从入院到功能康复的全程效果，直观展示了术者的治疗思路和方法，集科学性、实用性、可读性于一体，并生动地再现了显微成形与再造外科的发展史。全书文稿和图片内容真实可靠，我代表医院向从事此专业的技术同行推荐此书，供参考借鉴之用。

解放军第 205 医院　政治委员　李邓

初版序

由解放军第 205 医院韩凤山、王佳编著的《成形与再造病案图解》付梓出版。著作者邀我作序，我欣然应允。

这部反映组织缺损与功能重建技术，并集继承、积累和创新于一体的著作在我们军队诞生，我作为一名军队卫生部门的领导深感欣慰。

自 20 世纪 70 年代以来，我军显微外科在组织损伤与缺损的修复重建方面取得了长足的进步，并一直处于国内领先地位。跨入新的历史时期，现代医学的高速发展，显微外科技术作为一个边缘学科在临床中的应用日趋广泛，由于毁损性战创伤比例增加引发的毁损肢体再造及功能重建难题和相关社会问题的增多，人们生存意识的增强和对高质量生命追求的增加等大力推动了这一学科不断向前发展，顺应医学发展和救治需要，致力于显微外科研究的专家、教授潜心探索，不断实践，创造了一个又一个严重毁损后功能康复的医学奇迹，从而使恶性突发事件所造成的机体严重损伤与缺损的修复和功能再建成为可能，提升了显微外科的学术地位。

解放军第 205 医院显微外科是一个比较年轻的科室，但是他们坚持正确的学科发展方向，凭借自己的努力和聪明才智，在党委一班人的领导下，走出了自己的路子，创造了不平凡的业绩。这本画册清晰地记载着作者从医几十年所走过的艰辛历程。这个学科的带头人韩凤山从医 30 年，先后从事过骨科、烧伤整形科、显微手外科等专业。他利用显微外科技术，成功地解决了传统治疗方法无法治愈的复杂性损伤与缺损的修复和重建，肢体再植成功率达 100%，断指再植成功率达 95% 以上，先后获军队科技进步奖和医疗成果奖 5 项。荣立三等功 4 次。为了积累毁损肢体再造及功能重建的经验，进而为这一分支学科的创建奠定实践基础，多年来，他一直注意收集自己主持救治的每一个病例和手术资料图片，到目前为止已积累相关病例 1000 多例，照片近万幅。

读了这本画册，使我感触较深的有三点：一是编著方法独特新颖。这本书共分 6 章，撰写说明文字 4 万多字，精选图片 400 余幅。它以单个病例的形式翔实地记录了患者从致伤入院到功能康复的全程效果，生动、直观地展现了术者的治疗思路与方法。二是编著资料真实可靠。全书资料全部来源于临床一线救治成功的真实病例。它通过对病案图片进行回顾性编辑总结，向读者展示了一幅幅专科理论与实践完美结合的图卷。三是编著出版意义重大。通过本书可以看到一例例复杂的肢体毁损病例，通过术者的才智和巧手，由大残变小残，小残变无残，体现了功能与美学效果有机结合，同时也可以看到通过功能再造和锻炼，使患者残而不废，再现了患者重新点燃自理生活勇气的画面。因此，本书的编著和出版具有重大的社会效益、军事效益和经济效益。

　　该书以图片为主、图文并茂，集科学性、实用性、可读性于一体，生动反映了显微成形与再造专业的发展水平，为骨科医生、显微外科医生、美容整形科医生和康复医学专业人员提供了一个非常有价值的参考借鉴，我愿将这本书推荐给大家。

总后勤部卫生部原部长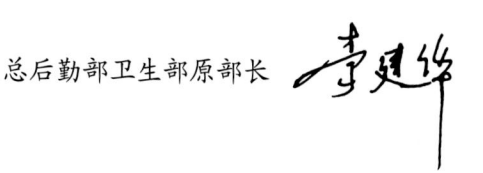

　　《成形与再造病案图解》初版已过去近十个年头了。在以往工作的基础之上，我们更加注重出院病人的院后随访工作，从几年、十几年，最多达到二十年。我们收集病人在经历生活、劳动和社会活动之后的感受和对疗效的评价等信息资料，并做记录和整理，病案资料更加充实，对于检验和改善临床治疗工作，提供了依据。

　　此次再版修订补入了近十年新开展的一些手术图片和文字资料。以图文并茂的形式，向读者传递、分享病案信息、治疗理念，以及术者对组织损伤缺损性质的识别、治疗方式的选择、手术过程，直至治愈后的效果，展示了完整的实例版病案图解画卷。本书内容丰富翔实，易读易懂，具有参考和借鉴价值。

　　复杂性组织损伤、缺损的显微成形与再造专业是一个不断发展进步的学科，面对许多新技术、新知识、新课题，我们需要不断学习、实践、总结和提高。但限于我们的能力和水平，书中可能还存在一些缺点甚至错误，敬请同道们批评指正。

　　本书首版之时，有幸请到解放军总后勤部卫生部原部长李建华为本书作序，盛志勇、黄志强、王澍寰三位中国工程院院士分别致辞、信函祝贺书的出版。他们的鼓励与鞭策让我们感激不尽，也促进了我们的工作开展。如今，黄老和王老院士相继去世，《成形与再造病案图解》第2版的出版就成为我们与前辈们难忘情结的最好纪念。与此同时，我们衷心祝福盛老院士健康长寿。

韩凤山

初版前言

随着显微外科技术的逐步普及并广泛应用于临床，临床医师们创造了断肢、断指再植手术高成功率，同时也推动了成形与再造外科技术的成熟发展。现代工业与交通的高度发达，以及战争等许多不可预知的致伤因素给人类所造成的创伤致死、致残率的不断增高，使探索与研究平战时有效救治方法，生成战斗力成为重要的临床课题，这也是本书形成与交流之主要目的。

我是 20 世纪 70 年代末期来到解放军第 205 医院骨科工作的，当时的科主任是一位从抗日战争硝烟中走过来的老同志，他带领一批 50 — 60 年代在院工作的军医们开创了辽西地区显微外科技术先河。他们利用与锦州地方光学仪器厂联合研制的一台光学放大镜，刻苦练习血管吻合手术基本功，率先在辽西地区成功地进行了多例离断肢体的再接，他们那种敬业奉献的革命精神以及精益求精、钻研科学技术的不懈追求、鼓舞、激励、培养了一批又一批后来人。1984 年，我有幸到北京积水潭医院骨科进修，那里云集了许多学识渊博、技术水平高超的专家、学者，整个医院良好的学术氛围、催人奋进的工作环境，给了我新的知识和力量并启迪着我后来的临床工作。1990 年在我结束进修学习后的第 6 个年头，首篇《陈旧性锤状指畸形手术方法的一点改进》稿件，在我的导师韦加宁教授亲自指导修改后发表于当年的《修复与重建外科杂志》上。1992 年我到解放军第 89 医院全军创伤骨科中心参观学习，王成琪院长等专家无私地传授了显微外科技术，使我受益良多，这些都是我与那个时代最难以割舍的情结。

我从事临床工作已 30 多年，尤其是近 15 年的显微外科经历，我与我的同事"风雨兼程"，相依相伴，常常是"欣喜与忧心相随""汗水与泪水交融"，病情的瞬息多变，挑战着显微外科人的意志、体能与智慧的极限。从科室成立至今，只要有任务就从不休息，更无假日而言，高度的职业责任感和不懈的专业追求造就了一个特别能战斗的团队，我为所从事的工作而深感自豪。

十分荣幸地请到总后勤部卫生部李建华部长为此书作序，中国工程院盛志勇院士和黄志强院士也百忙之中为此书挥笔题词，字里行间都体现出领导和前辈们对军队创伤外科事业的特别关爱和支持，使临床一线工作的同志备受鼓舞，对此不胜感激，这将会对未来战创伤外科事业的发展起到有力的推动作用。

  人民军医出版社贾万年副社长策划并主审此书，3 年来是他与出版社老师们一直关心指导着我们，引导科室向着平战结合的创伤救治医学方向进一步发展，他两次登门调研指导，为科室的发展出谋献策，操心尽力，在此深表谢意。

  在此书出版之际，我也向我的恩师、和我一起战斗的同事及默默支持我们工作的家属们致以深深的感谢！

  此书全部图片是我和同事们即时拍摄而成，虽经细心编制，但仍有不足之处，敬请批评指正。

韩凤山

目　录

第 1 章

伤残肢体保肢治疗

高能量暴力伤造成肢体结构性损毁，一期保肢治疗具有很大难度。

其一，复杂性组织损伤、缺损的有效修复及最低功能重建的水平应与病人的主观感受、功能需要紧密切合，以达到让残肢不废的理想效果。

其二，系列保肢治疗过程中不确定因素较多，所以在治疗方案确定之初，应对整个系列保肢治疗的目的、可行性、具体方法、面对哪些技术难题，以及存在哪些弥补和克服的手段，做到胸有成竹。此外，病人也应对治疗的全程及各个治疗阶段所要达到的目标和预期结果十分明确，并能做到一致配合。

其三，术者应具有丰富的临床治疗经验，有能力驾驭和摆脱治疗过程中出现的各种不利情况，始终掌握治疗的主动，有替代和备选的修复手段，使任何一次手术治疗都能兑现预期所应达到的治疗效果。

第一节
肢体感染性骨缺损的治疗

一、腓动脉轴型供血腓骨节段平行转移、胫骨髓内植骨术

【病例 1】

患者，男，43 岁。

伤因伤情：于 2003 年科室收治。16 年前因严重车祸致左大腿截肢，右胫骨开放粉碎骨折行钢板内固定术，术后右胫骨出现骨感染、骨不连，右小腿以瘢痕化的软组织和钢板连接，需拄双拐下床活动，16 年间反复治疗无效。

治疗难点：①伤肢胫前动脉供血缺如，软组织广泛瘢痕化，胫骨长段营养不良，断端骨硬化、缺损，髓内感染；②缺乏游离骨移植受区条件；③骨感染、长段骨营养不良不适合做胫骨滑槽植骨术。

手术方法：彻底去除受区感染瘢痕、无效硬化骨，设计并切取腓动脉轴型供血腓骨瓣，髓内转移植骨，同时腓肠肌内侧头肌皮瓣胫前转位替代胫前瘢痕区。

预后效果：患肢骨感染骨与软组织缺损一次性治愈，伤肢恢复站立和行走的能力。

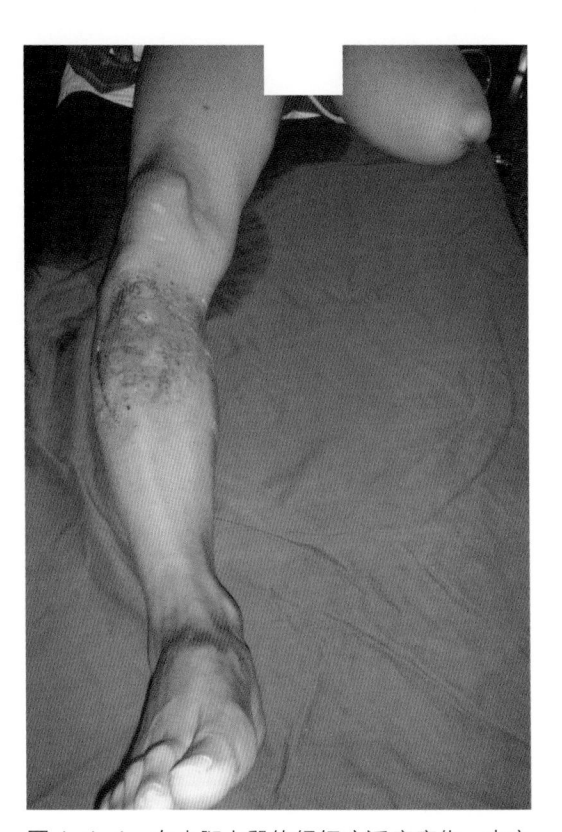

图 1-1-1　右小腿上段软组织广泛瘢痕化，中心处为骨窦道

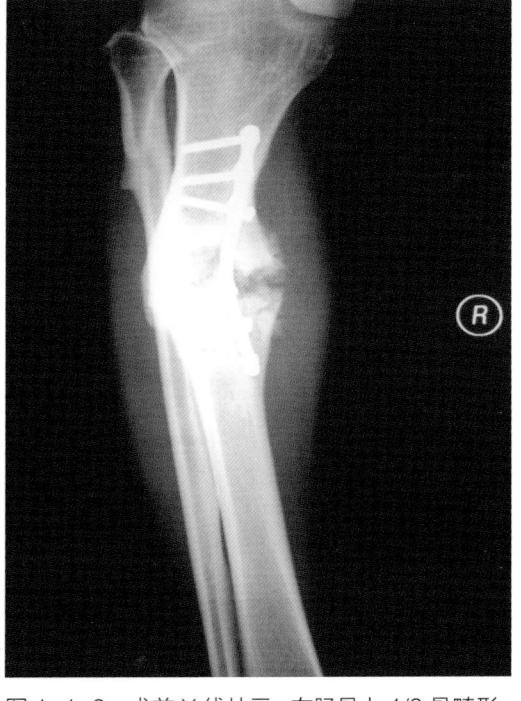

图 1-1-2　术前 X 线片示，右胫骨上 1/3 骨畸形、骨痂生长，两断端长段骨硬化，髓腔闭塞，断端间隙骨吸收，向外成角 35°，钢板扭曲变形

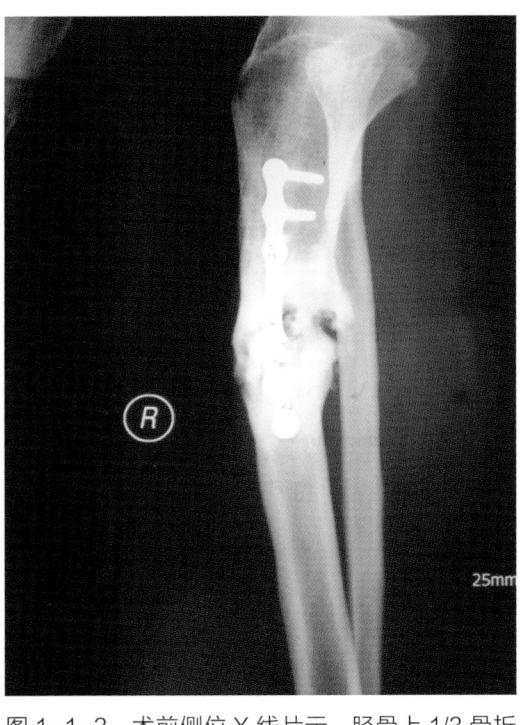

图 1-1-3　术前侧位 X 线片示，胫骨上 1/3 骨折骨不连，骨缺损征象

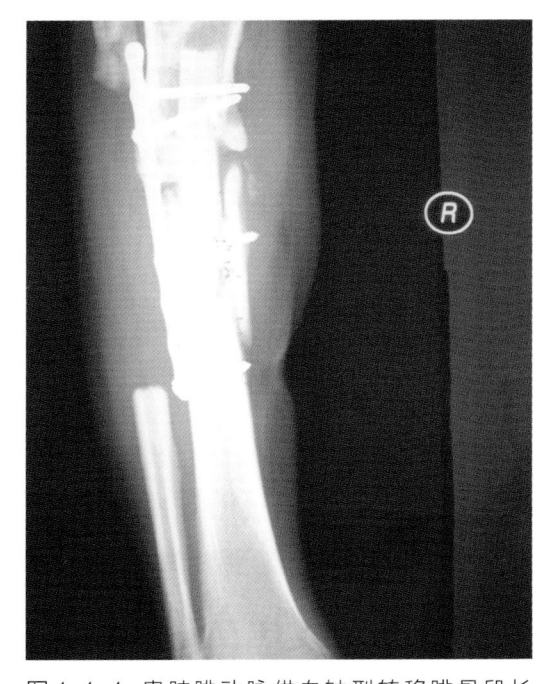

图 1-1-4　患肢腓动脉供血轴型转移腓骨段长12cm，胫骨断端后侧开窗，由后向前把带血管腓骨植入胫骨髓腔，保持血管蒂松弛不扭转，外侧钢板螺丝钉固定。术后 7 个月 X 线正位片示，植入骨位于髓腔内，血供好，胫骨力线正常

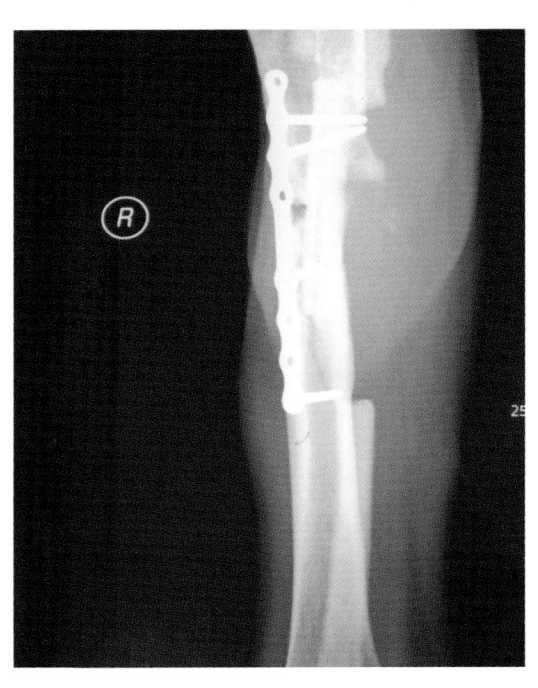

图 1-1-5　术后 7 个月 X 线侧位片示胫骨与移植腓骨骨性愈合

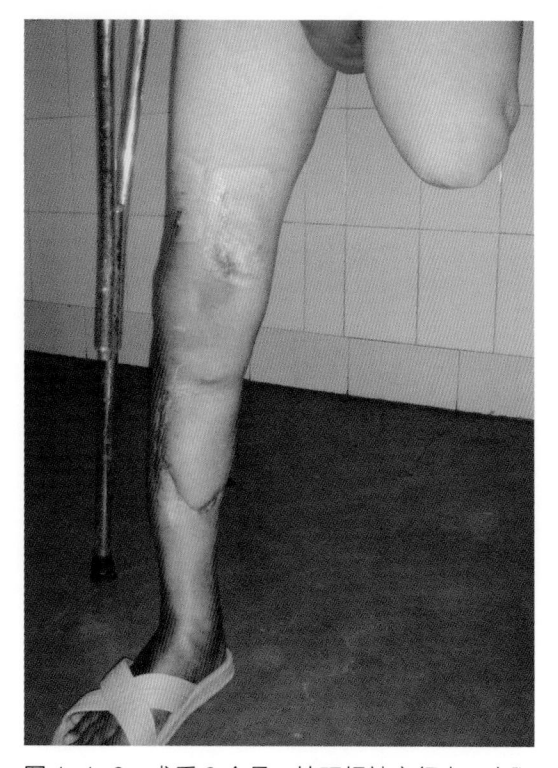

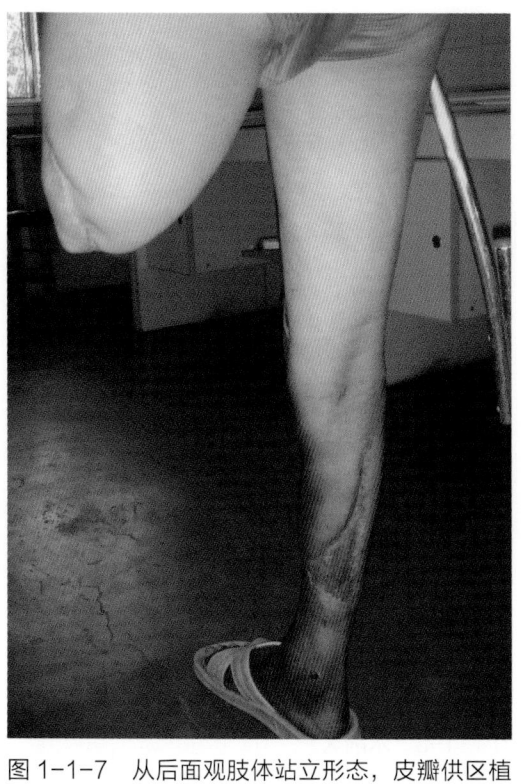

图 1-1-6　术后 9 个月，持双拐站立行走，小腿胫前皮瓣与受区愈合

图 1-1-7　从后面观肢体站立形态，皮瓣供区植皮愈合

【病例2】

患者，男，49 岁。

伤因伤情：患者于 1986 年因车祸造成左小腿中下 1/3 开放粉碎性骨折，术后伤肢感染。21 年间反复治疗形成骨与软组织缺损，胫前片状贴骨瘢痕，中心骨外露，有脓性分泌物。胫后动脉长段缺损，胫前动静脉与胫骨断端被瘢痕组织致密包裹。术前 X 线片示，胫骨中下段骨不连、骨缺损，长段骨硬化、髓腔闭死。

手术方法：术中首先去除瘢痕、死骨和硬化骨，打开髓腔。随后设计并切取以腓动脉血管为蒂、12cm 长骨瓣，经由小腿后侧胫骨断端开凿的骨窗，嵌入胫骨断端骨髓腔，螺丝钉固定。同时以胫后动脉远侧断端血管为蒂，于小腿中上段内侧设计并切取皮瓣，转位移植修复小腿胫前骨创面，皮瓣供区植皮处理。

预后效果：术后 9 个月移植腓骨与胫骨断端愈合，伤肢恢复站立和行走的能力，患肢骨感染软组织缺损一次性治愈。

4

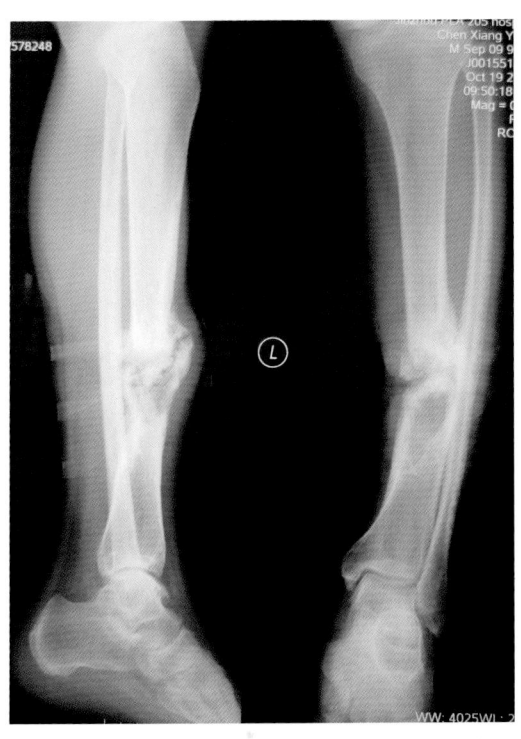

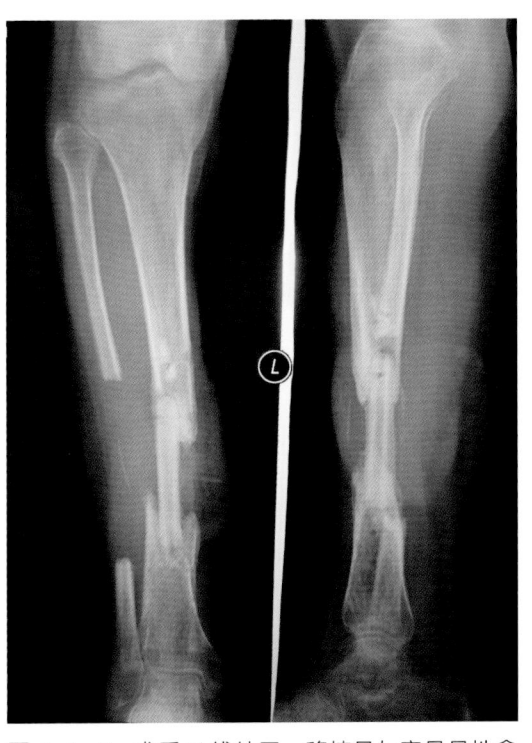

图 1-1-8　术前 X 线片示，胫骨中下段骨不连、骨缺损，长段骨硬化、髓腔闭死

图 1-1-9　术后 X 线片示，移植骨与宿骨骨性愈合

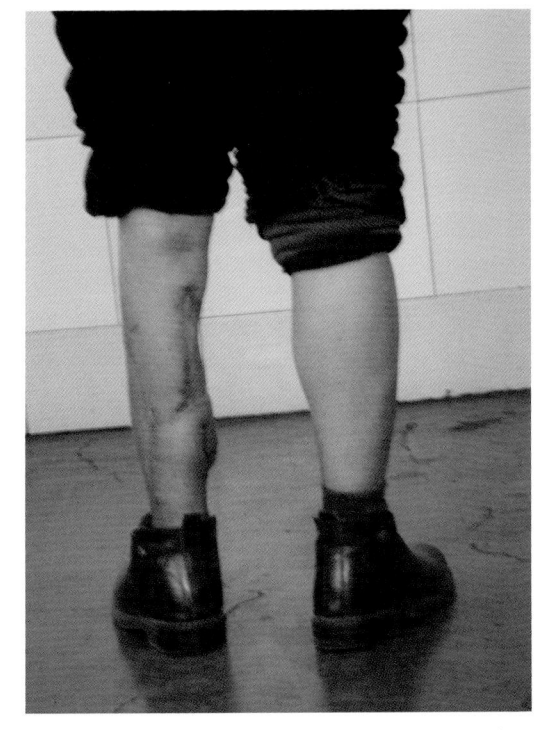

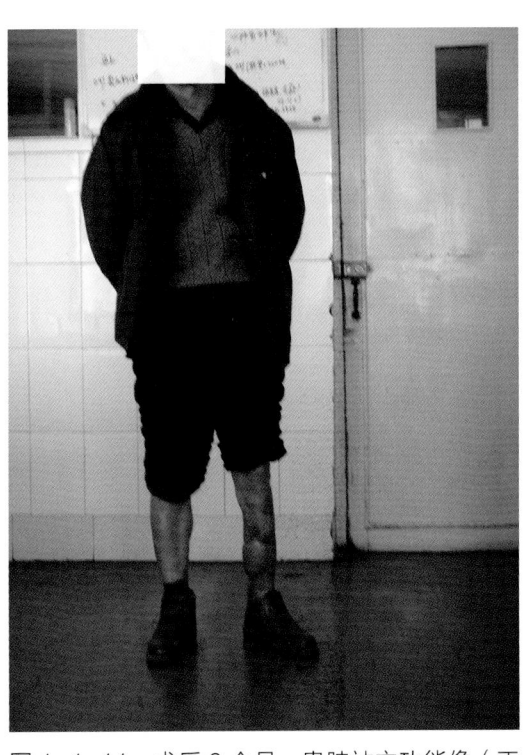

图 1-1-10　术后 9 个月，患肢站立功能像（背面观）

图 1-1-11　术后 9 个月，患肢站立功能像（正面观）

• 病例启示 •

1. 手术适合于难以治愈的胫骨骨感染并软组织缺损，骨断端周围因久治不愈形成广泛致密瘢痕，骨长段硬化、骨感染、骨血供不良，缺乏接受游离移植的受区血管条件的患者，并且患者已无法承受再次骨修复手术失败的结果，应属于截肢前的最后一次治疗。

2. 在处理瘢痕与骨和仅存的肢体血管致密粘连时，应首先借助显微镜将肢体血管分离出来，加以保护，防止意外损伤给保肢治疗增添风险。

3. 骨折断端的病灶骨清理要彻底，无论髓腔和断面均应是有血供的骨创面。骨折断端分离长度要足够，应从断端的后侧开窗，将腓骨先远后近插入髓腔，要做到远近端均等分配。

4. 腓骨瓣的切取应长度合适，但不超过踝上 8.0cm，以保护踝关节的稳定性。切取后的腓骨瓣与腓动脉两端形成桥状连接，为了使骨瓣有充分的向胫骨方向旋转的能力，血管蒂游离要充分，且有肌袖覆盖其表面，起到对血管的保护性作用。

5. 手术的教训：病例 2 在分离伤肢仅有的肢体胫前动脉时，将瘢痕中的血管损伤，一度出现肢端血供障碍，术中采取大隐静脉移植桥接修复。曾给复杂手术操作带来了风险。

二、 腓动脉近侧血管为蒂中远段腓骨骨皮瓣、转移修复胫骨平台下骨与软组织缺损

胫骨上端爆裂骨折、软组织缺损术后感染，或是闭合骨折术后感染，久治不愈后，将形成较大范围的贴骨瘢痕、骨窦道，病变波及整个胫骨上端、平台下，在皮瓣和肌皮瓣移植修复仍不能控制病变进展的情况下，骨的支撑能力因炎症的侵蚀不断的衰减，且会引发膝关节的炎症，保肢治疗具有公认的难度。我们采取以腓动脉近侧血管为蒂、中远段腓骨骨皮瓣，转移修复胫骨平台下骨与软组织缺损。

【病例 1】

患者，男，34 岁。

伤因伤情：于 2007 年 10 月因车祸导致左胫腓骨上段开放粉碎性骨折、胫前动静脉损伤缺损，经首诊医院急诊行骨折复位钢板螺丝钉内固定术，术后发生骨感染、软组织坏死，导致渐进胫骨上端骨髓炎、骨缺损。6 年间反复多次手术无果，成为截肢前的最

后一次治疗。

　　手术方法：2013 年 12 月 31 日于我科行手术治疗。于患肢踝上 8.0cm 设计并切取以腓动静脉近侧为轴型血供的腓骨皮瓣，而后成 180°旋转将骨皮瓣转位于患肢膝下骨与软组织缺损处，腓骨瓣和肌袖填塞置入胫骨骨缺损腔内，骨瓣放置于胫骨上端骨质缺损处，1 枚螺丝钉固定。腓骨皮瓣完善覆盖软组织缺损处。

　　预后效果：术后骨皮瓣与患肢缺损处一次性愈合，骨与软组织炎症被治愈。术后 10 个月 X 线片显示移植骨与宿骨骨性愈合，逐渐恢复正常劳动与生活。随访 3 年病情稳定。

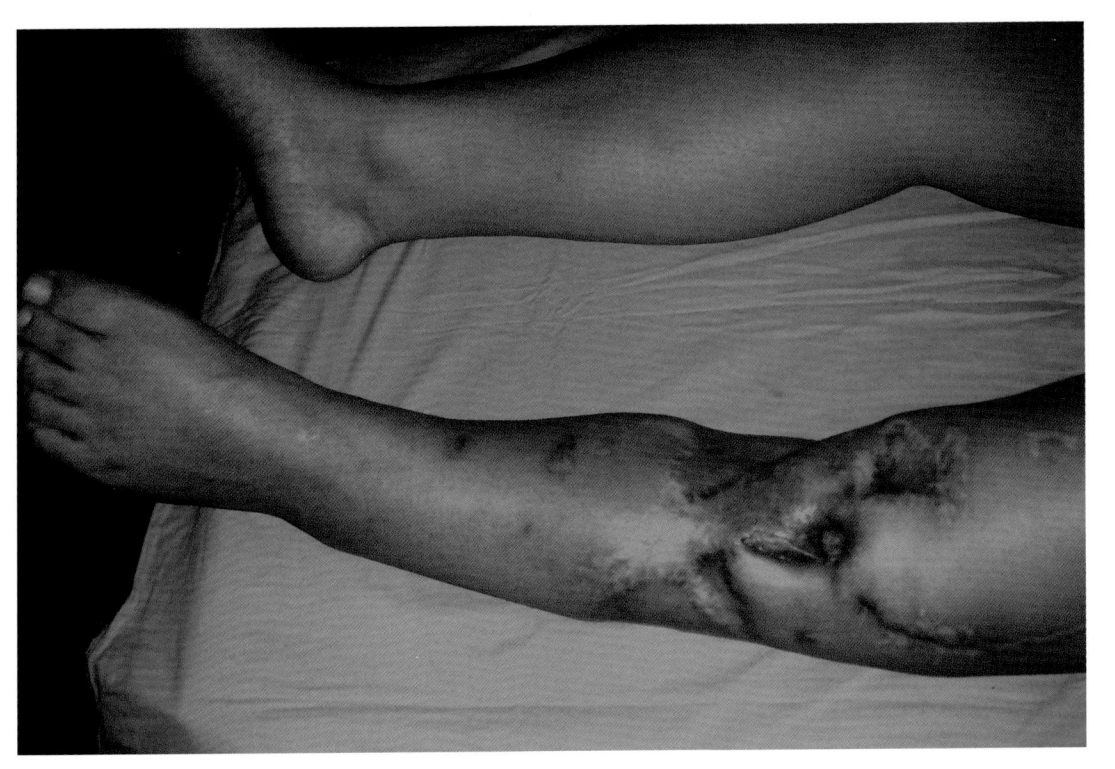

图 1-1-12　左膝下、胫骨上端瘢痕、多发骨窦道

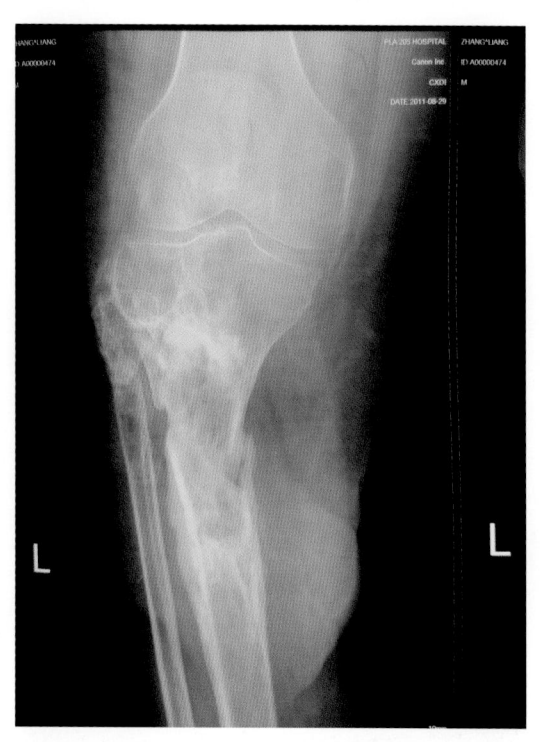

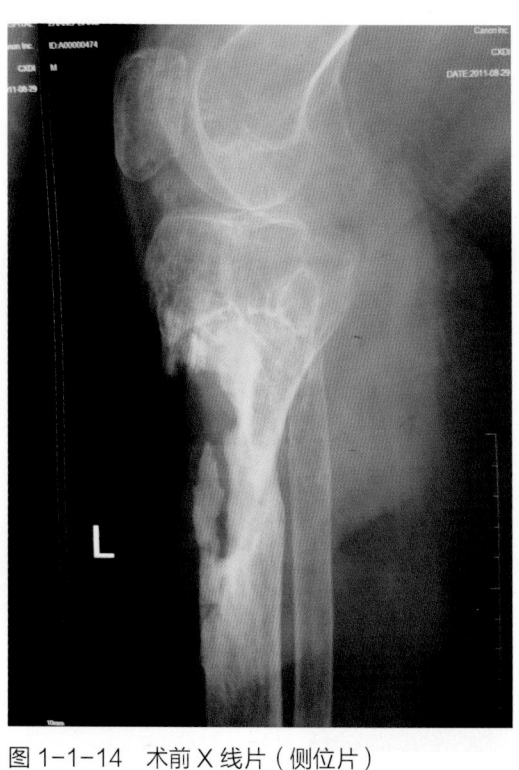

图 1-1-13　术前 X 线片示，胫骨上段一致性的骨质浓淡不均，中心骨缺损（正位片）

图 1-1-14　术前 X 线片（侧位片）

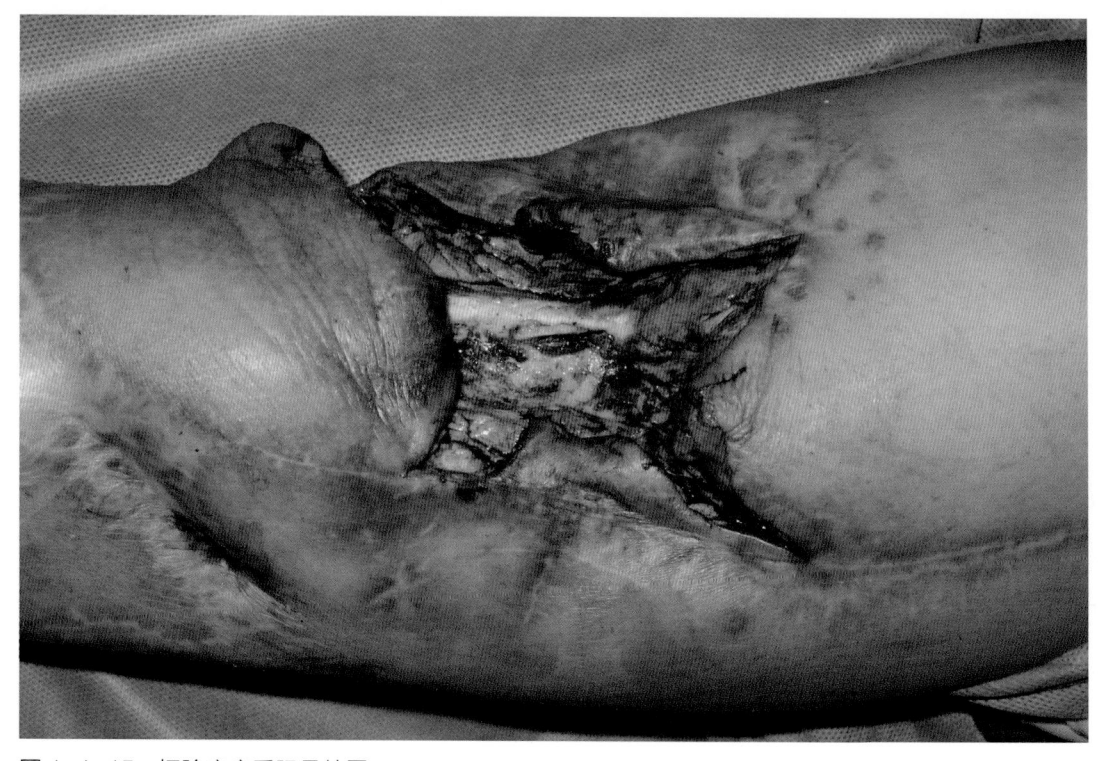

图 1-1-15　切除瘢痕后胫骨外露

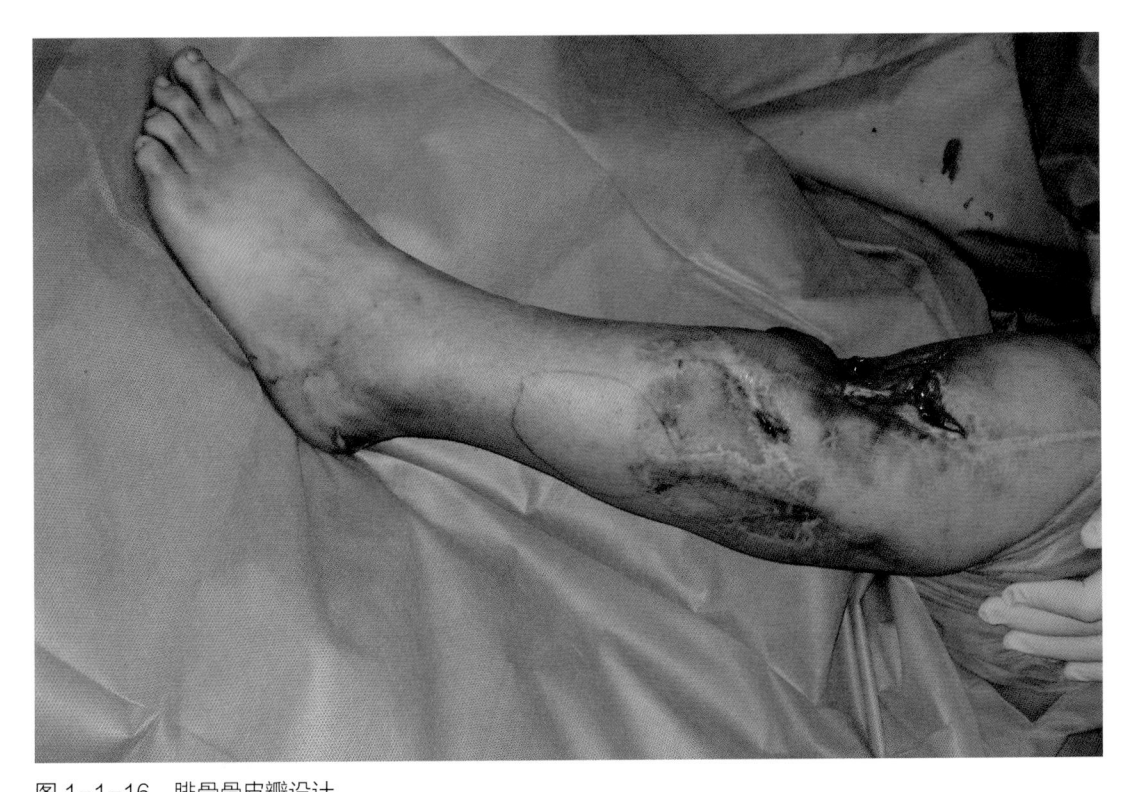

图 1-1-16　腓骨骨皮瓣设计

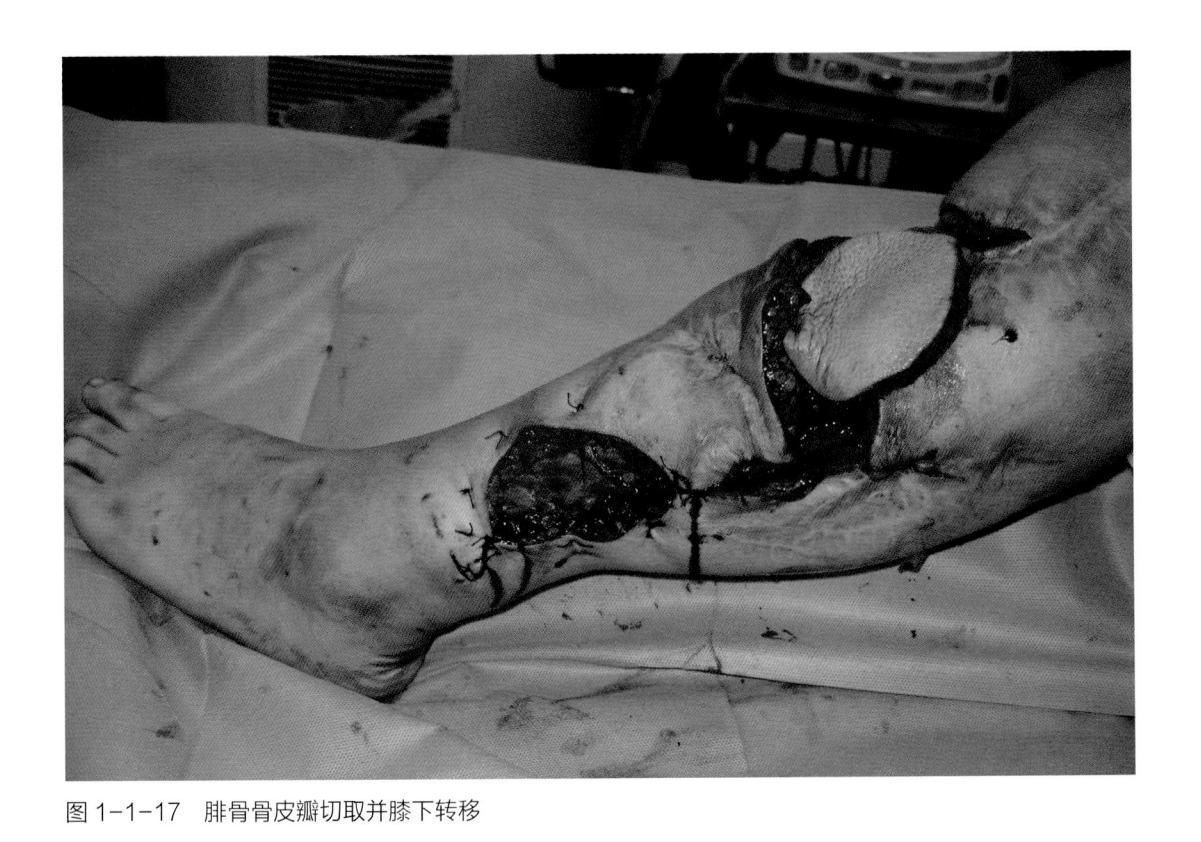

图 1-1-17　腓骨骨皮瓣切取并膝下转移

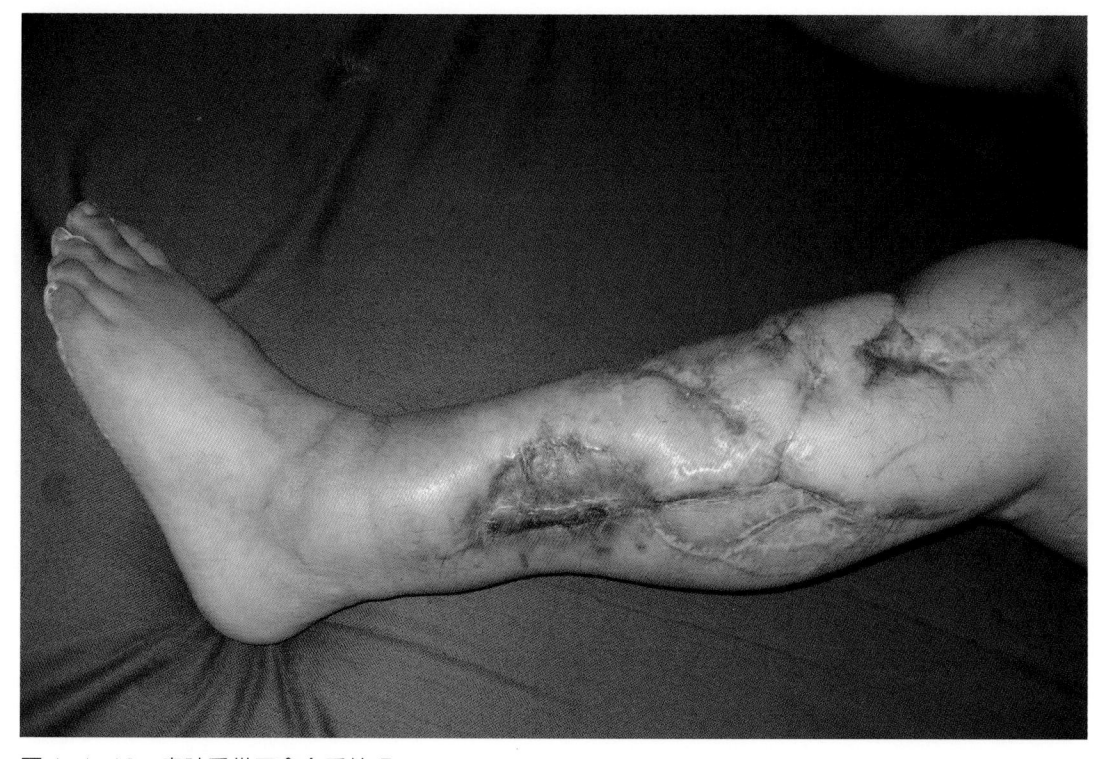

图 1-1-18　患肢受供区愈合后外观

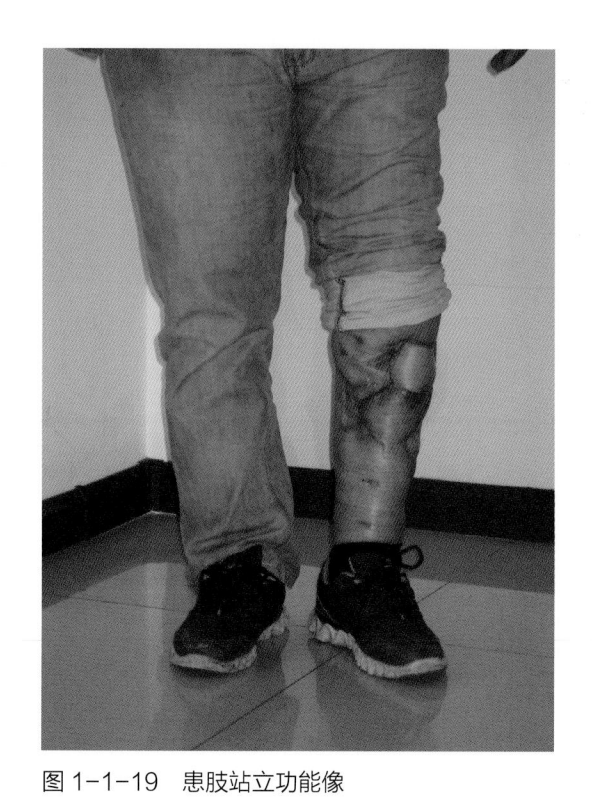

图 1-1-19　患肢站立功能像

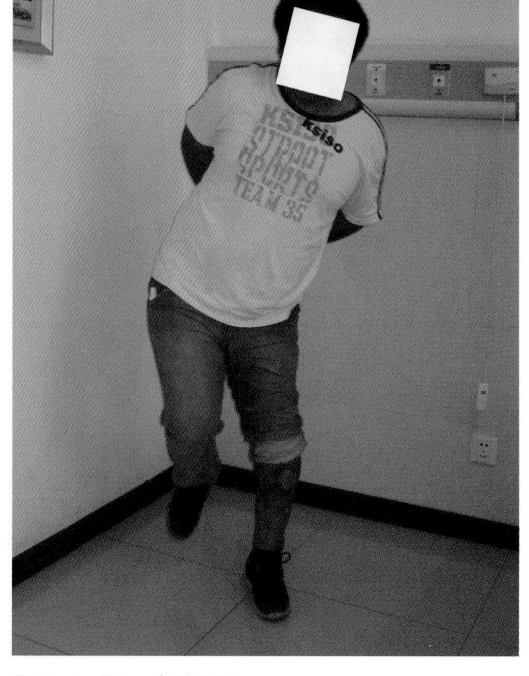

图 1-1-20　患肢承重

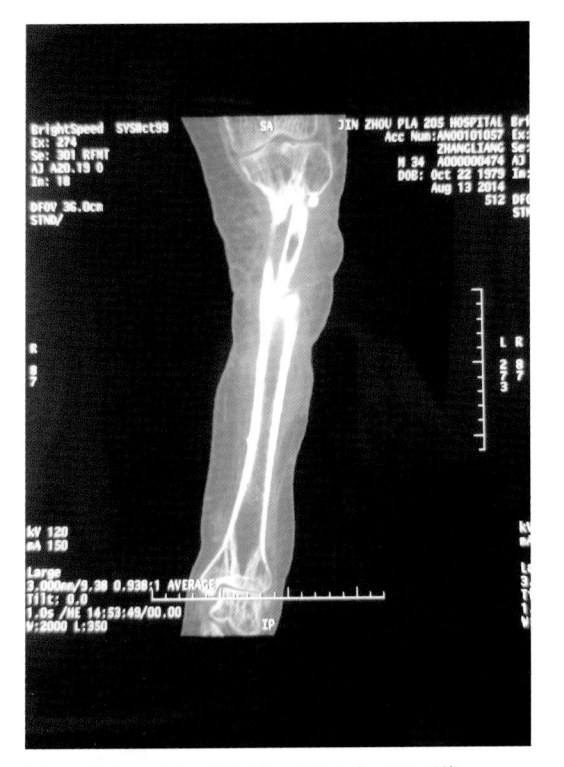

图 1-1-21 腓骨瓣植入髓腔三维 CT 影像

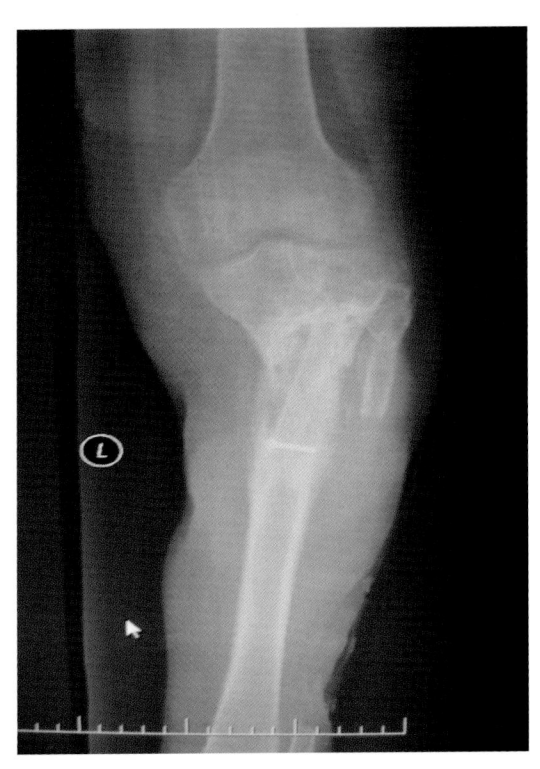

图 1-1-22 术后 10 个月 X 线片示，移植骨与宿骨骨性愈合（正位片）

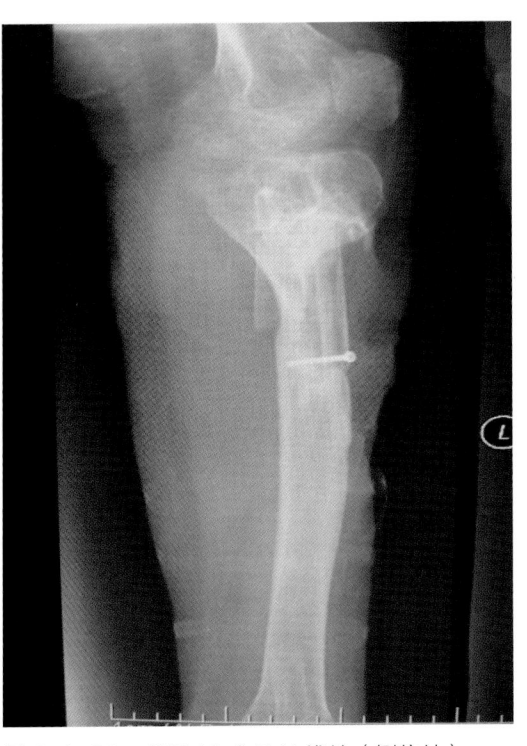

图 1-1-23 术后 10 个月 X 线片（侧位片）

【病例2】

患者，男，62岁。

伤因伤情：于1998年10月因外伤致左胫腓骨粉碎性骨折，术后骨与软组织感染，渐进出现胫骨平台下、胫骨上段骨质虫蚀状破坏，慢性炎性病变环形累及胫骨上段，病变中心骨质囊性缺损，其近端已位于胫骨平台下，经过多家医院反复临床治疗，未能阻止病变的发展。由于骨的支撑能力不足，随着承重而出现胫骨的弯曲畸形。伤后17年，以最后一次保肢治疗的目的收入我院。专科情况：左胫骨上端向外侧成35°，小腿胫前上段植入皮和瘢痕贴骨，中心骨窦道和胫骨平台下骨髓腔相通。

手术方法：术中首先对病变部位进行彻底的扩创，切除窦道周围贴骨瘢痕，咬除病变骨、扩大窦道外口、搔刮骨脓腔。同时向髓腔内放置负压引流，在每日脓液引流量不足2ml时，进行以患肢腓动脉近心端血管为蒂的腓骨皮瓣移植术，一次性修复骨与软组织缺损。腓骨皮瓣位于外踝上8.0cm水平，腓骨长10.0cm，皮瓣8.0cm×6.0cm，将切取后骨皮瓣成180°转位于胫骨上端胫前骨与软组织缺损处，腓骨瓣和肌袖置入骨内腔，腓骨两端嵌入于胫骨上端骨缺损处，1枚螺丝钉固定。腓骨皮瓣修复软组织缺损。

预后效果：术后骨皮瓣与患肢缺损逐渐愈合，骨与软组织炎症治愈。

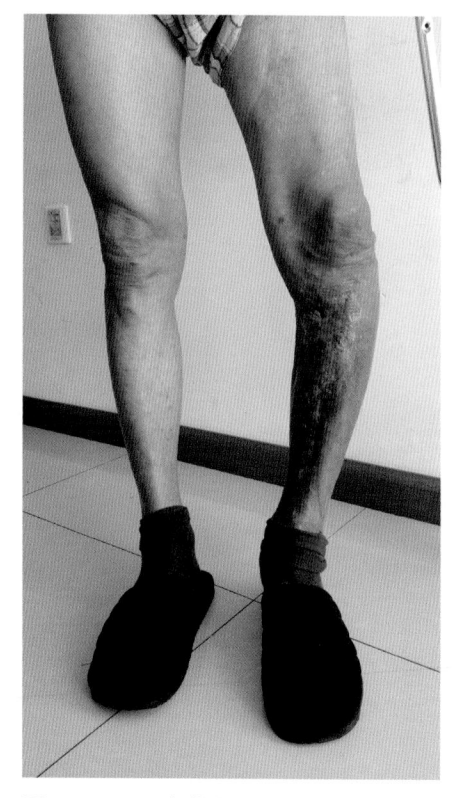

图1-1-24 术前伤肢

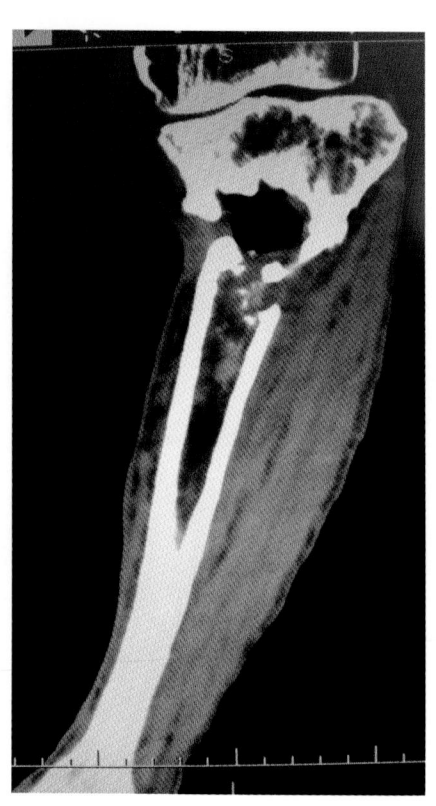

图1-1-25 术前三维CT示，胫骨上端骨缺损状况

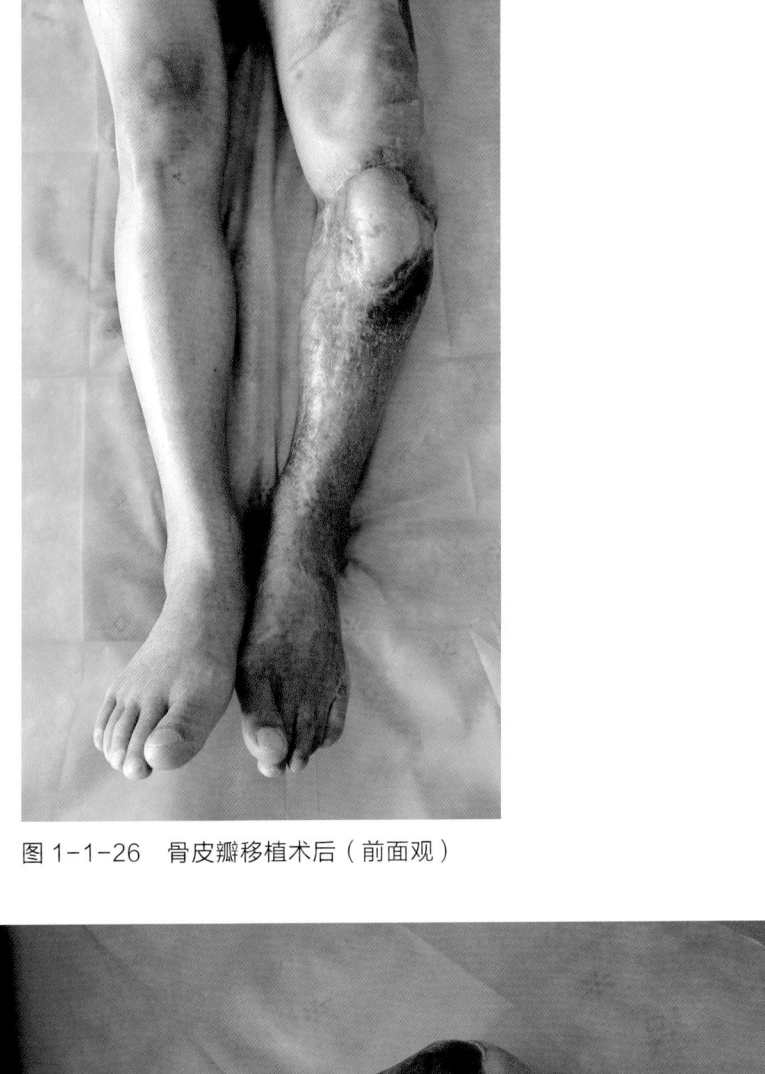

图 1-1-26　骨皮瓣移植术后（前面观）

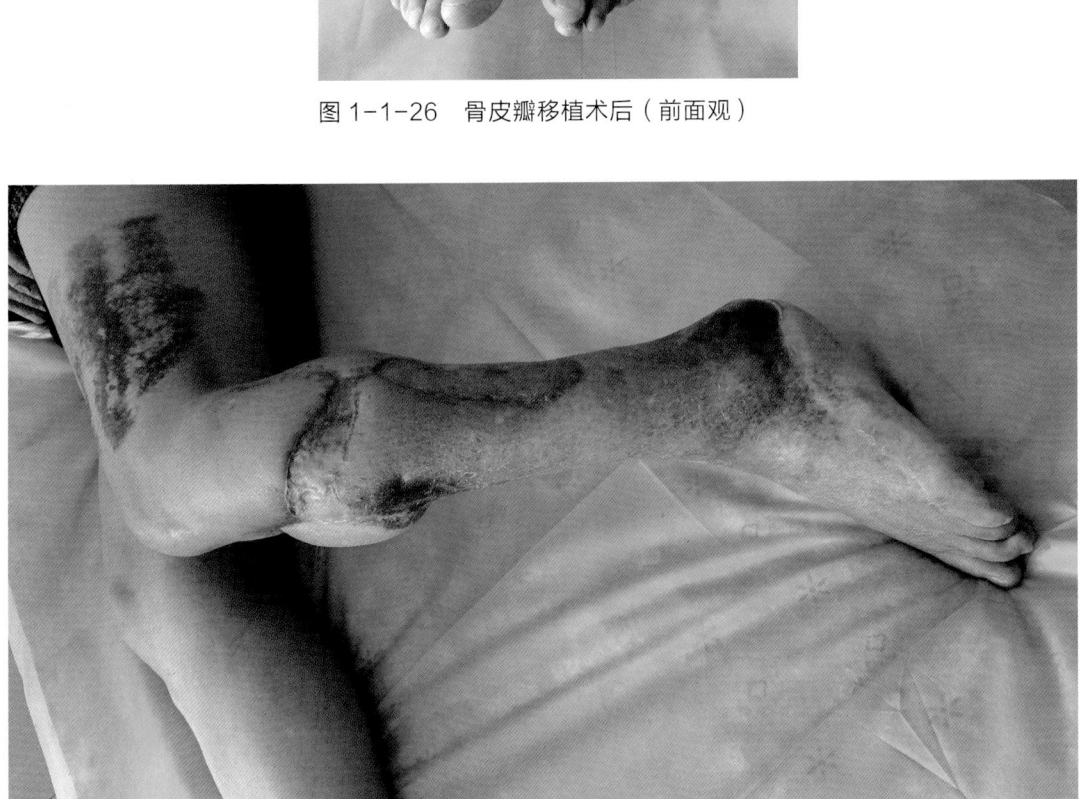

图 1-1-27　骨皮瓣移植术后（侧面观）

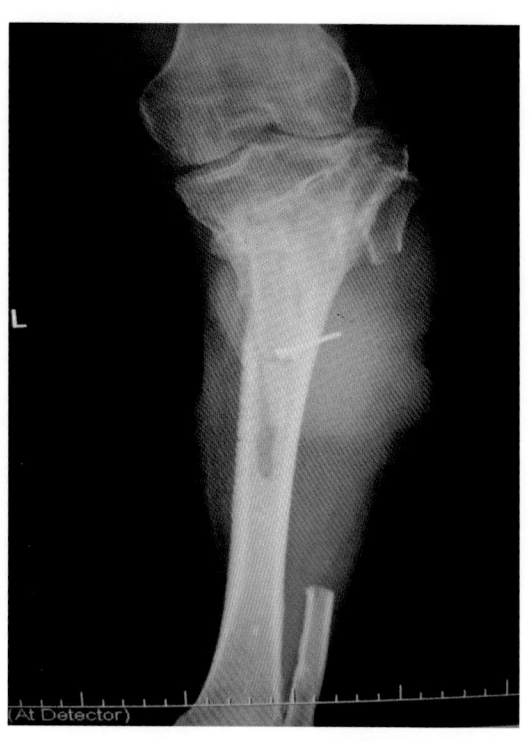

图 1-1-28　腓骨瓣植入髓腔正位影像

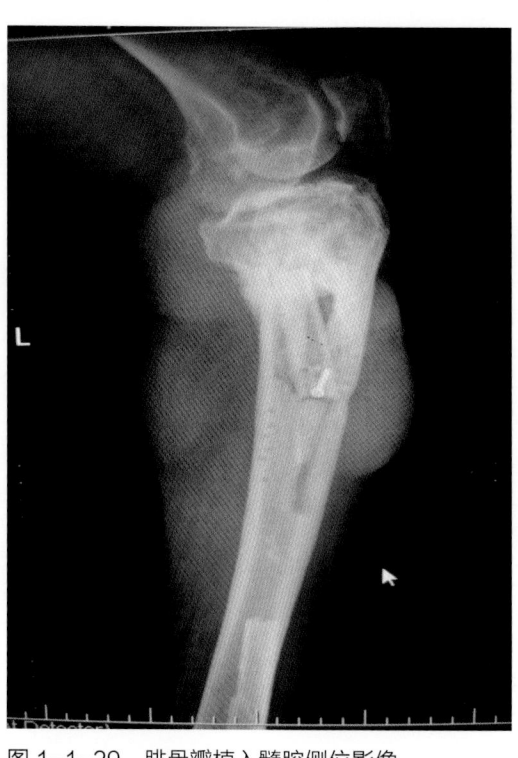

图 1-1-29　腓骨瓣植入髓腔侧位影像

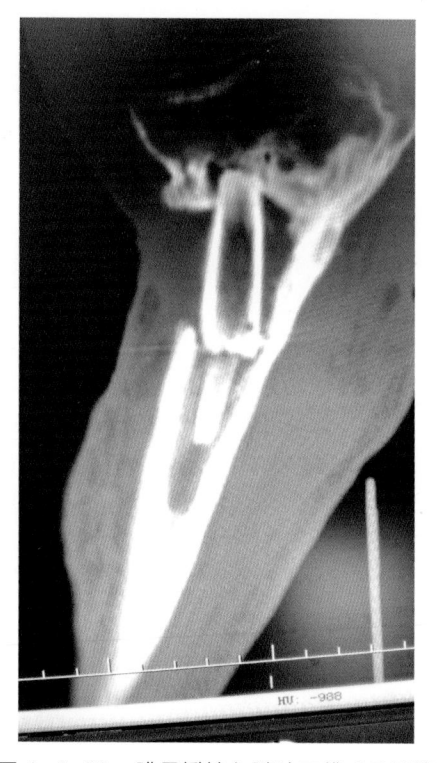

图 1-1-30　腓骨瓣植入髓腔三维 CT 影像

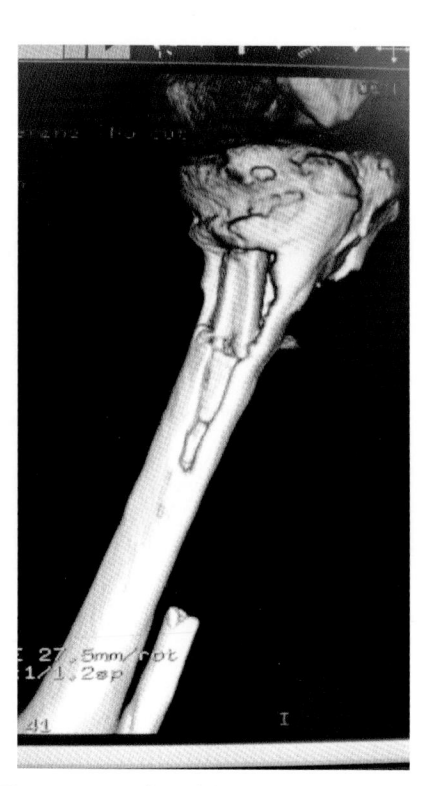

图 1-1-31　腓骨瓣植入髓腔三维 CT 影像

• 病 例 启 示 •

1. 胫骨上端骨折术后急性感染，如不能得到及时有效的治愈，将转化为慢性炎症，逐渐蚕食骨与软组织，形成6～17年胫骨上端脓腔、骨与软组织缺损，多种手术治疗无果，患肢久废无功能，医患共识为截肢前最后一次保肢治疗，方选此术式。

2. 彻底扩创脓腔，为移植腓骨与宿骨紧密贴合并愈合创造条件。腓骨瓣带一定量的肌袖，有利于脓腔间隙的充填、不留死腔。皮瓣大小合适，完善创面覆盖。

3. 血管蒂充分游离，骨瓣置入时防止血管蒂过度紧张，影响骨皮瓣供血。病例2骨皮瓣移植后曾一度出现供血障碍，原因是胫骨前弓畸形影响蒂部过血，采取修平畸形骨后，恢复了蒂部过血。

4. 骨皮瓣转位需从胫前肌群前侧通过，为了防止蒂部血管牵张，有时不得不切断部分胫前肌群，病例1出现了伸趾无力。由于两个病例踝关节均有僵硬，胫前肌肌力的损害不能准确测定。所以该术式的应用应是所有手术方式证明是无效的、已成为截肢前的最后选择，术前对可能出现的足趾伸趾无力、踝下垂，与患者达成一致的认可。

5. 两个病例在不损害患肢向足供血动脉的情况下，均采取了腓动脉供血的转位骨皮瓣，为受区带去了新鲜的成骨修复，促进骨愈合，恢复骨支撑，是保肢治疗的一个有效术式选择。

三、旋髂深髂骨皮瓣游离移植修复骨与软组织缺损并感染

【病例1】

患者，男，36岁。

伤因伤情：左肱骨开放骨折术后骨感染、骨不连、骨与软组织缺损。

手术方法：行旋髂深骨皮瓣游离移植修复治疗肱骨骨感染、骨缺损。

预后效果：彻底治愈骨感染、骨不连以及骨与软组织缺损。

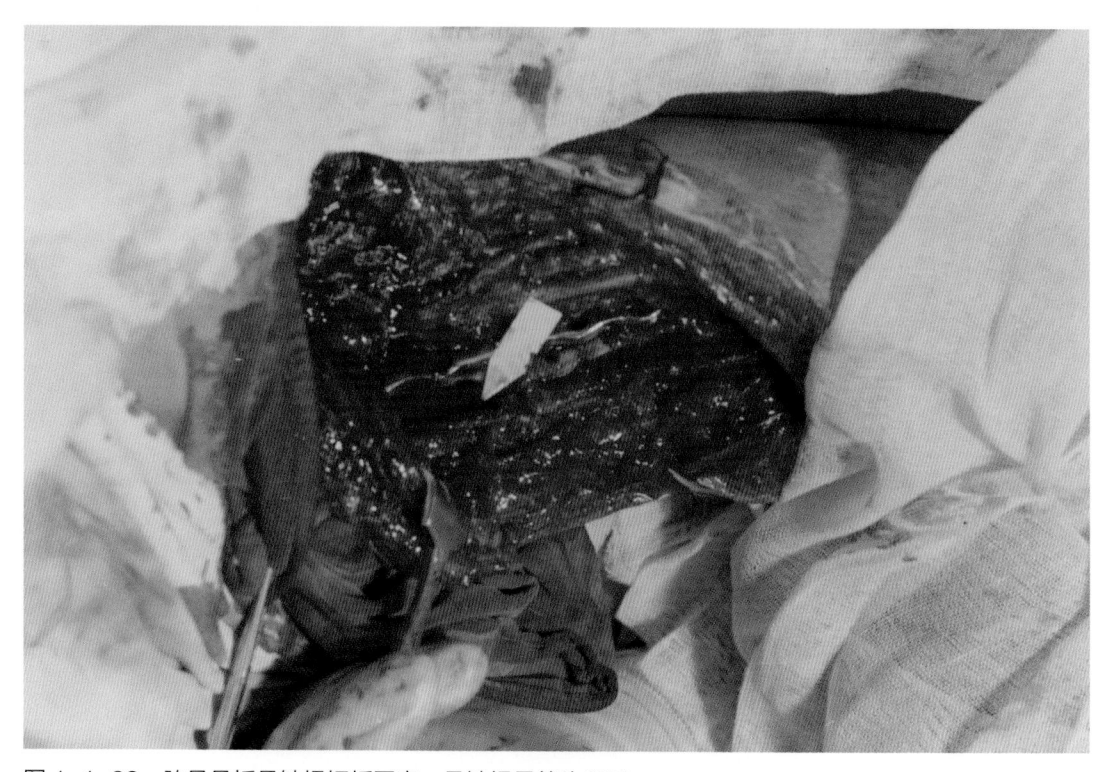

图 1-1-32　肱骨骨折骨缺损钢板固定，骨缺损见箭头所示

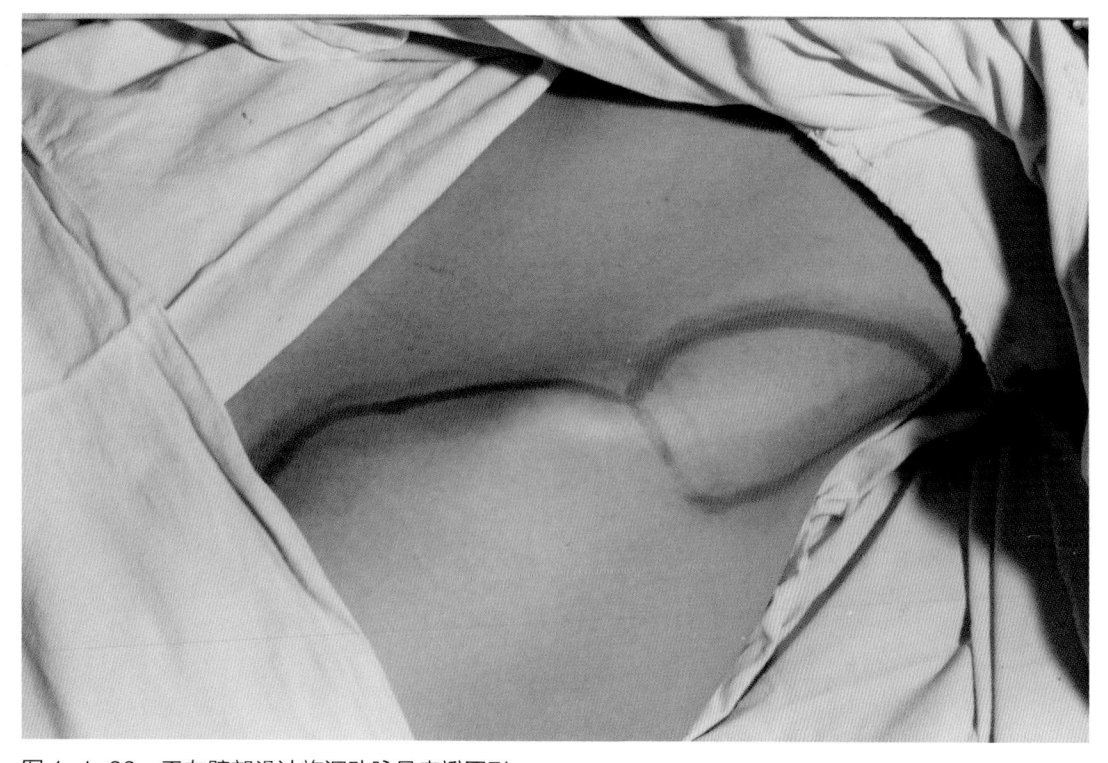

图 1-1-33　于左髂部设计旋深动脉骨皮瓣图形

【病例3】

患者，男，34岁。

伤因伤情：右小腿下段至足机械碾压伤，软组织及部分腱性组织缺损，经外院长达1年半时间的换药并行肉芽创面植皮，伤肢形成植入皮、不稳定性瘢痕、瘢痕溃疡交织，踝足下垂畸形，已失去站立和行走能力。

手术方法：手术去除患肢无效覆盖，设计并切取修薄的游离背阔肌皮瓣移植修复患肢软组织缺损。

预后效果：术后6个月，患肢恢复负重与行走。

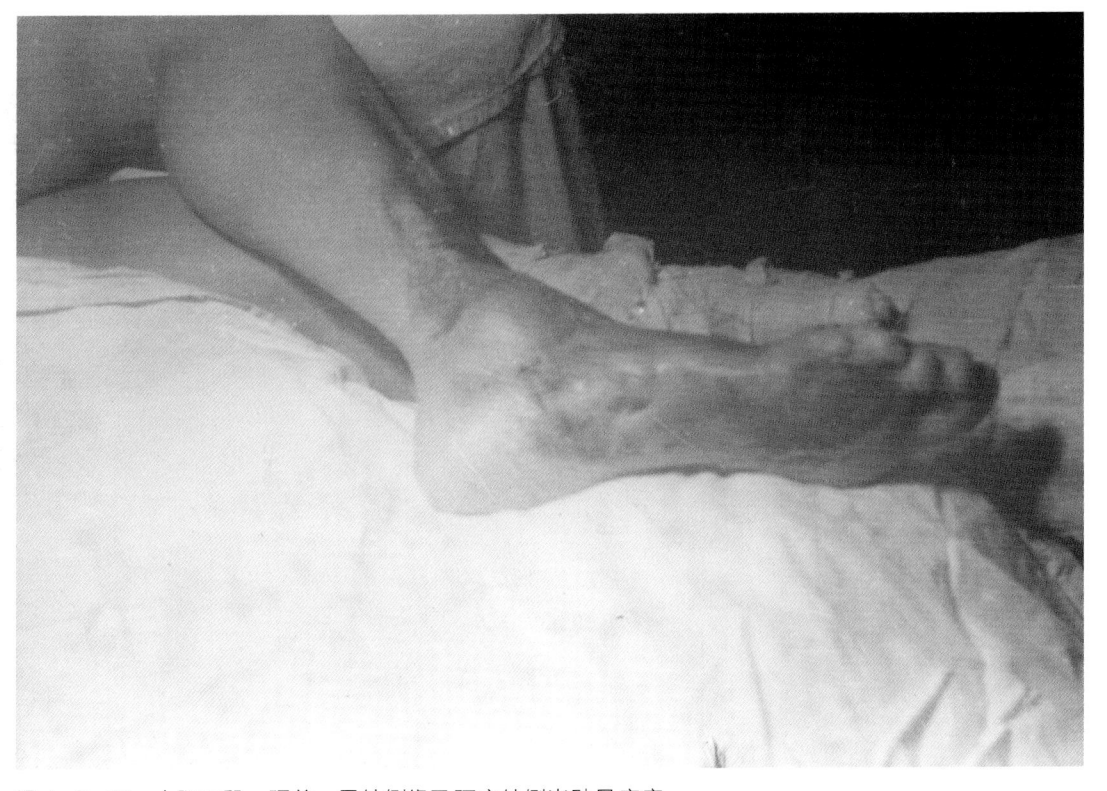

图1-2-12　小腿下段、踝前、足外侧缘及跖底外侧半贴骨瘢痕

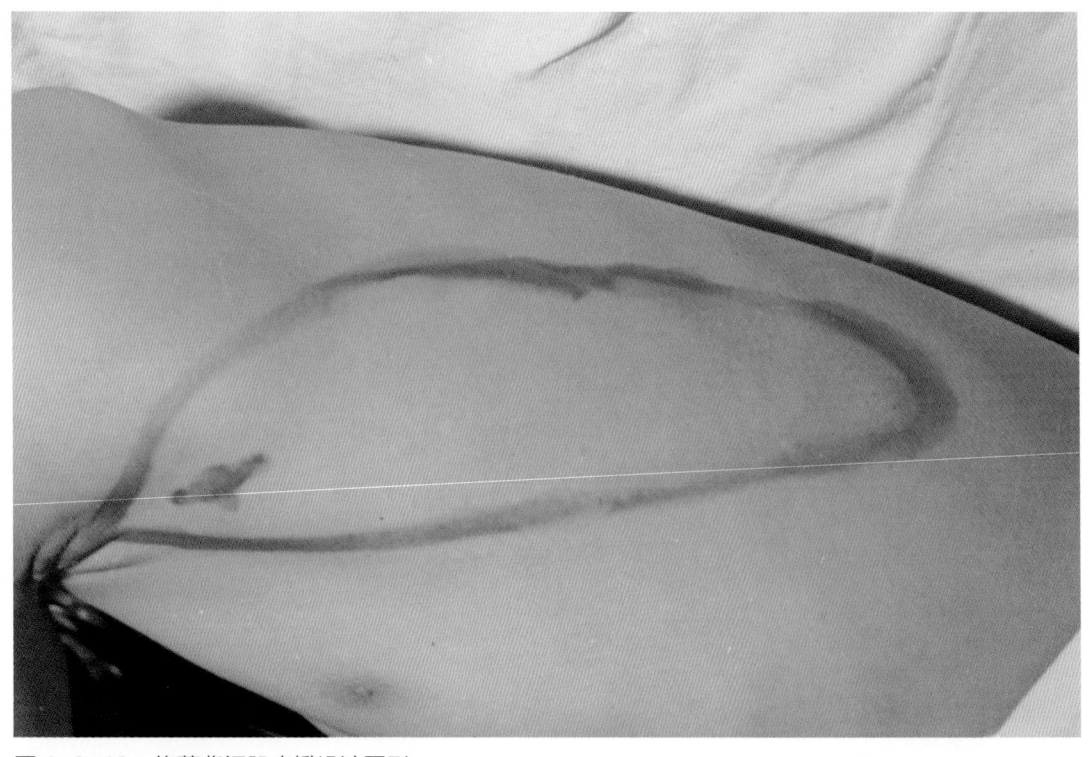

图 1-2-13　修薄背阔肌皮瓣设计图形

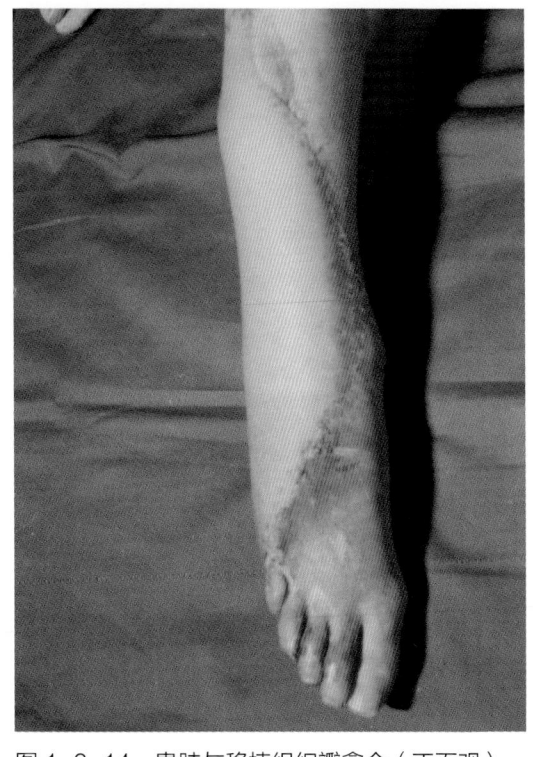

图 1-2-14　患肢与移植组织瓣愈合（正面观）

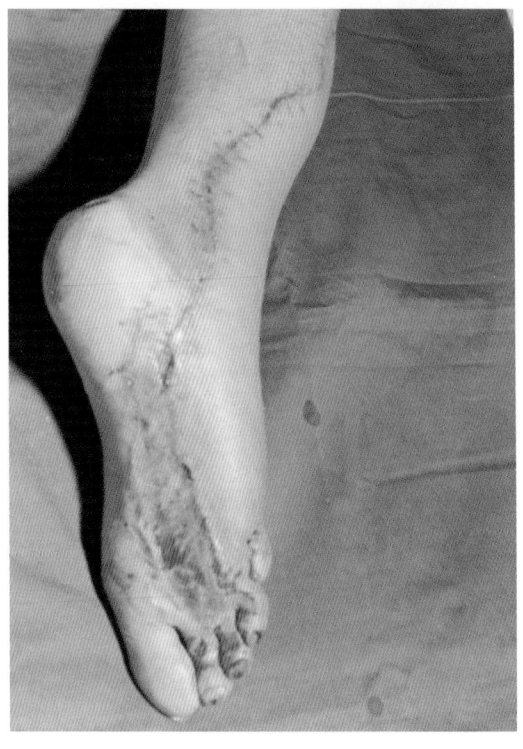

图 1-2-15　患肢与移植组织瓣愈合（背面观）

【病例4】

患者，男，36岁。

伤因伤情：右手、腕、前臂机器绞伤，屈侧复合性组织缺损，经外院植皮修复，术后半年患肢植入皮、瘢痕和损伤部位深层组织致密粘连，溃疡形成，腕关节屈曲位挛缩，第2～4指伸直位僵硬、拇指内收屈曲，手指均无屈指能力。

手术方法：切除患肢无效覆盖，充分松解损伤肌腱间的粘连，矫正腕关节至0°位，拇指被动伸直外展。设计切取带蒂脐旁岛状皮瓣修复创面。

预后效果：术后3周皮瓣与患肢愈合，患肢开始屈伸指功能练习，逐渐恢复了手的屈、握能力，伤肢的畸形和功能明显改善。

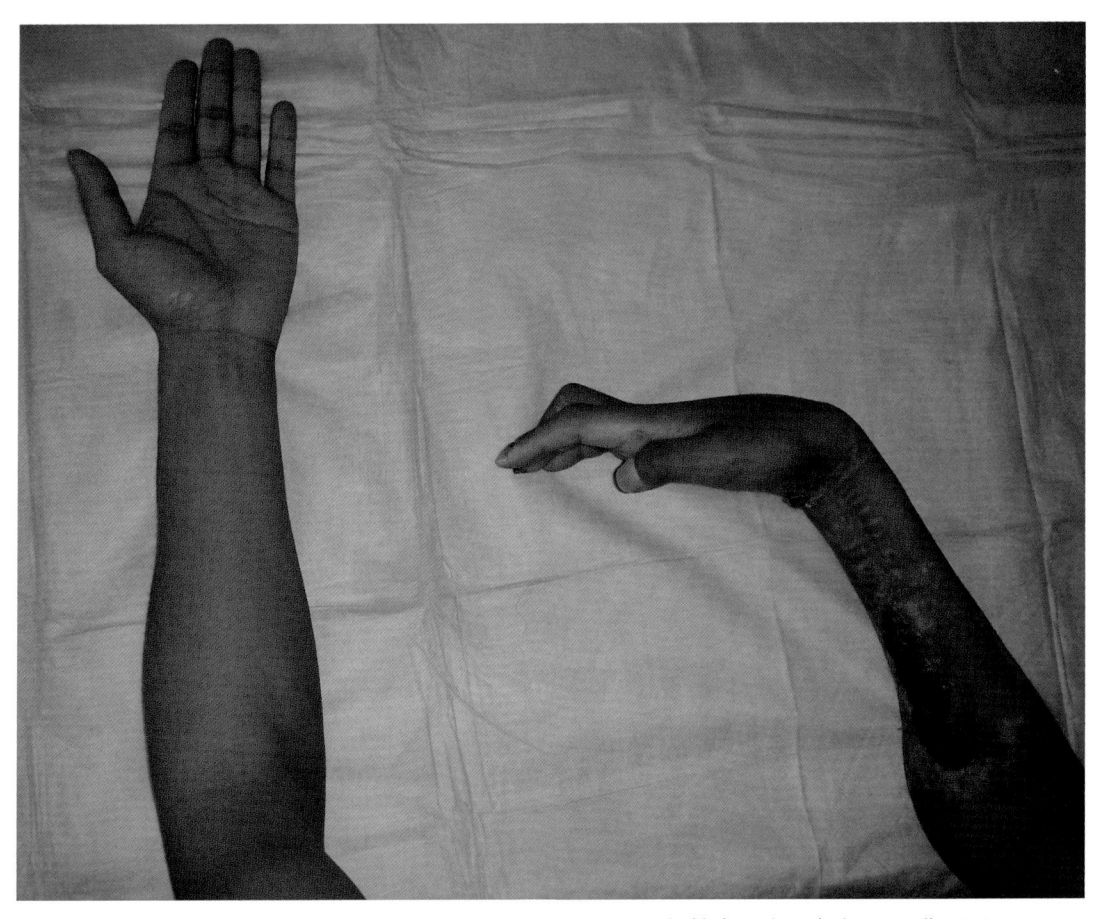

图1-2-16 患肢屈侧瘢痕、植入皮、溃疡交织，并与屈侧腱组织粘连导致屈腕畸形、屈指受限

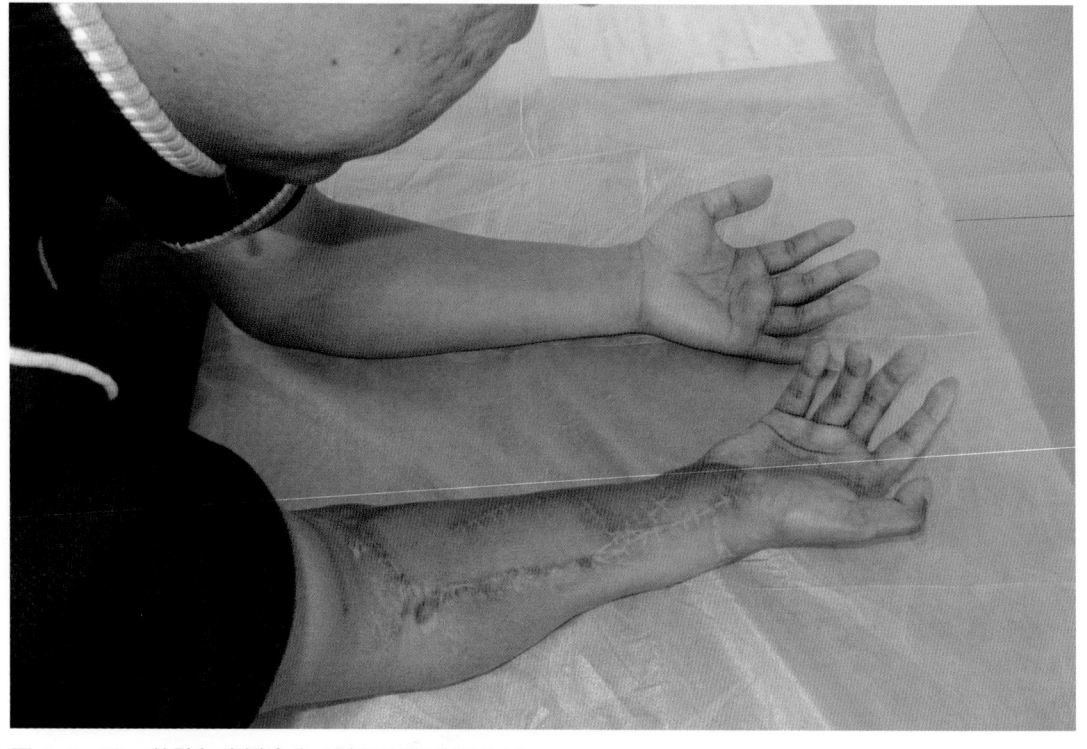

图 1-2-17　前臂与皮瓣愈合，腕及手指畸形改善

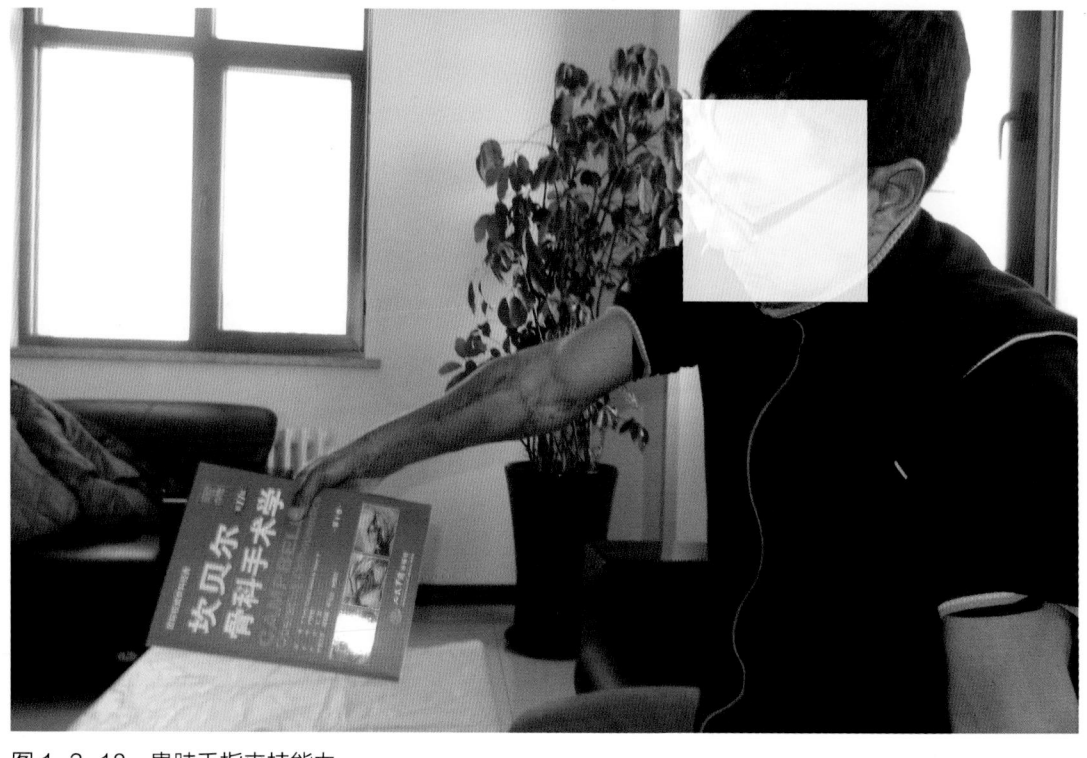

图 1-2-18　患肢手指夹持能力

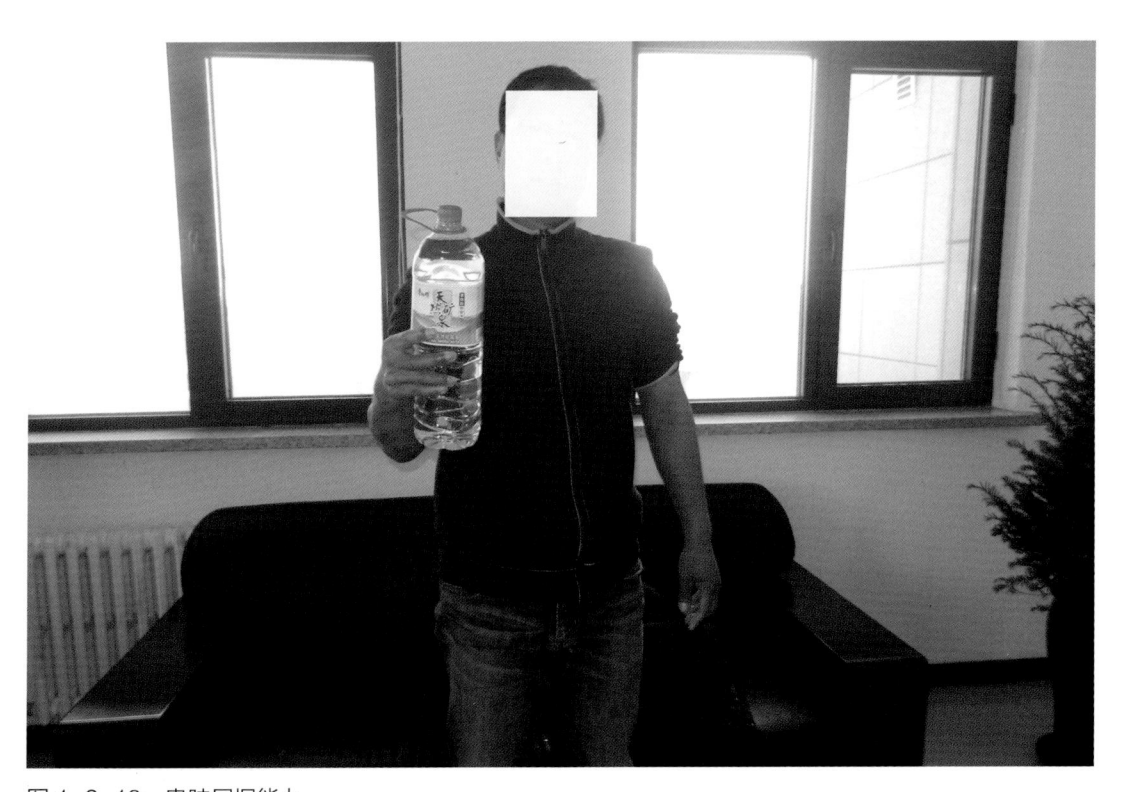

图 1-2-19 患肢屈握能力

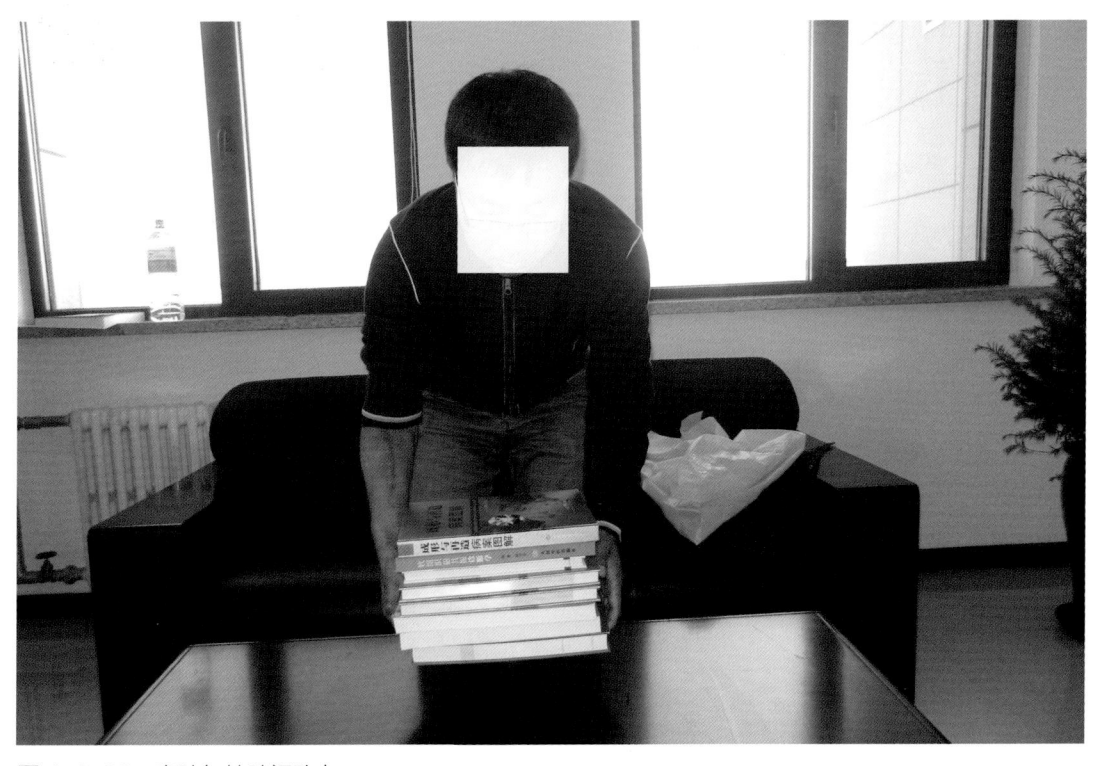

图 1-2-20 患肢与健肢间助力

【病例 5】

患者，女，34 岁。

伤因伤情：入院前 3 个月右手及腕部被铡草机切割致伤，经外院治疗后，于腕、手掌、虎口区形成瘢痕挛缩溃疡，呈现手掌窄小，拇指瘢痕固定于对掌位僵硬，指间关节屈曲挛缩畸形，伤手无屈、握能力。

手术方法：切除瘢痕挛缩组织和瘢痕溃疡，松解瘢痕与腱性组织间的粘连，开大虎口，恢复了手掌的舒展位和拇指的被动自由度。设计并切取带蒂脐旁岛状皮瓣修复手及腕部软组织缺损区。

预后效果：皮瓣与受区一期愈合，术后 3 周断蒂，开始手部功能锻炼，恢复了手的捏持和屈、握能力。

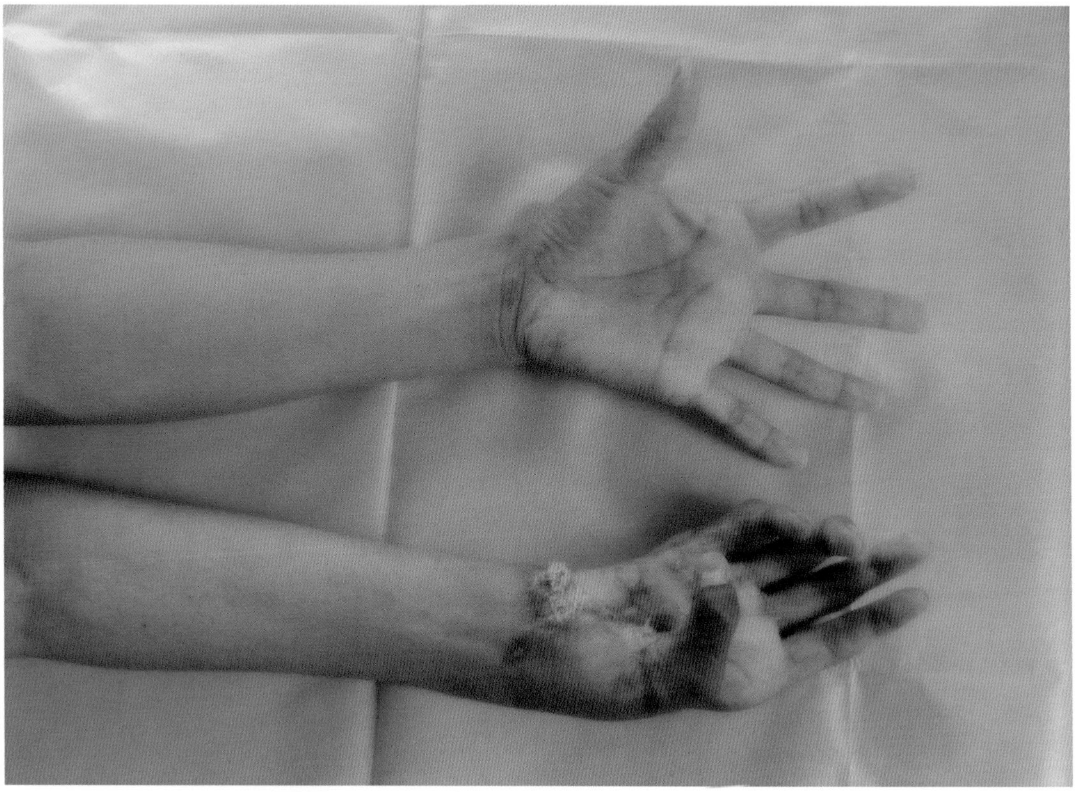

图 1-2-21　伤手及腕部瘢痕挛缩、手掌窄小、拇指对掌位僵硬

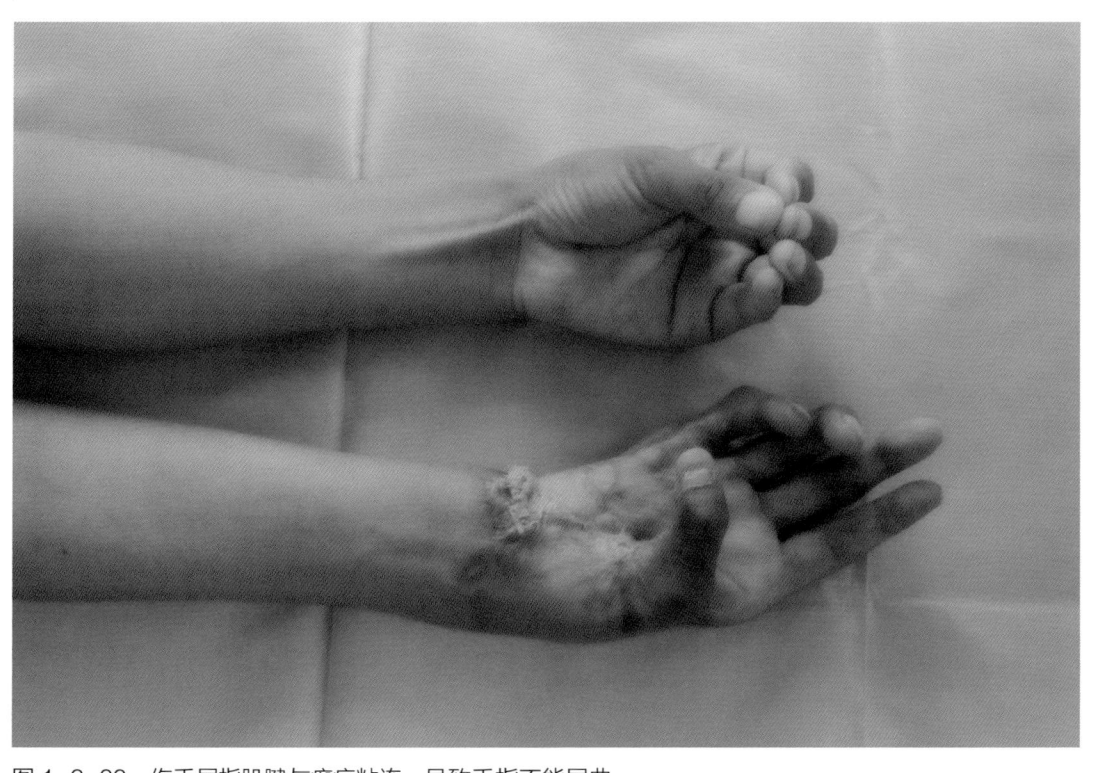

图 1-2-22　伤手屈指肌腱与瘢痕粘连，导致手指不能屈曲

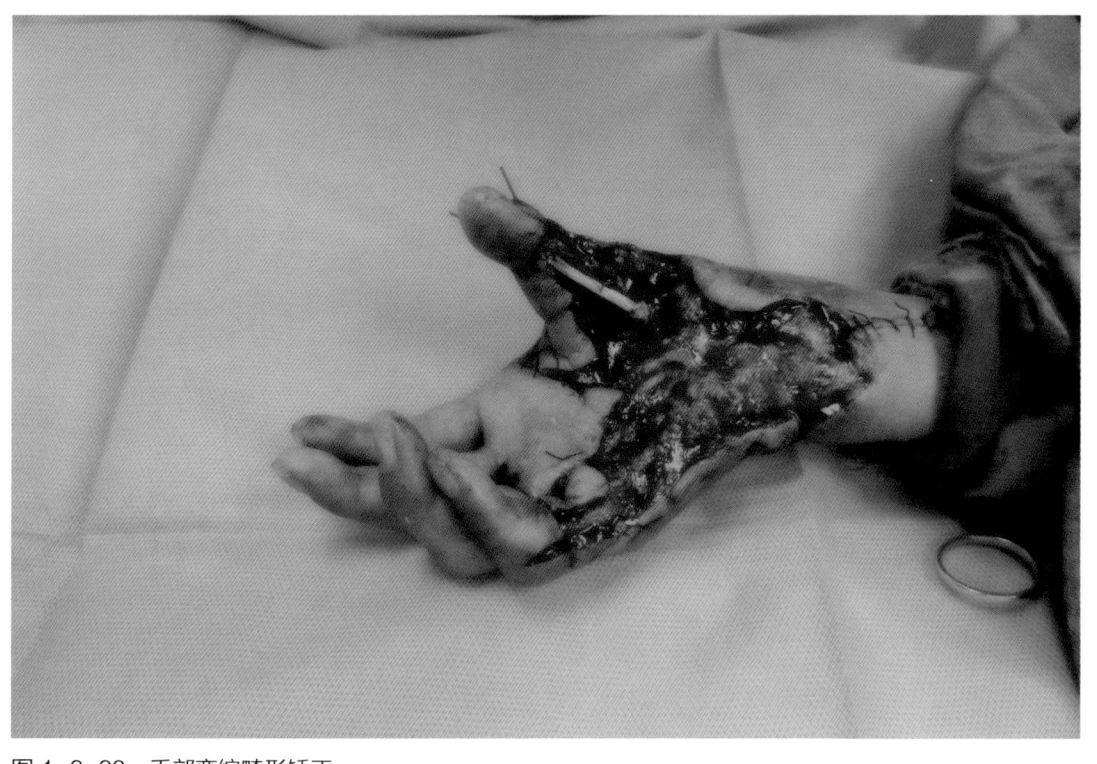

图 1-2-23　手部挛缩畸形矫正

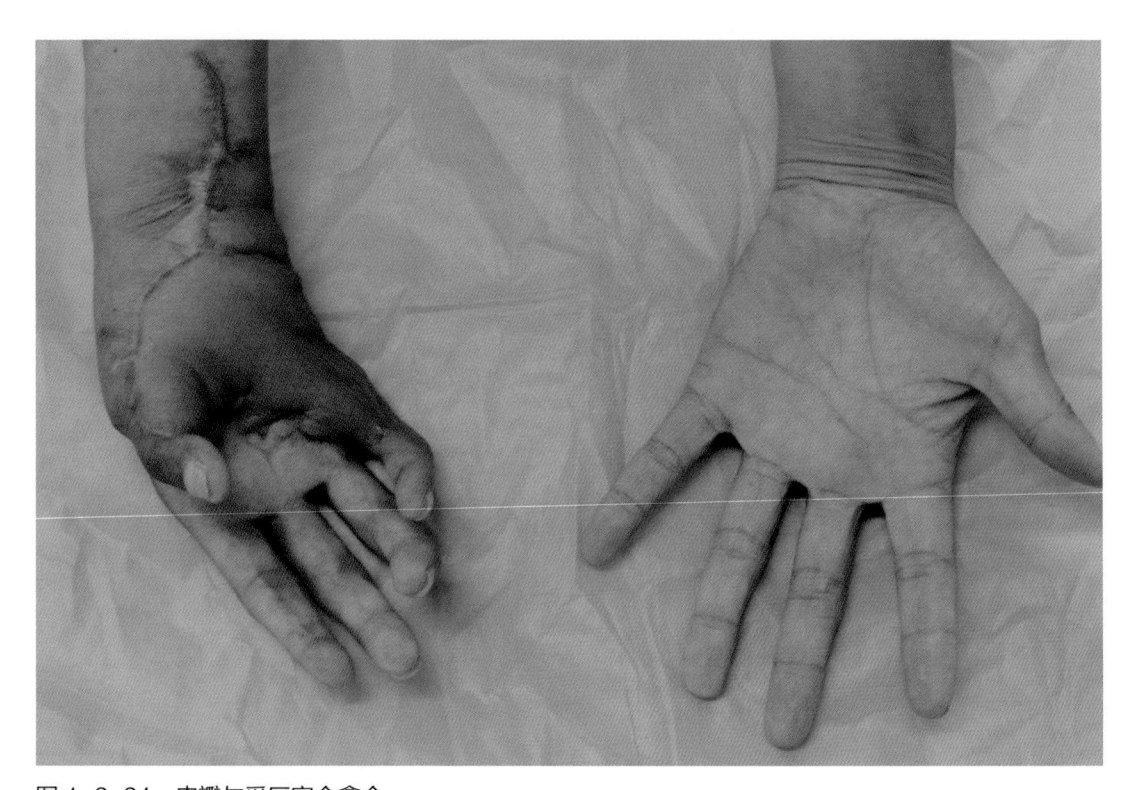

图 1-2-24　皮瓣与受区完全愈合

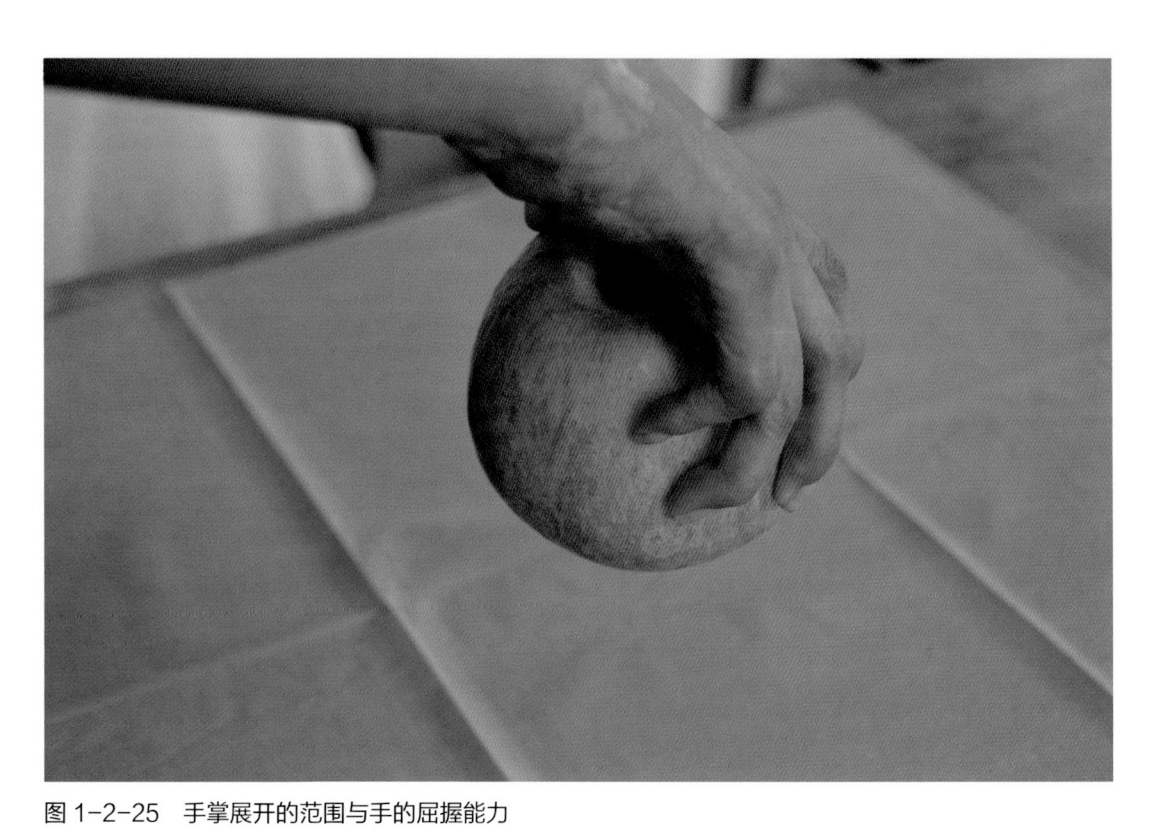

图 1-2-25　手掌展开的范围与手的屈握能力

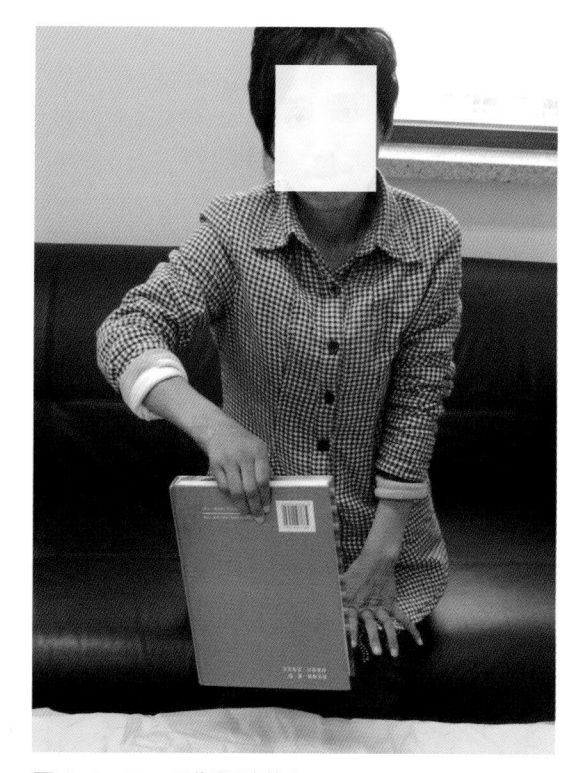

图 1-2-26　手指捏持能力

▶ 相关探讨

1. 高压电和机械暴力伤均是损伤肢体致残的危险因素，应注重一期有效的治疗，避免继发性损害加重伤情。不正确的治疗会延误病情、增加治疗周期，造成伤肢久废僵硬，治疗难度大，愈后效果差。一期保持损伤肢体在理想的功能位置，完善覆盖，缩短疗程，为最大限度的功能保留和二期的功能重建打下基础。

2. 治疗晚期僵硬畸形、功能障碍，重建稳定和理想功能姿态基础上，通过动、静力结合，有效软组织覆盖，保护深层的组织结构，提供营养，均是不可缺少的综合性治疗手段。

3. 本组病例通过常见的、临床已普及的组织瓣选择应用，并无新意，未赘述皮瓣的切取过程，但我们注意到根据组织缺损部位的病理特点，选择合适的组织瓣。如电烧伤，组织损毁广而深，则选择吻合血管的背阔肌皮瓣移植修复，该皮瓣质地好，供区可取范围大，可提供有效的面积。通过吻合肢体近心端的动脉，皮瓣能为肢端供区提供永久性的营养支持，对损伤修复极为有利。而对于组织缺损区只需单纯覆盖就可完成治疗的病例，则以腹部皮瓣修复获得治愈，带蒂脐旁岛状皮瓣可供面积较大，蒂长，旋转范围大，方便患肢不同角度创面的覆盖。该皮瓣的轴型动脉供血可为受区提供即时性营养支持，对加速损伤愈合有利。

第三节
肢体骨长段缺损重建术

久治不愈肢体骨长段缺损是伤肢致残的重要因素，由于局部损伤病理状况的复杂性，所有病例的治疗都具有相当的难度，及时有效的治疗原发伤和继发的病理损害，及时骨重建连接，避免伤肢功能久废，是一个重要课题。

【病例1】

患者，男，5岁。

伤因伤情：右胫腓骨开放粉碎性骨折术后感染，1年之中经历过多种形式的治疗，均无效。收入我科时右小腿中下前内侧为片状贴骨瘢痕，中心区溃烂，骨外露，X线片显示右胫骨中下段骨折、骨质破坏、缺损。

手术方法：手术切除贴骨瘢痕、溃疡和胫骨断端的瘢痕组织，刮除髓腔炎性肉芽和脓性分泌物，去除断面硬化骨直到界面有出血表现，测量骨缺损长度约5.8cm。于健侧肢体设计腓骨皮瓣，游离移植于受区，腓骨段嵌入胫骨两端骨髓腔，皮瓣覆盖裸露骨。骨皮瓣动脉与患肢胫前动脉吻合，皮瓣的静脉与患肢大隐静脉吻合。

预后效果：术后移植骨皮瓣全部成活，术后3个月移植腓骨与胫骨两端愈合。术后半年恢复站立与行走。伤后2年时观察到胫骨远端骨骺有早闭现象，术后6年移植骨与宿骨周径相同，胫骨远侧骺线融合，骨端增粗，关节面粗糙。患侧踝关节较健侧略有增粗，患肢短缩1.0cm，行走无跛行。

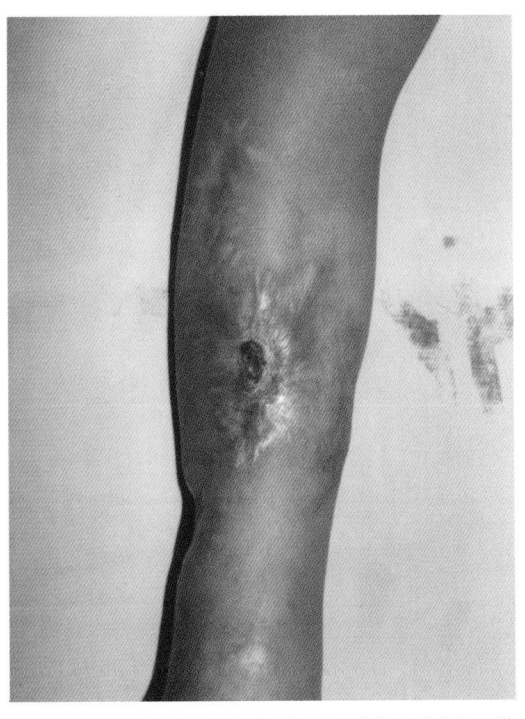

图1-3-1　小儿胫骨骨折术后骨感染骨髓炎，贴骨瘢痕、溃疡灶

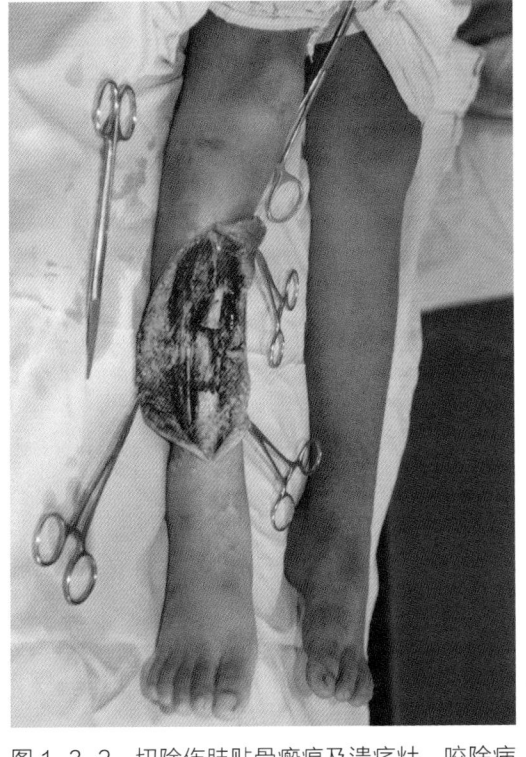

图 1-3-2 切除伤肢贴骨瘢痕及溃疡灶，咬除病变骨，扩开骨髓腔，骨缺损状况（正面）

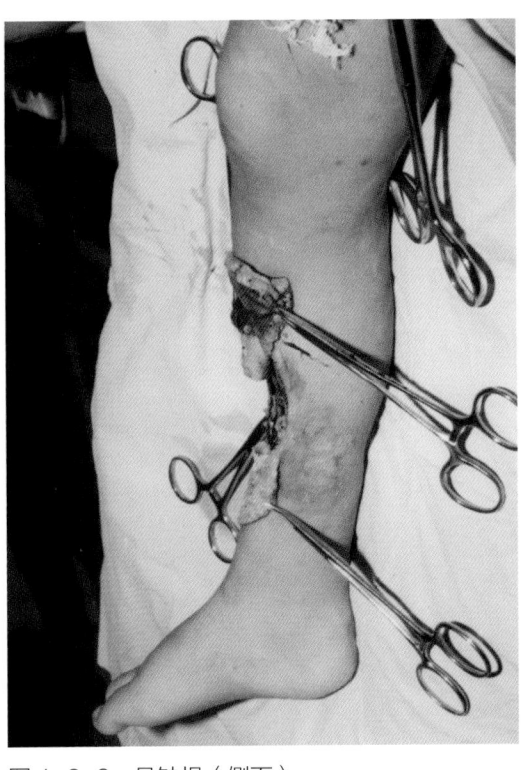

图 1-3-3 骨缺损（侧面）

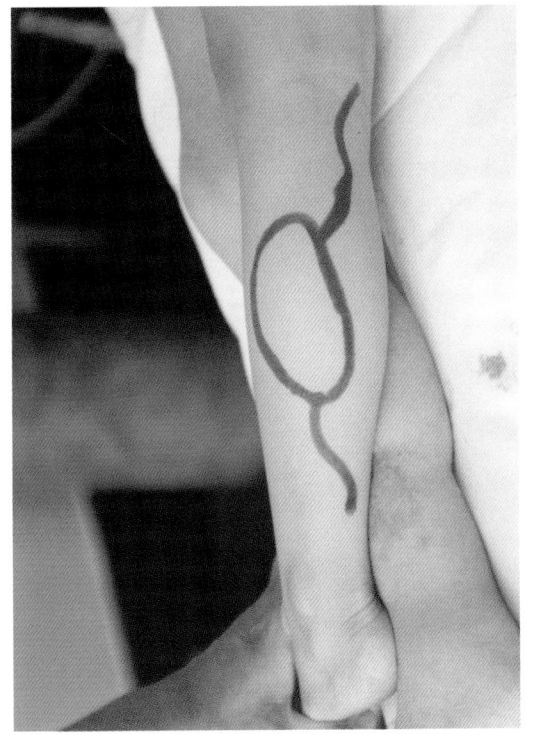

图 1-3-4 腓骨皮瓣设计

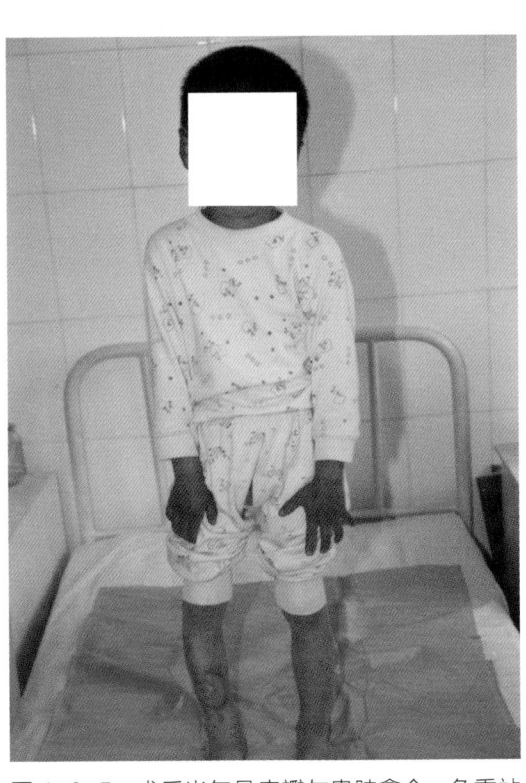

图 1-3-5 术后半年骨皮瓣与患肢愈合，负重站立

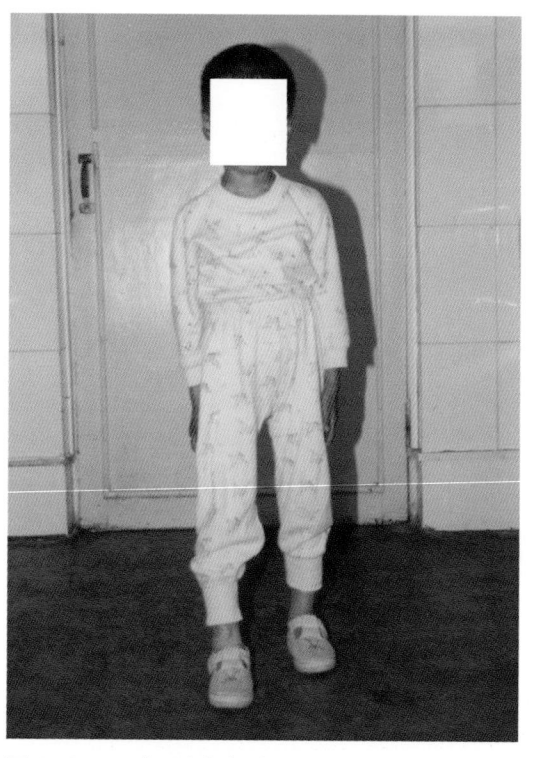

图 1-3-6　术后半年行走

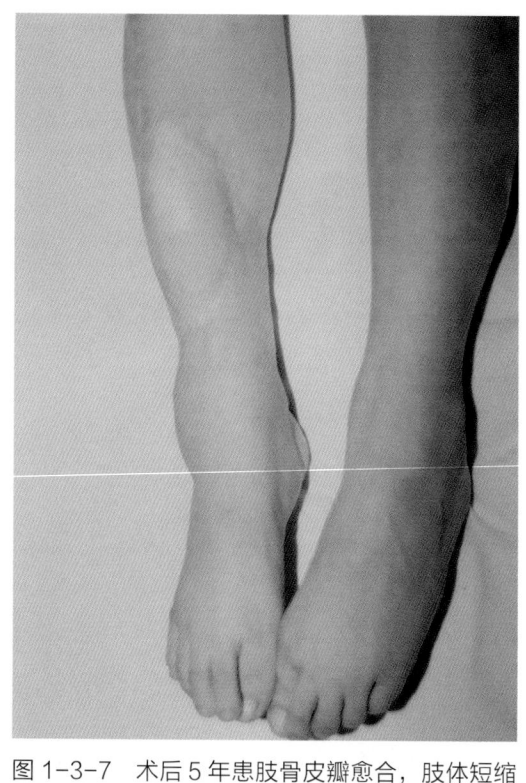

图 1-3-7　术后 5 年患肢骨皮瓣愈合，肢体短缩 1.0cm，踝关节变粗

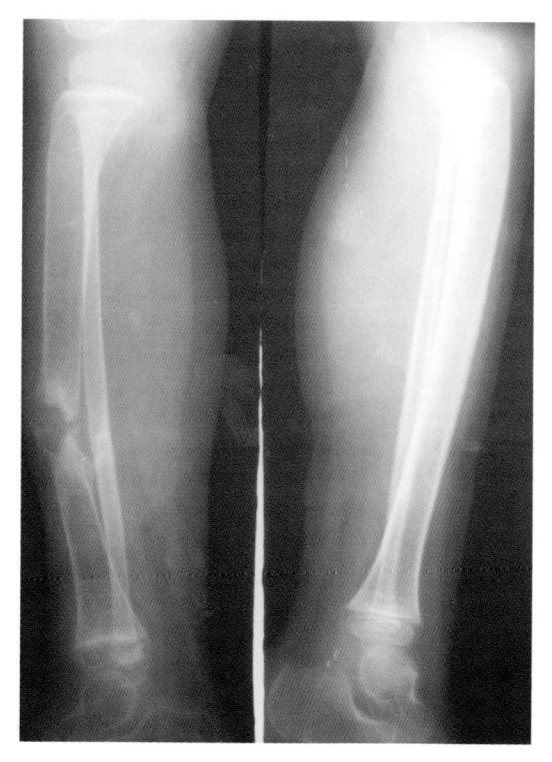

图 1-3-8　术前 X 线片示，右胫骨骨缺损，断端骨硬化，髓腔部分闭塞

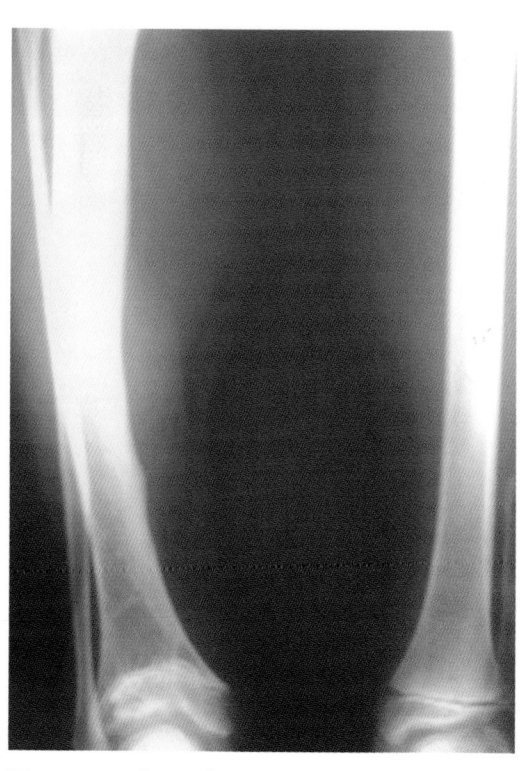

图 1-3-9　术后 5 年 X 线片示，患肢与健肢骨周径相同，胫骨远端骨骺部分闭合，关节面粗糙

【病例2】

患者，男，17岁。

伤因伤情：6岁时因车祸致右肱骨骨折，急诊在当地医院行切开复位钢板螺丝钉内固定术，术后发生骨感染，此后10年间多次手术治疗无效，骨感染逐渐蚕食破坏骨质，肱骨远端骺损害，呈现短臂、假关节畸形发育，伤肢失去了持重能力。术前X线片示，右肱骨下段骨折，短肢、杵臼状假关节形成，髓腔闭死，肱骨髁畸形发育。

手术方法：全麻下施行手术，于右上臂前外侧经肘前做长切口，当切至皮肤、皮下组织后即可见散布于深筋膜、肌间和骨周的羟基磷灰石与瘢痕组织交织在一起的致密粘连，逐步去除这些组织，切除假关节囊，充分暴露骨断端。肱骨断于髁上，肱骨髁呈扁平、不规则发育畸形，逐步咬除增生硬化骨，选择水平截面稍厚的肱骨外髁作为移植腓骨的对接点。游离松解粘连的神经、血管，使其达到最大松弛状态，撬拨撑大骨断端间隙，达到神经血管所能允许的张力水平，断端之间实际骨间隙达13cm，软组织缺损10cm×8cm，依照骨和软组织缺损范围于左小腿设计相应大小的腓骨皮瓣，通过常规方法完成腓骨皮瓣的游离切取，并将其移位于患肢缺损处，腓骨远近端与肱骨远近端对接，从肱骨外髁经腓骨髓腔向肱骨近侧段髓腔穿入两枚克氏针固定，腓动脉与肱动脉作端侧吻合，腓静脉与头静脉作对端吻合。

预后效果：术后骨皮瓣完全成活，切口甲级愈合，术后半年骨折端骨性愈合。术后1年患肢持重25kg，肘关节最大伸直165°，最大屈曲90°。

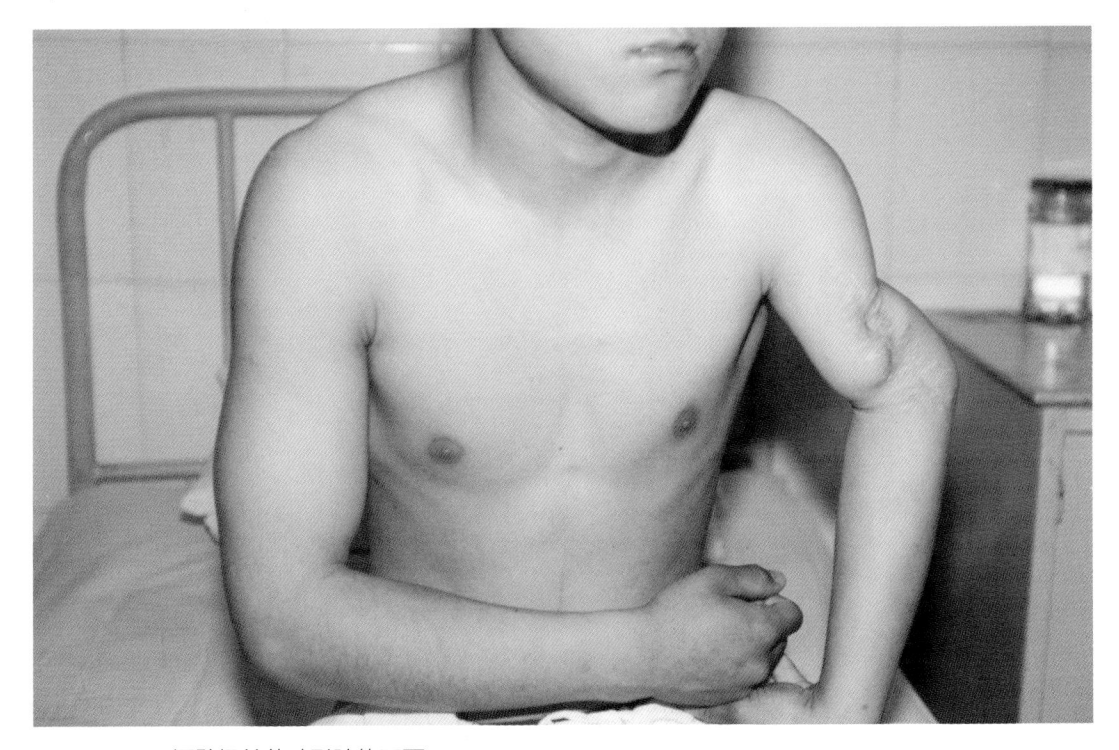

图1-3-10 短臂假关节畸形肢体正面

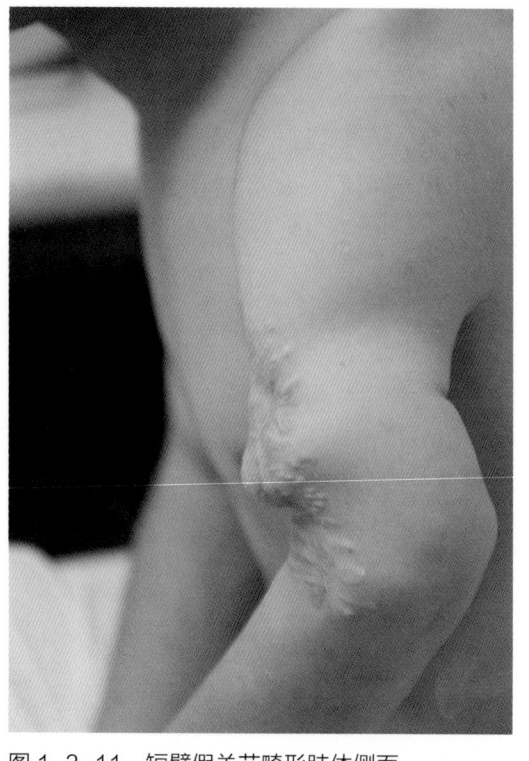

图 1-3-11　短臂假关节畸形肢体侧面

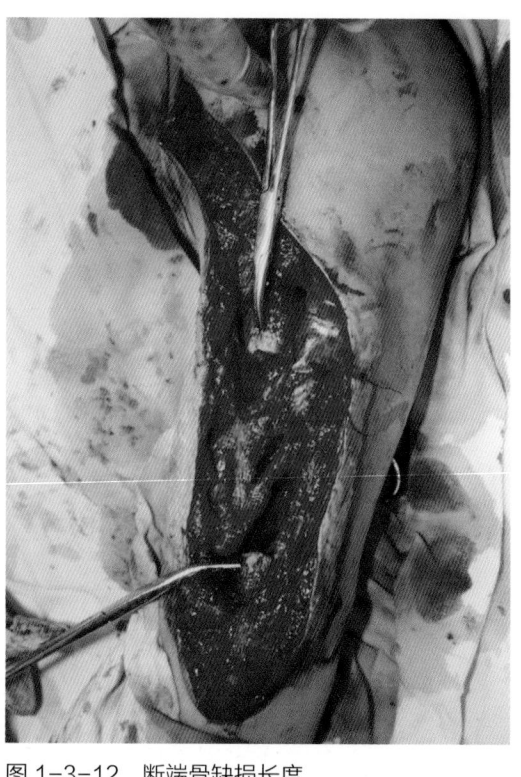

图 1-3-12　断端骨缺损长度

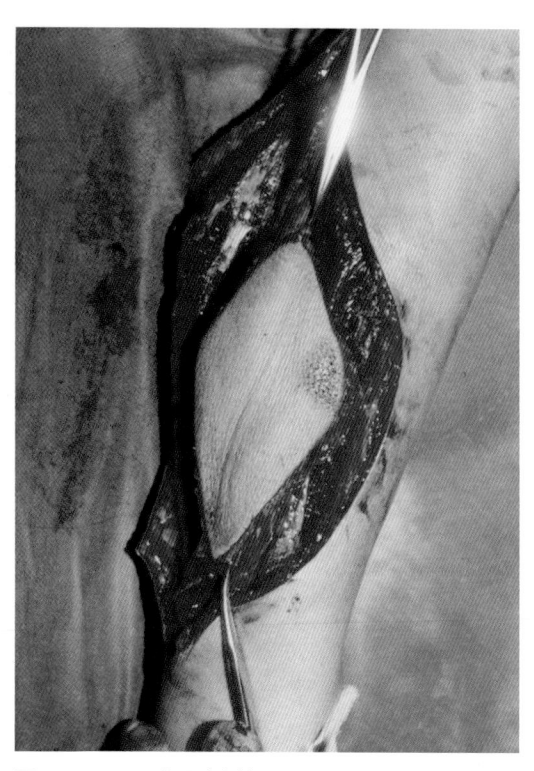

图 1-3-13　腓骨皮瓣切取

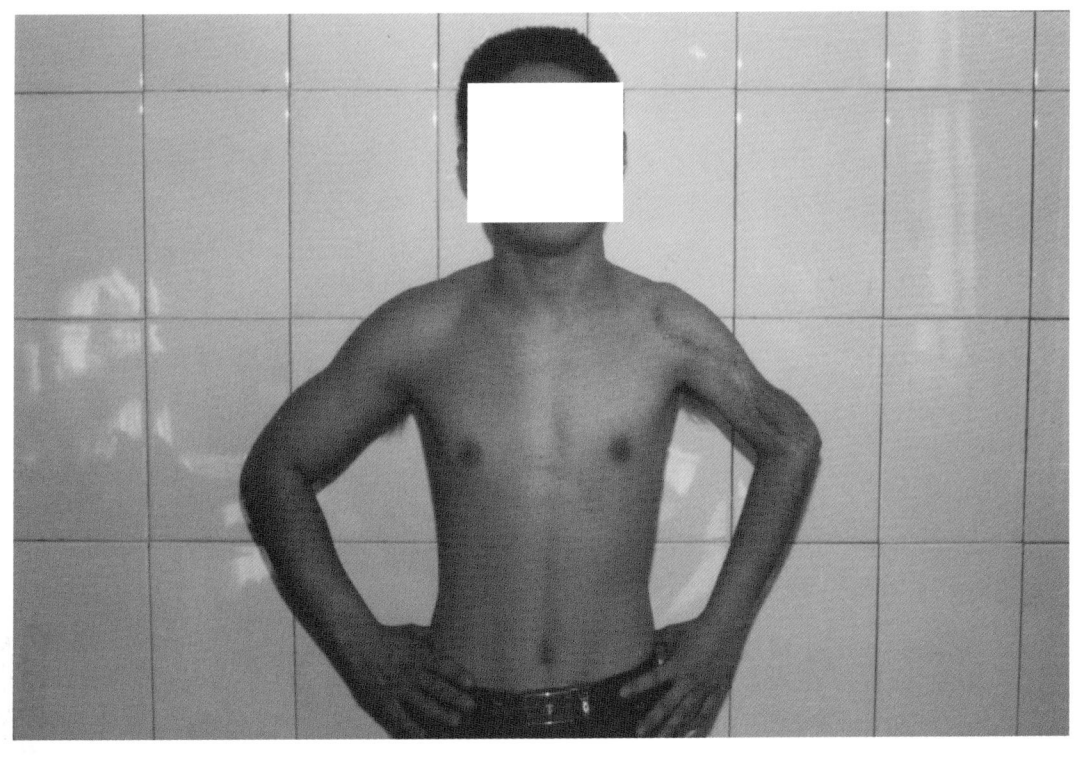

图 1-3-14　腓骨皮瓣与受区愈合

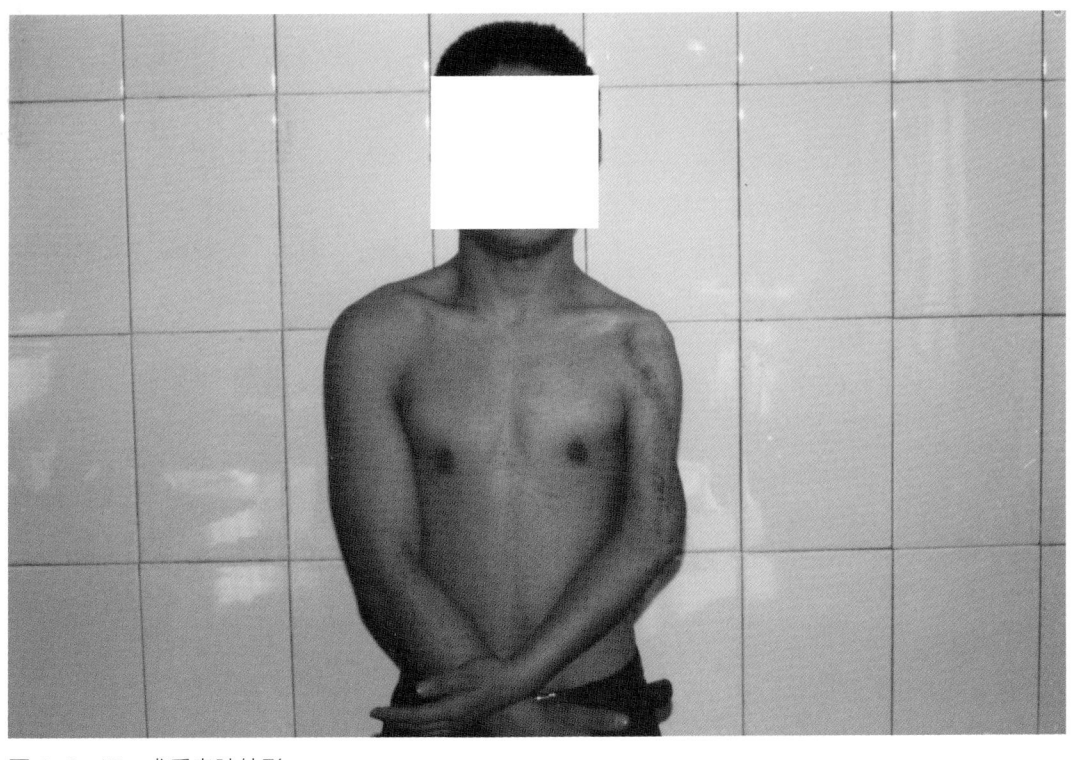

图 1-3-15　术后患肢外形

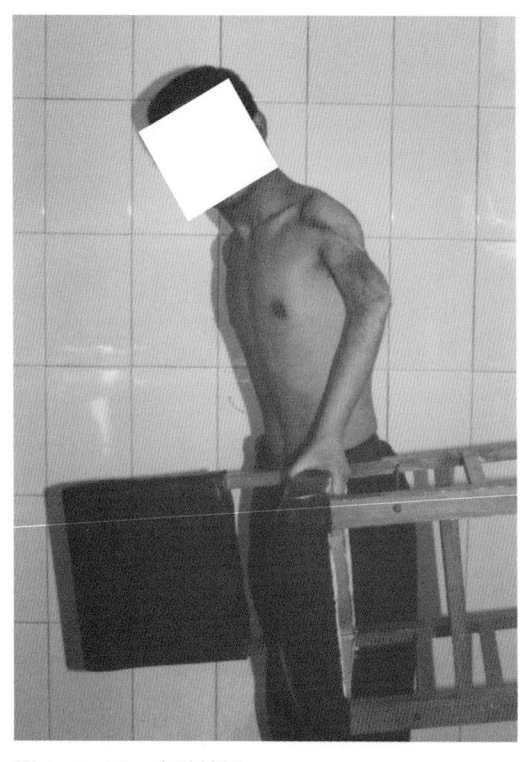

图 1-3-16　患肢持重

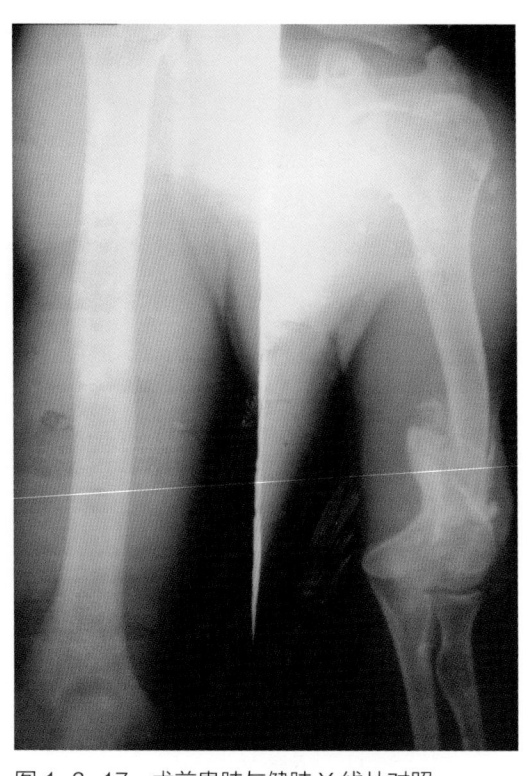

图 1-3-17　术前患肢与健肢 X 线片对照

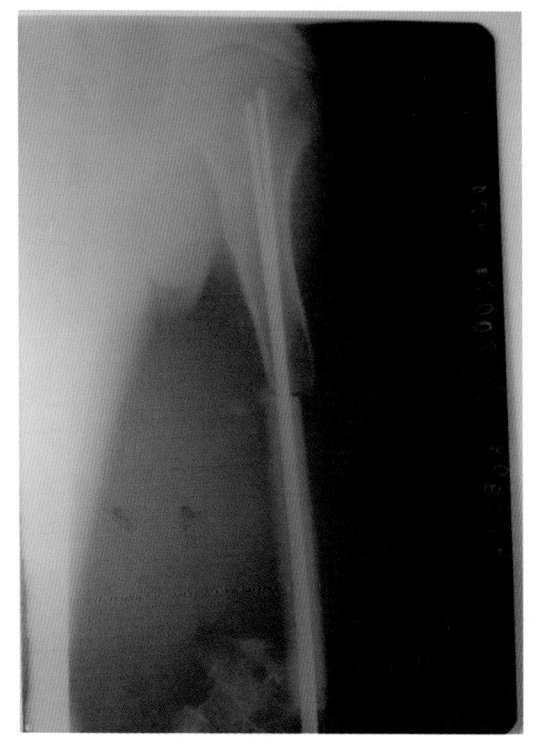

图 1-3-18　术后患肢 X 线片示，移植腓骨与肱骨断端近侧和畸形肱骨髁连接固定

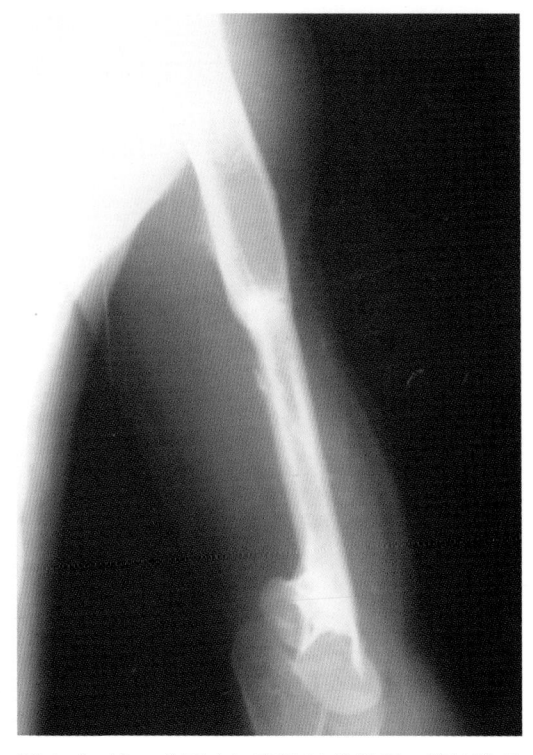

图 1-3-19　术后 1 年患肢 X 线片示：移植腓骨与宿骨骨性愈合

• 病例启示 •

1. 骨折术后感染性骨缺损应选择的修复方法 病例1、2为骨折术后感染性骨缺损病例，曾于多家医院进行了促进骨愈合的治疗，其中包括自体骨和人工骨植入等，但每次都以再次骨感染、植入骨的被排斥和吸收、一次次更多宿骨长度的丢失而结束。分析再次骨重建手术失败的原因有：①骨感染逐渐蚕食破坏着骨组织，同时也破坏骨内和骨与周围软组织间完善的血供系统，骨断端所形成的"瘢痕骨"血供严重匮乏，无力完成对植入骨的成骨作用，影像学的突出特征是只有植入骨的渐进性的吸收、消失，却无新生骨的爬行替代。②病例1、2均于感染创口愈合至少半年以上采取的游离植骨手术，其结果都发生了再次的化脓性感染。由此可以说明这种修复后的断端"瘢痕骨包鞘"内仍有感染性致病菌存在的可能性，成为二次感染的潜伏因素。为此对感染性骨缺损采取单纯植入骨修复方式应该慎重。我们以吻合血管的长段腓骨皮瓣移植手术达到了一次性骨长段缺损的修复治愈，尤其例1是在小腿胫前慢性溃疡、骨窦道久治不愈的情况下，在进行病灶清除的同时达到了骨与软组织的一次修复治愈，进一步证明吻合血管的长段腓骨皮瓣，通过包绕肌袖内并有独立大口径血管供血系统的腓骨段具有丰富的血液供应，具有改善病变部位营养、治愈感染的作用，移植的腓骨在良好的血供滋养下，其骨膜下不断成骨增粗，形成新生包鞘，骨也沿着腓骨做规则加速爬行生长，所形成骨小梁质量快而好，所以吻合血管的腓骨移植应作为儿童骨折术后感染性骨缺损修复的理想选择。

2. 儿童骨折术后感染继发骨损害的预防与治疗方式探讨 病例1、2肢体骨折术后出现感染，骨组织受到炎症的侵蚀破坏，逐渐损害着骨骼长度，最终形成了长段骨缺损。病例1胫骨缺损达5.6cm，相当于5岁儿童胫骨全长1/3，病例2患臂较健臂短缩1/2，故称长段骨缺损。病例1、2还都发生了距离骨断端最近一侧的肢端骨骺早闭，骨端发育畸形，这种继发骨感染基础上的骨骺损伤、骨骺早闭，对处于生长旺盛期的小儿，带来的是更加难以治愈的骨生成障碍和骺端骨与关节的发育畸形，也会进一步加重骨短缩，应为临床治疗所警示。我们认为，儿童期骨折术后感染应参照急性小儿骨髓炎的治疗原则，在加强抗炎和全身支持疗法的同时，及时解除内固定，进行骨减压，骨病灶清除，才可避免骨质和骨血供系统渐进加重性破坏，而且这对于预防骨骺损伤都能起到积极预防作用。儿童骨骺具有抵御感染侵蚀的能力，许多临床医生也都有治愈小儿急性血源性骨髓炎而不发生骨骺继发损伤临床病例的治疗经历，而对非原发外伤性骨骺损伤则是在经历旷日冗长的骨折术后感染药物治疗失败后所继发的骨骺受损，并引发肢体更为复杂的发育畸形，应在临床工作中予以高度重视。

【病例3】

患者，男，36岁。

伤因伤情：患者入院前1年因重物压砸致右足开放性多跖骨、多跗骨并足背软组织缺损，于外院急诊采取扩创，单纯缝合治疗，术后伤口感染，延期愈合。伤足呈连枷状畸形，靠足跟站立和行走。

手术方法：曾设计游离腓骨皮瓣重建伤足缺损的跖跗骨，但因皮瓣血供不良，放弃吻合血管的骨皮瓣移植，采取单纯腓骨移植方式修复，将取下腓骨折成两段嵌入患足骨缺损处。

预后效果：术后1年植入腓骨与宿骨间骨性愈合，重建患足负重行走，患者重返劳动岗位。

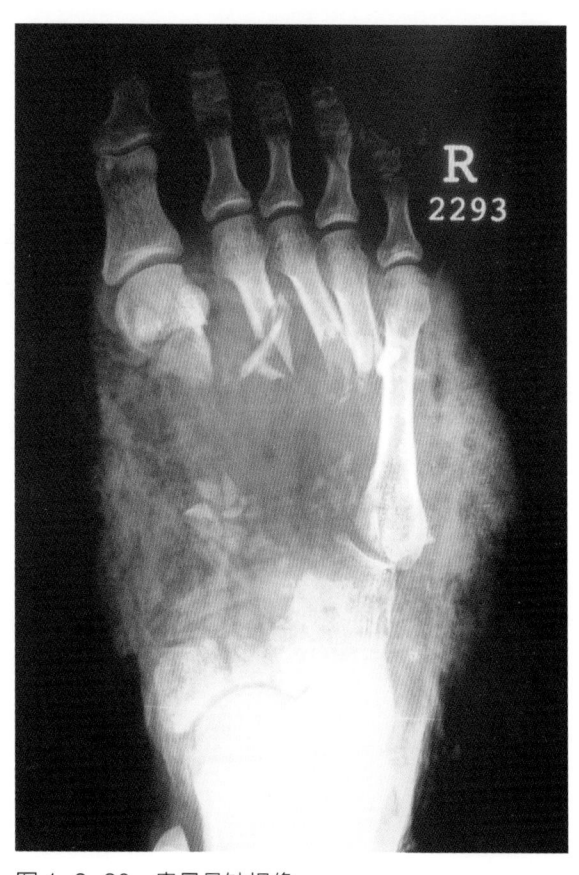

图1-3-20　患足骨缺损像

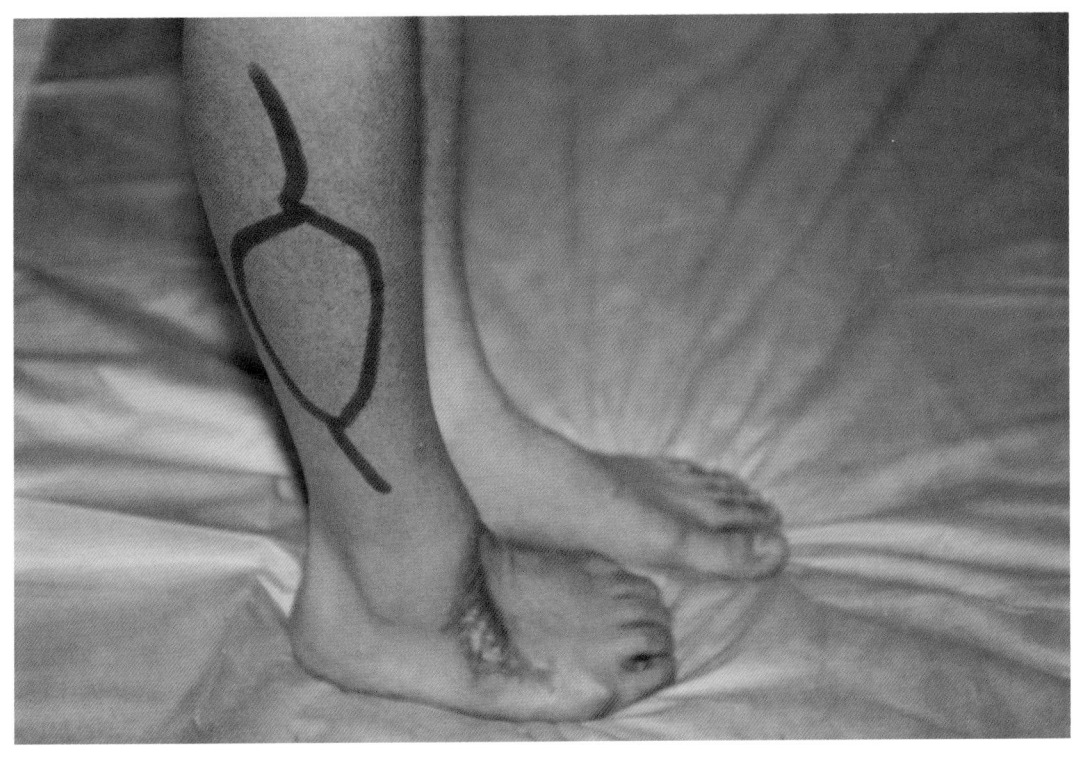

图 1-3-21　患足实体像和拟行腓骨皮瓣移植

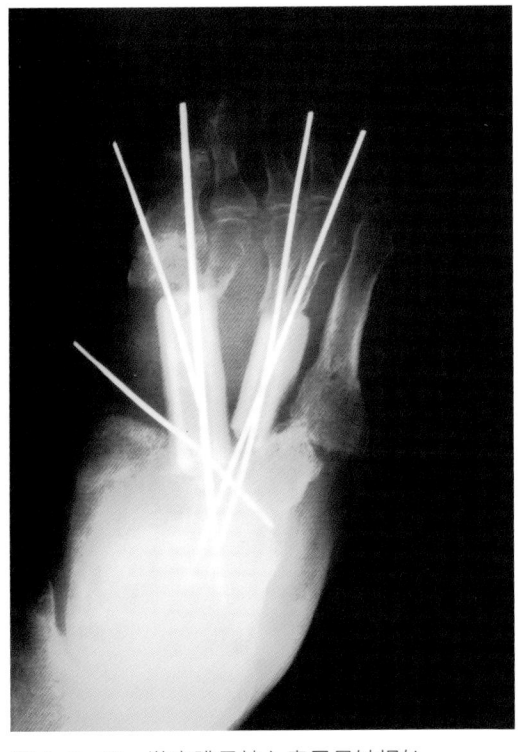

图 1-3-22　游离腓骨植入患足骨缺损处

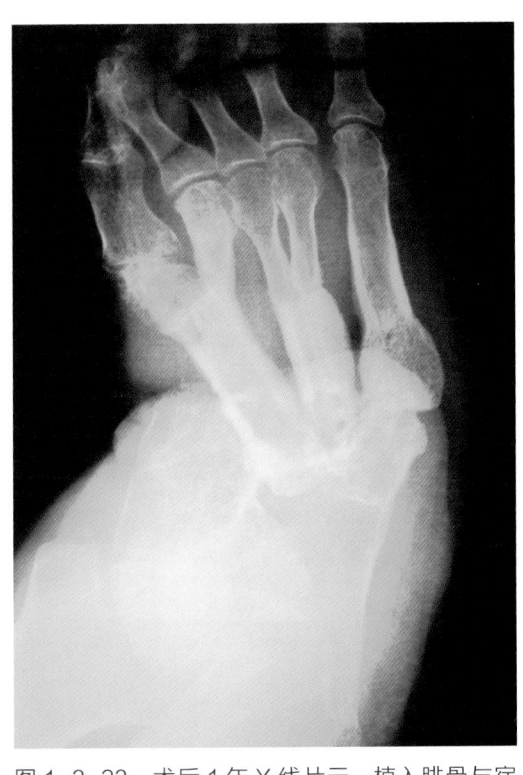

图 1-3-23　术后 1 年 X 线片示，植入腓骨与宿骨骨性愈合

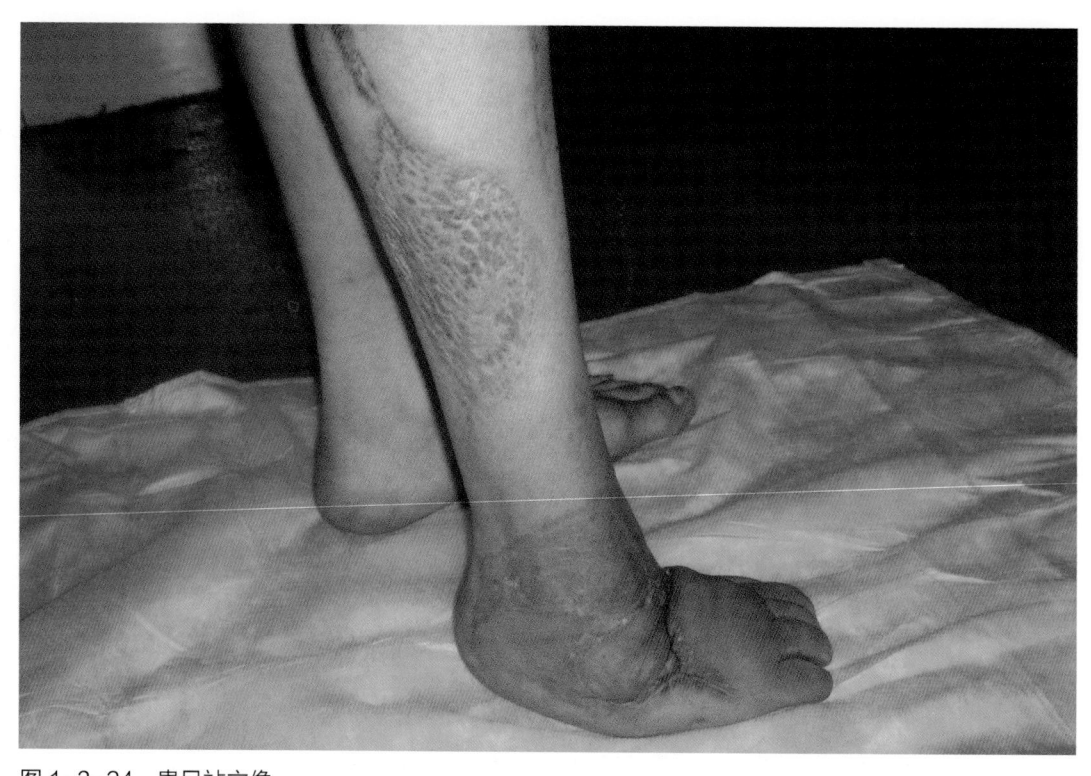

图 1-3-24　患足站立像

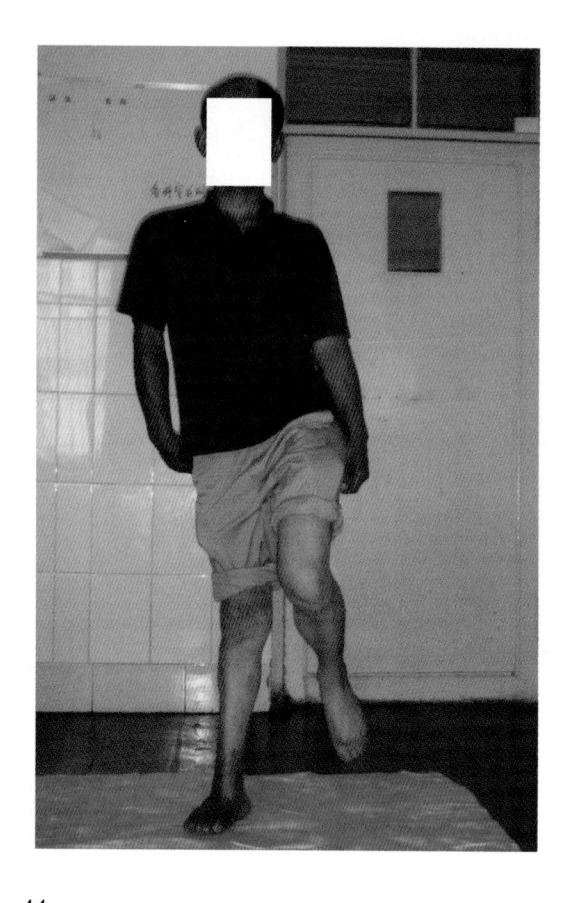

图 1-3-25　患足承重像

【病例4】

患者，男，32岁。

伤因伤情：高压电烧伤致前臂背侧大范围软组织和腱性组织损伤缺损，桡骨长段骨坏死。

手术方法：一期对坏死组织进行去除，同时设计应用带蒂脐旁岛状皮瓣修复组织缺损创面。皮瓣修复术后半年，坏死桡骨发生病理性骨折，采取吻合血管游离腓骨移植，置换坏死血供不良的桡骨。

预后效果：骨移植术后半年，移植骨与宿骨间骨性愈合。

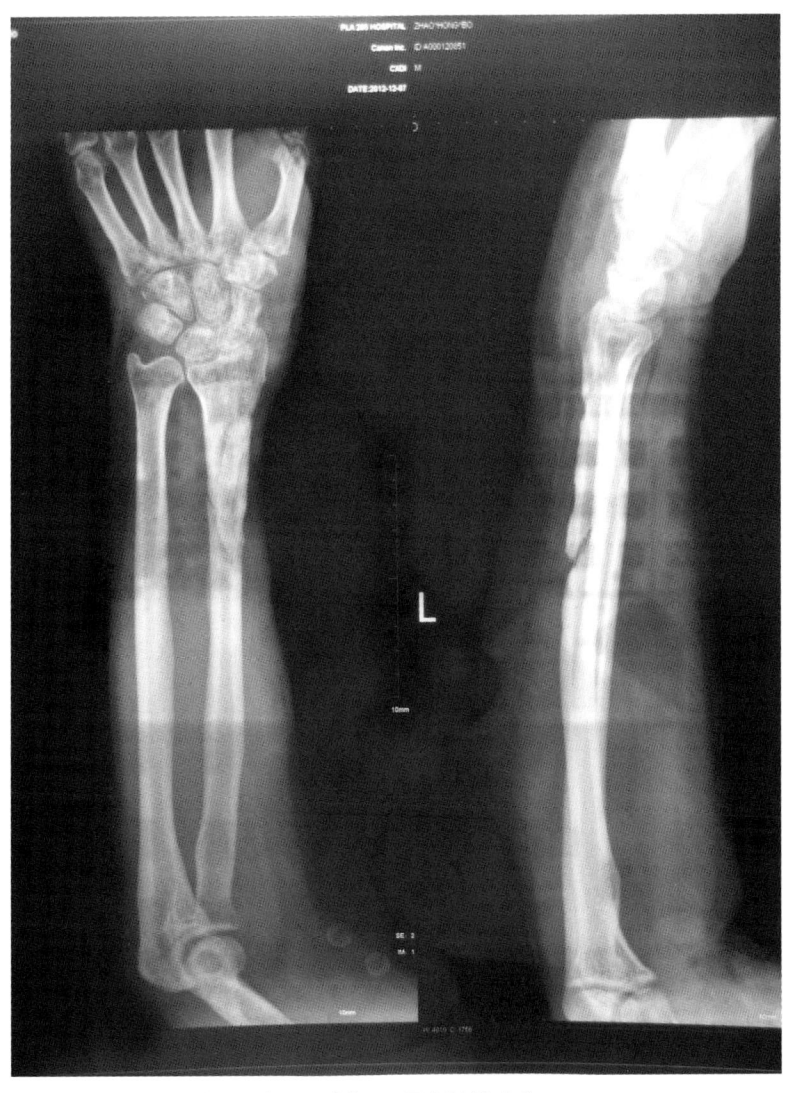

图 1-3-26　X 线片示，桡骨远侧 1/3 骨虫蚀状改变

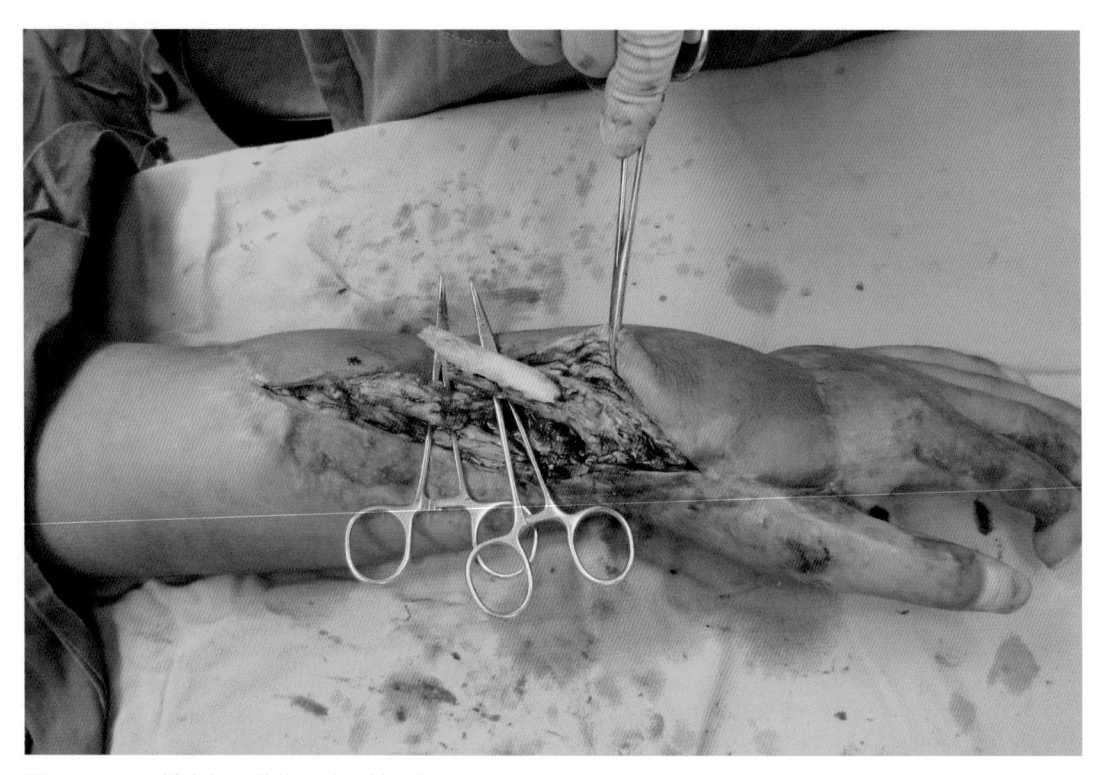

图 1-3-27　缺血坏死的桡骨病理性骨折

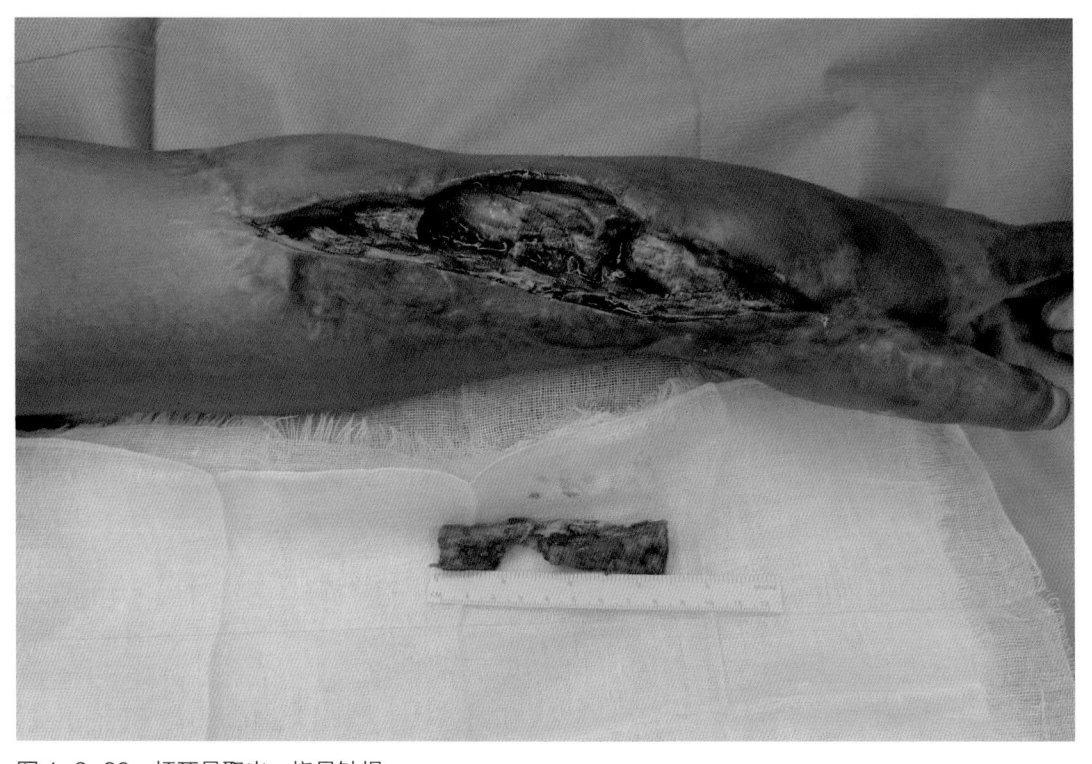

图 1-3-28　坏死骨取出，桡骨缺损

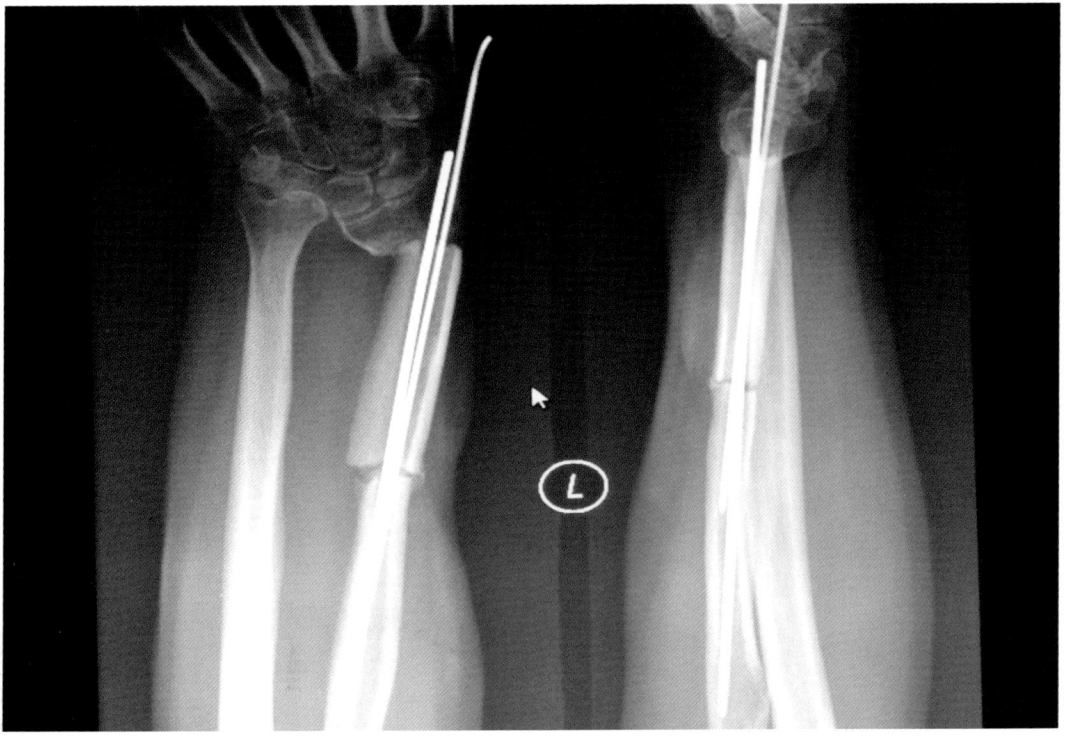

图 1-3-29 移植腓骨修复桡骨缺损，克氏针固定

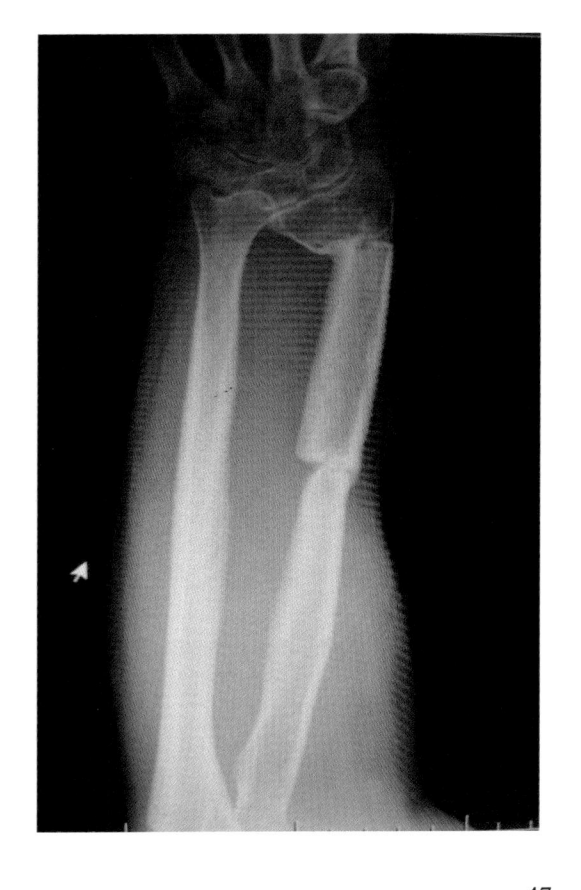

图 1-3-30 移植腓骨与宿骨临床骨愈合

【病例5】

患者，男，24岁。

伤因伤情：高空坠落伤致右尺桡开放粉碎性骨折、桡骨长段骨缺损，经外院治疗7个月后收入我科。X线片显示桡骨长段骨缺损。

手术方法：采取吻合血管游离腓骨移植修复桡骨骨缺损。

预后效果：骨移植术后7个月，移植骨与宿骨间骨性愈合。

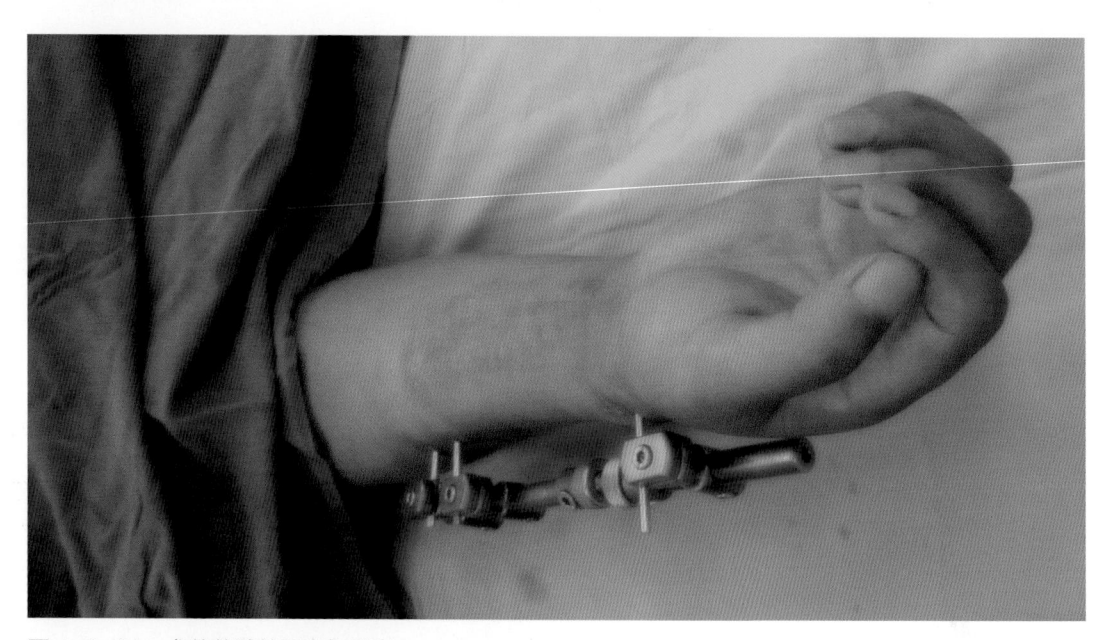

图1-3-31 术前前臂外固定架固定

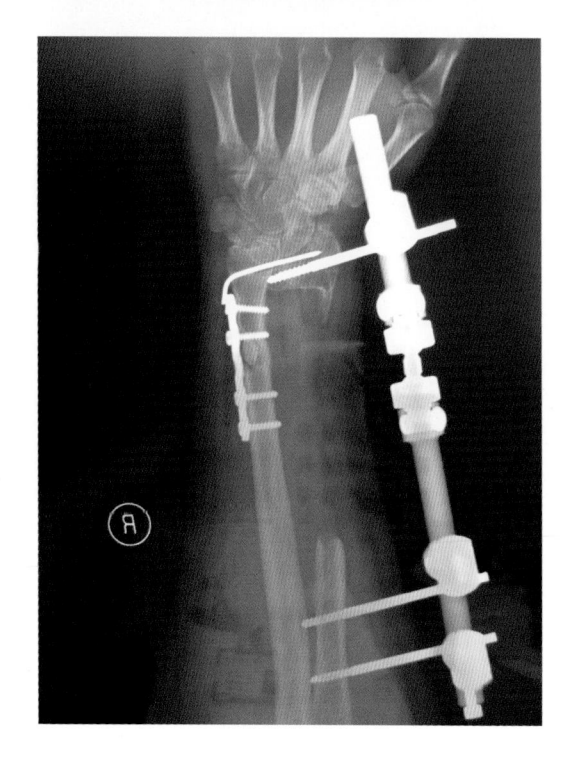

图1-3-32 X线片示桡骨缺损

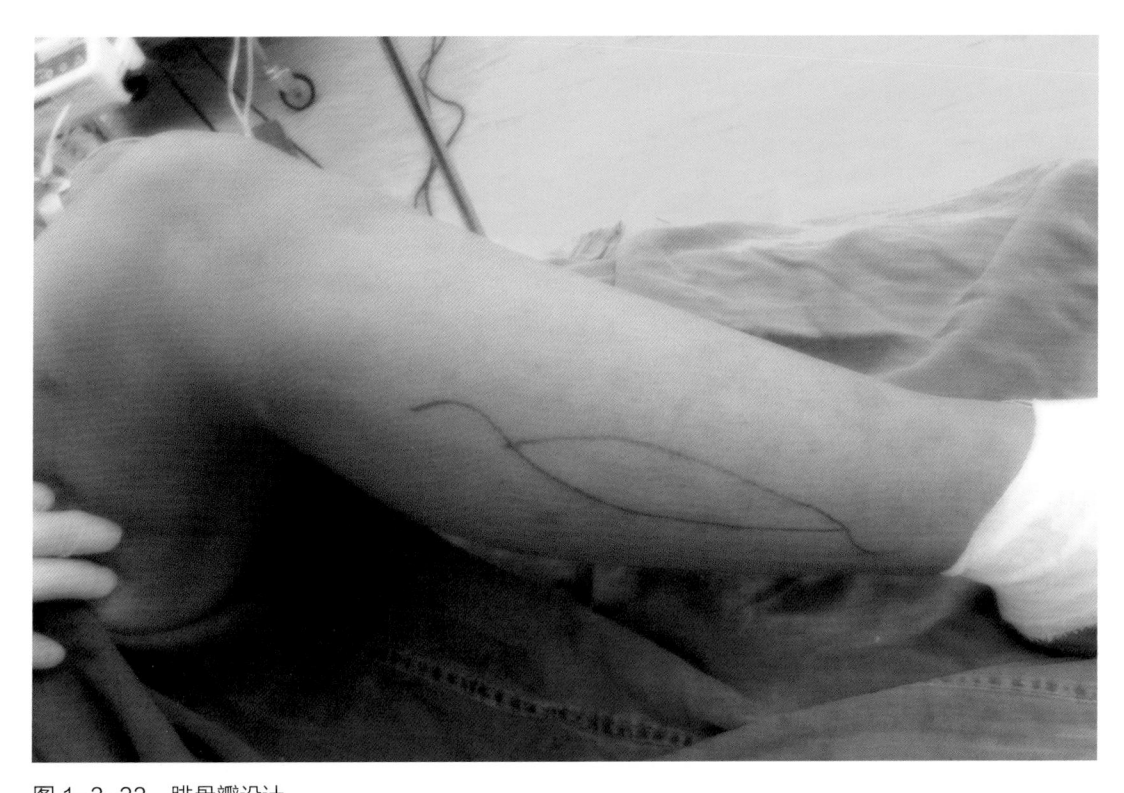

图 1-3-33 腓骨瓣设计

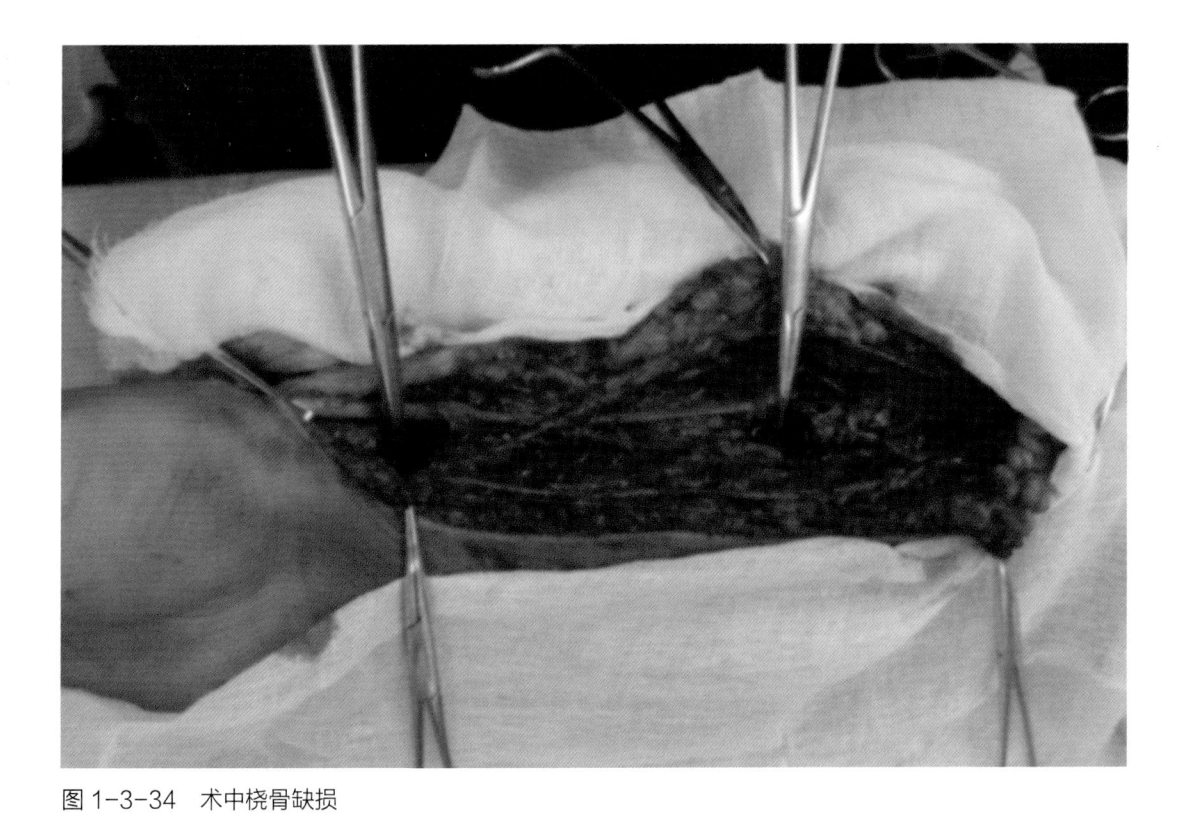

图 1-3-34 术中桡骨缺损

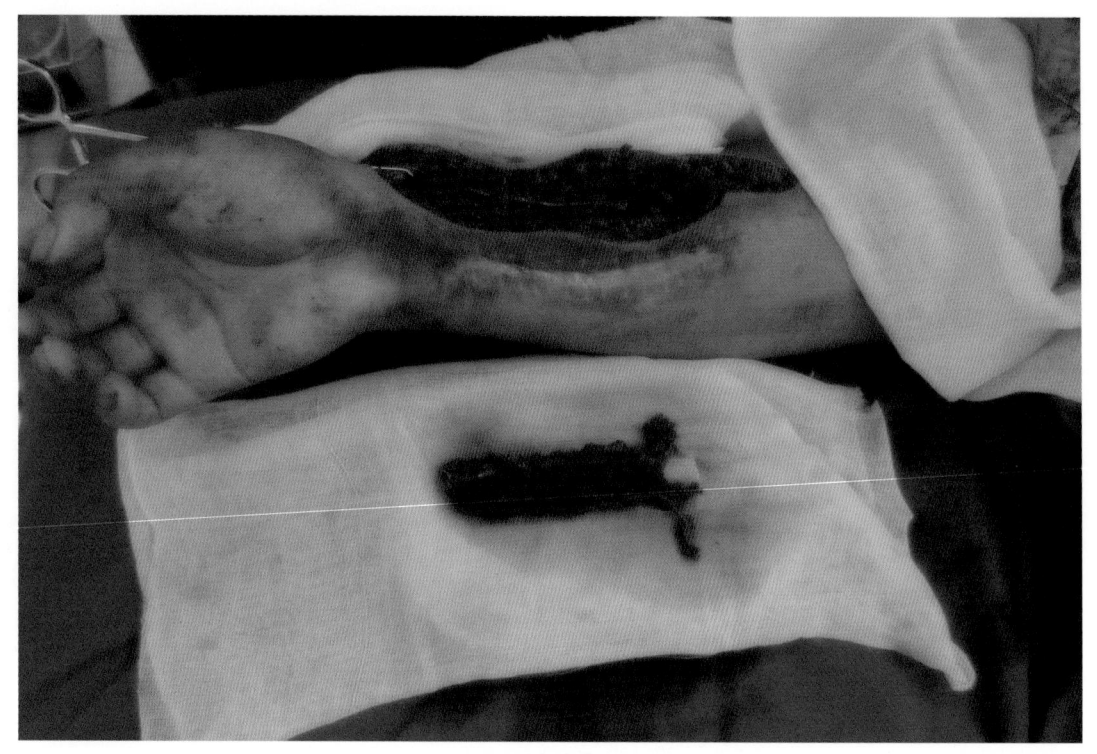

图 1-3-35　腓骨瓣取毕

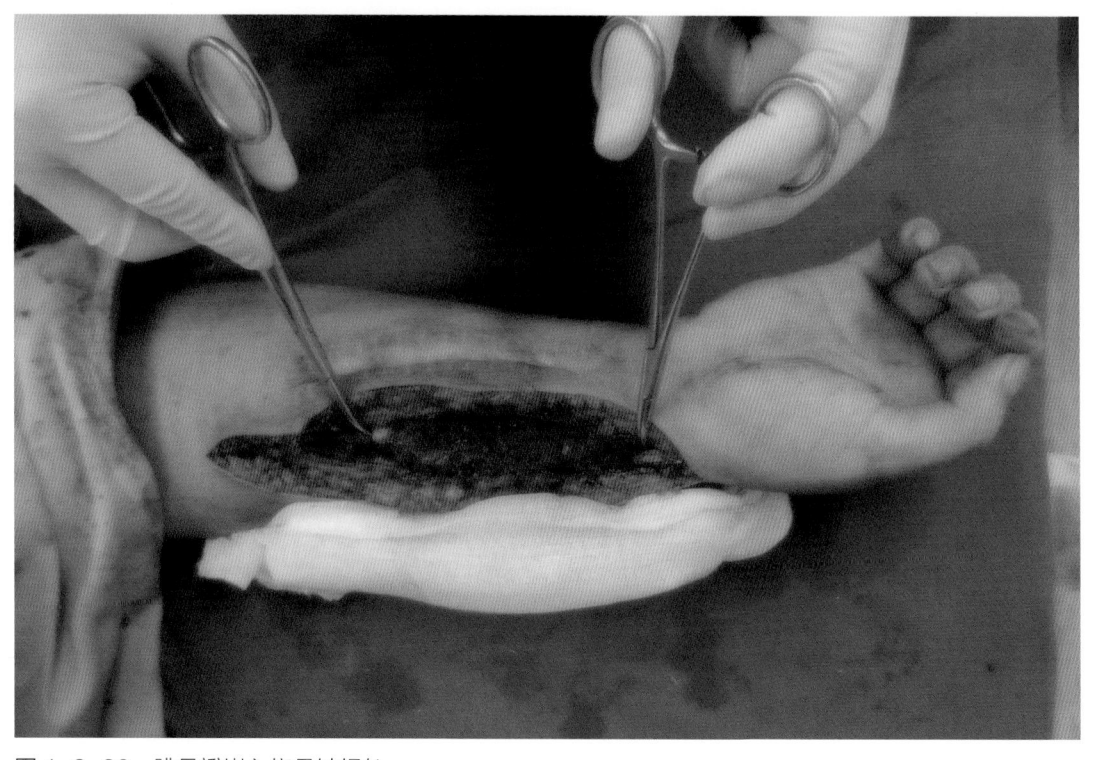

图 1-3-36　腓骨瓣嵌入桡骨缺损处

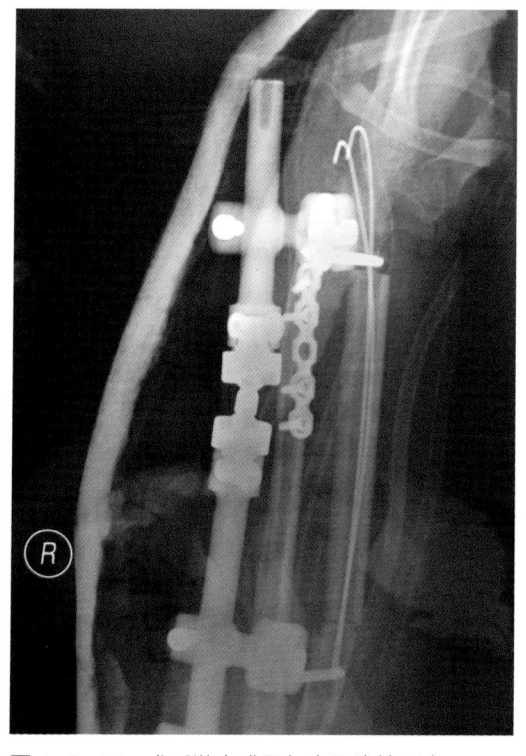

图 1-3-37　术后游离腓骨与宿骨连接固定

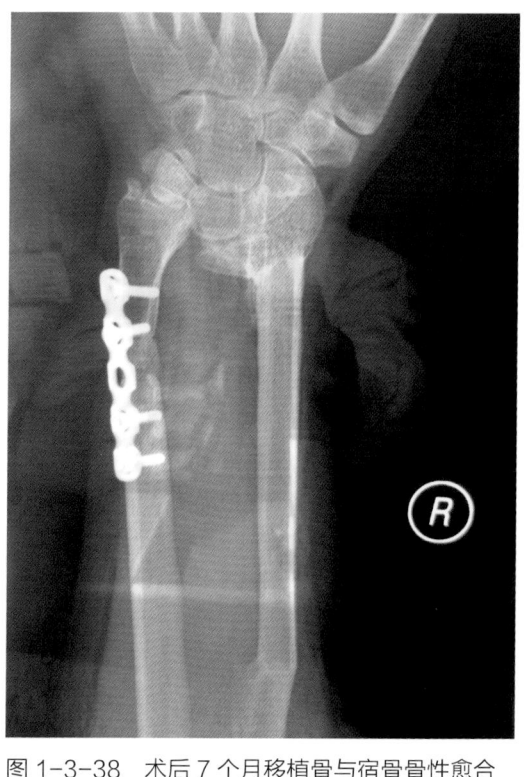

图 1-3-38　术后 7 个月移植骨与宿骨骨性愈合

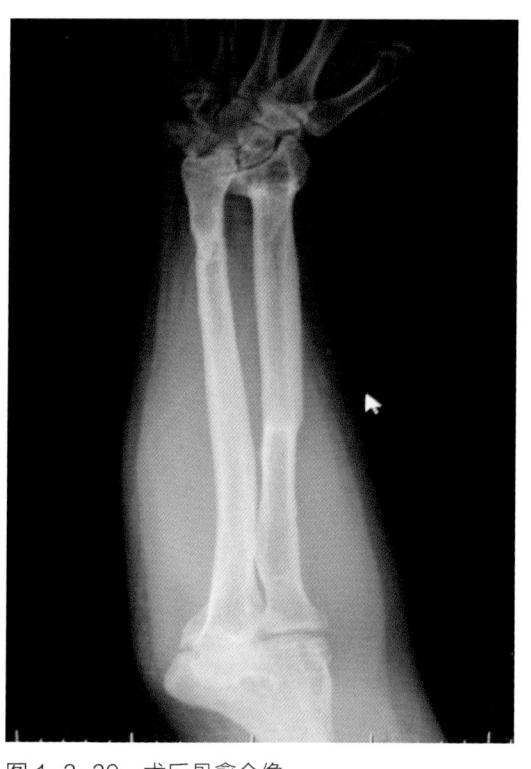

图 1-3-39　术后骨愈合像

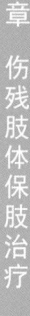

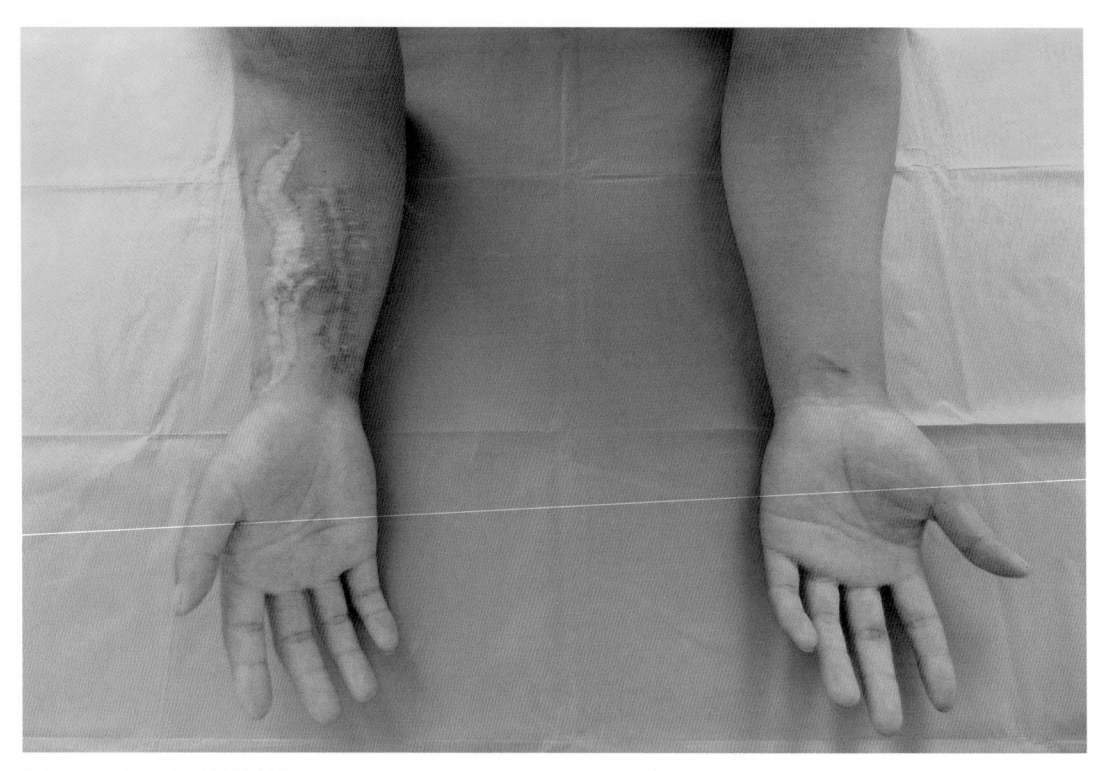

图 1-3-40　术后肢体外形

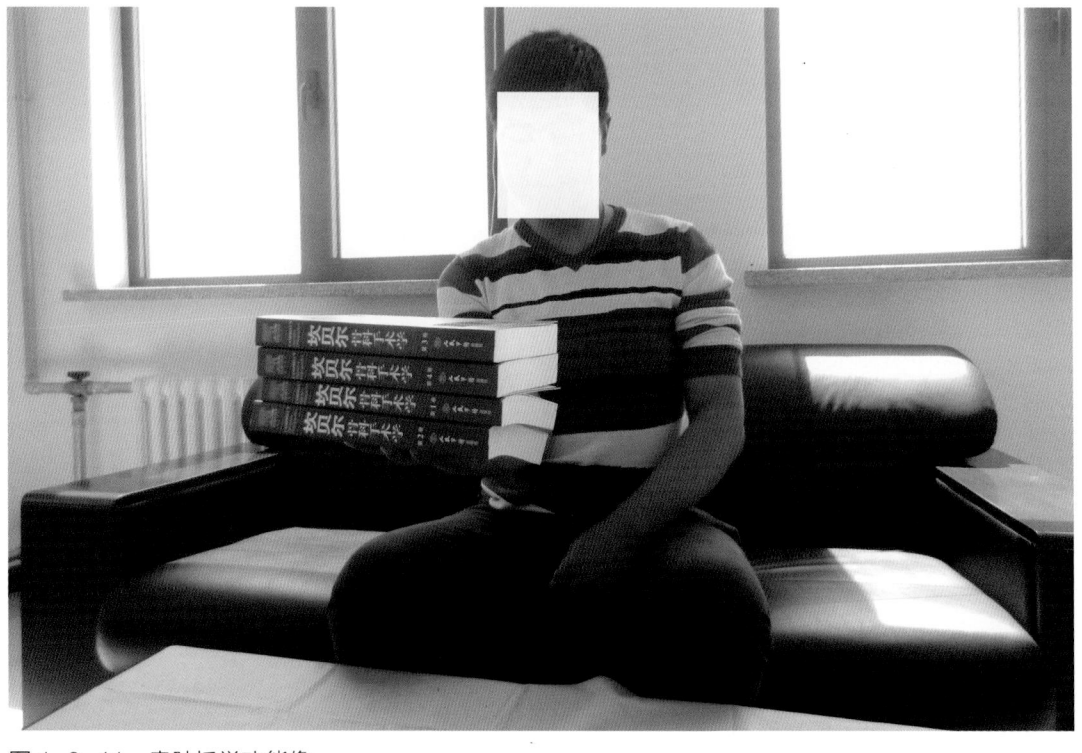

图 1-3-41　患肢托举功能像

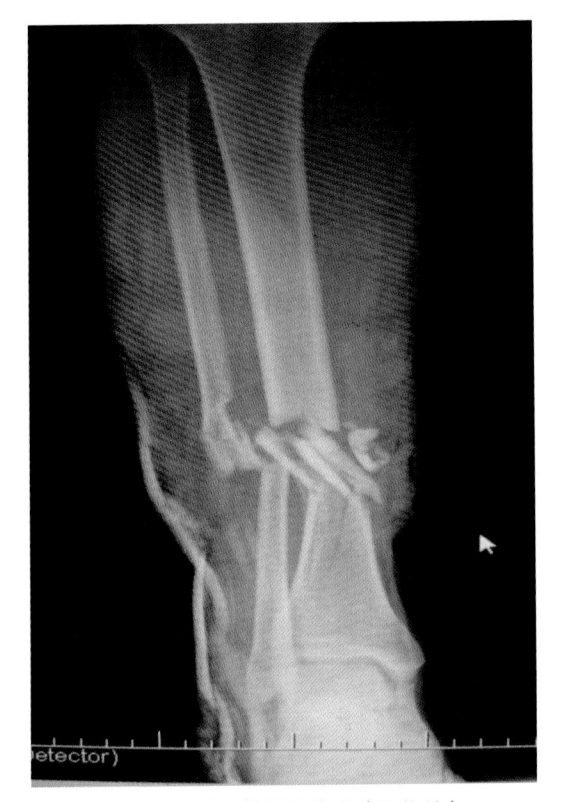

图 1-3-49　伤肢骨节段性粉碎（正位片）

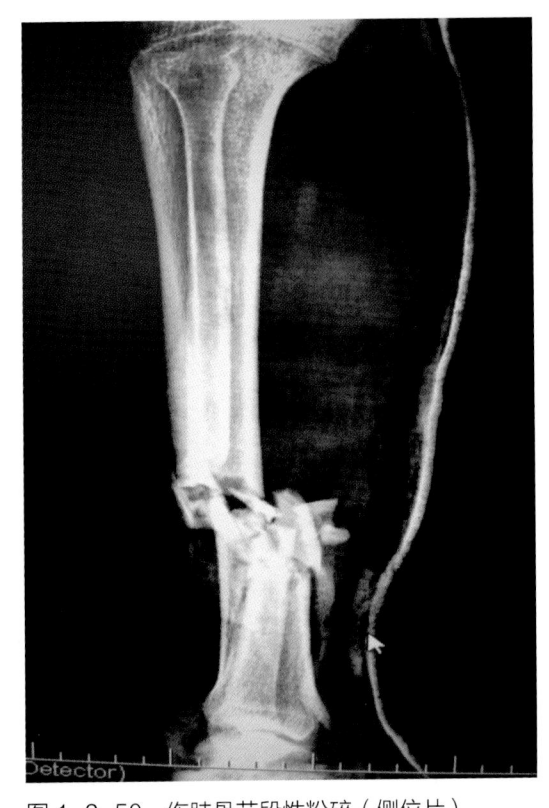

图 1-3-50　伤肢骨节段性粉碎（侧位片）

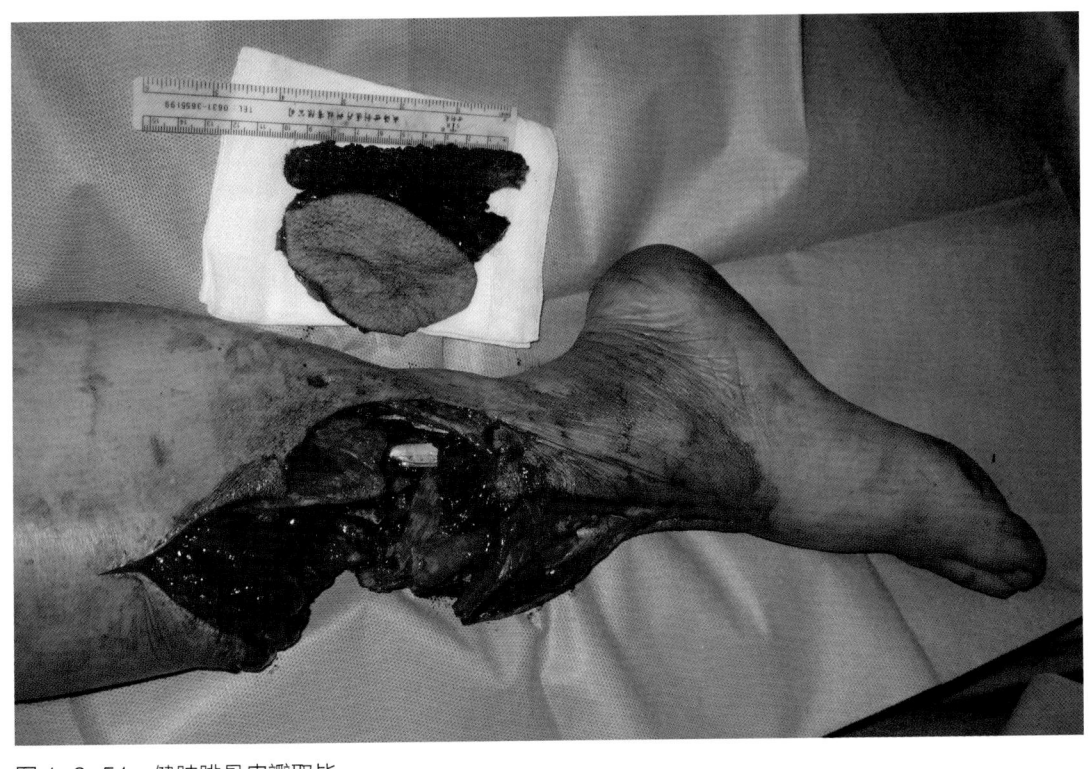

图 1-3-51　健肢腓骨皮瓣取毕

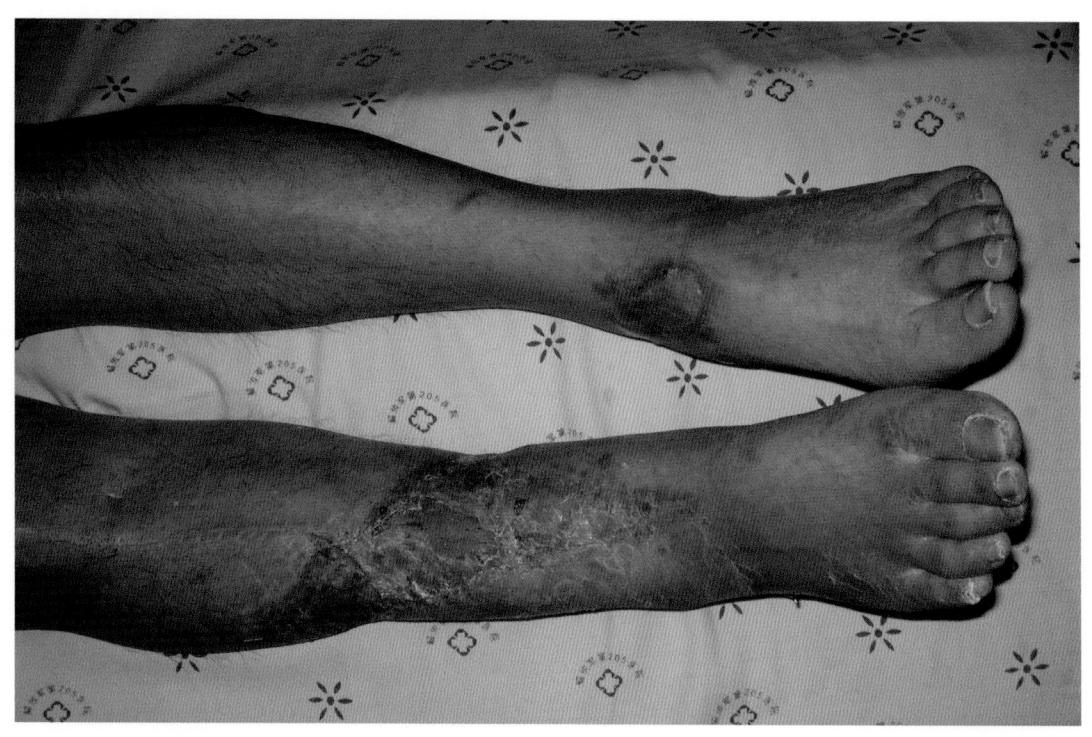

图 1-3-52　腓骨皮瓣与患肢愈合

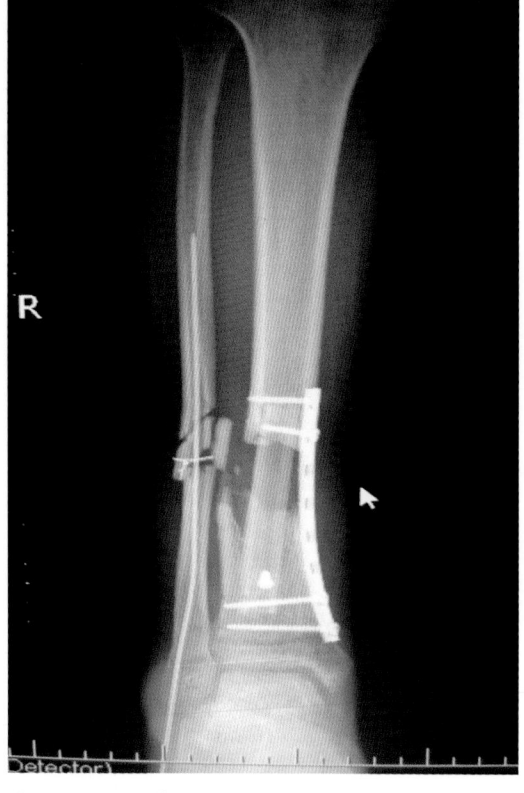

图 1-3-53　腓骨置入患肢胫骨骨缺损髓腔（正
位片）

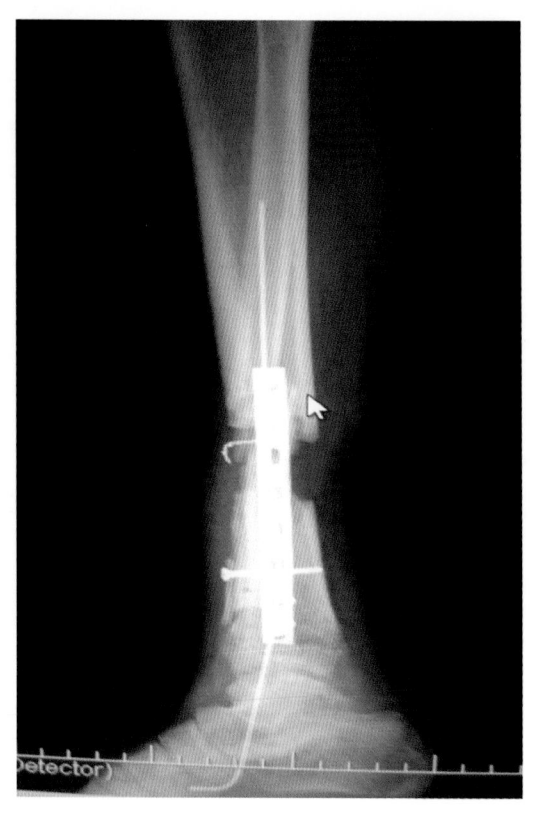

图 1-3-54　腓骨置入患肢胫骨骨缺损髓腔（侧
位片）

▶相关探讨

1. 肢体骨原发伤所致的骨缺损或继发感染渐进蚕食、破坏骨质，是肢体伤后长节段骨缺损的主要成因。而在儿童期的骨折术后骨感染，还可损害骺端骨，引发骨生长障碍和骨端骨发育畸形，如病例1、2。吻合血管的游离腓骨或腓骨皮瓣移植，可以使骨髓炎骨缺损、伤肢广泛瘢痕化缺血状况下骨缺损、长段缺血死骨获得治愈修复。

2. 吻合血管的游离腓骨或腓骨皮瓣移植可一次性重建伤肢的骨与软组织缺损，能为受区带去丰富的血供营养，诱导成骨，促进骨愈合。移植骨还可随着负重而逐渐增粗，患肢重获坚强的支撑能力。

3. 未经吻合血管的单纯的腓骨移植重建距骨与跗骨联合缺损，获得理想的成骨愈合和承重能力。随着时间的推移，植入骨获得了理想的血供重建效果。说明受区只要血供状况良好，可能残存的骨、骨膜组织与新鲜植入腓骨和骨膜组织之间诱导成骨，相互愈合，如病例3，植入腓骨X线影像无缺血改变，但是仅此一例对短状骨缺损病例的应用，并不能说明此方法适用于长段承重骨缺损。

第四节
残端肢体功能再利用

损毁性断肢和断指呈现出复杂残肢（指）断面。保留、修复残肢（指）断面所剩组织结构的目的是为在此基础上，最大限度重建患者日后生活和劳动的最低需求。所有的修复手段应依据病人的整体状况、客观实际需要来把握。"多保留一分长度，就等于多一分功能。"

【病例 1】

患者，男，39 岁。

伤因伤情：重型载重汽车翻车，车体压砸后伤肢从膝下至足结构性毁损，已无再建条件，残肢断面位于膝和小腿上端。小腿段仅剩胫骨粗隆下 6.0cm 长，胫骨残端骨折，软组织环形缺损。

手术方法：急诊清创、骨折复位固定、健肢膝内侧和小腿上段内侧带蒂皮瓣逆行交腿转移修复残肢端骨创面。

预后效果：残肢端与移植皮瓣一期愈合，术后半年，患肢配保留膝关节小腿假肢，功能状况良好。

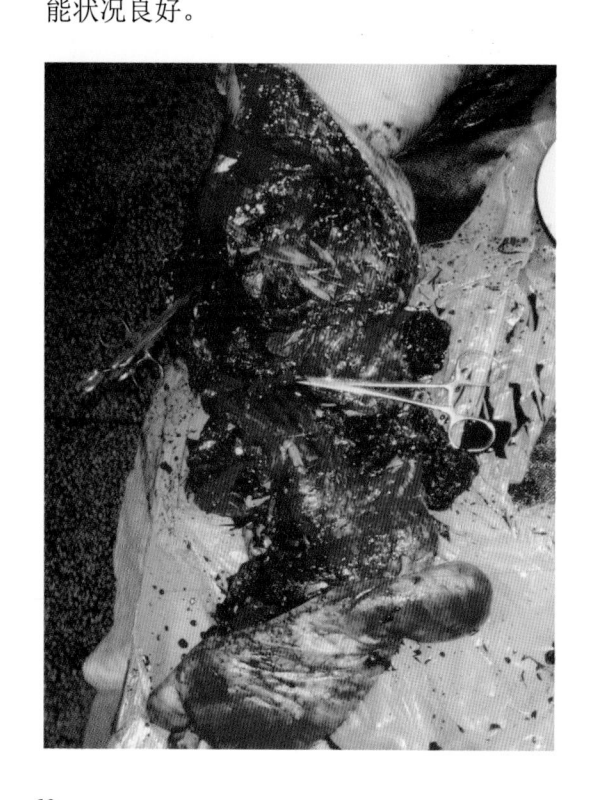

图 1-4-1 伤肢膝下完全性毁损

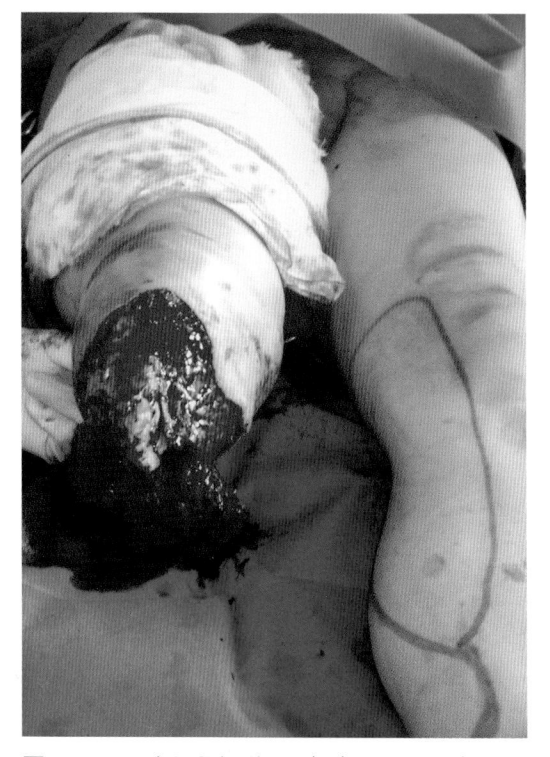

图 1-4-2　小腿段仅剩胫骨粗隆下 6.0cm 长，胫骨残端骨折，软组织环形缺损

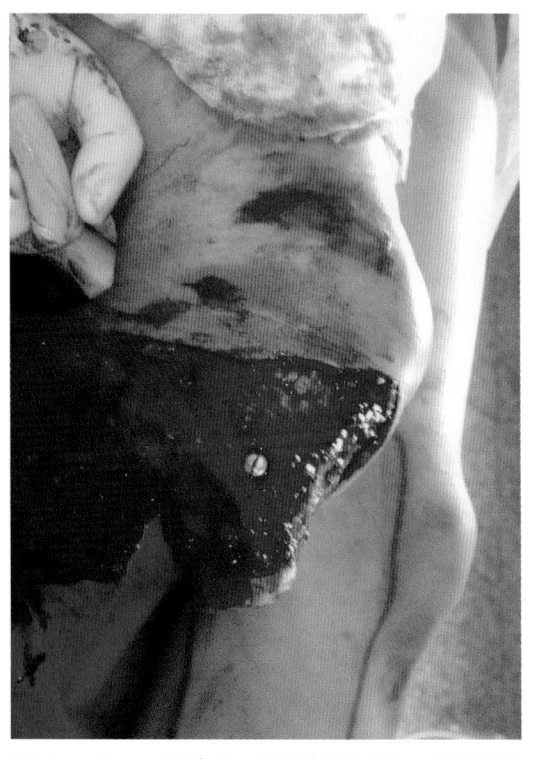

图 1-4-3　一期清创、骨折复位固定、健肢膝内侧和小腿上段内侧带蒂皮瓣逆行交腿转移修复残肢端

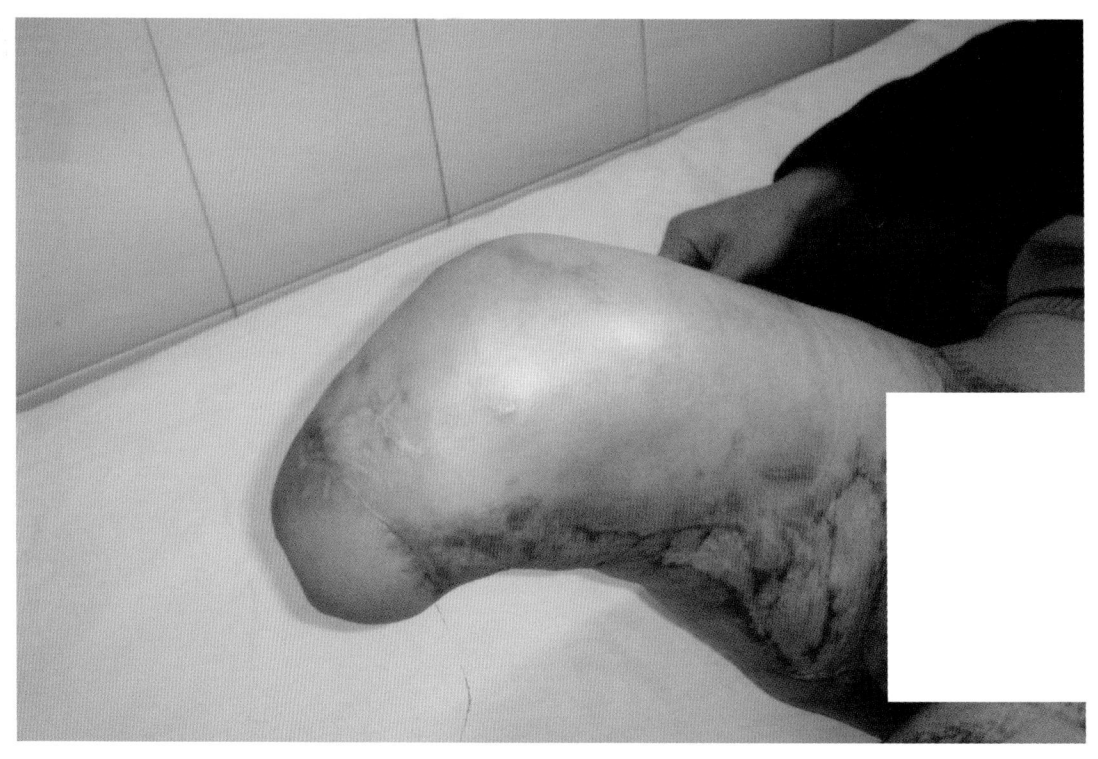

图 1-4-4　皮瓣断蒂后，小腿残端愈合，膝关节主动屈曲 90°

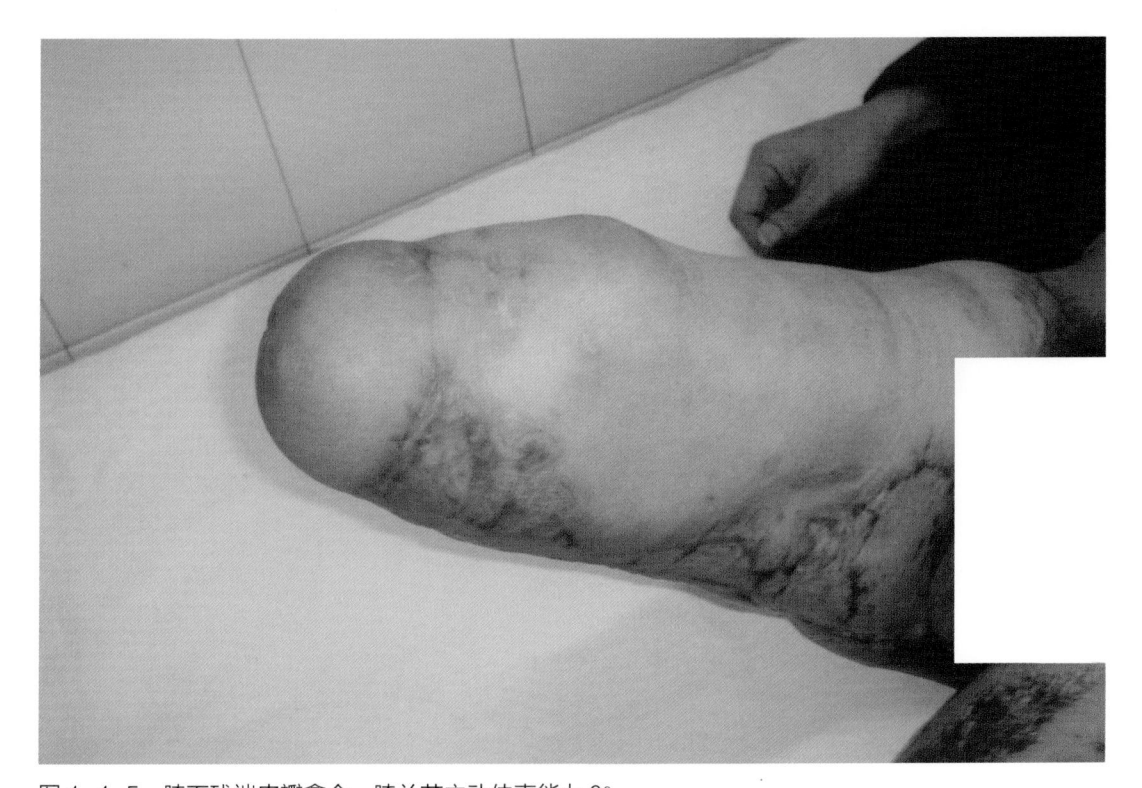

图 1-4-5　膝下残端皮瓣愈合，膝关节主动伸直能力 0°

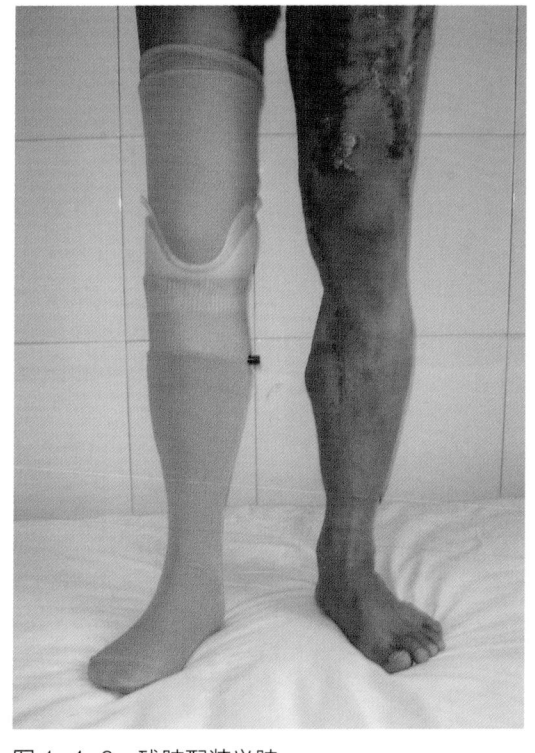

图 1-4-6　残肢配装义肢

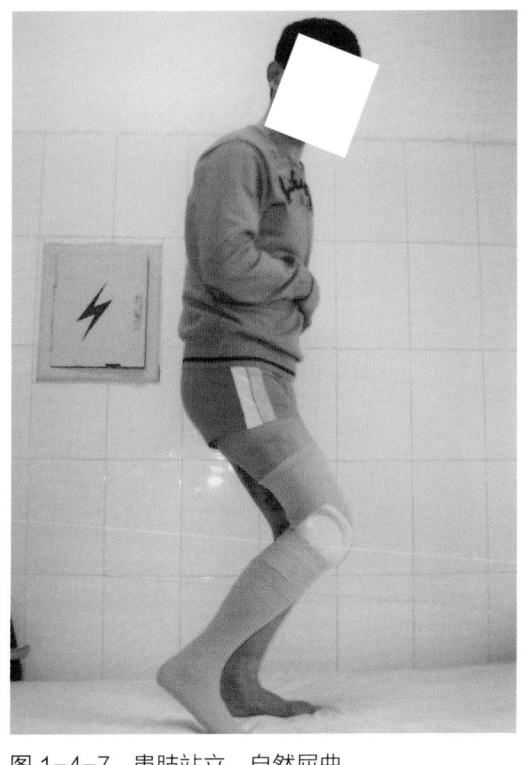

图 1-4-7　患肢站立、自然屈曲

【病例2】

患者，女，43岁。

伤因伤情：左膝下外伤截肢术后，软组织坏死，因胫骨残端所覆盖的组织状况不良，长期换药形成残端溃疡——"茧板质"创面。伤后半年入我院。

手术方法：去除瘢痕及无效覆盖的肉芽组织，保留胫骨粗隆下5.0cm长度，以健肢膝内侧和小腿上端内侧联合带蒂皮瓣逆行交腿转移覆盖残肢创面。

预后效果：术后皮瓣与受区愈合，保留了膝下截肢的效果。

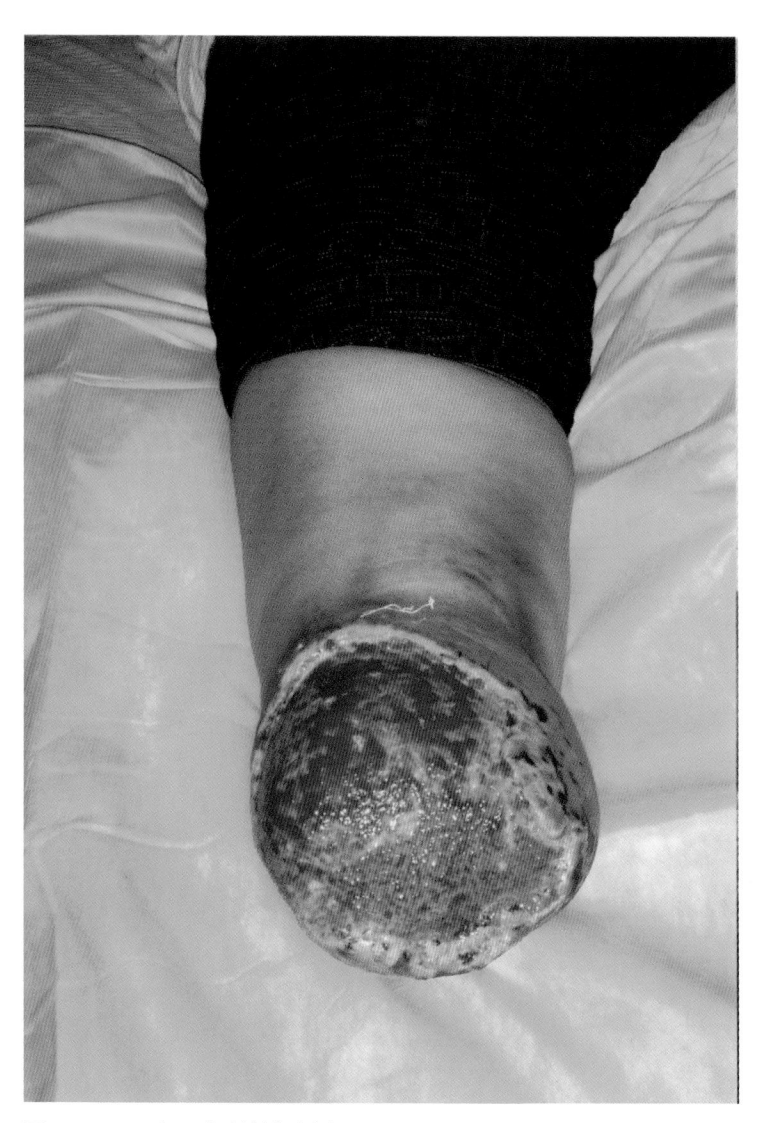

图1-4-8 膝下残肢端溃疡创面

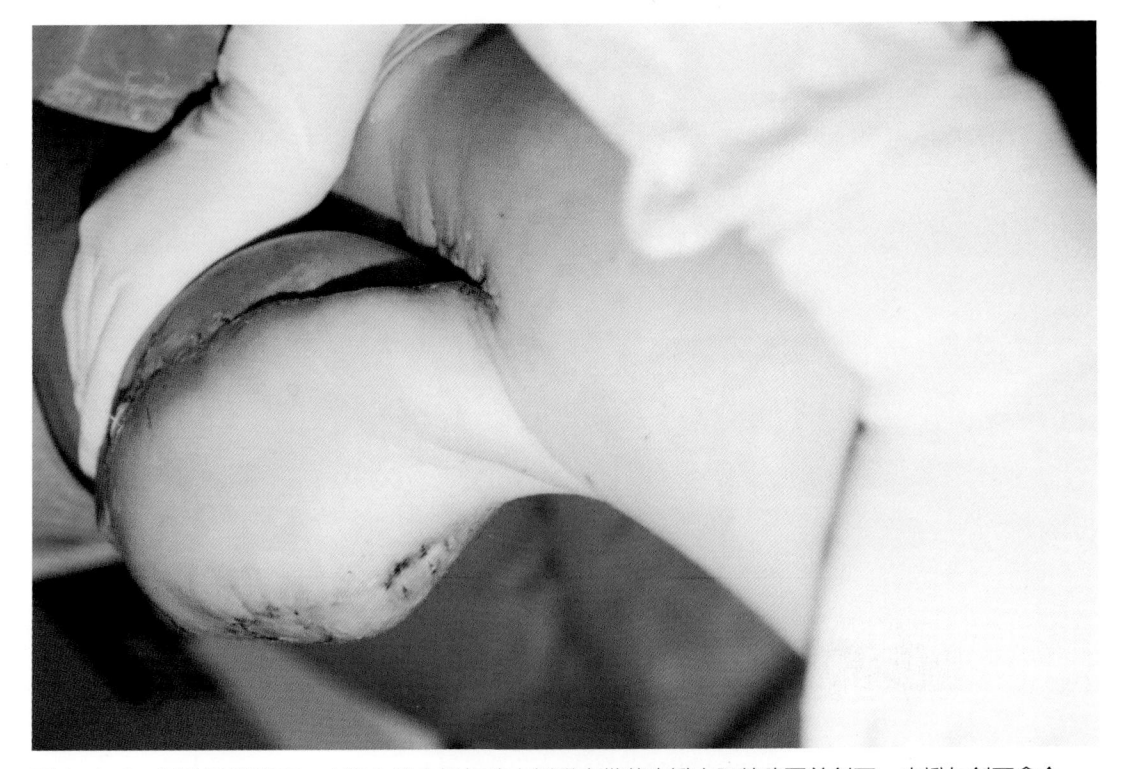

图 1-4-9　切除残端溃疡，小腿上端内侧与膝内侧联合带蒂皮瓣交腿转移覆盖创面，皮瓣与创面愈合

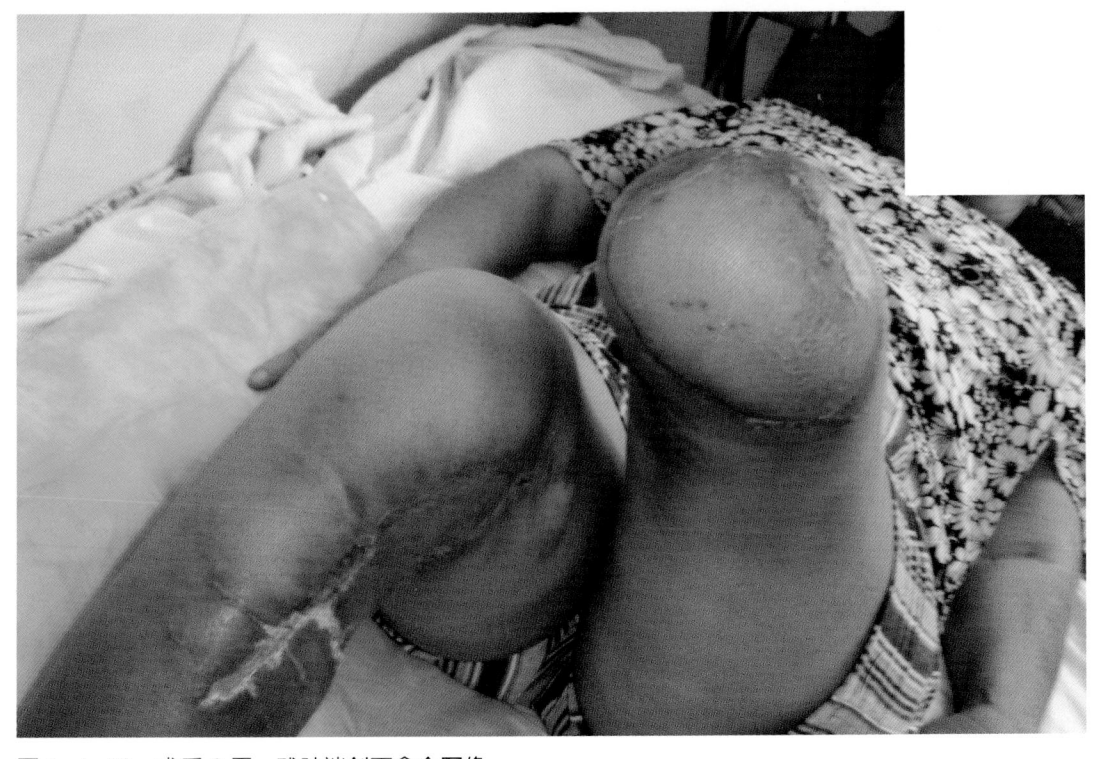

图 1-4-10　术后 6 周，残肢端创面愈合图像

【病例3】

患者，男，34岁。

伤因伤情：右手及前臂机器绞伤损毁，尺骨近端鹰嘴下剩余7.0cm骨质，肱尺关节骨性结构存在，软组织环形缺损。

手术方法：行清创、骨折残端修整术。一期设计并切取侧胸带蒂皮瓣转移修复残肢端。

预后效果：皮瓣与受区一期愈合。

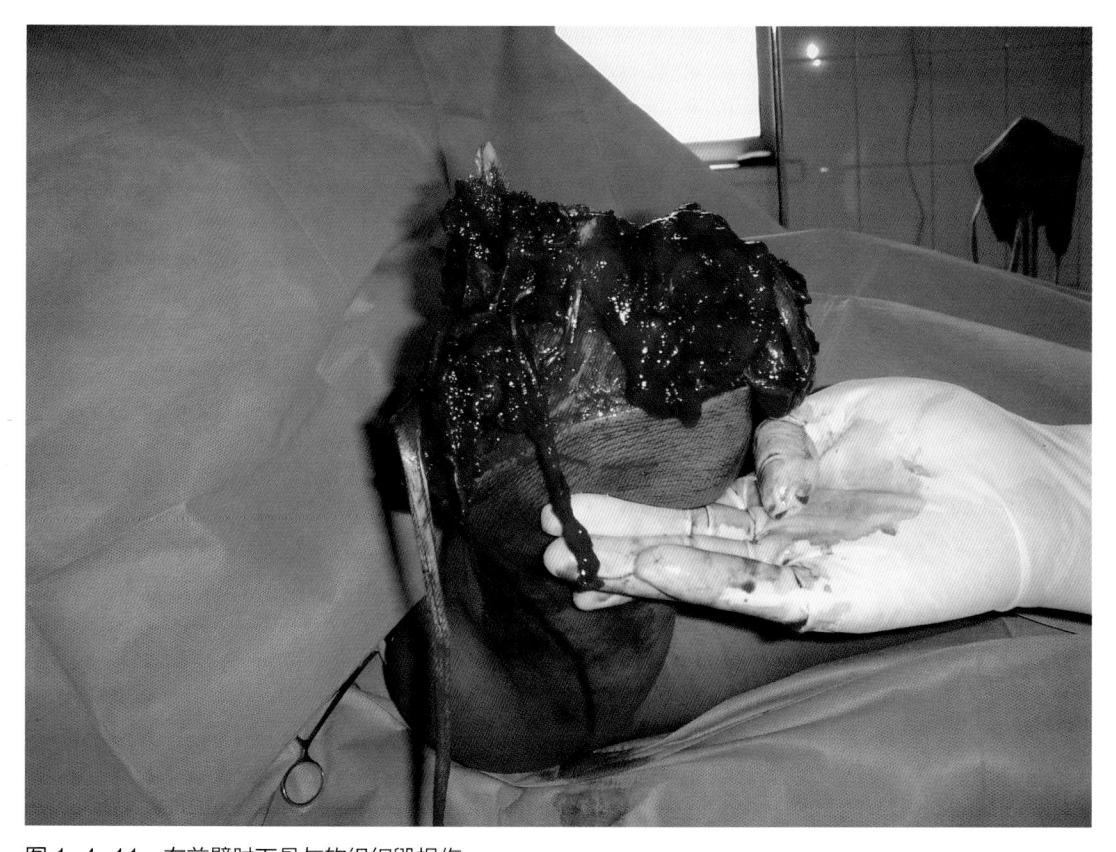

图1-4-11 右前臂肘下骨与软组织毁损伤

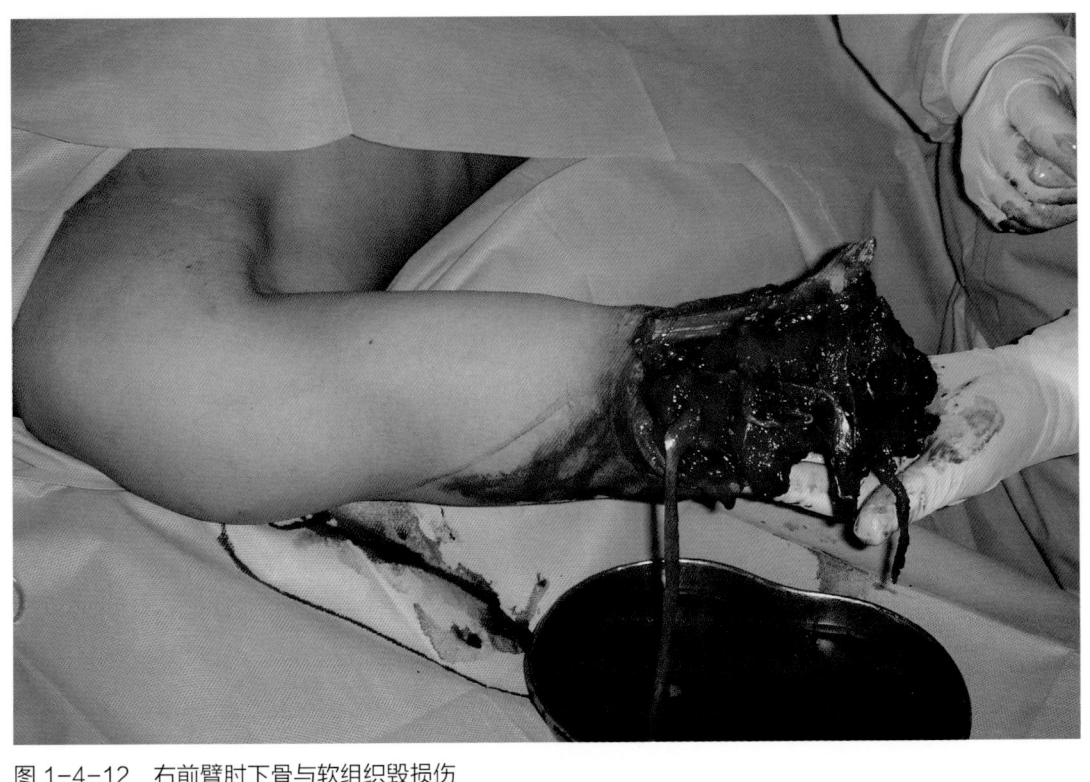

图 1-4-12　右前臂肘下骨与软组织毁损伤

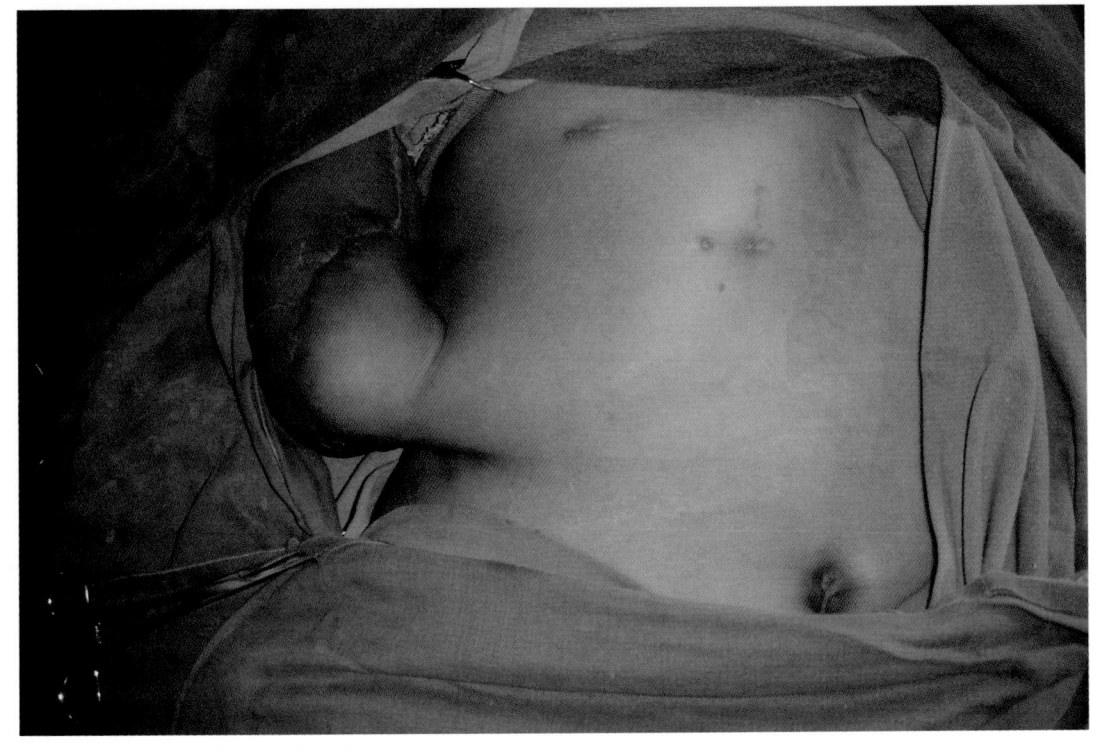

图 1-4-13　侧胸带蒂皮瓣转移修复残肢端

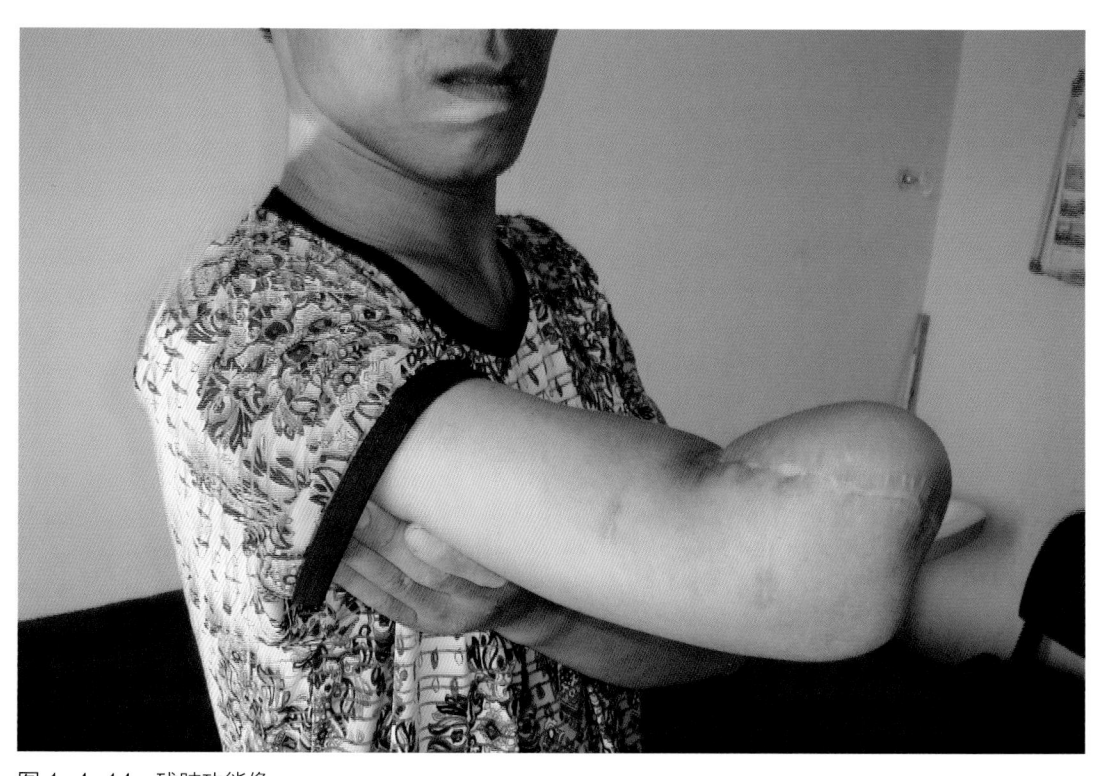

图 1-4-14 残肢功能像

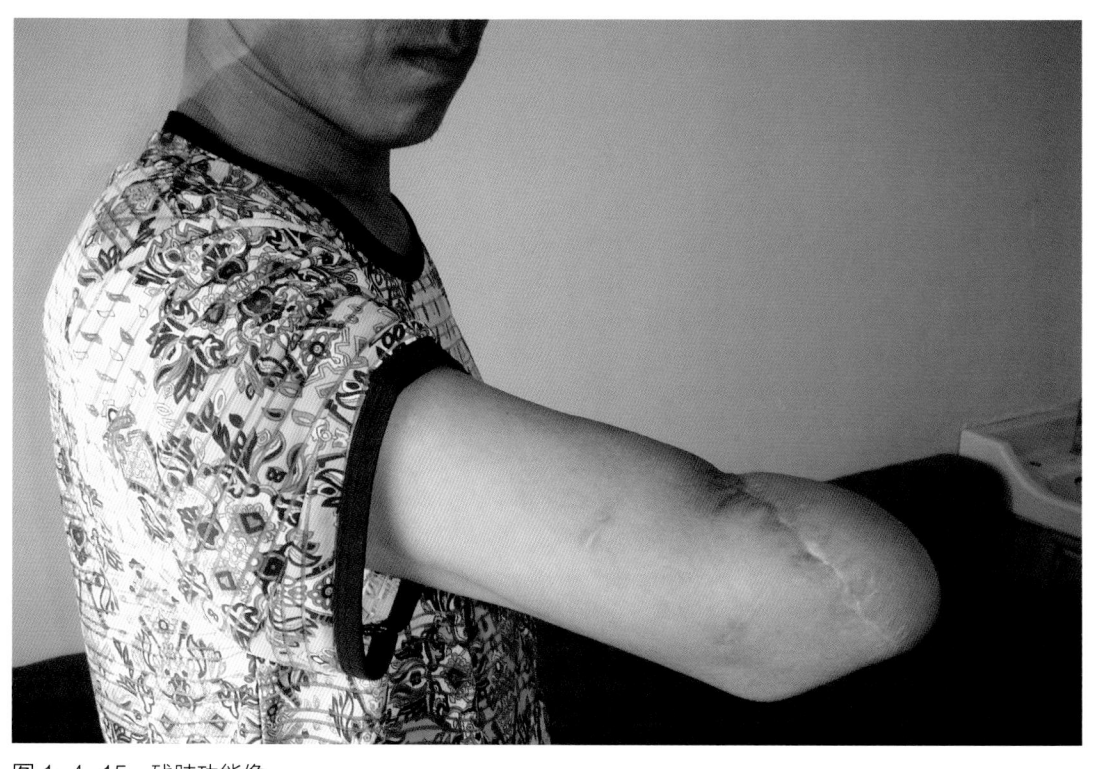

图 1-4-15 残肢功能像

【病例4】

患者，男，56岁。

伤因伤情：左前臂肘下机器绞伤毁损，肘下骨残端软组织缺损。

手术方法：一期清创，带蒂腹部皮瓣埋藏修复残端。

预后效果：皮瓣与受区一期愈合，保留鹰嘴下8.0cm肢体长度。

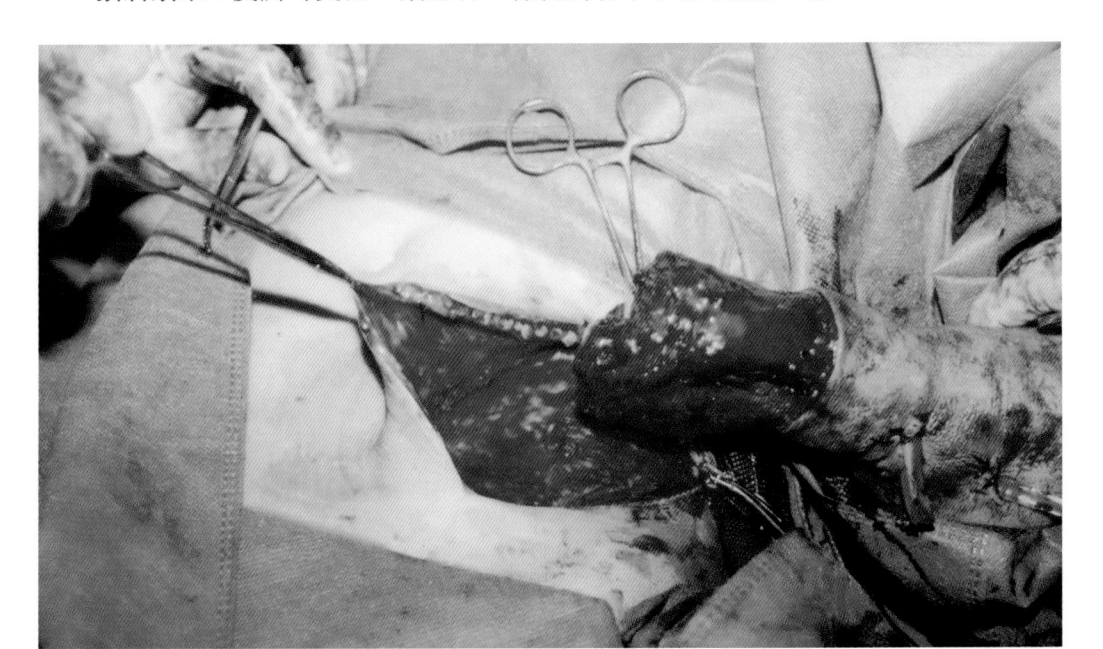

图1-4-16　带蒂腹部皮瓣埋藏修复残端

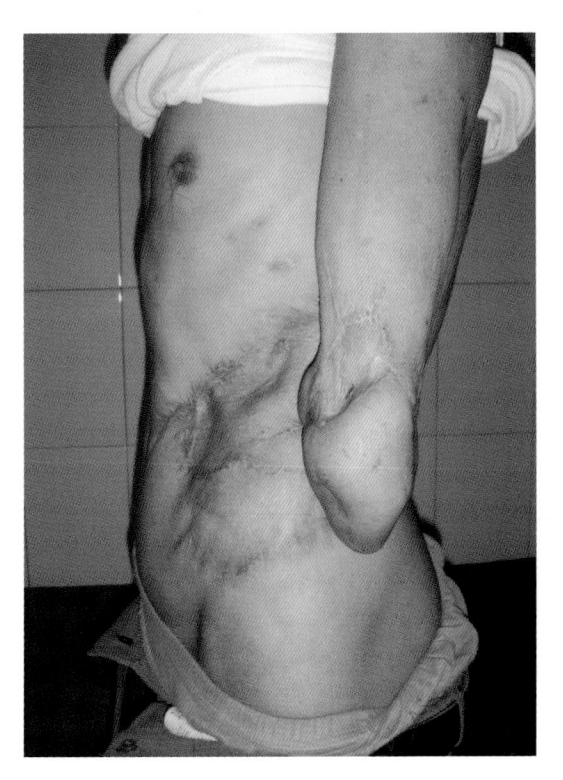

图1-4-17　皮瓣受供区愈合状况，保留前臂残
端长度

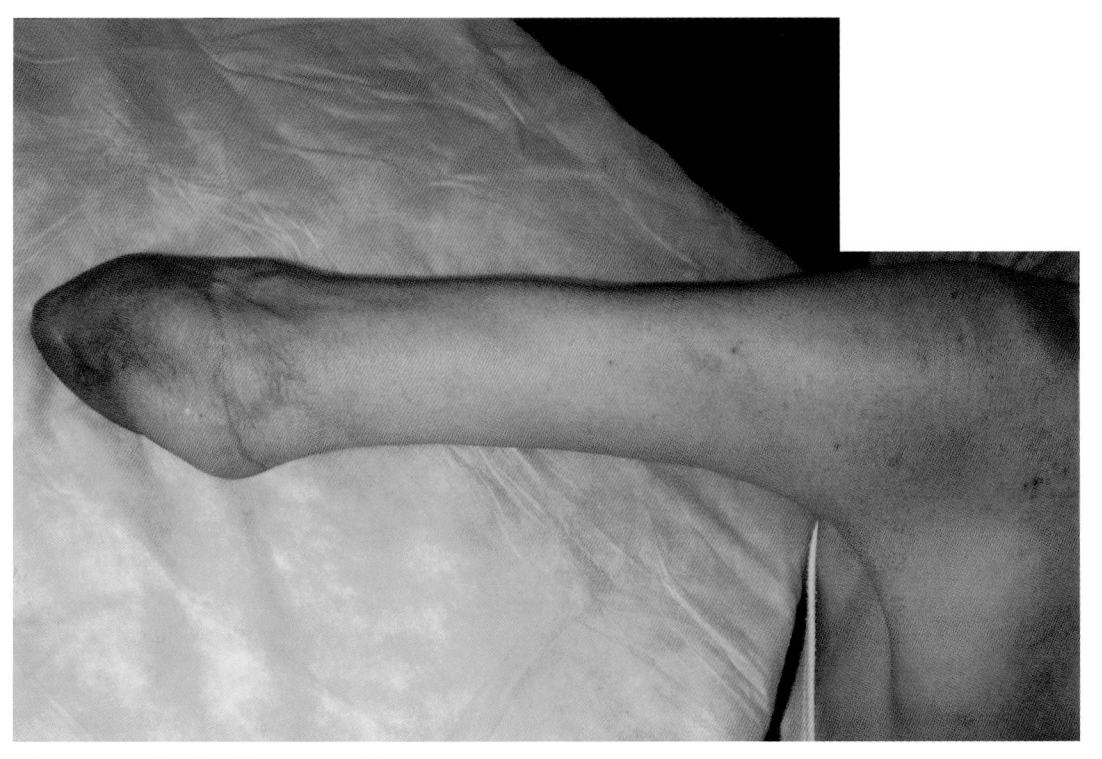

图 1-4-18　前臂肢体保留长度（背面观）

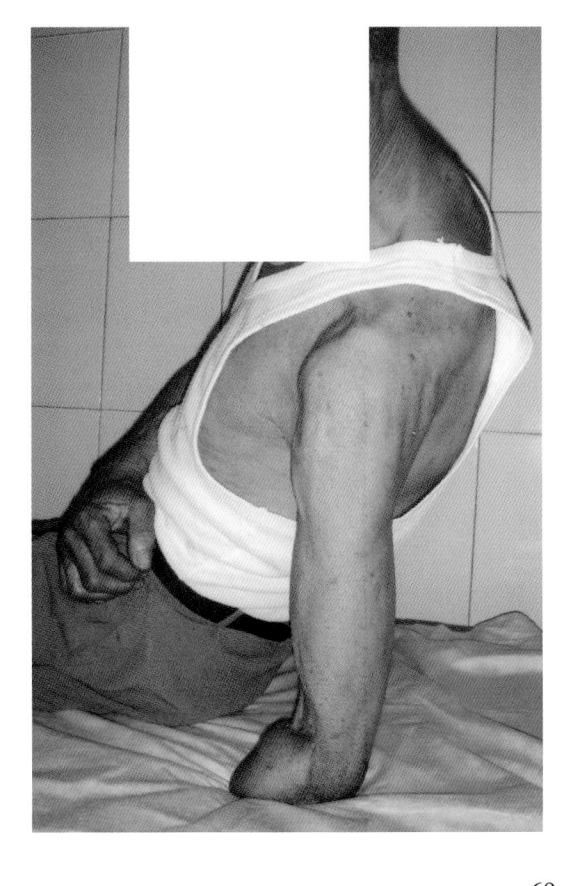

图 1-4-19　残肢功能像

【病例 5】

患者，男，46 岁。

伤因伤情：左足跗中关节以远毁损伤。

手术方法：一期清创，腓肠神经、小隐静脉供血皮瓣转位修复足创面。

预后效果：皮瓣受供区一次性愈合。

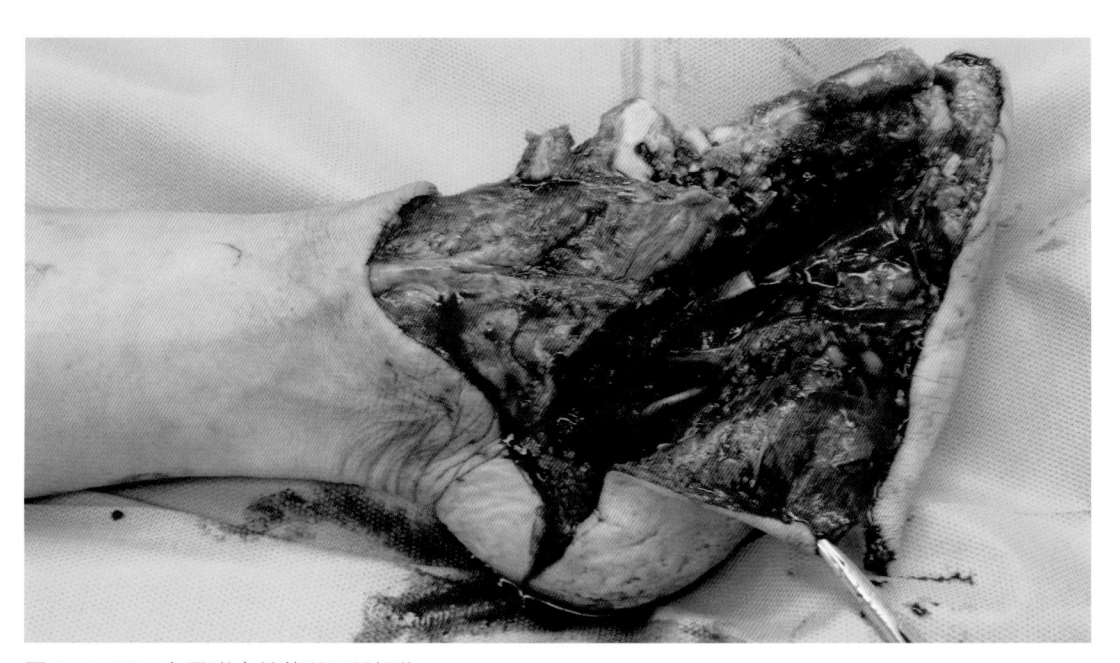

图 1-4-20　左足跗中关节以远毁损伤

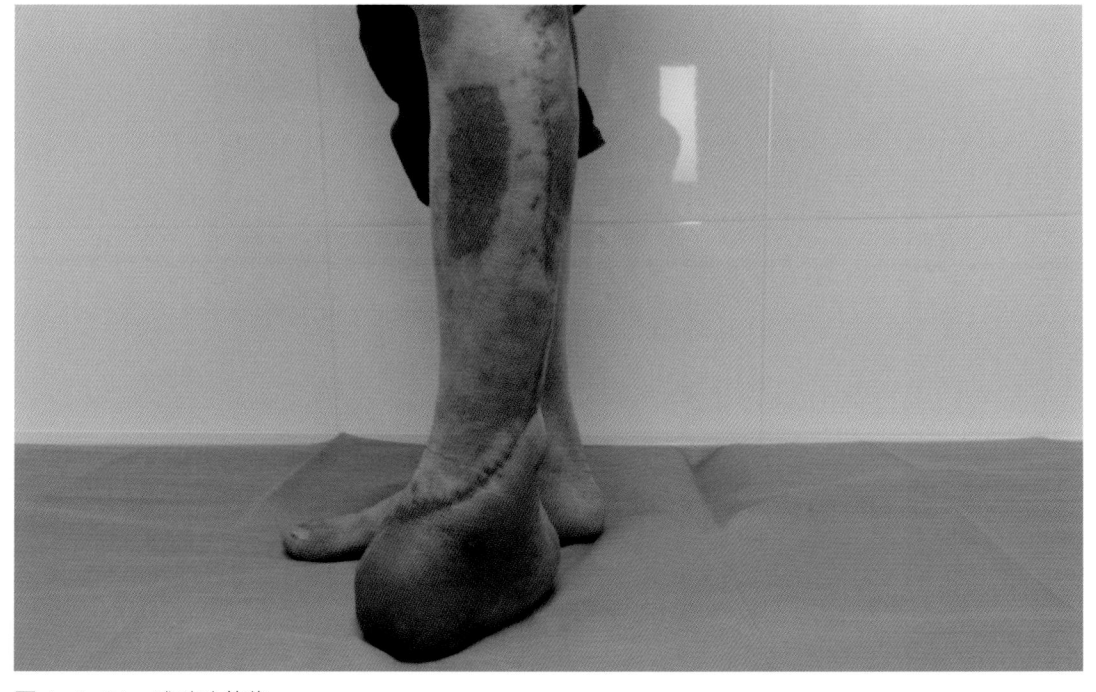

图 1-4-21　残肢功能像

【病例6】

患者，男，53岁。

伤因伤情：左半足缺损，足踝联合创面。

手术方法：一期清创，腓肠神经、小隐静脉供血皮瓣转位修复足创面。

预后效果：皮瓣受供区一次性愈合。

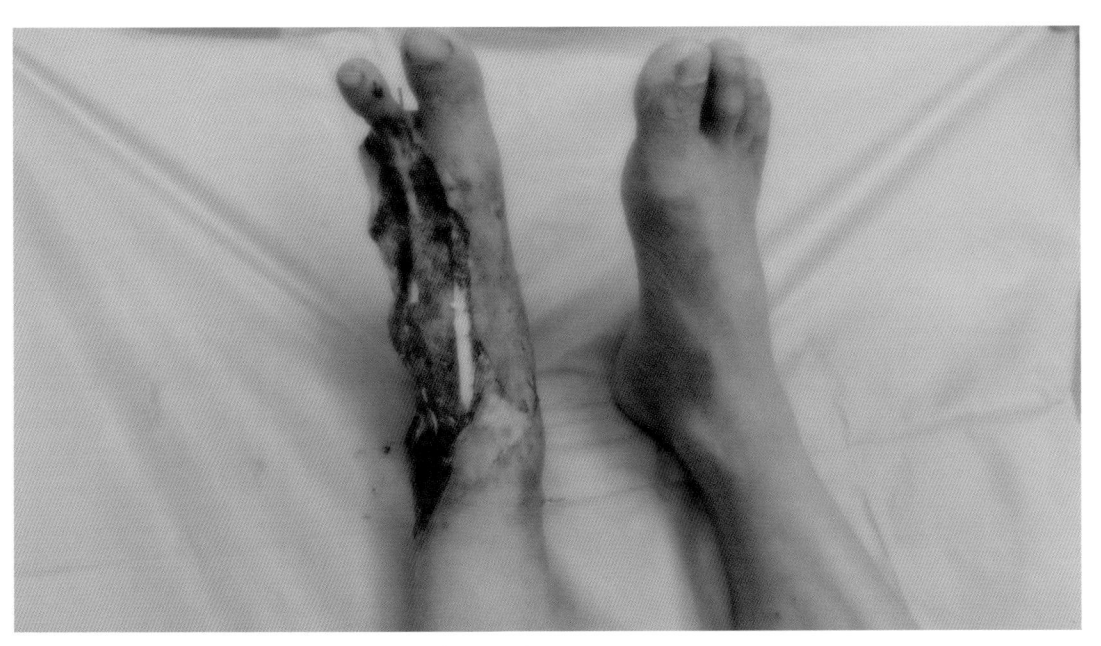

图 1-4-22　左半足缺损，足踝联合创面（足背面）

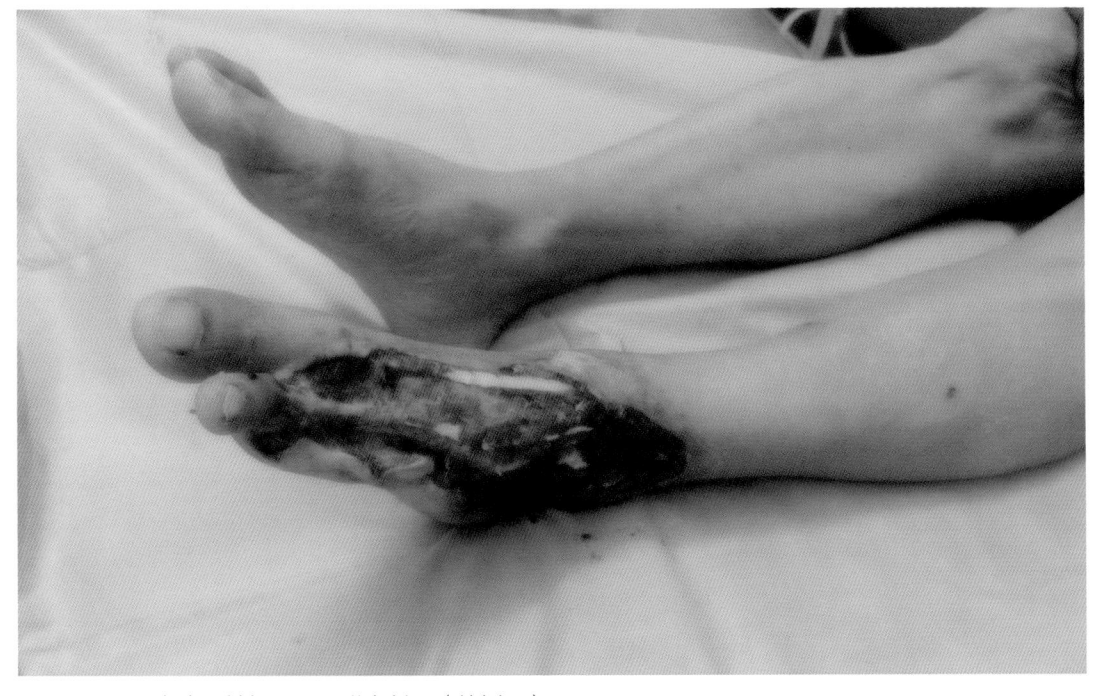

图 1-4-23　左半足缺损，足踝联合创面（外侧面）

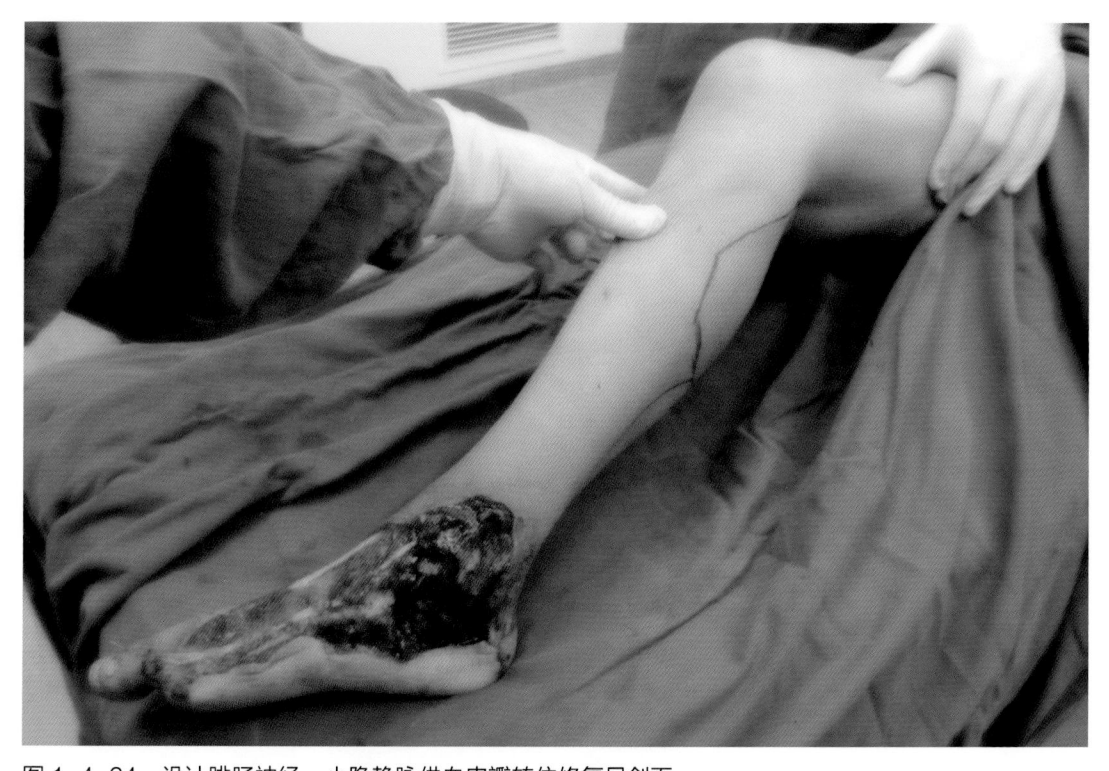

图 1-4-24　设计腓肠神经、小隐静脉供血皮瓣转位修复足创面

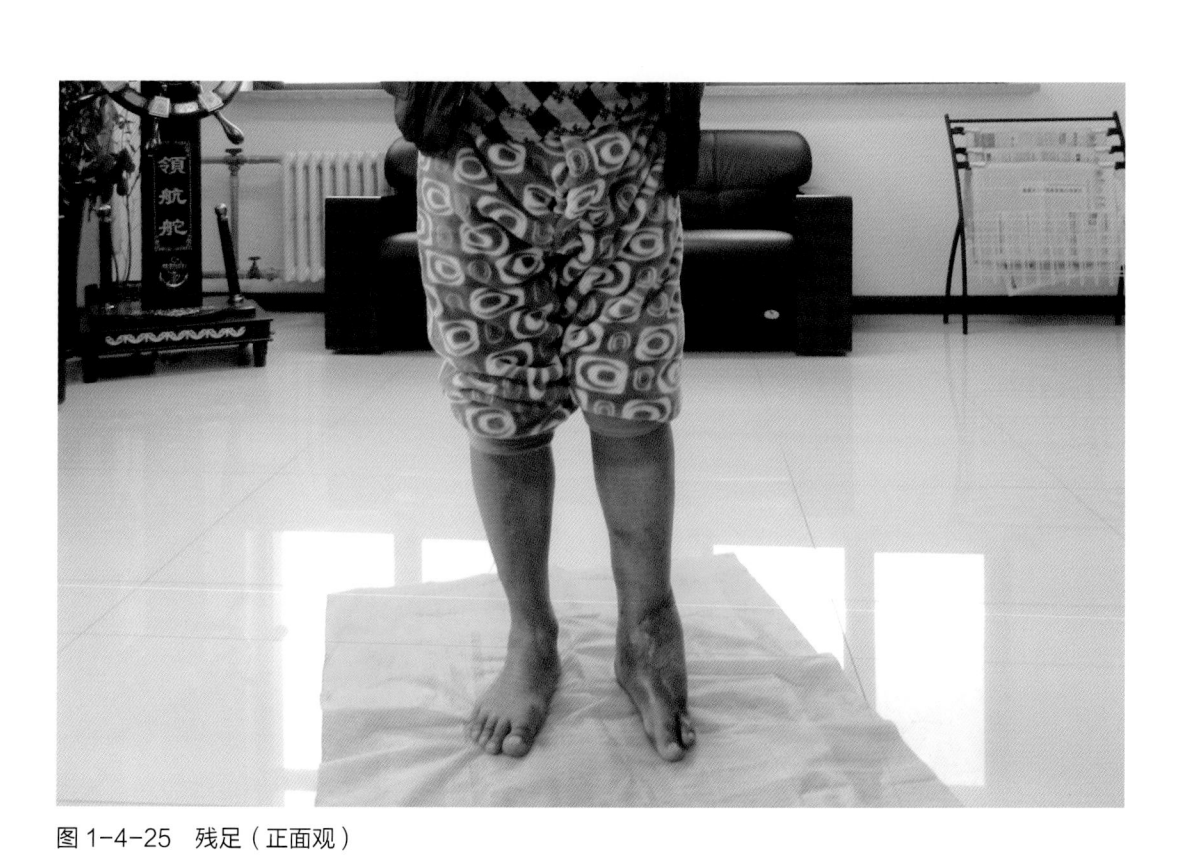

图 1-4-25　残足（正面观）

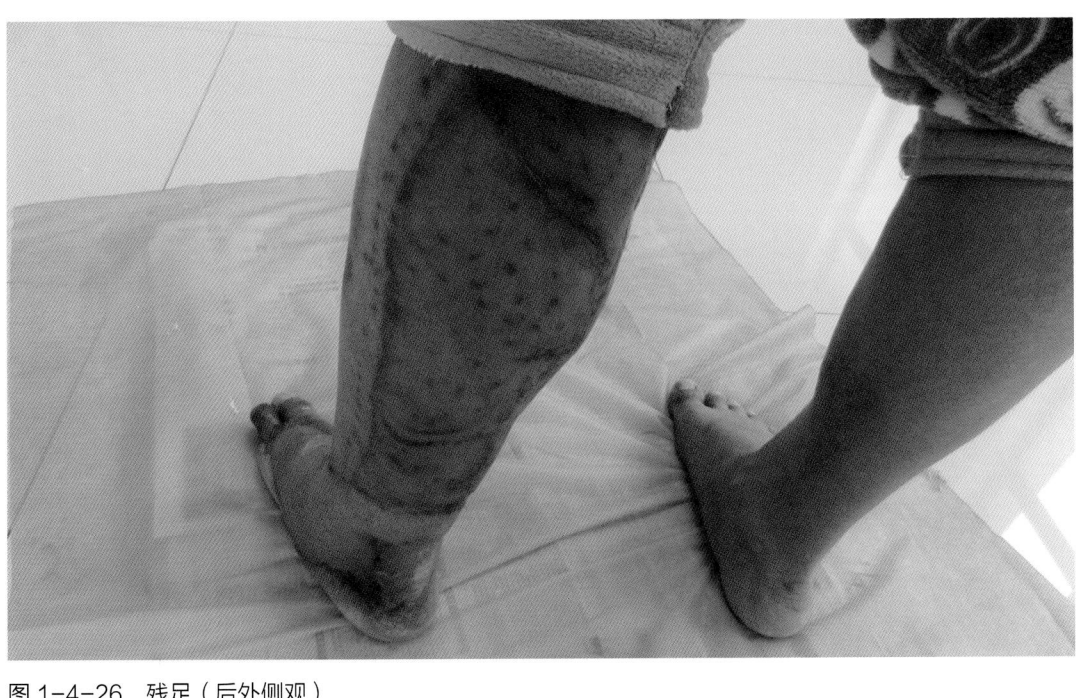

图 1-4-26　残足（后外侧观）

【病例 7】

患者，男，37 岁。

伤因伤情：右前足毁损。

手术方法：一期清创，腓肠神经、小隐静脉供血皮瓣转位修复足创面。

预后效果：皮瓣受供区一次性愈合。

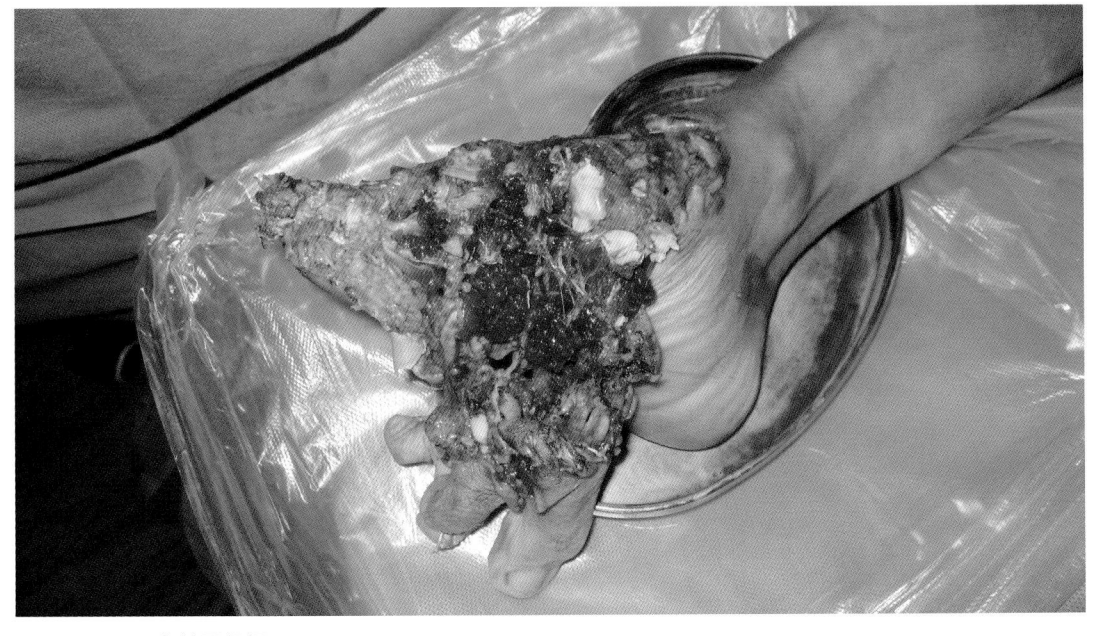

图 1-4-27　右前足毁损

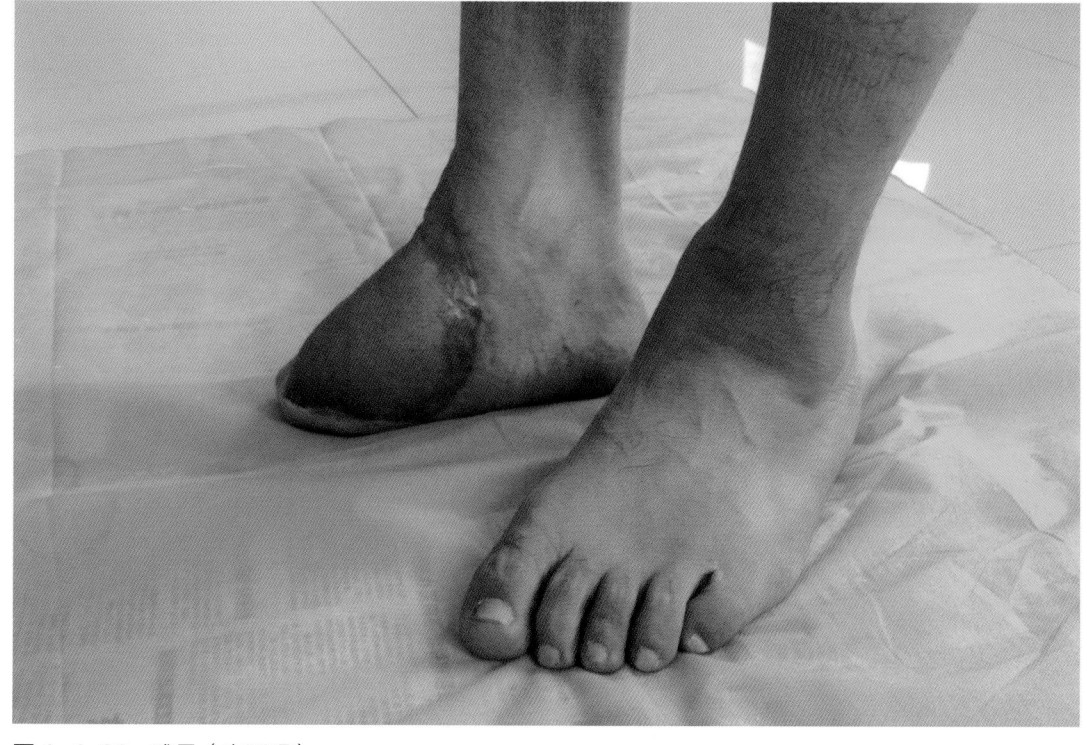

图 1-4-28 残足（内面观）

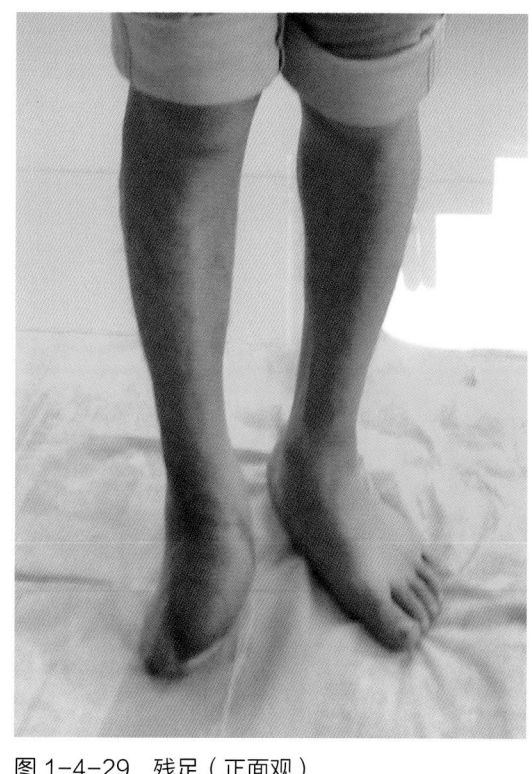

图 1-4-29 残足（正面观）

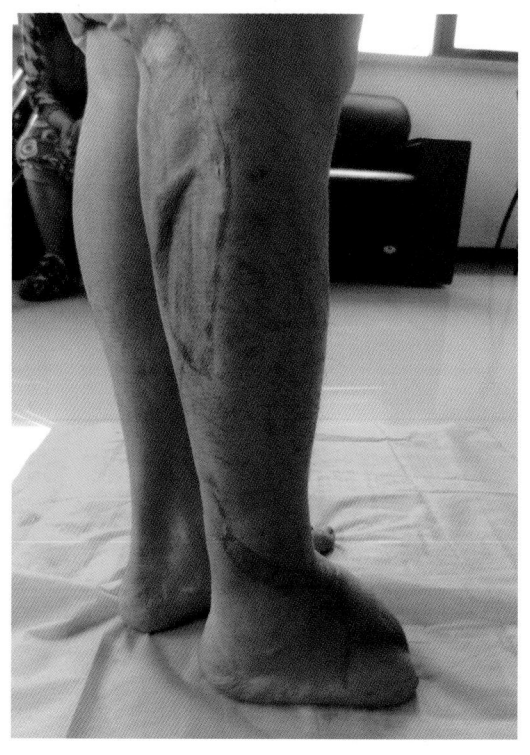

图 1-4-30 残足（后面观），皮瓣受供区愈合

【病例 8】

患者，男，46 岁。

伤因伤情：右足压砸伤，多趾、环形复合性组织缺损。

手术方法：采取一期清创，健肢胫后动脉岛状皮瓣逆行转位修复。

预后效果：皮瓣与受区创面愈合。负重行走 2 年以上，证明伤足皮瓣受区营养好，耐磨，无破损。

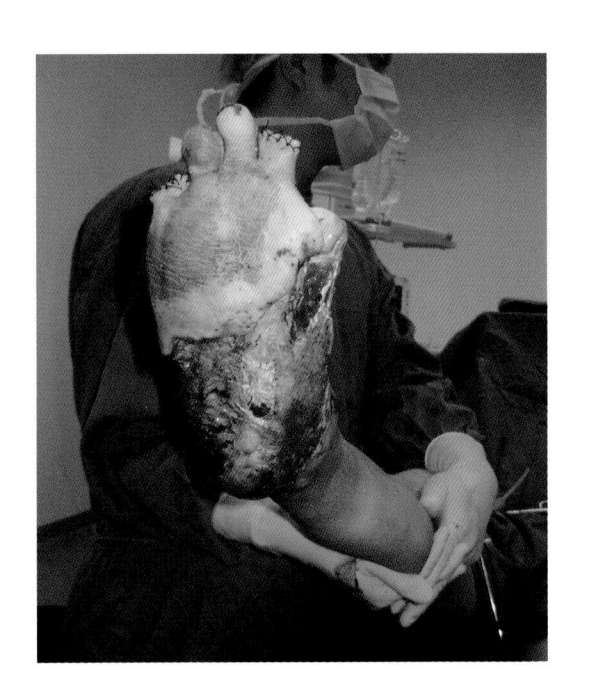

图 1-4-31　右足压砸伤，多趾、环形复合性组织缺损（足底观）

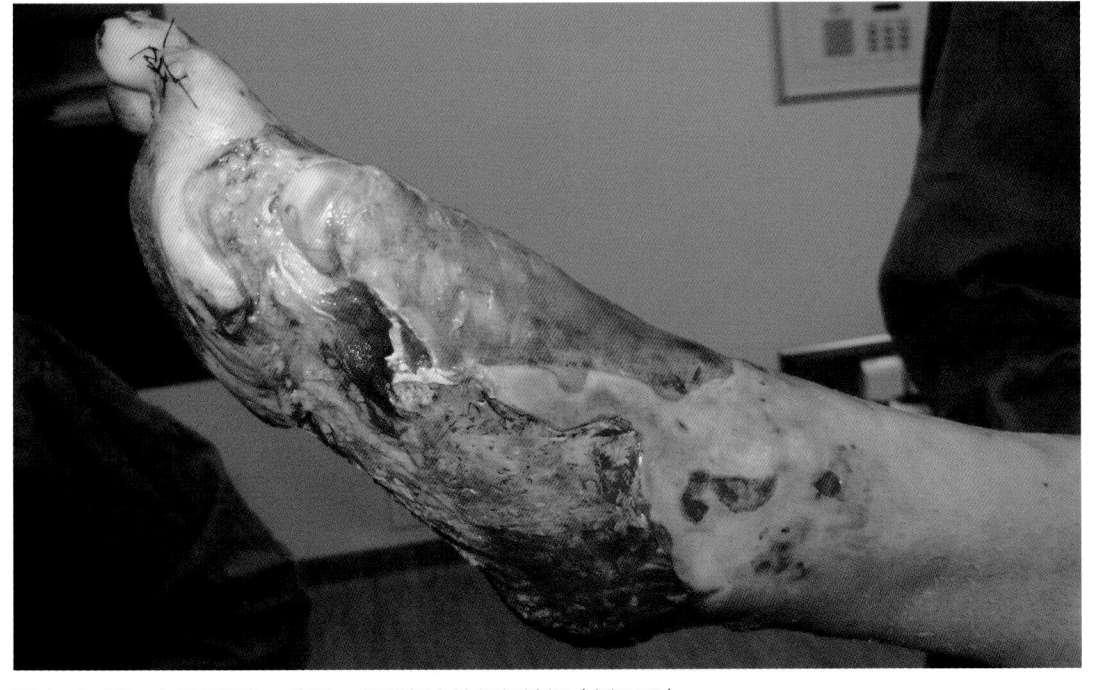

图 1-4-32　右足压砸伤，多趾、环形复合性组织缺损（侧面观）

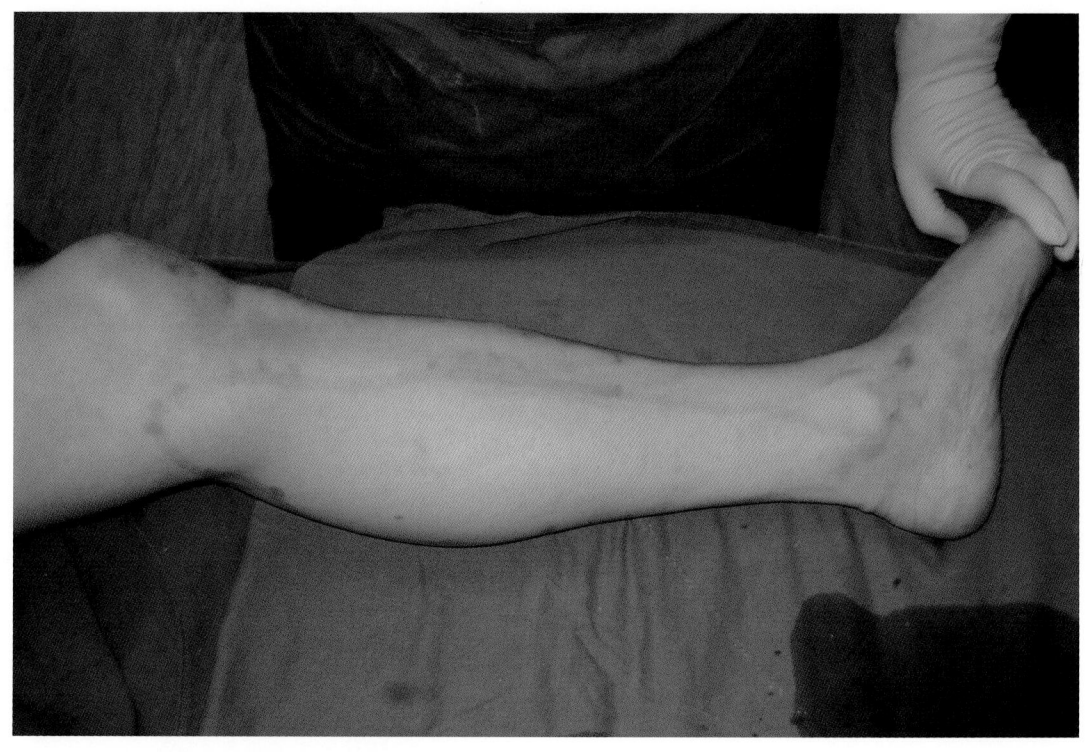

图 1-4-33　健肢胫后动脉岛状皮瓣设计

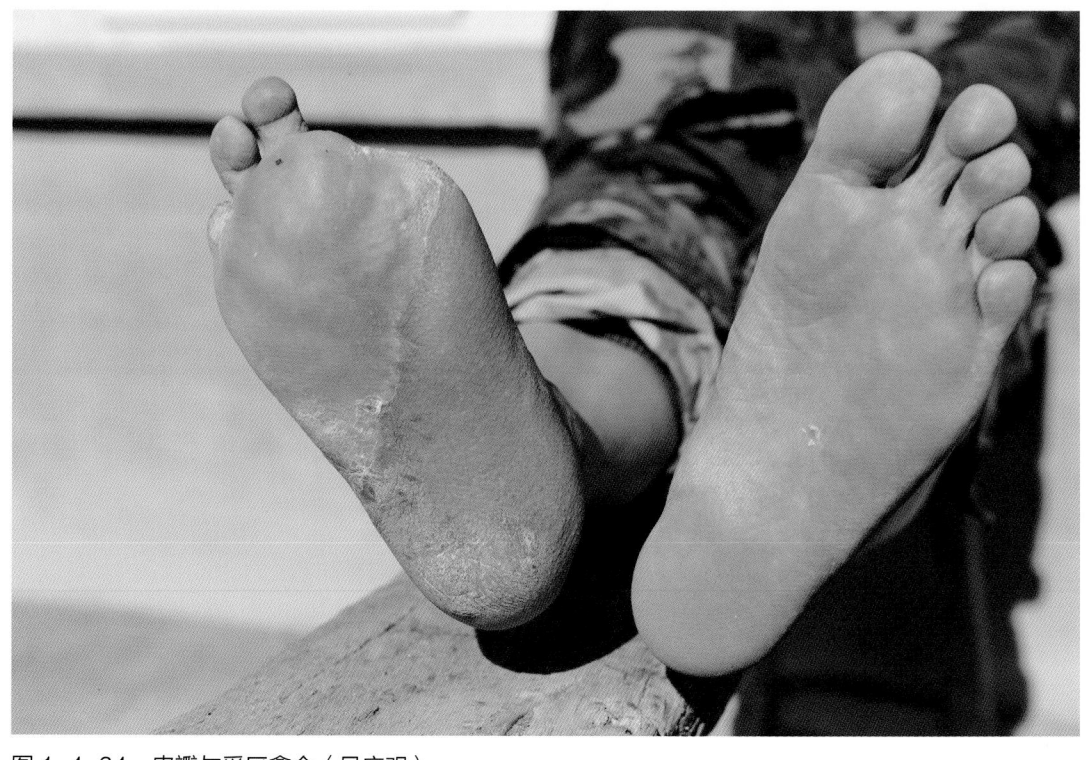

图 1-4-34　皮瓣与受区愈合（足底观）

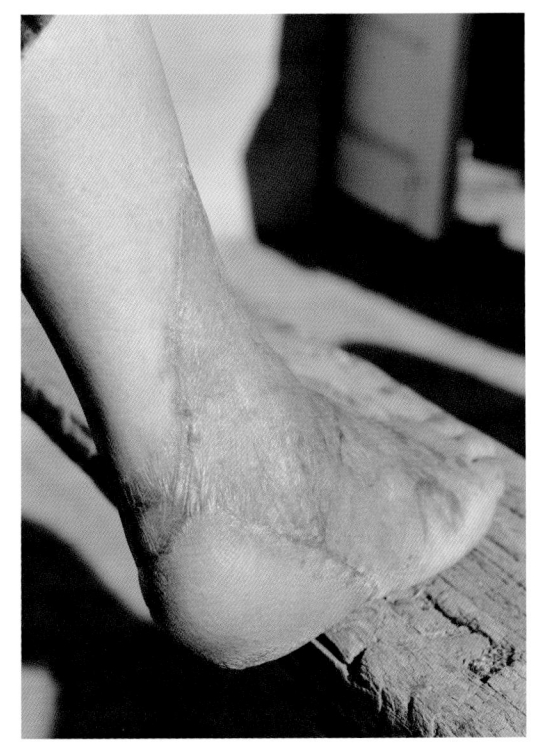

图 1-4-35　皮瓣与足跟愈合（外侧观）

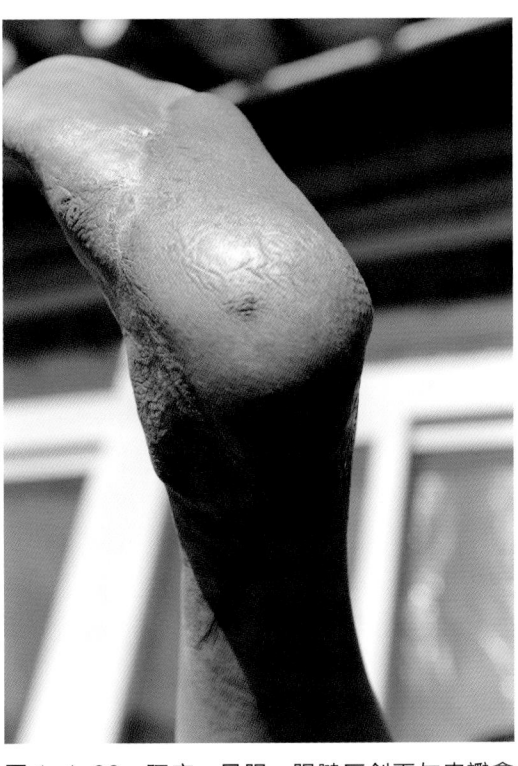

图 1-4-36　跖底、足跟、跟腱区创面与皮瓣愈合

【病例9】

患者，男，56 岁。

伤因伤情：右足碾压伤术后 3 个月转入我院。右足广泛性软组织坏死、创面感染，足间组织液化，足趾坏死，骨肌腱大范围裸露。

手术方法：对伤足创面进行彻底的扩创，去除坏死液化的组织，从跖趾关节水平去除坏死 5 趾。术后经过换药治疗，有效控制了感染。创面扩创术后 2 周，再次进行创面清创，游离植皮修复足肉芽创面。植入皮和肉芽创面大部分愈合后 1 个月，对于足跟和跟腱处骨、腱性组织尚未愈合区，进行切除溃疡、瘢痕和贴骨、贴肌腱成活的植入皮，设计并切取腓肠神经、小隐静脉供血皮瓣转位修复足跟和跟腱处创面。

预后效果：皮瓣受供区一次性愈合。

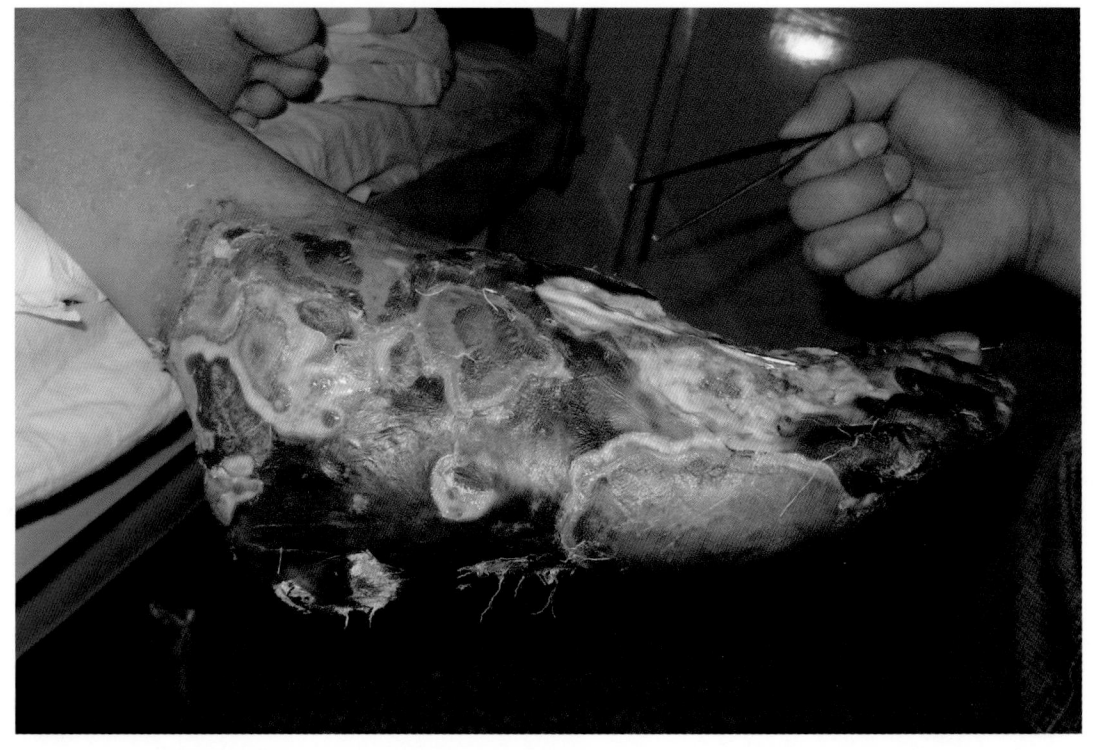

图 1-4-37　右足组织损伤、坏死、感染状况（外侧观）

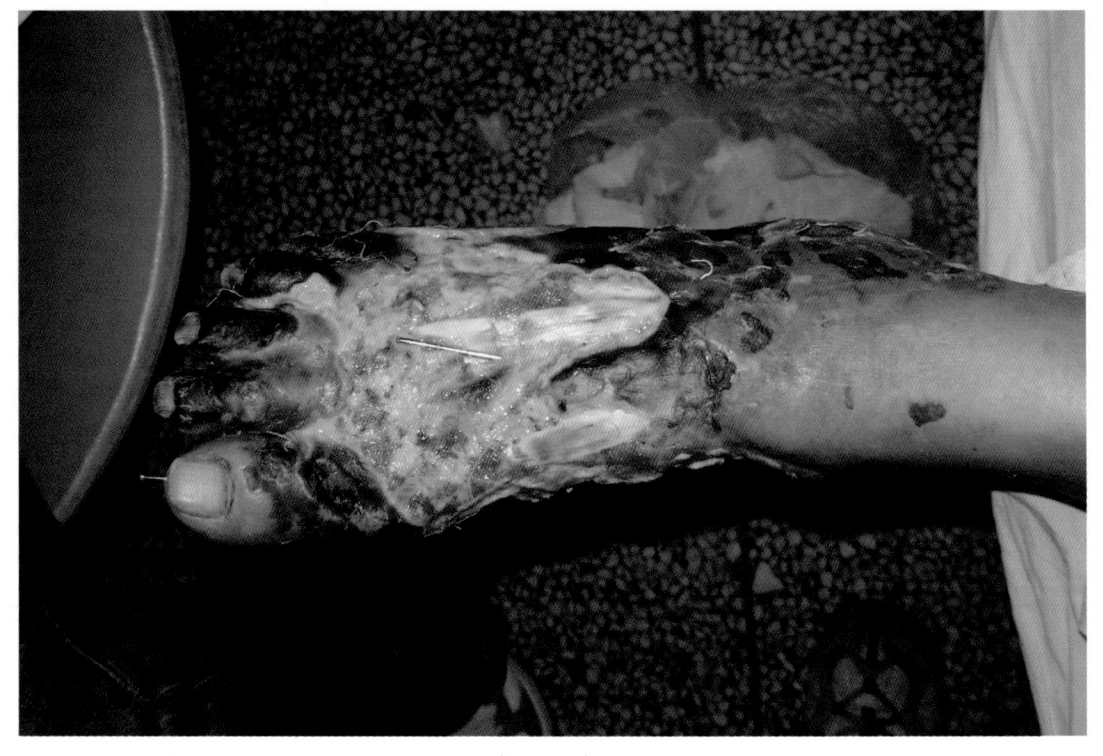

图 1-4-38　右足组织损伤、坏死、感染状况（背侧观）

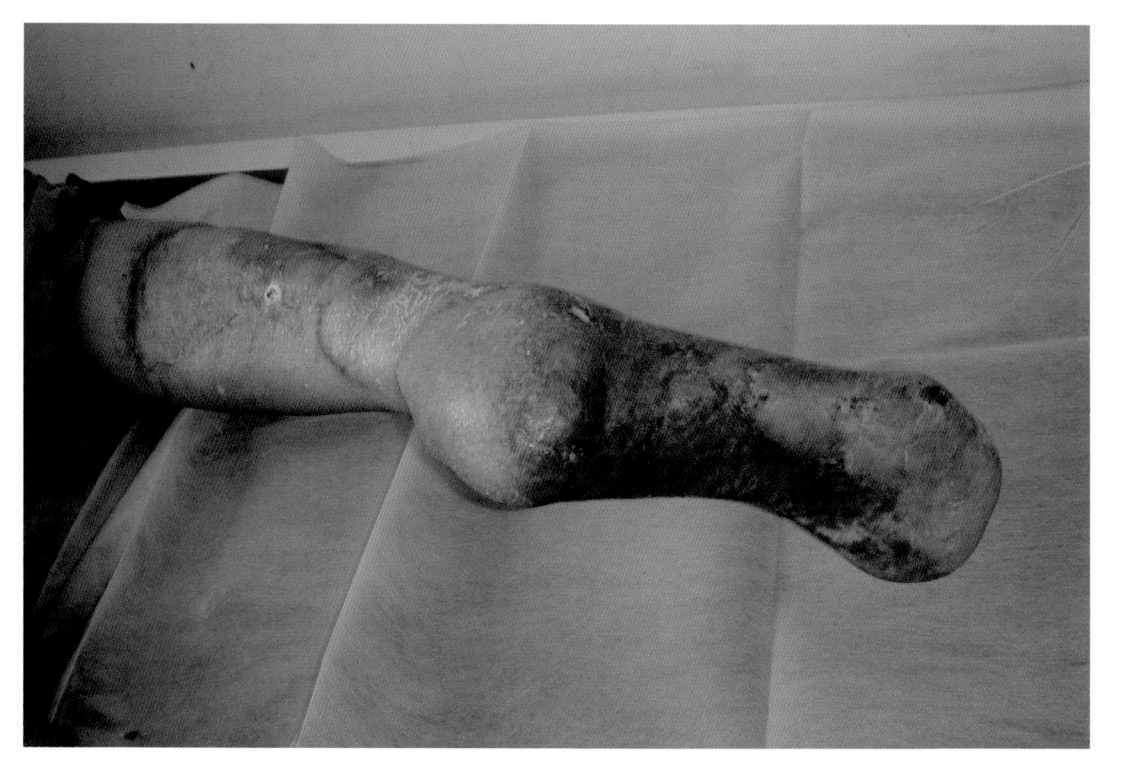

图 1-4-39 腓肠神经、小隐静脉供血皮瓣与跟骨和跟腱创面愈合，足底植皮愈合

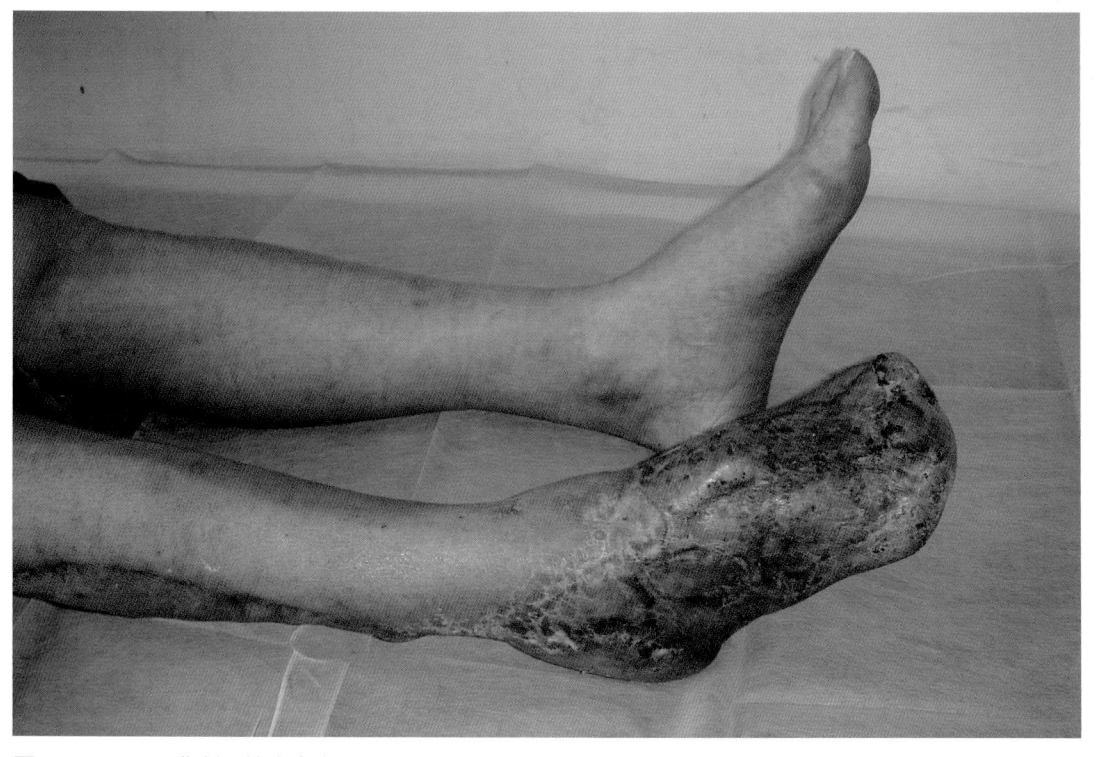

图 1-4-40 足背创面植皮愈合，利用坏死足趾跖侧皮肤翻转背侧修复残足端

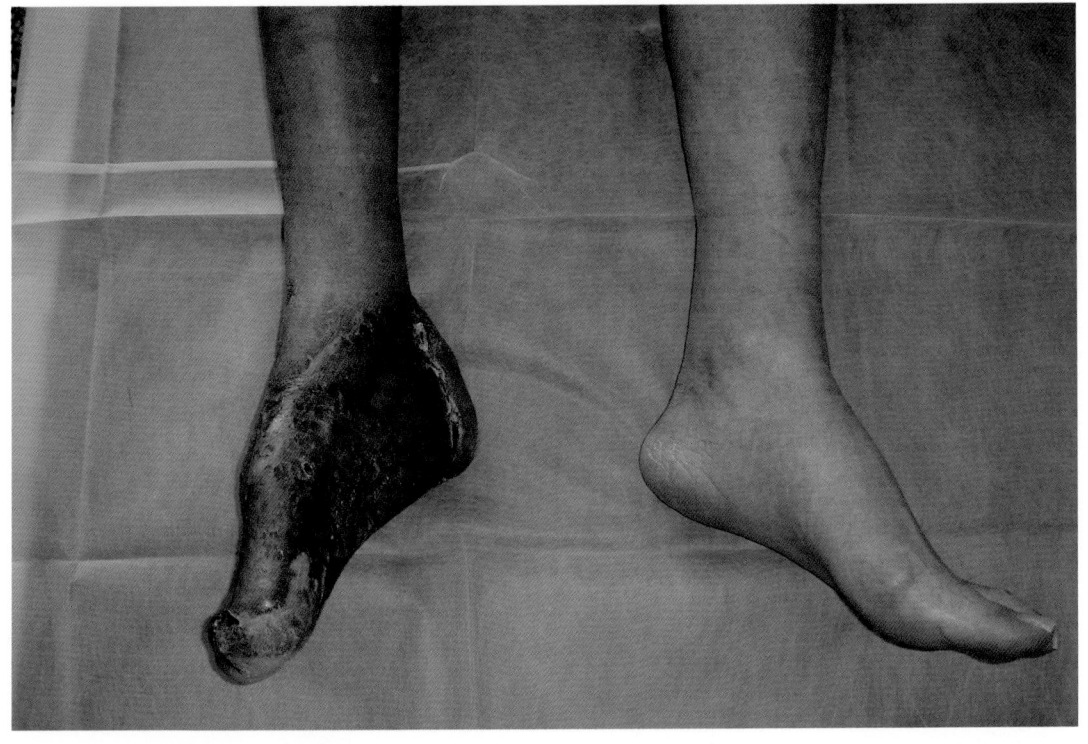

图 1-4-41 伤足愈合（内侧观）

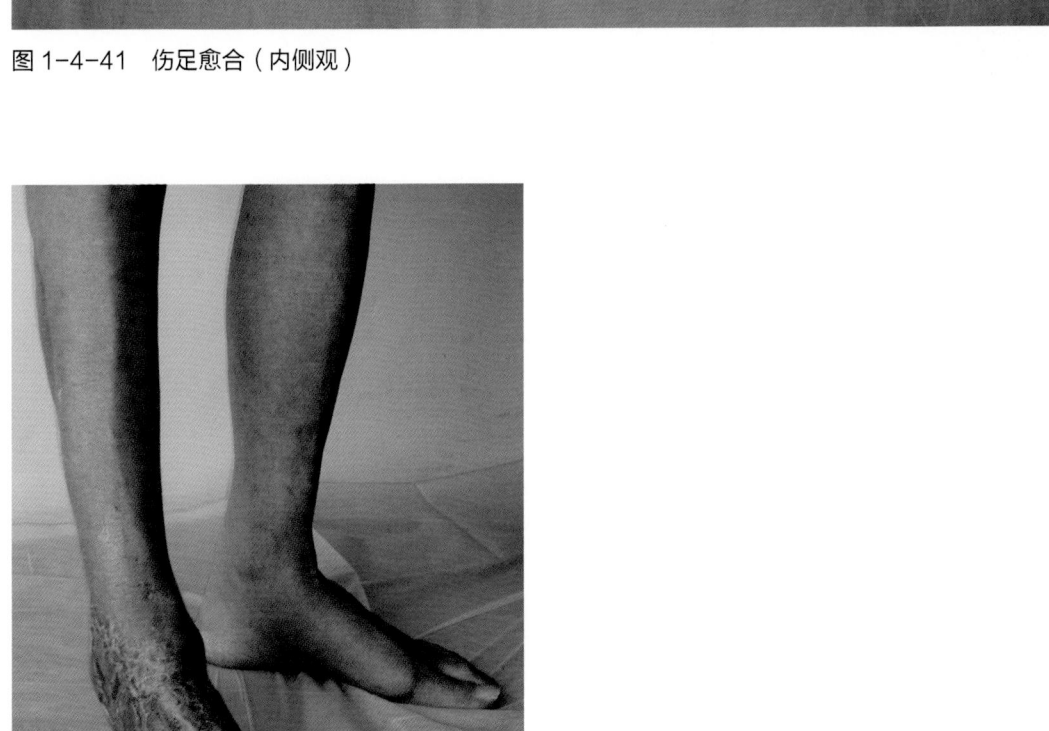

图 1-4-42 伤足站立像

【**病例 10**】

患者，男，46 岁。

伤因伤情：重物压砸致右踝足复合组织缺损伤。

手术方法：一期创面清创，踝足骨折脱位连接固定，健肢大隐静脉筋膜皮瓣交腿转位修复伤足创面。

预后效果：一次性治愈右足创面。

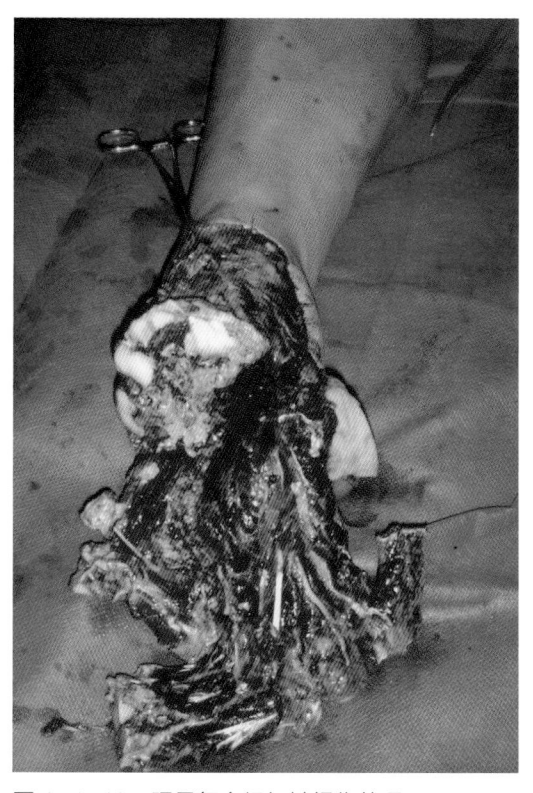

图 1-4-43　踝足复合组织缺损伤状况

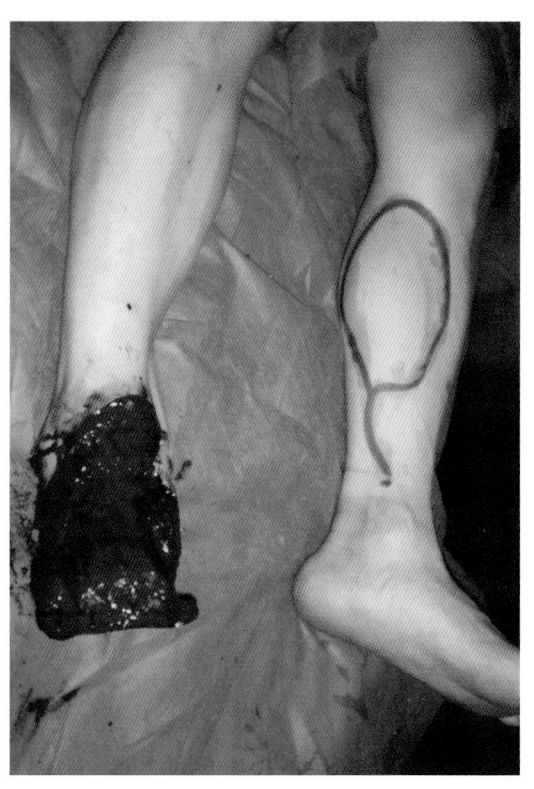

图 1-4-44　清创术完成，保留了跖跗关节水平长度。于健肢设计大隐静脉筋膜皮瓣交腿转位修复伤足创面

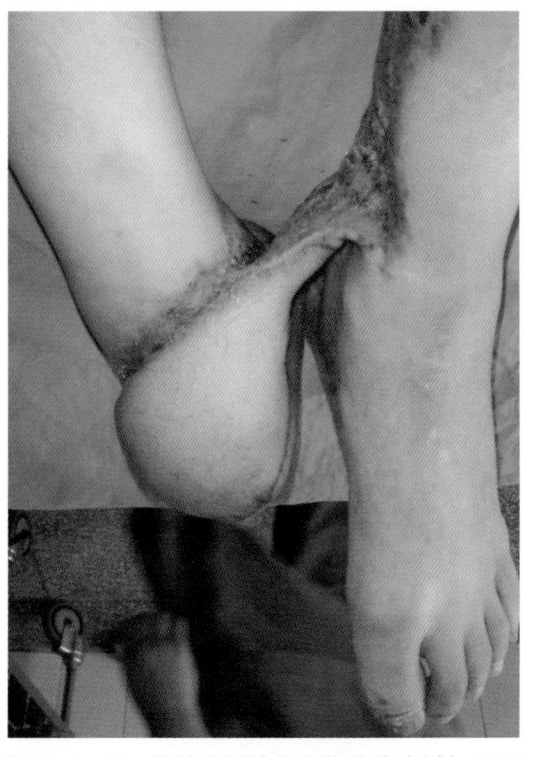

图 1-4-45　带蒂交腿转位大隐静脉皮瓣与受区创面愈合

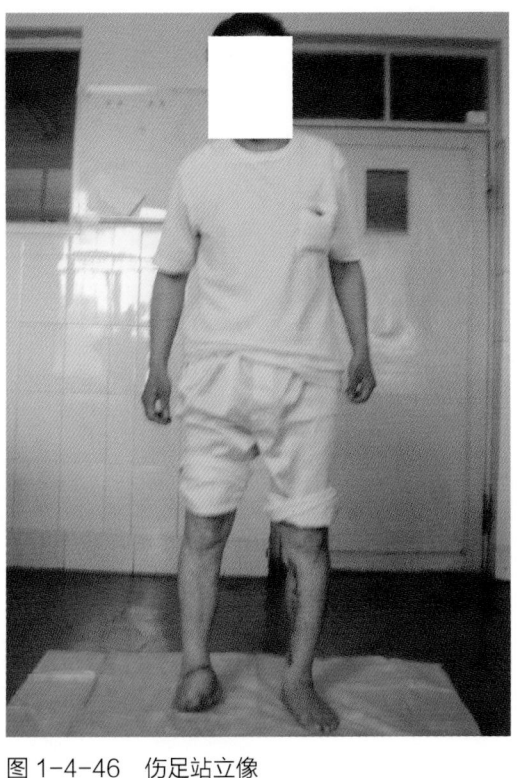

图 1-4-46　伤足站立像

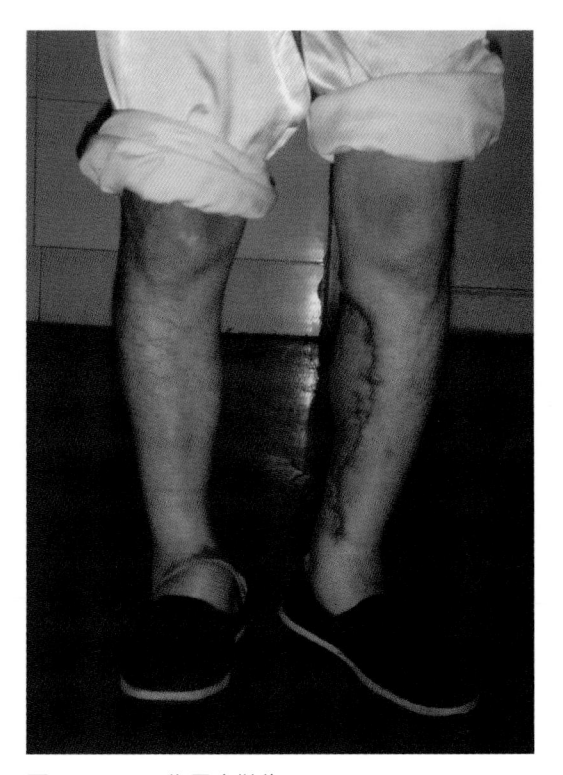

图 1-4-47　伤足穿鞋像

【病例 11】

患者，男，40 岁。

伤因伤情：载重货车翻车压砸致左胫骨开放粉碎性骨折并广泛性软组织碾挫脱套损伤，双足跗中关节以远骨与软组织缺损。

手术方法：一期清创后，左胫骨骨折复位固定。因左小腿软组织损伤状况严重，无向足提供组织瓣转位和移植修复的条件。采取右腓肠神经、小隐静脉供血皮瓣转位修复右足创面，右大隐静脉筋膜皮瓣交腿转位修复左足创面。

预后效果：一次性治愈足创面。

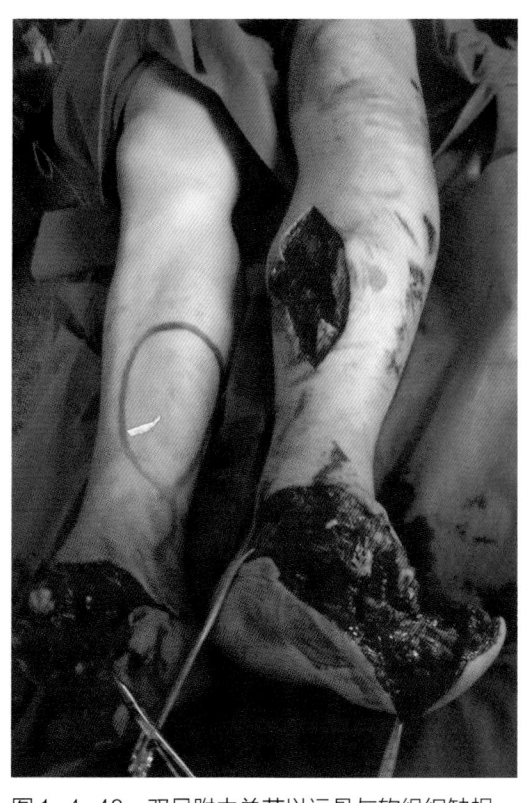

图 1-4-48 双足跗中关节以远骨与软组织缺损，左胫骨开放粉碎性骨折并广泛性软组织碾挫脱套损伤。右大隐静脉筋膜皮瓣交腿转位设计

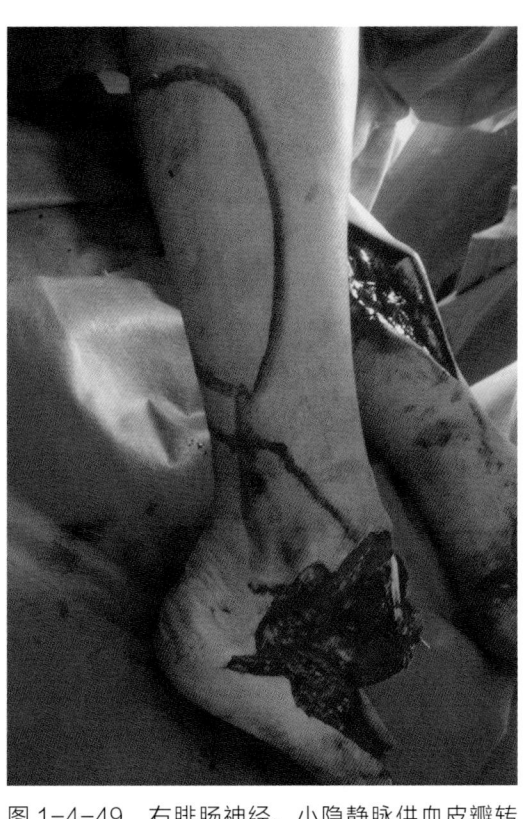

图 1-4-49 右腓肠神经、小隐静脉供血皮瓣转位设计

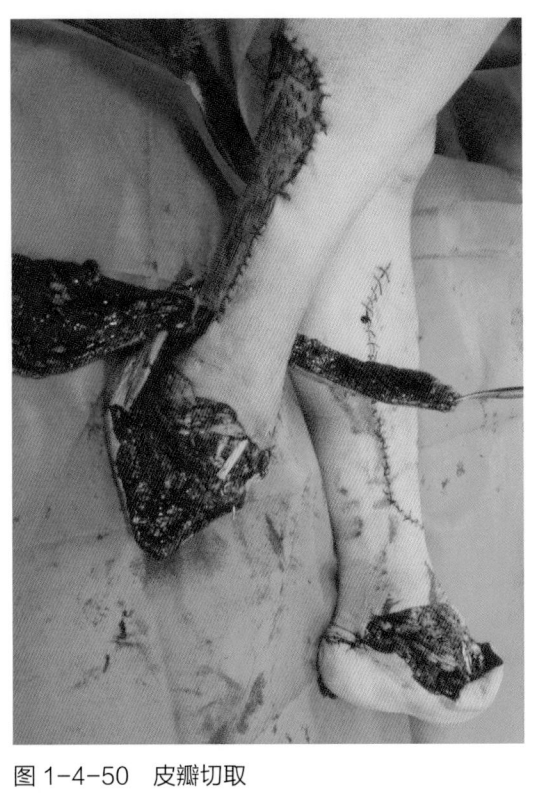

图 1-4-50　皮瓣切取

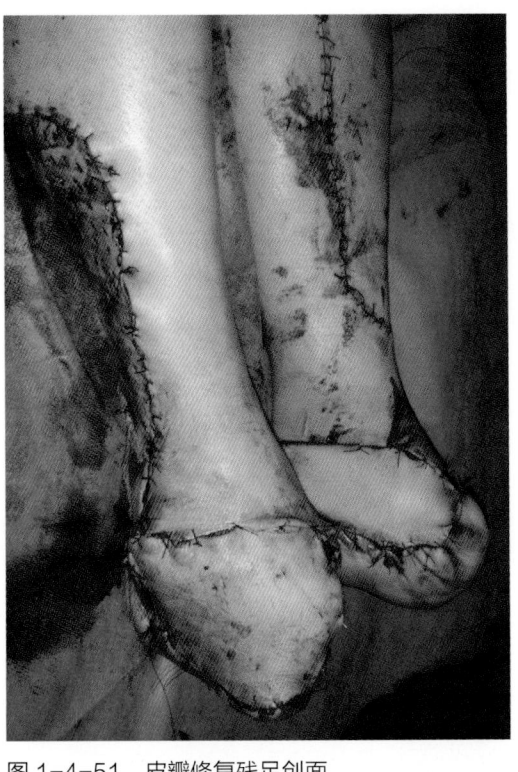

图 1-4-51　皮瓣修复残足创面

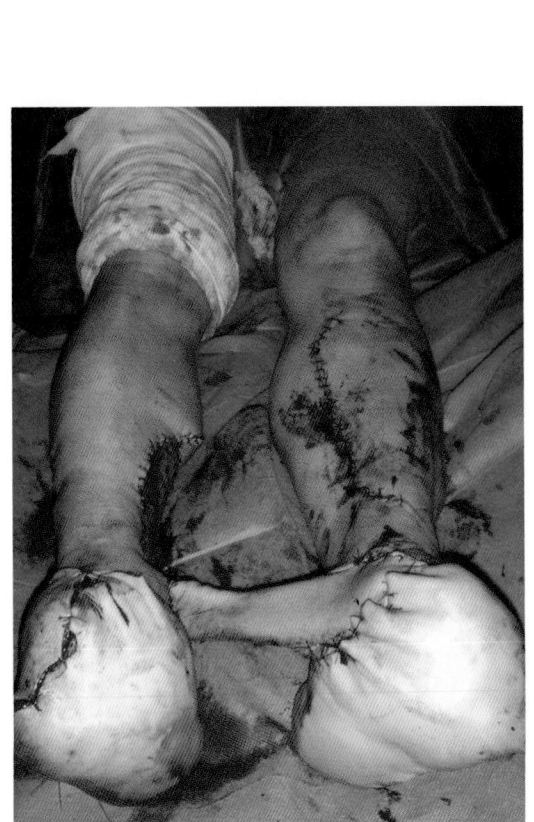

图 1-4-52　大隐静脉筋膜皮瓣交腿转位修复左
残足创面

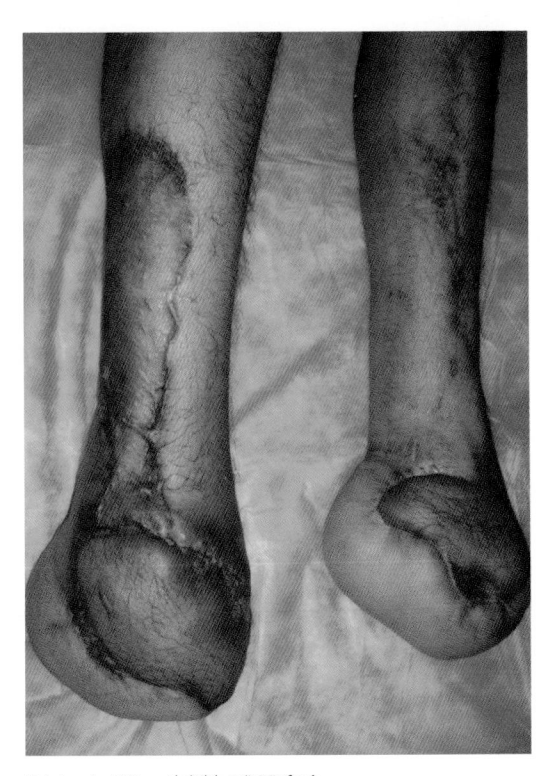

图 1-4-53　皮瓣与残足愈合

【病例 12】

患者，男，42 岁。

伤因伤情：左手及腕部被重石压砸致伤。伤手软组织全部毁损，骨关节结构大部缺损。

手术方法：急诊去除坏死组织，保留部分第 1、第 5 掌骨。一期腹部皮瓣修复创面，皮瓣与创面愈合后 1 个月，通过皮瓣成形，充分加深、开大两掌骨间距。设计并切取尺动脉逆行岛状皮瓣修复掌骨间软组织缺损区。

预后效果：皮瓣与受区一次性愈合。

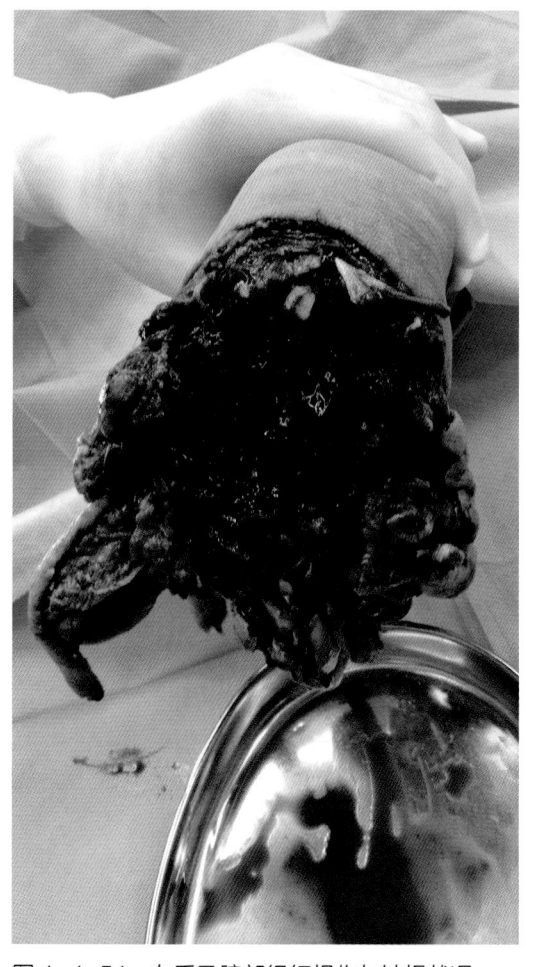

图 1-4-54 左手及腕部组织损伤与缺损状况

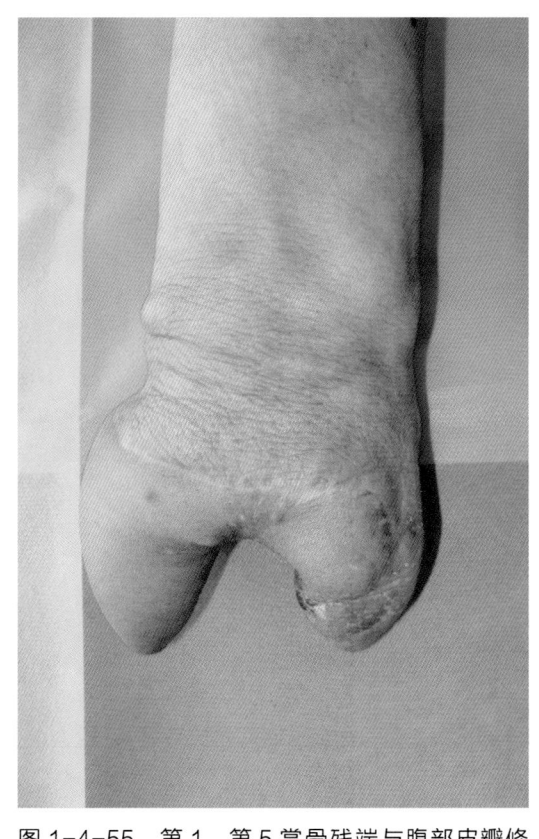

图 1-4-55 第 1、第 5 掌骨残端与腹部皮瓣修复成形

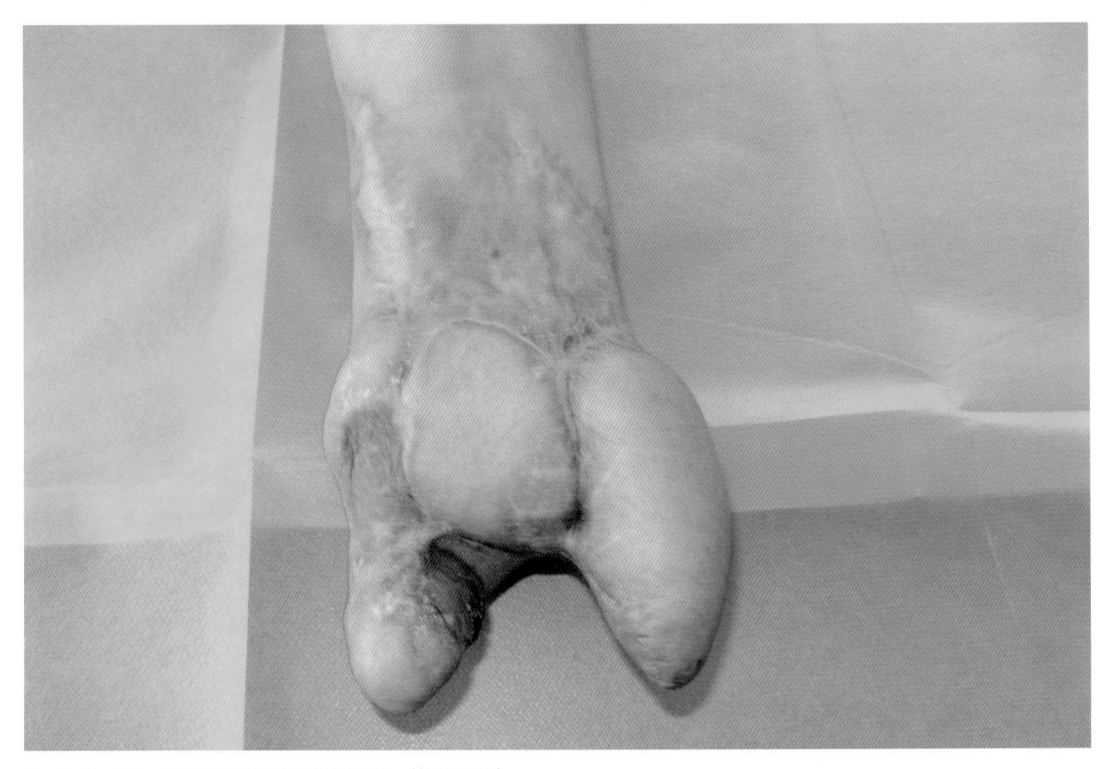

图 1-4-56　两掌骨间距及皮瓣愈合（掌侧观）

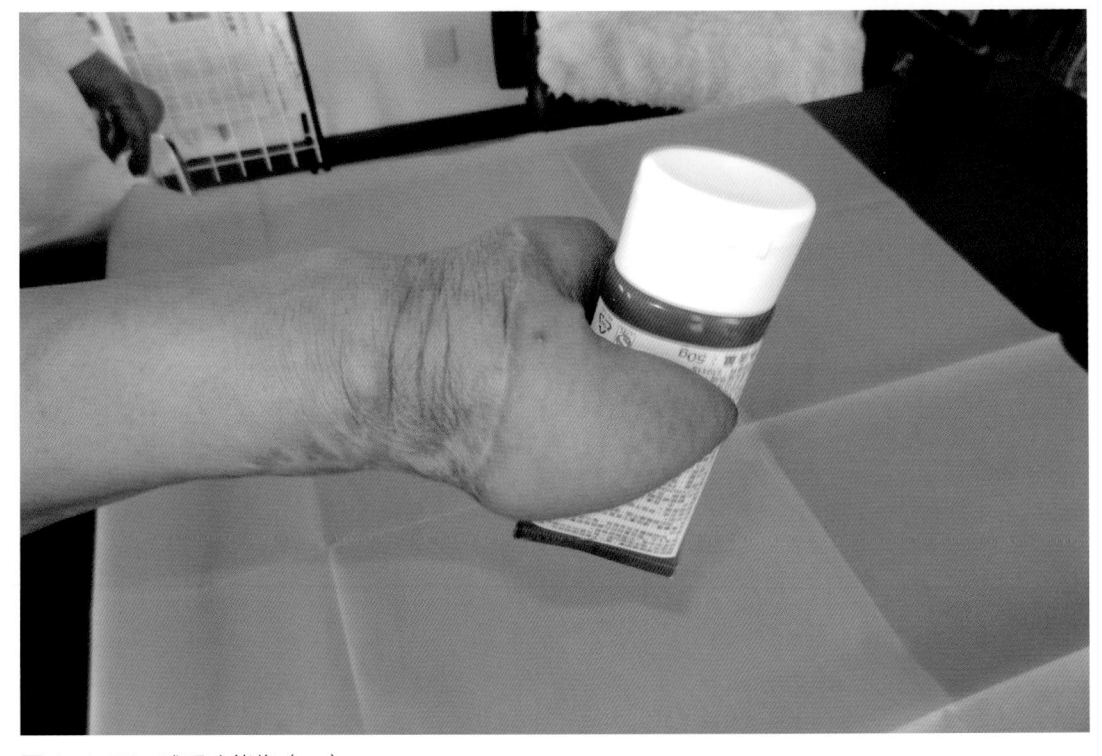

图 1-4-57　残手功能像（一）

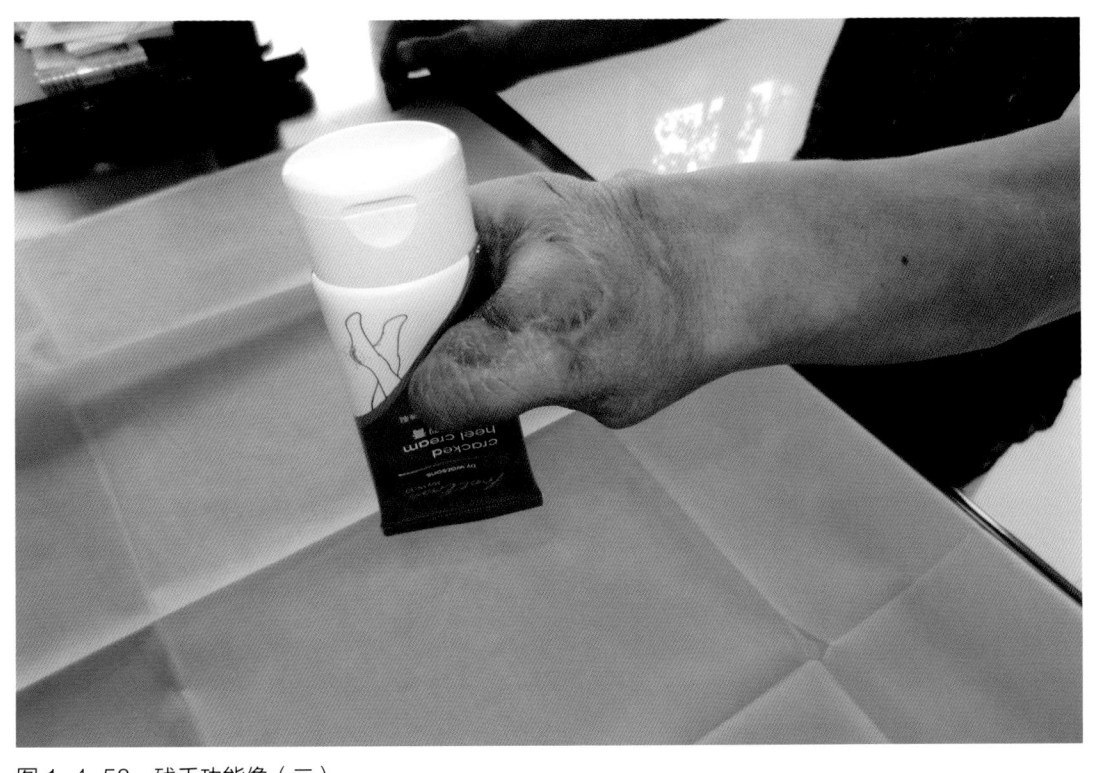

图 1-4-58 残手功能像（二）

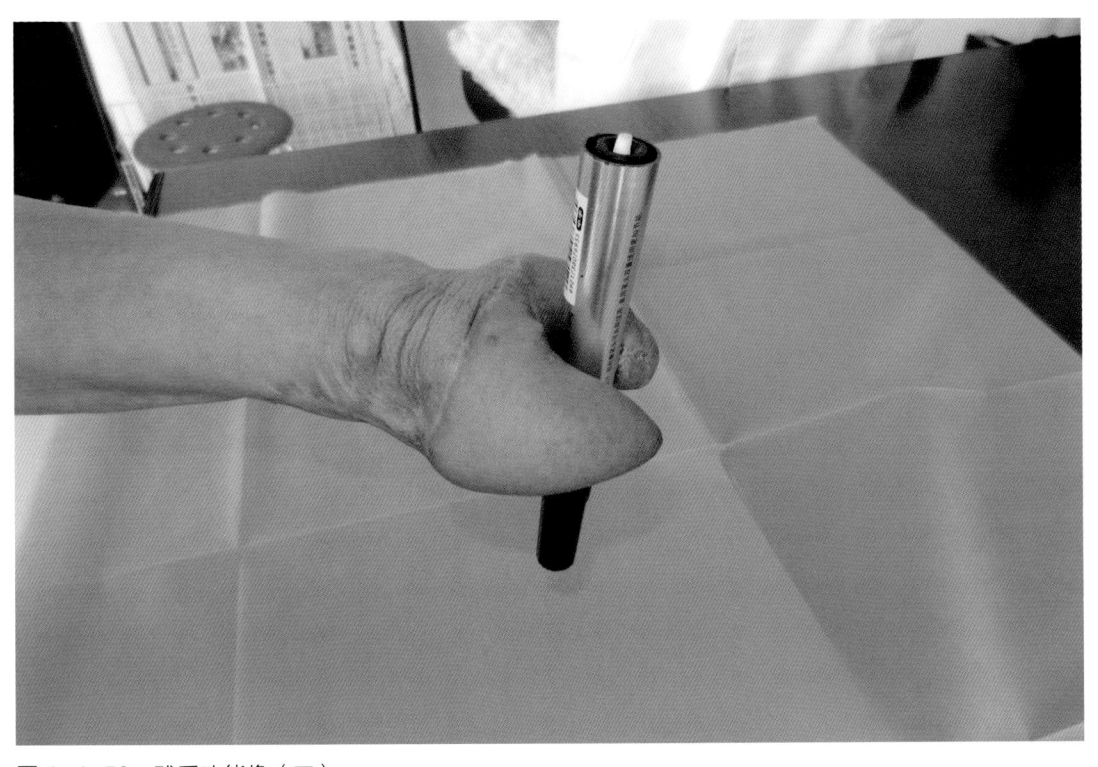

图 1-4-59 残手功能像（三）

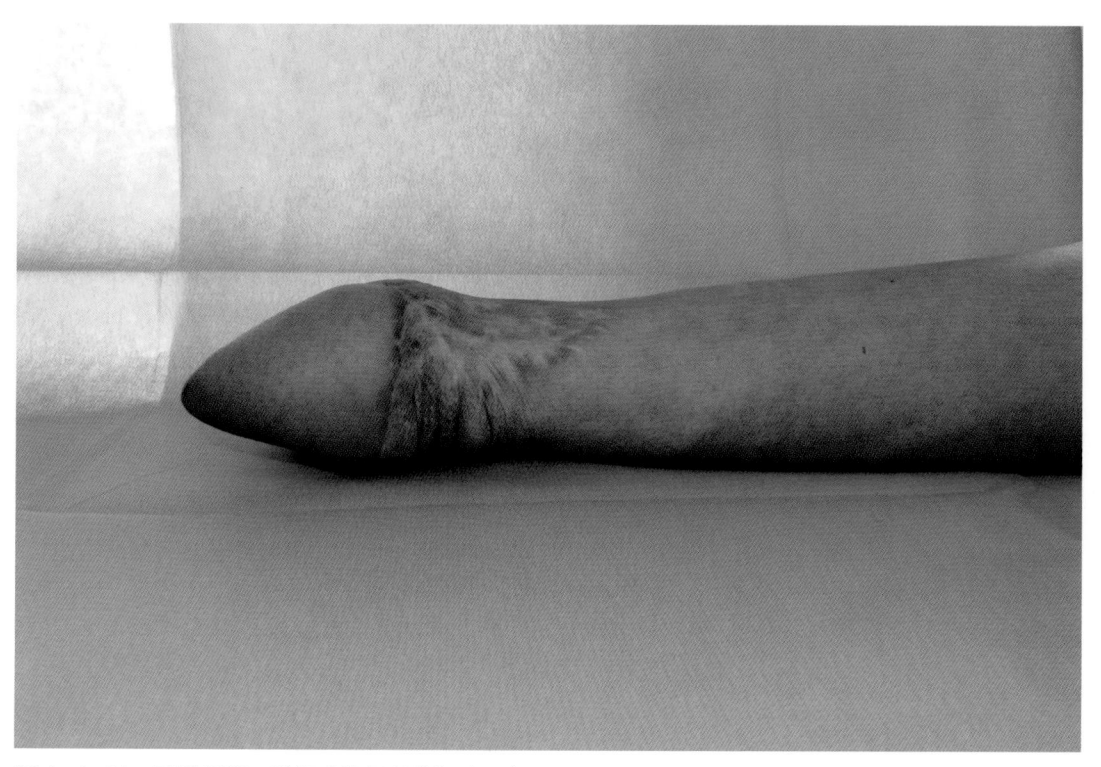

图 1-4-60　残掌保留，腕部功能得以发挥（一）

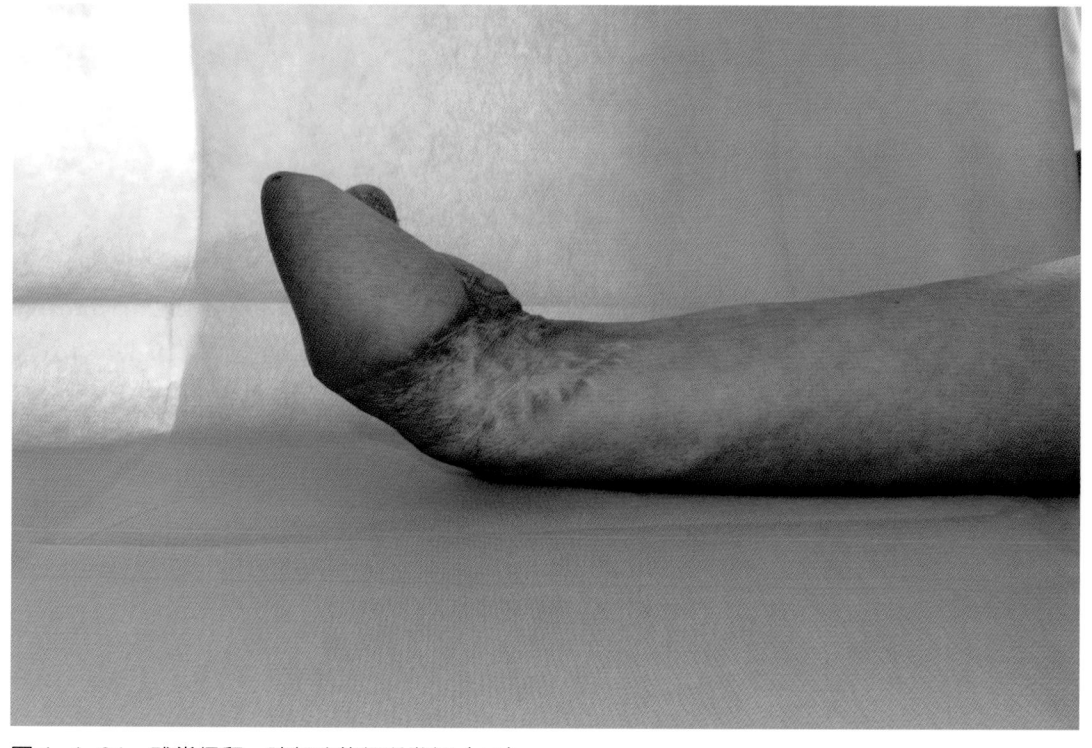

图 1-4-61　残掌保留，腕部功能得以发挥（二）

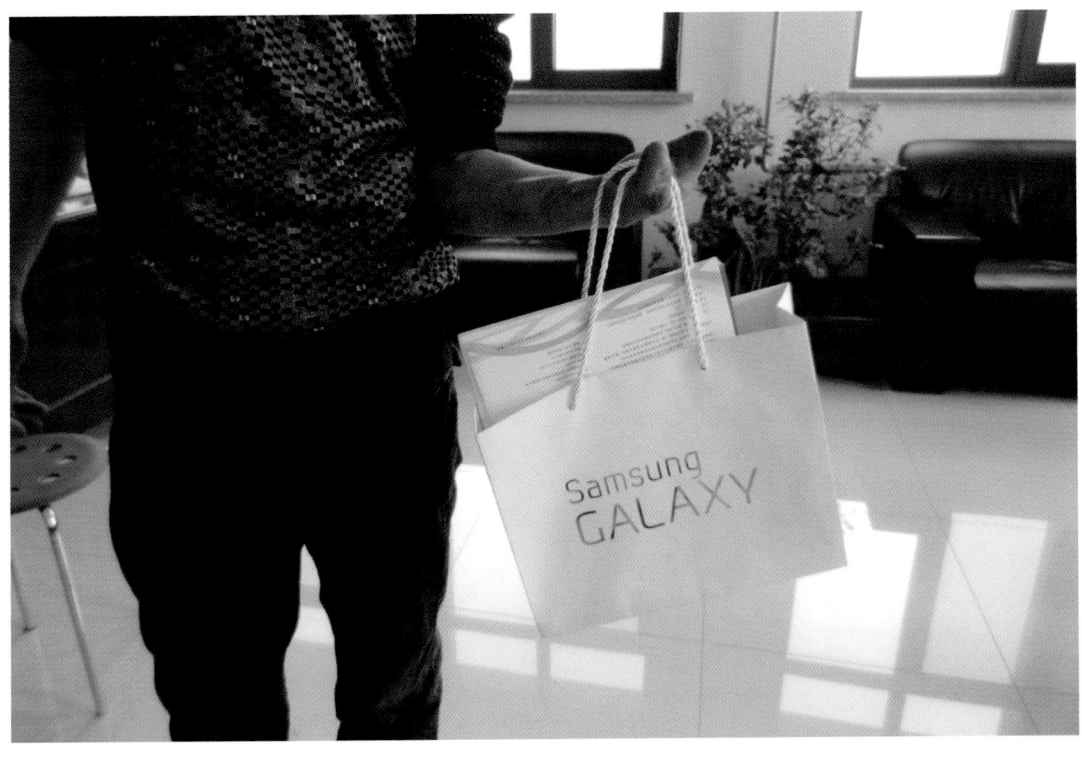

图 1-4-62 残手提物像

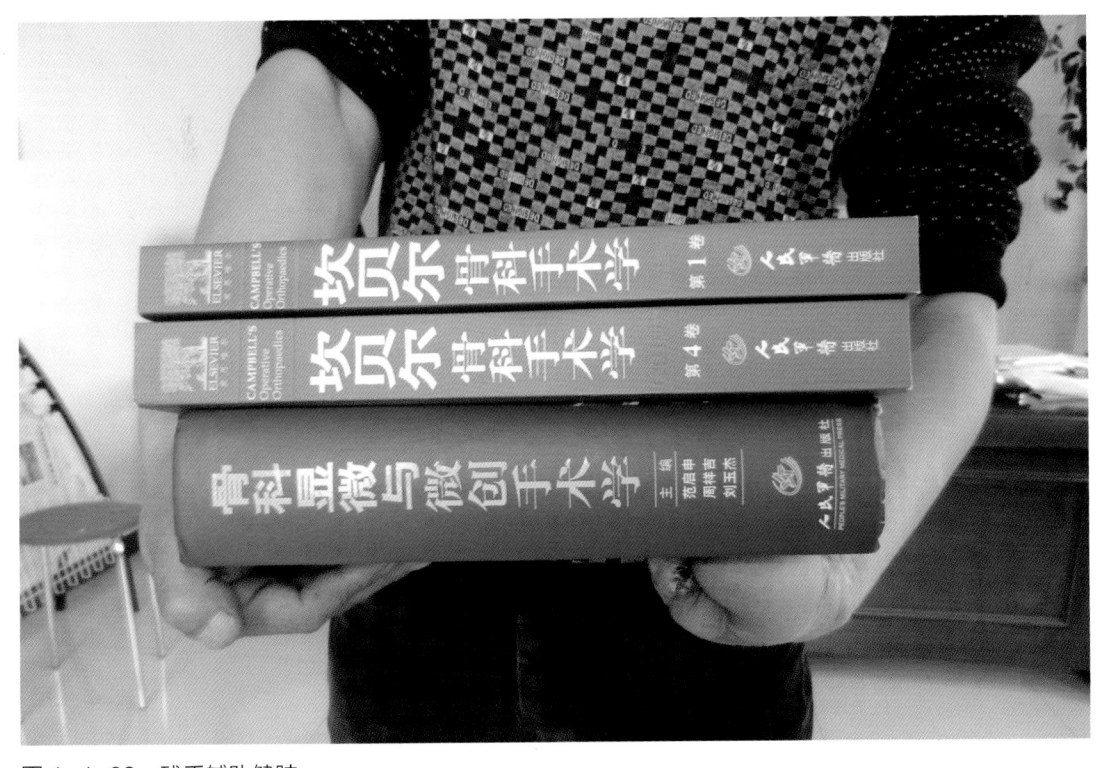

图 1-4-63 残手辅助健肢

【病例 13】

患者，男，59 岁。

伤因伤情：左手及腕机器压砸伤。多指、多掌骨、远侧排腕骨及软组织损毁。

手术方法：急诊清创，去除无生机组织，保留拇指与小指，修复骨折和关节脱位，克氏针固定。一期腹部皮瓣修复残手及腕部创面。

预后效果：皮瓣与受区一次性愈合。

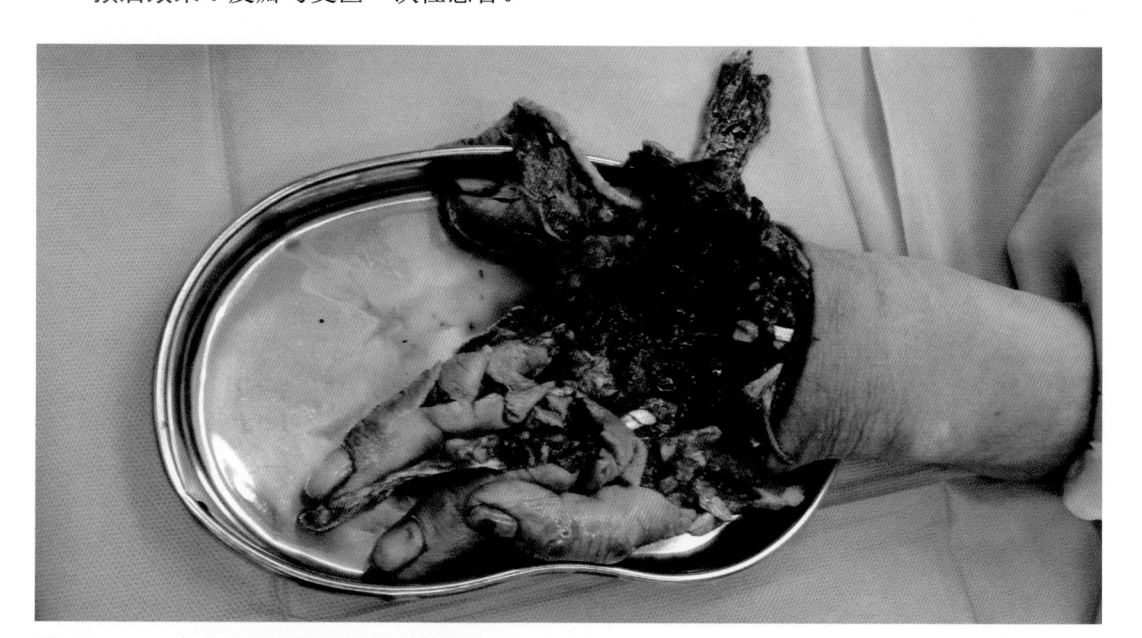

图 1-4-64　左手及腕部组织损伤与缺损状况

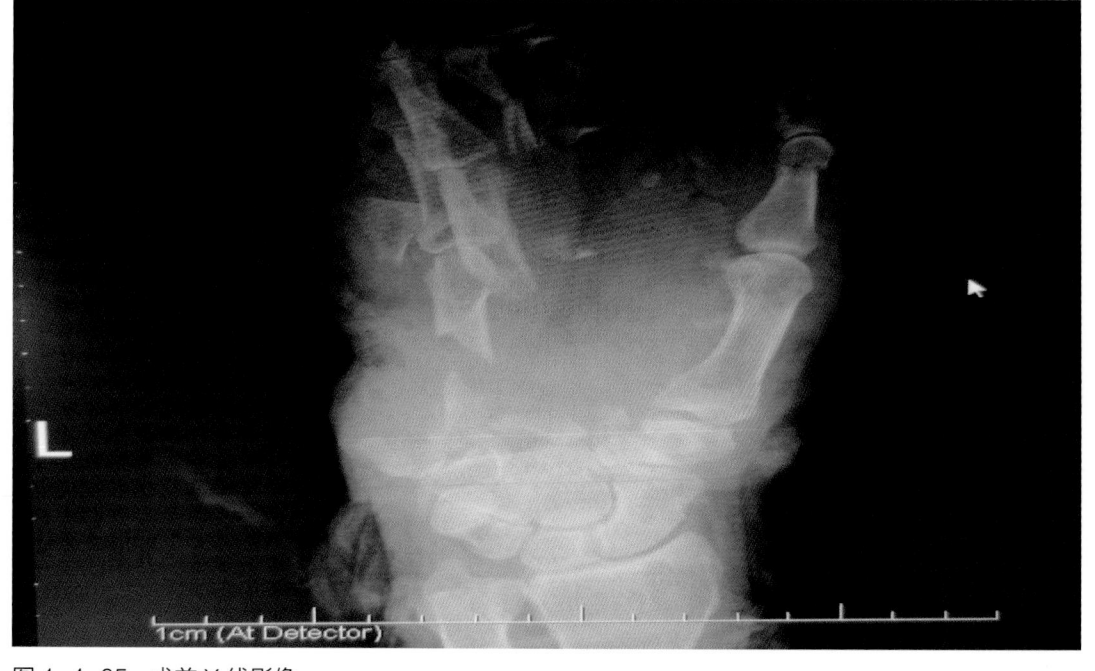

图 1-4-65　术前 X 线影像

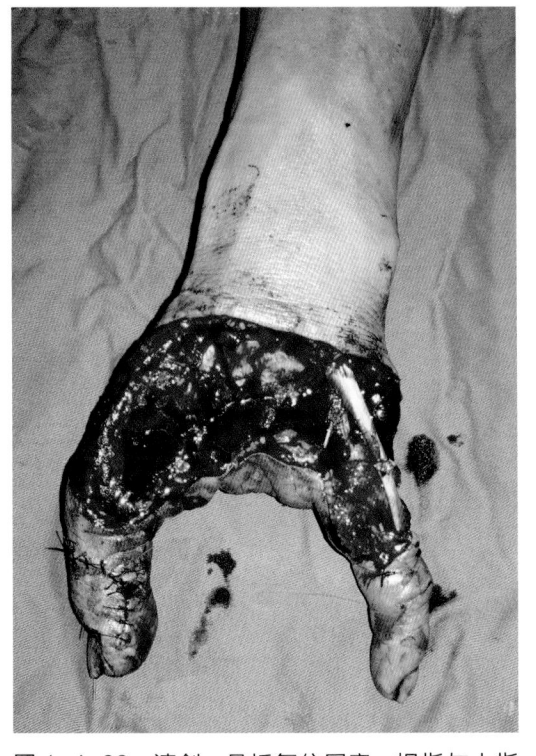

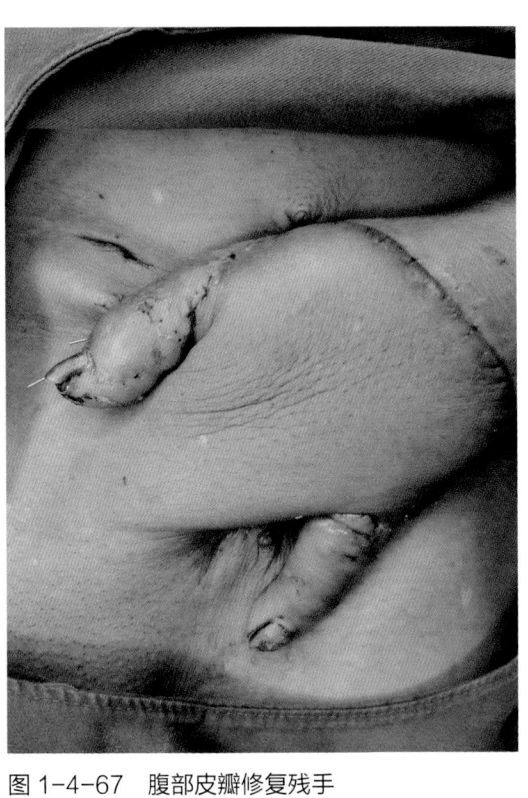

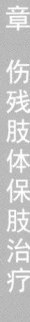

图 1-4-66 清创，骨折复位固定，拇指与小指保留

图 1-4-67 腹部皮瓣修复残手

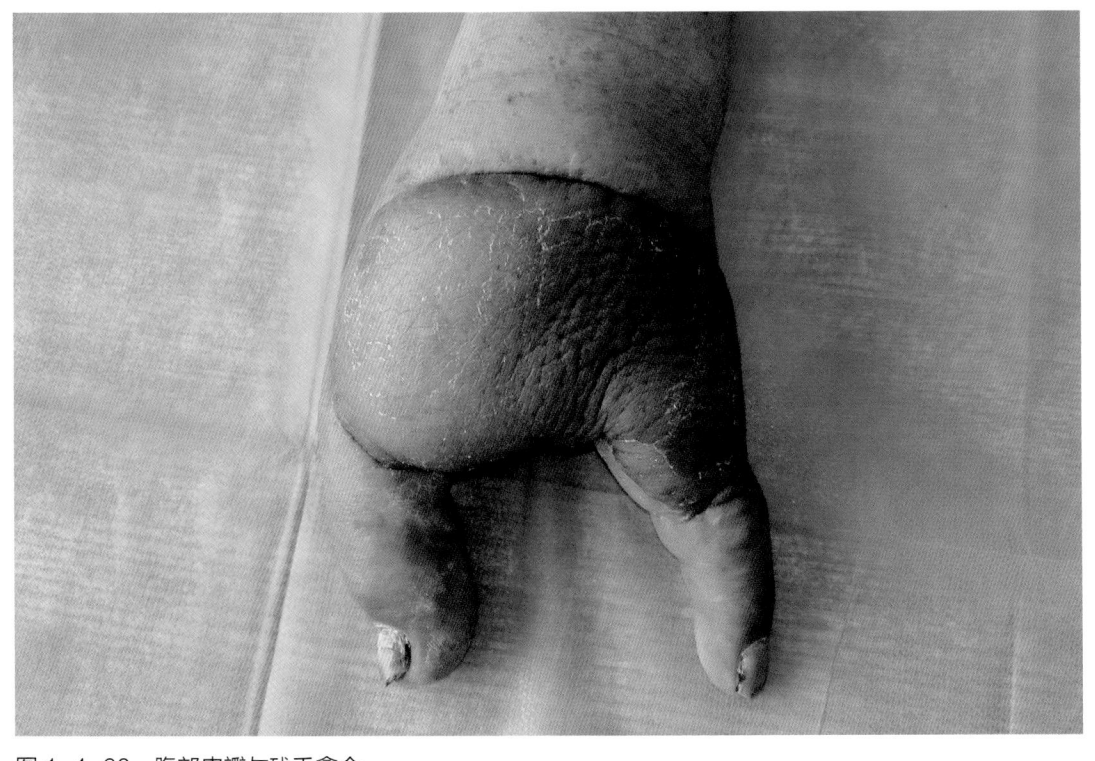

图 1-4-68 腹部皮瓣与残手愈合

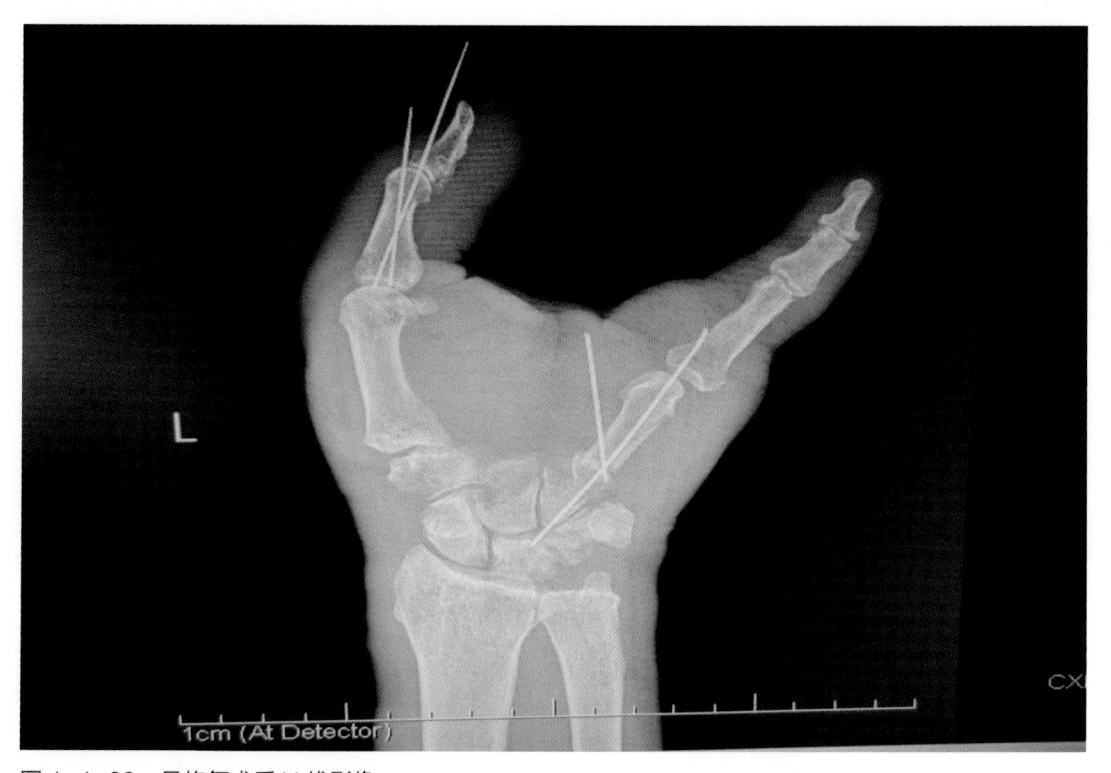

图 1-4-69　骨修复术后 X 线影像

【病例 14】

患者，男，17 岁。

伤因伤情：右手绞面机致伤。第 2 ～ 5 指指间关节水平以远缺损，经腕水平手软组织环形缺损。

手术方法：一期清创，腹部皮瓣分两次修复伤手，术后经过虎口开大、残指分指成形。

预后效果：保留部分手功能。

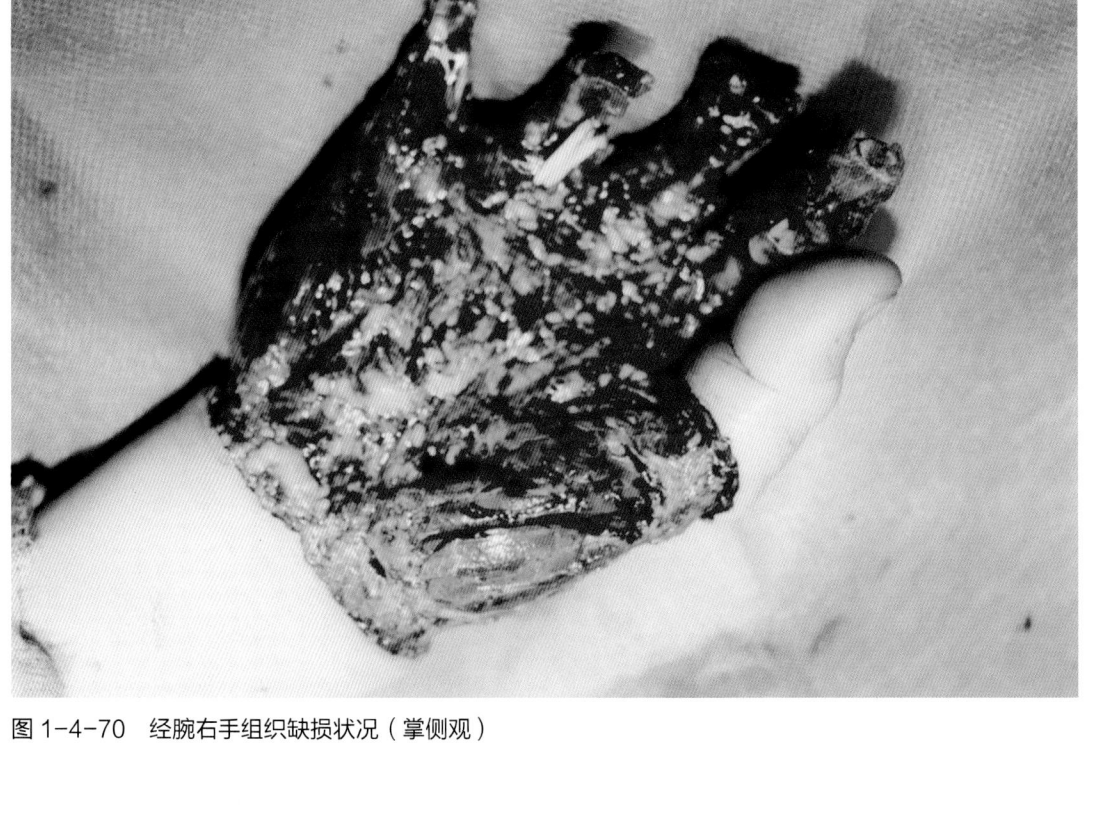

图 1-4-70　经腕右手组织缺损状况（掌侧观）

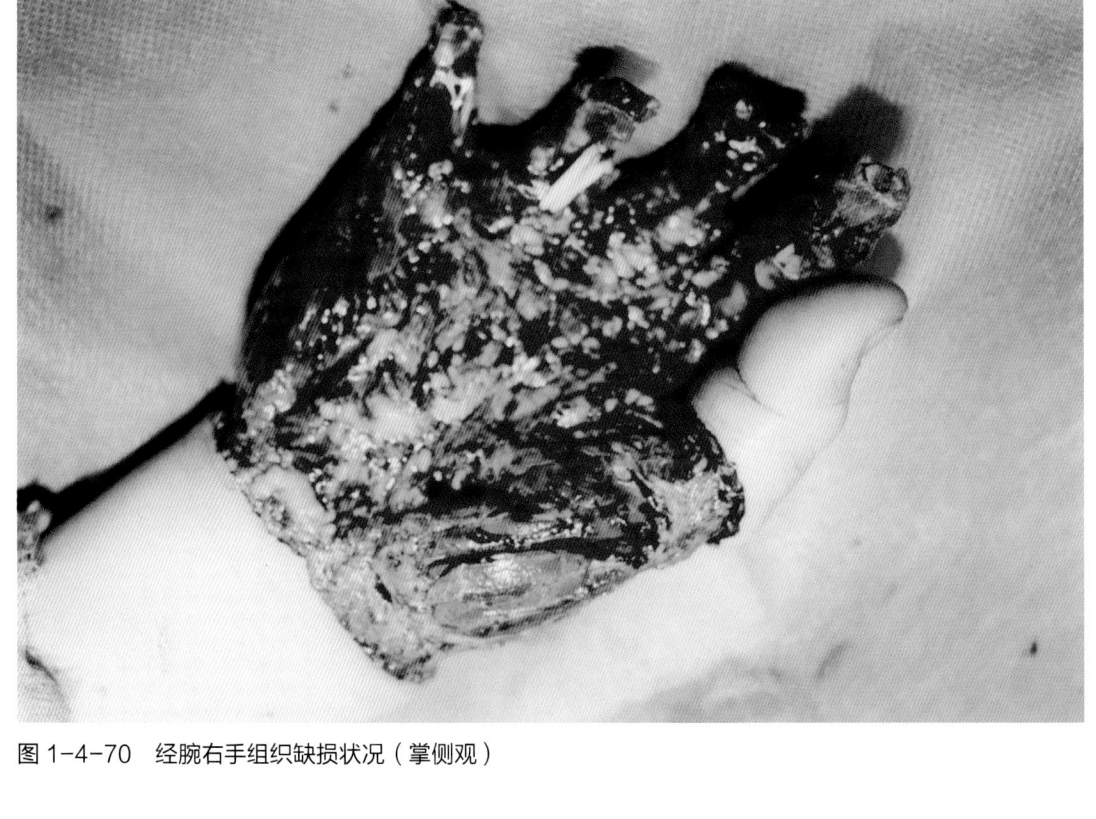

图 1-4-71　经腕右手组织缺损状况（背侧观）

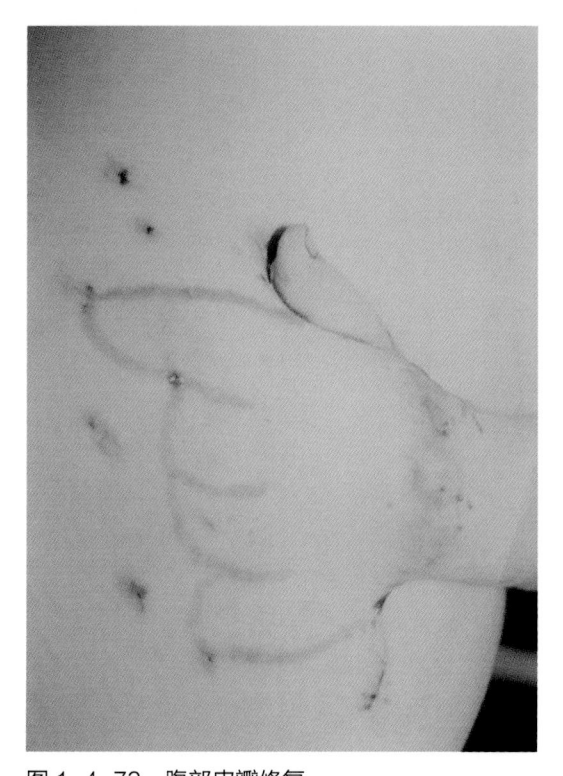

图 1-4-72　腹部皮瓣修复

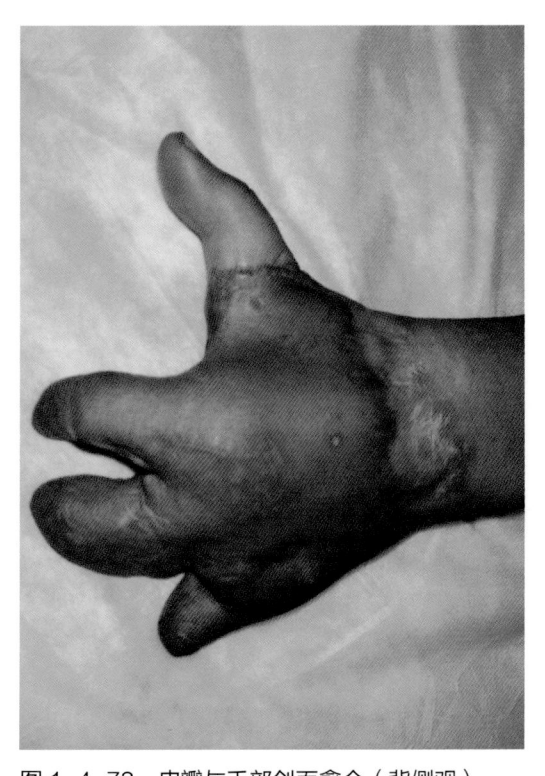

图 1-4-73　皮瓣与手部创面愈合（背侧观）

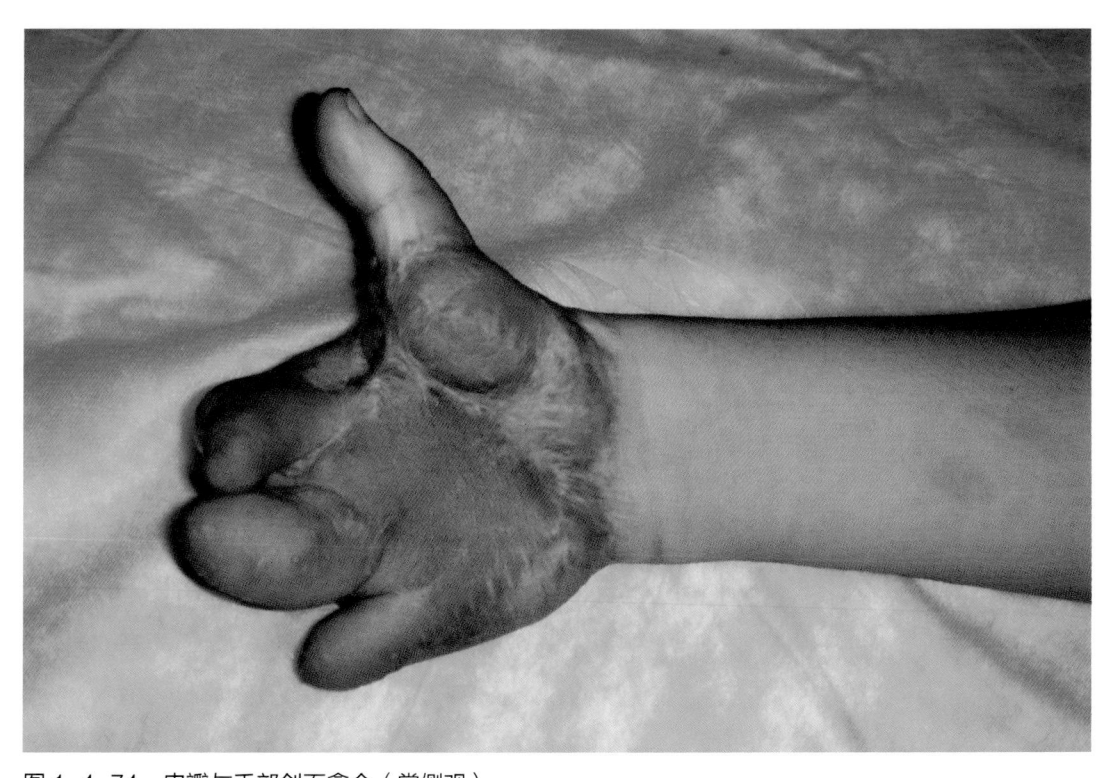

图 1-4-74　皮瓣与手部创面愈合（掌侧观）

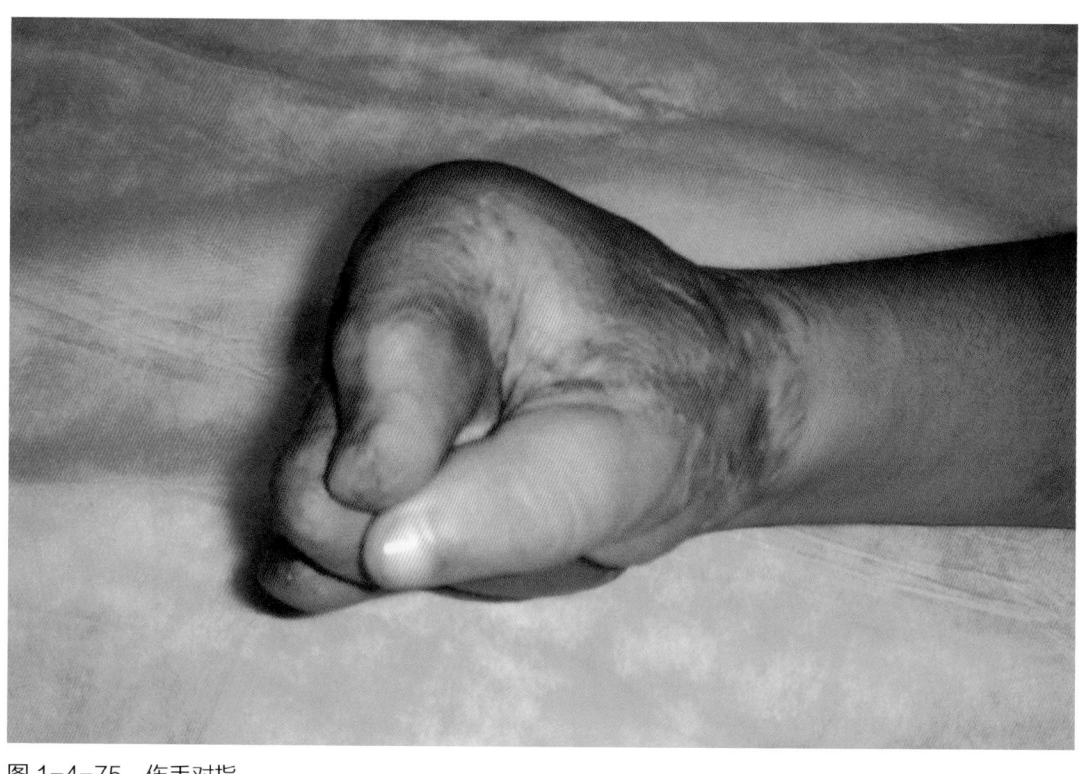

图 1-4-75 伤手对指

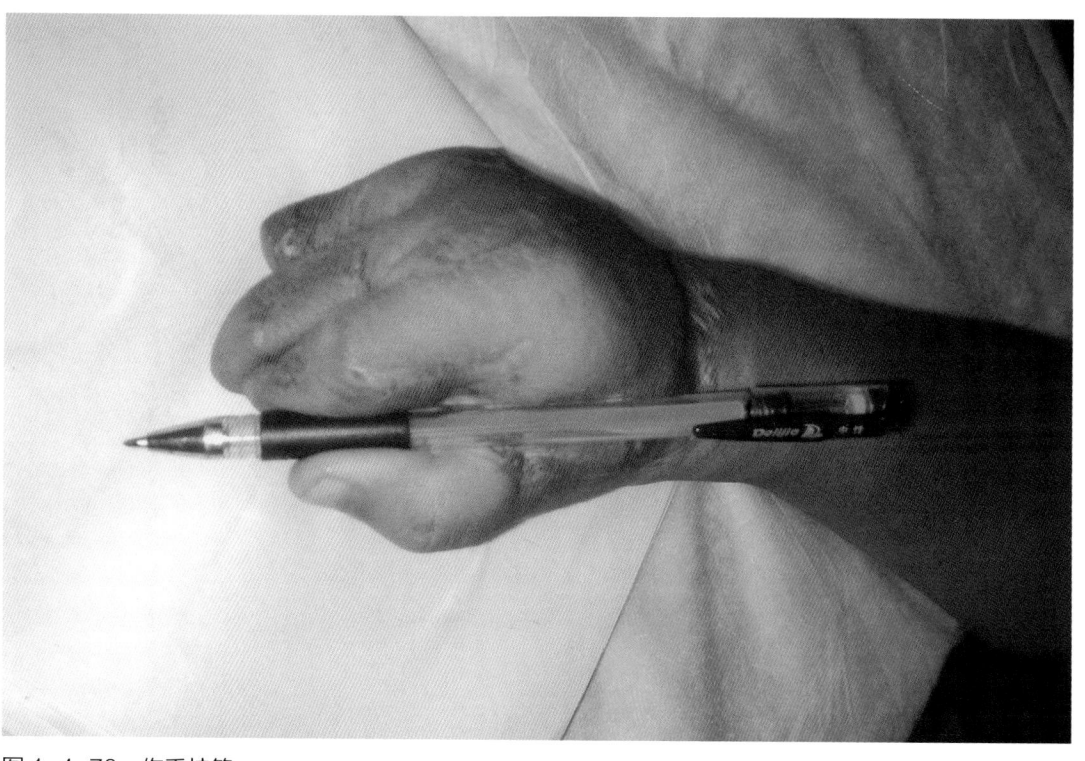

图 1-4-76 伤手持笔

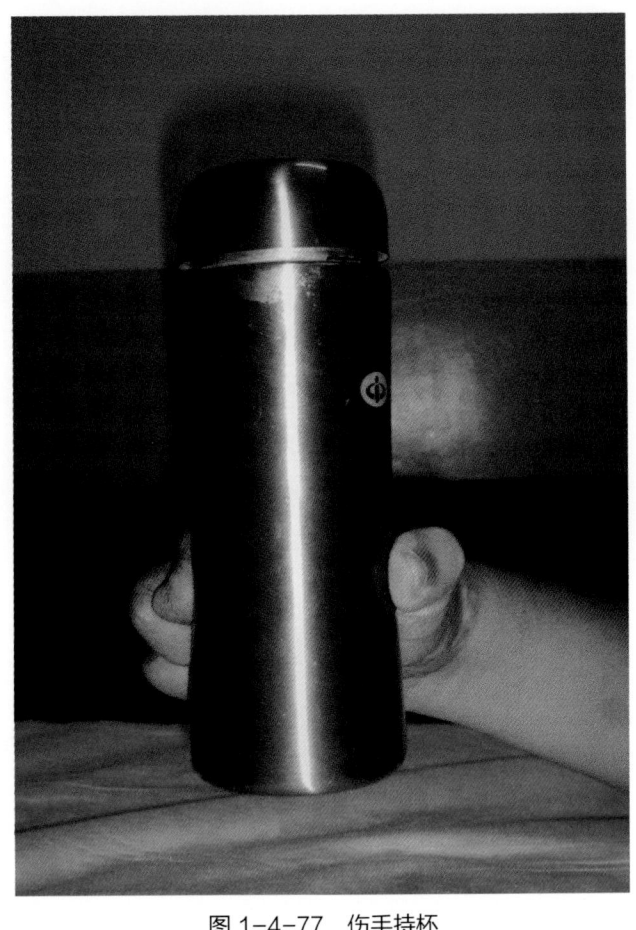

图 1-4-77　伤手持杯

【病例 15】

患者，男，35 岁。

伤因伤情：全手及腕部因热压伤，导致手掌、背侧深度组织坏死，手指中末节以远干性坏死。

手术方法：手术切除全部坏死组织，保留手指近节。设计切取肩胛下动静脉为蒂肩胛、侧胸双叶皮瓣，游离移植瓦合残掌、残指创面，肩胛下动脉与桡动脉断端吻合，肩胛下静脉与头静脉吻合。

预后效果：残手获得一次性修复愈合。伤手治愈后获得了托举、助力健肢等功能。

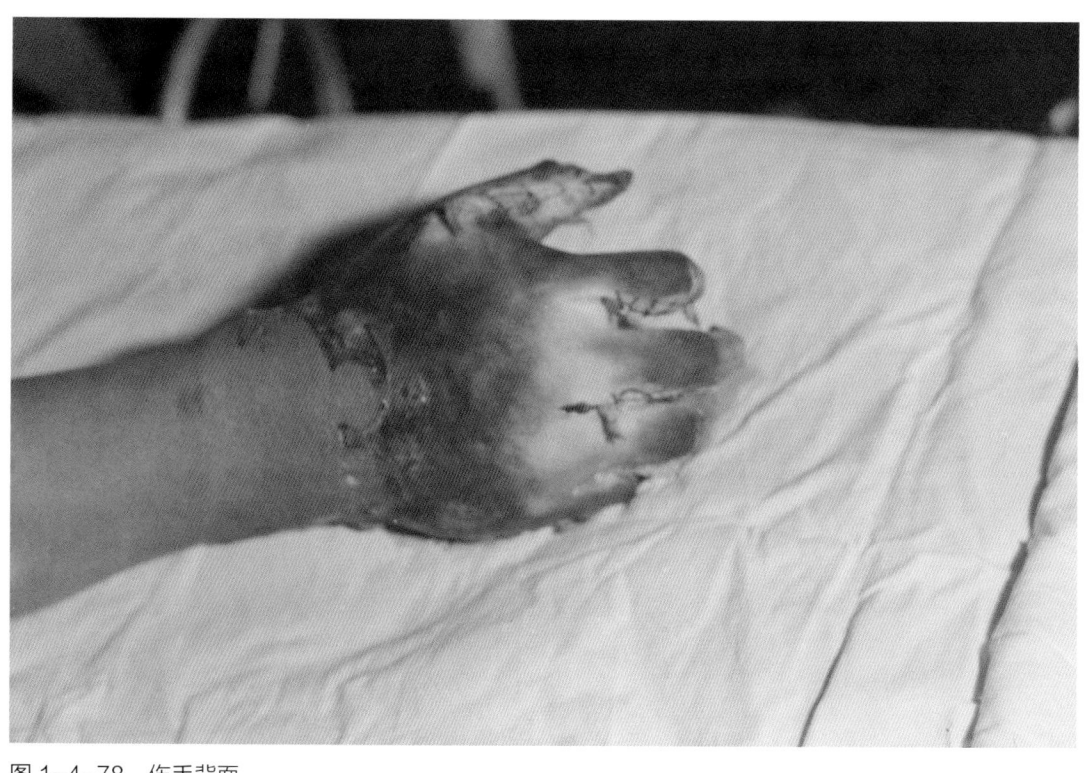

图 1-4-78　伤手背面

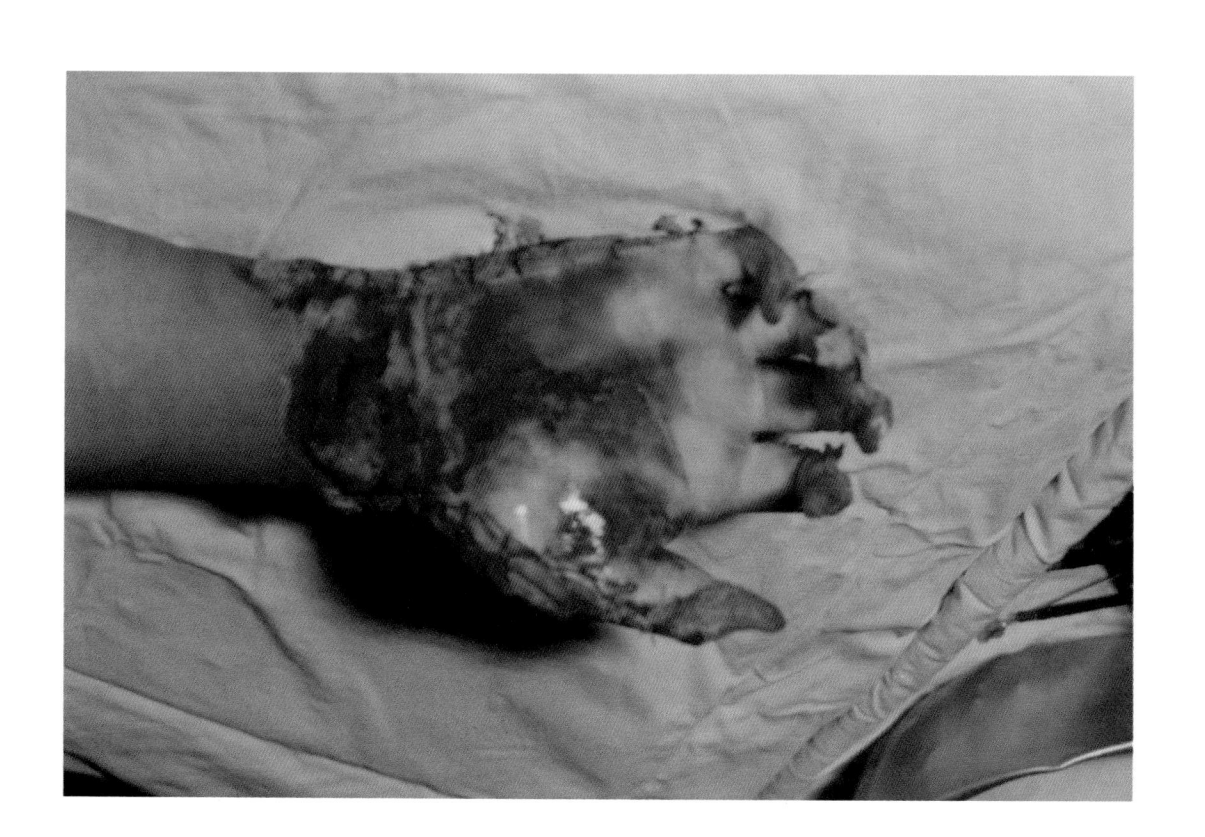

图 1-4-79　伤手掌面

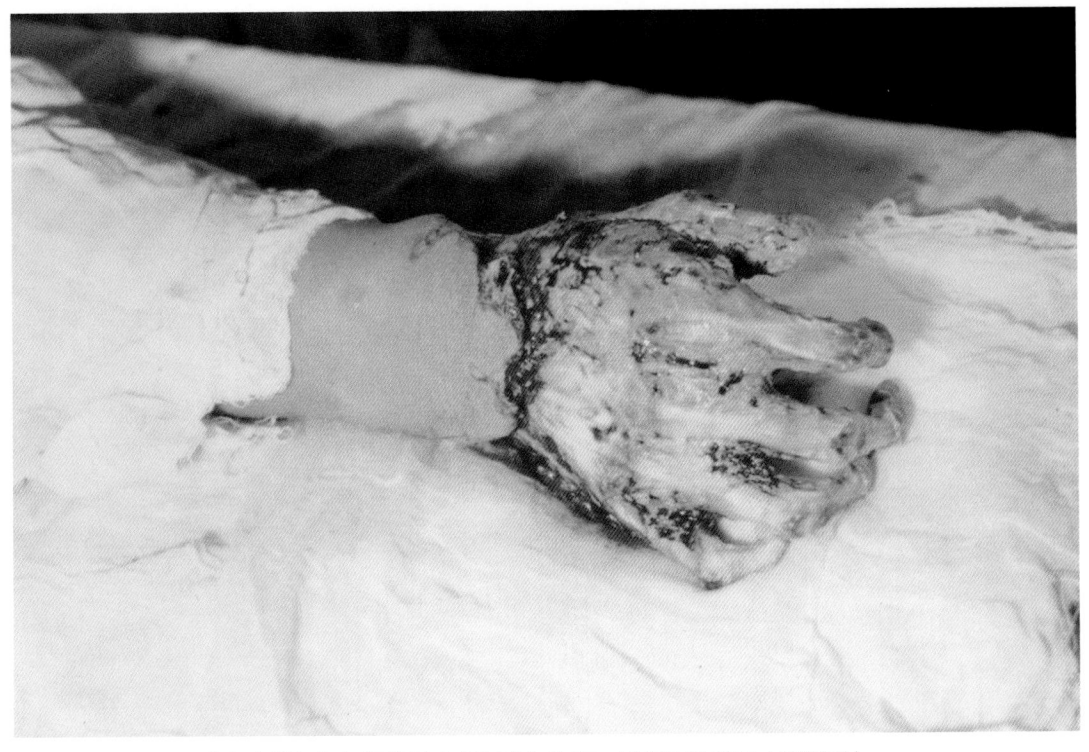

图 1-4-80 伤手掌有血供组织与损伤缺血组织交织存在、手指干性坏死（背侧观）

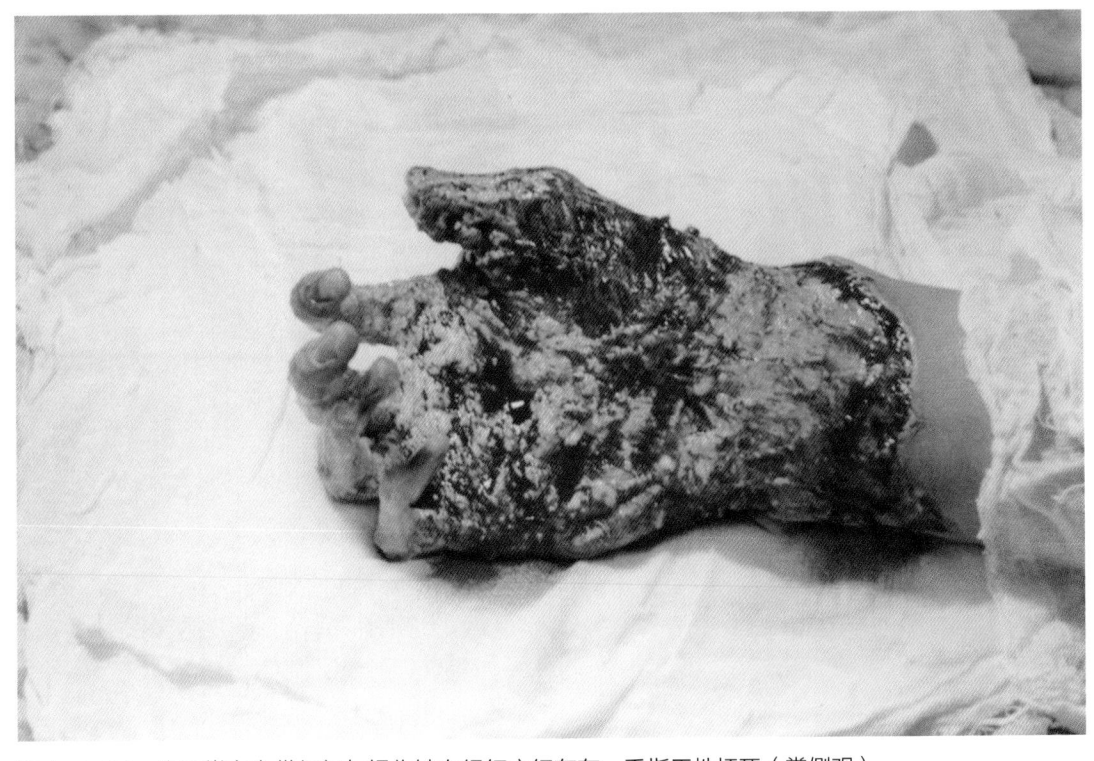

图 1-4-81 伤手掌有血供组织与损伤缺血组织交织存在、手指干性坏死（掌侧观）

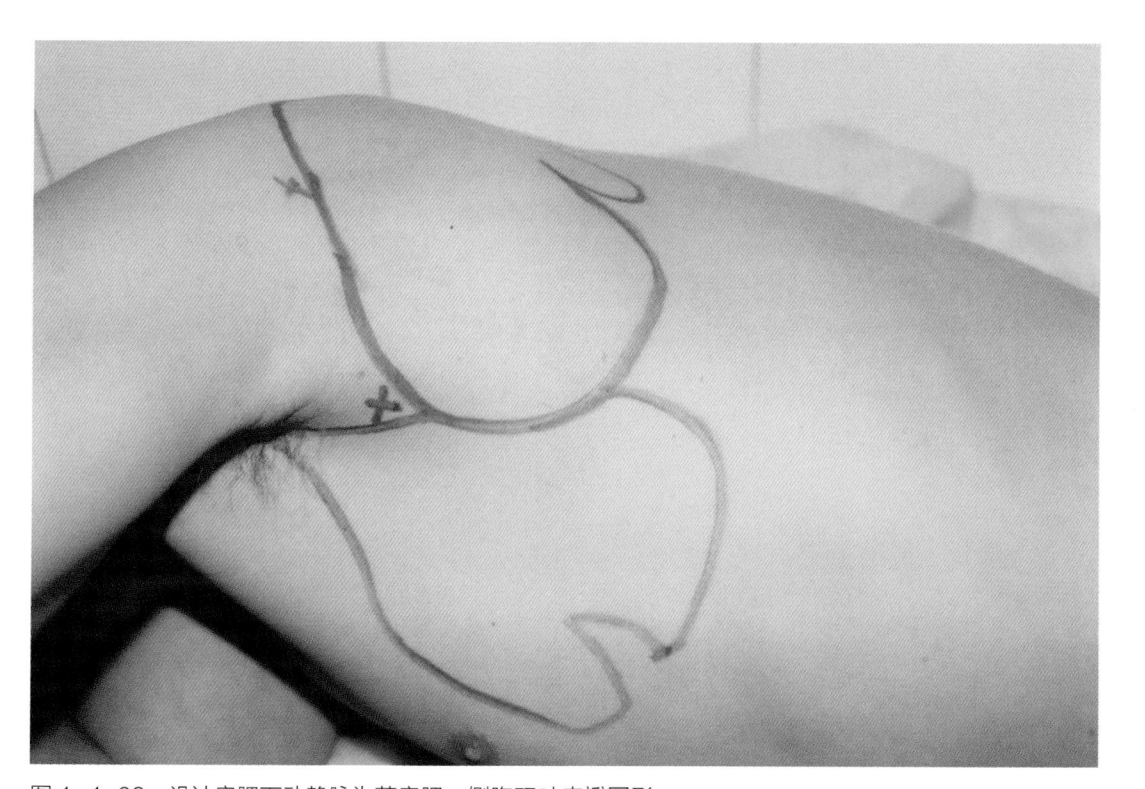

图 1-4-82　设计肩胛下动静脉为蒂肩胛、侧胸双叶皮瓣图形

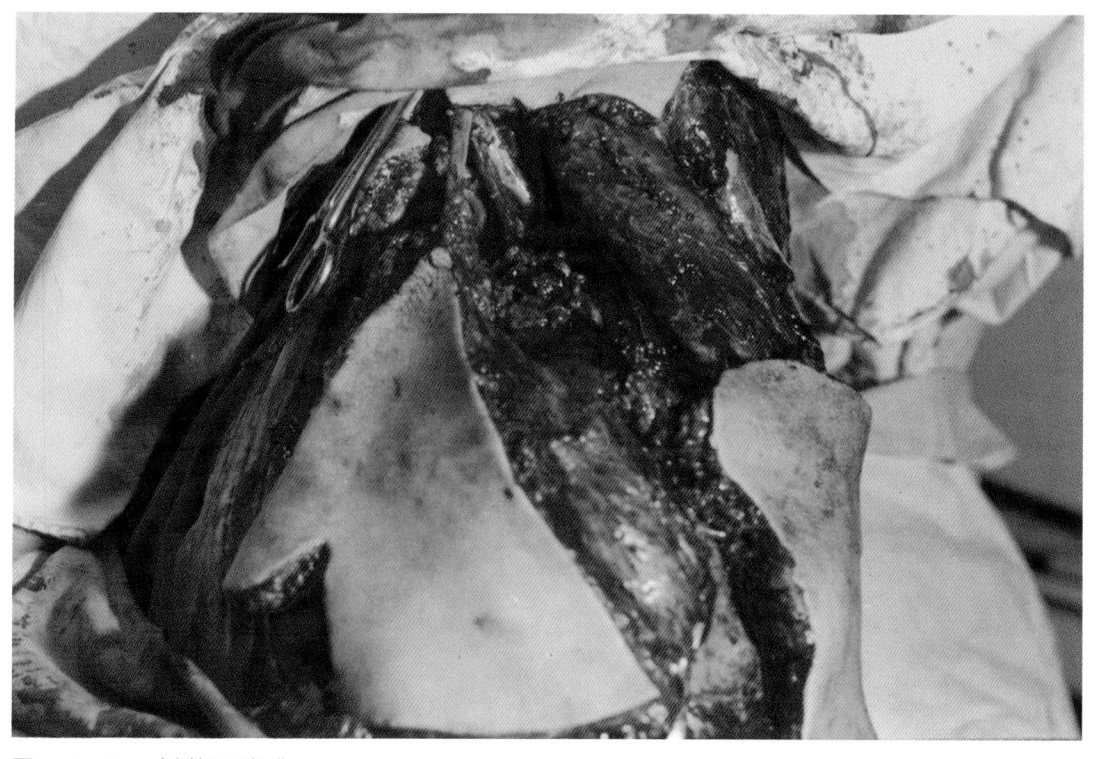

图 1-4-83　皮瓣切取完成

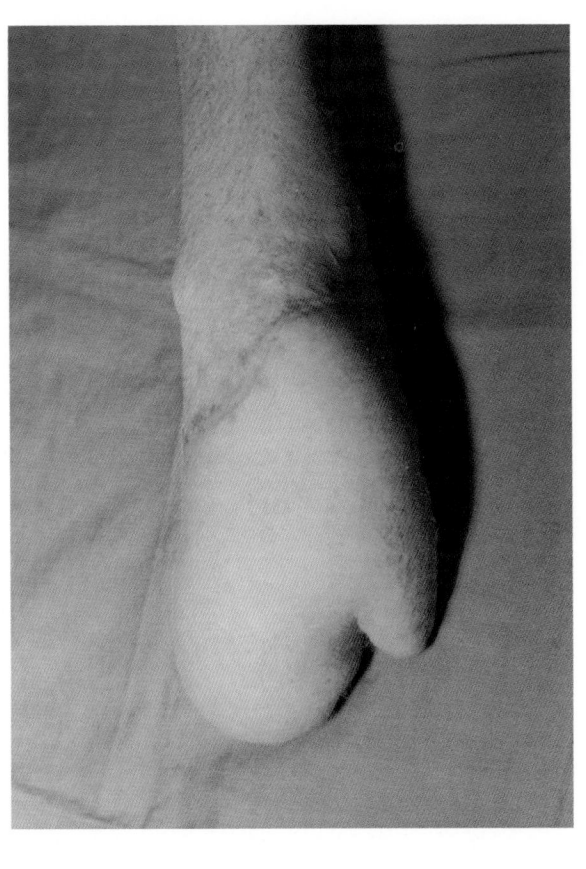

图 1-4-84　皮瓣与受区愈合（背侧观）

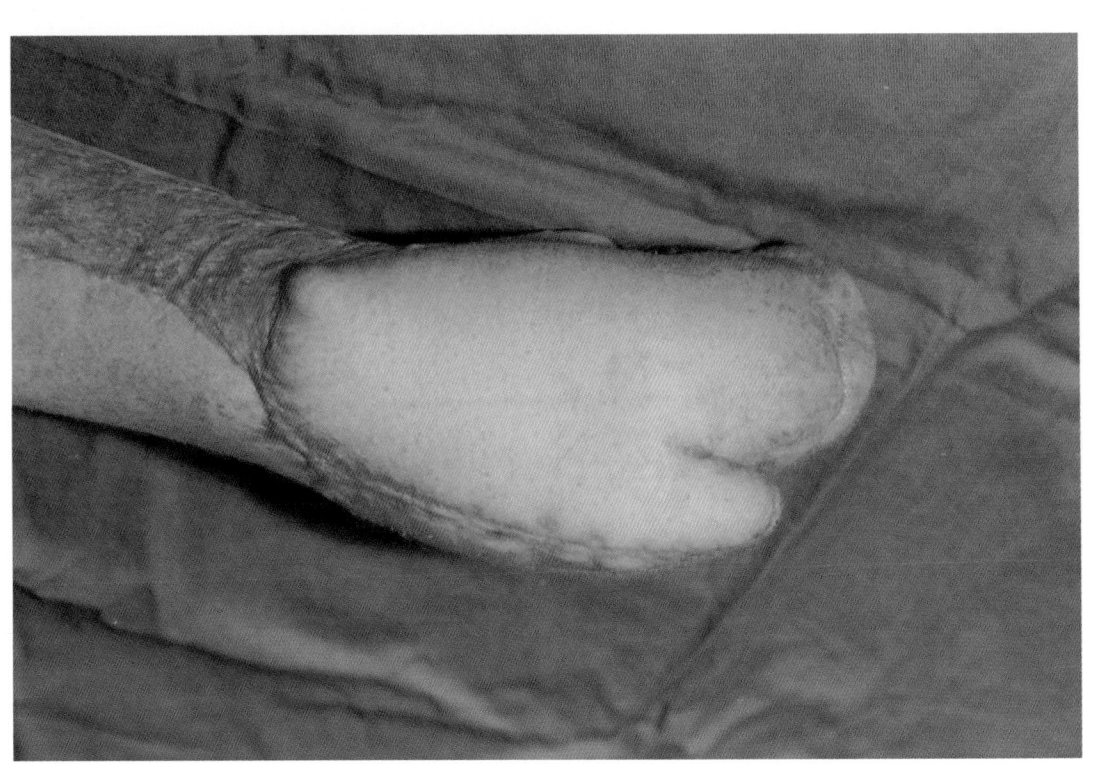

图 1-4-85　皮瓣与受区愈合（掌侧观）

【病例 19】

患者，男，37 岁。

伤因伤情：右手被 30kV 高压电烧伤，手背深 Ⅱ～Ⅲ度混合创面，拇指干性坏死。

手术方法：入院后一期创面扩创，去除坏死组织，达到手背伸指腱浅层，保留拇指骨性长度于近节指骨近侧 1/3。设计切取第 2 足趾及足背皮瓣联合移植，再造拇指，同时修复手背创面。

预后效果：手背创面愈合与再造拇指成活一次性完成。再造拇指功能得到恢复。

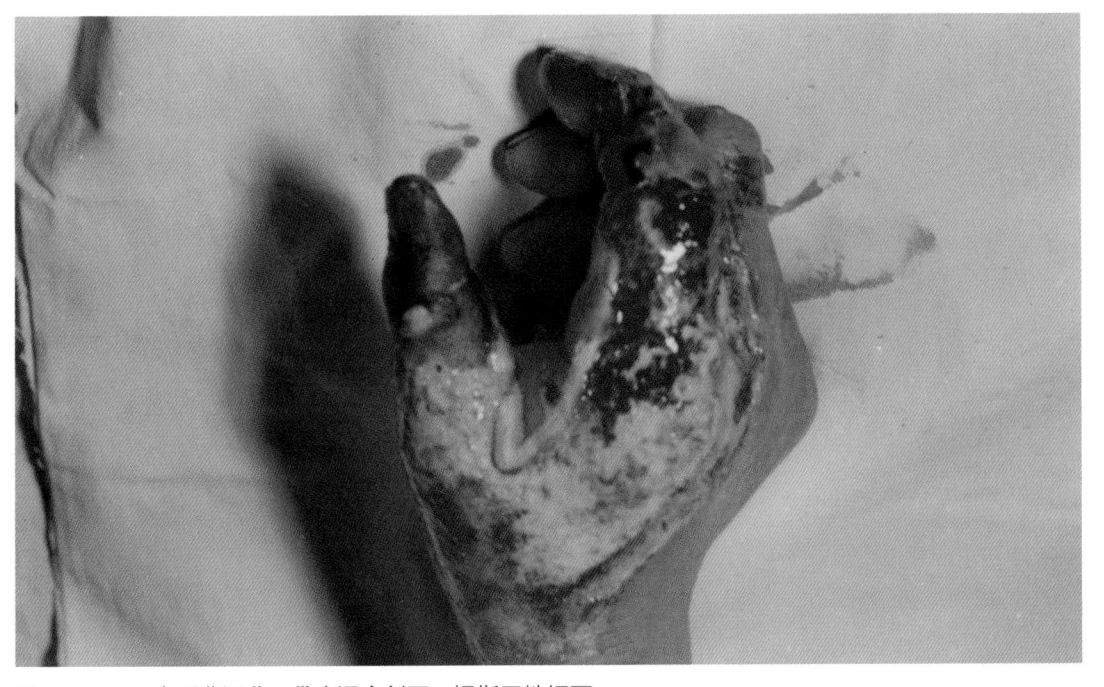

图 1-4-97　右手背深 Ⅱ ～ Ⅲ度混合创面，拇指干性坏死

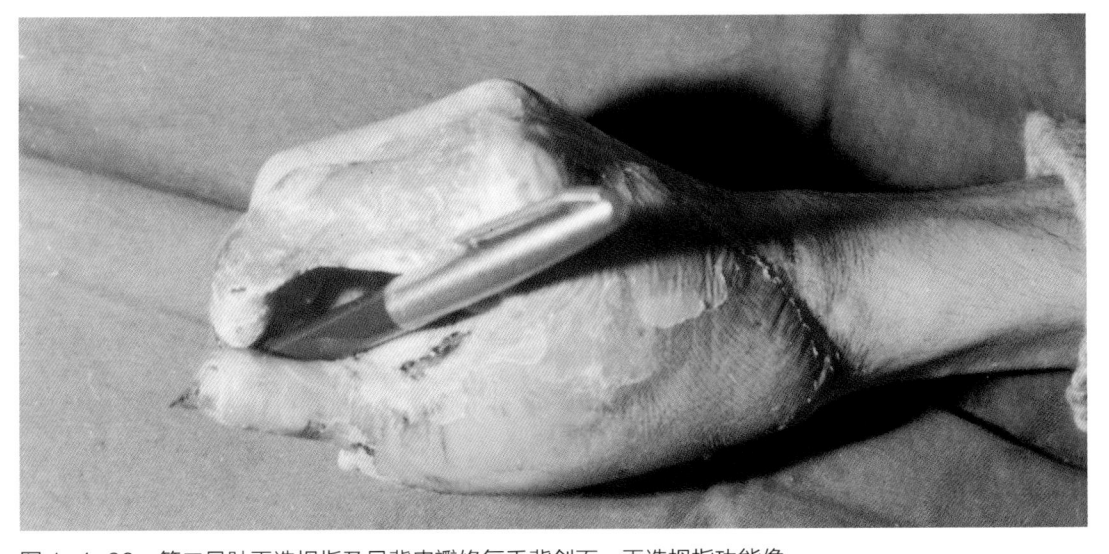

图 1-4-98　第二足趾再造拇指及足背皮瓣修复手背创面，再造拇指功能像

【病例20】

患者，女，26岁。

伤因伤情：患者为爆炸伤致左拇指近节中远段缺损，虎口和示、中、环指屈侧瘢痕挛缩，指间关节屈曲畸形。

手术方法：入院后切除手掌及手指屈侧瘢痕组织，开大指蹼，伸直手指。设计切取踇趾甲瓣、多趾背皮瓣、足背皮瓣联合移植，踇趾甲瓣再造拇指，多趾背、足背皮瓣修复虎口和示、中、环指屈侧创面。

预后效果：再造拇指恢复了对掌、对指的能力，示、中、环指畸形明显改善。

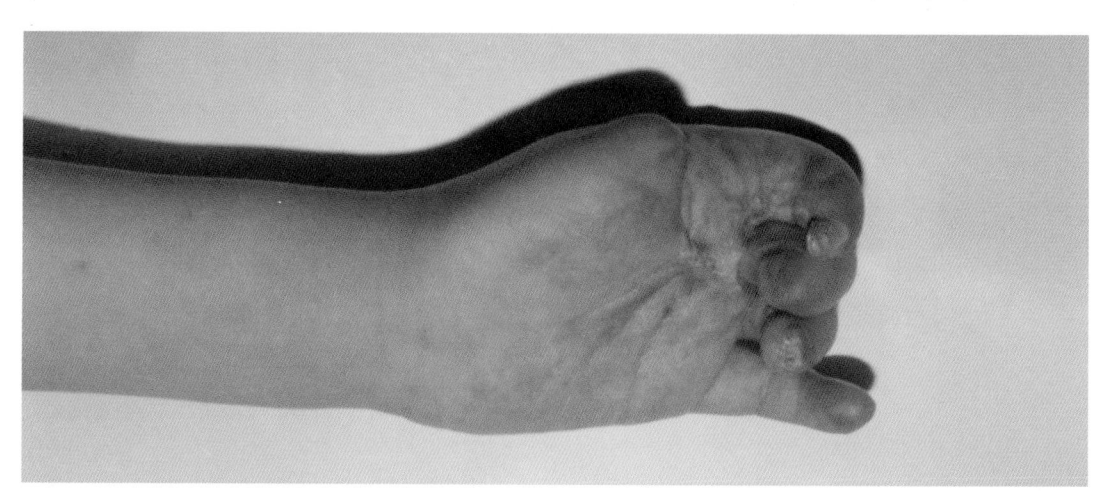

图1-4-99　左拇指近节中远段缺损，虎口和示、中、环指屈侧瘢痕挛缩，指间关节屈曲畸形

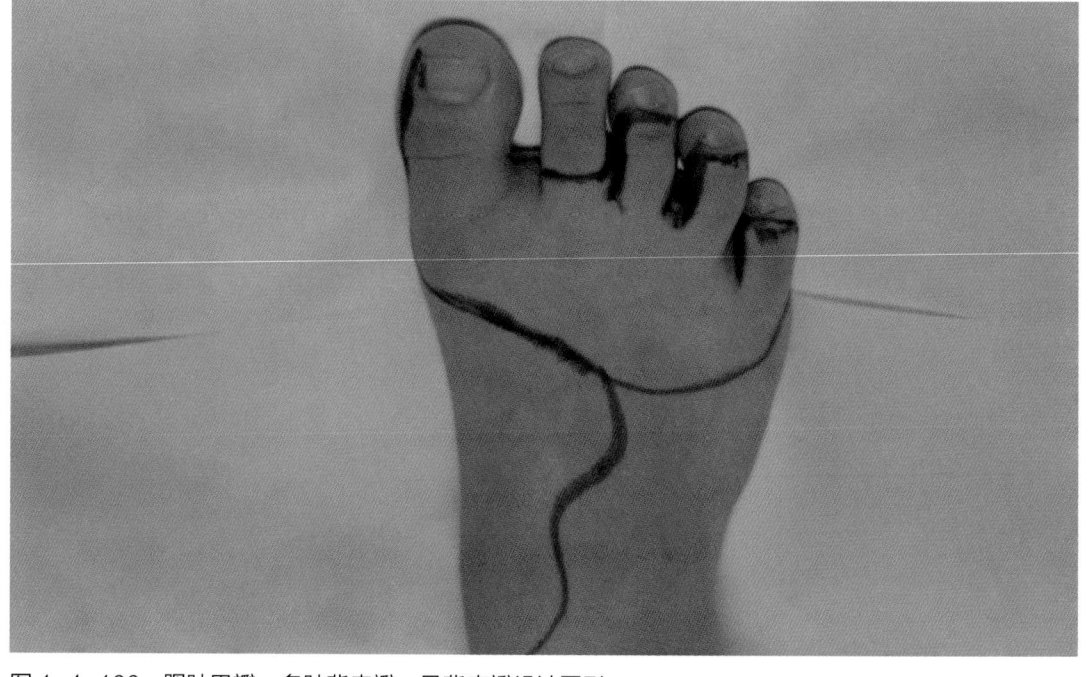

图1-4-100　踇趾甲瓣、多趾背皮瓣、足背皮瓣设计图形

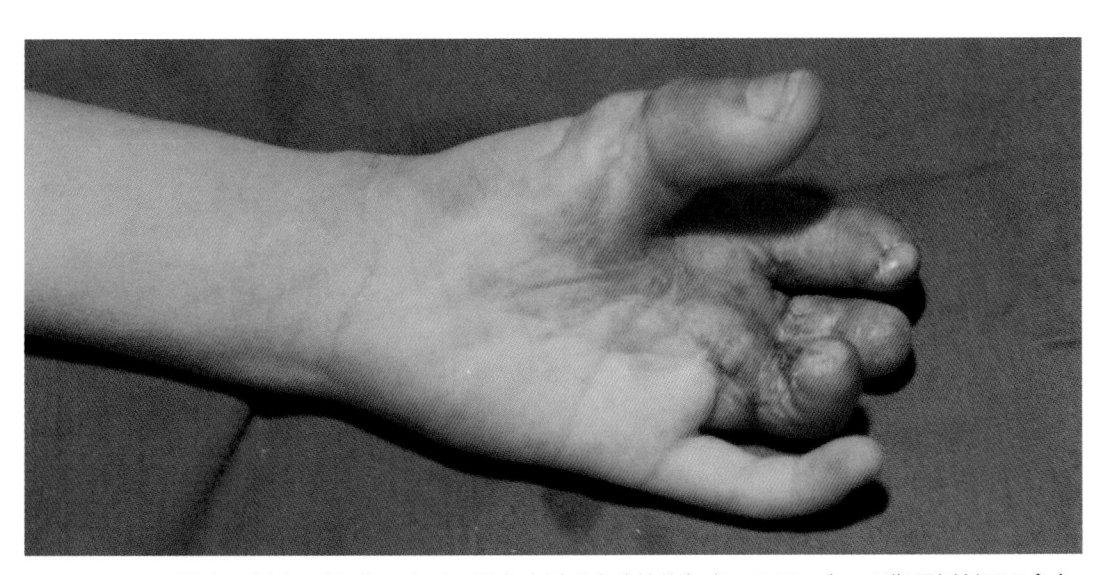

图 1-4-101 跆趾甲皮瓣再造拇指，多趾、足背皮瓣联合移植修复虎口和示、中、环指屈侧创面已愈合

【病例 21】

患者，男，20 岁。

伤因伤情：左手拇指环形软组织缺损，形成甲床和骨肌腱创面。

手术方法：入院后急诊行清创术，同时设计并切取示指背侧筋膜岛状皮瓣和虎口背侧皮瓣，转位瓦合拇指创面。供皮瓣区移植中厚皮修复。

预后效果：皮瓣与拇指创面一次性愈合。

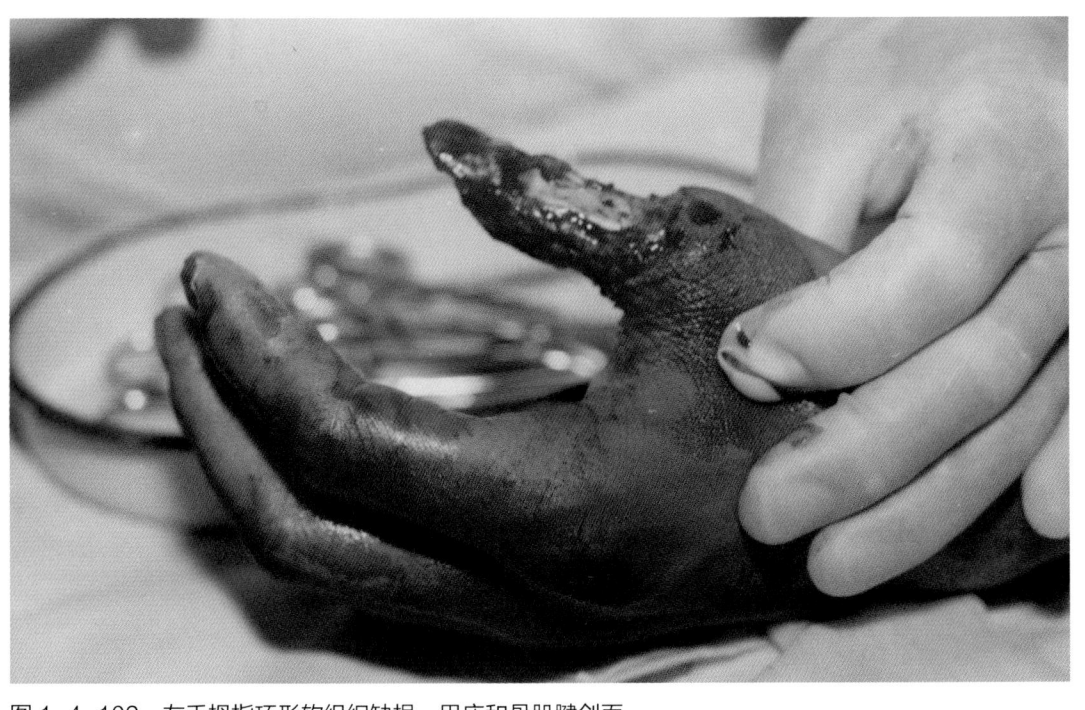

图 1-4-102 左手拇指环形软组织缺损，甲床和骨肌腱创面

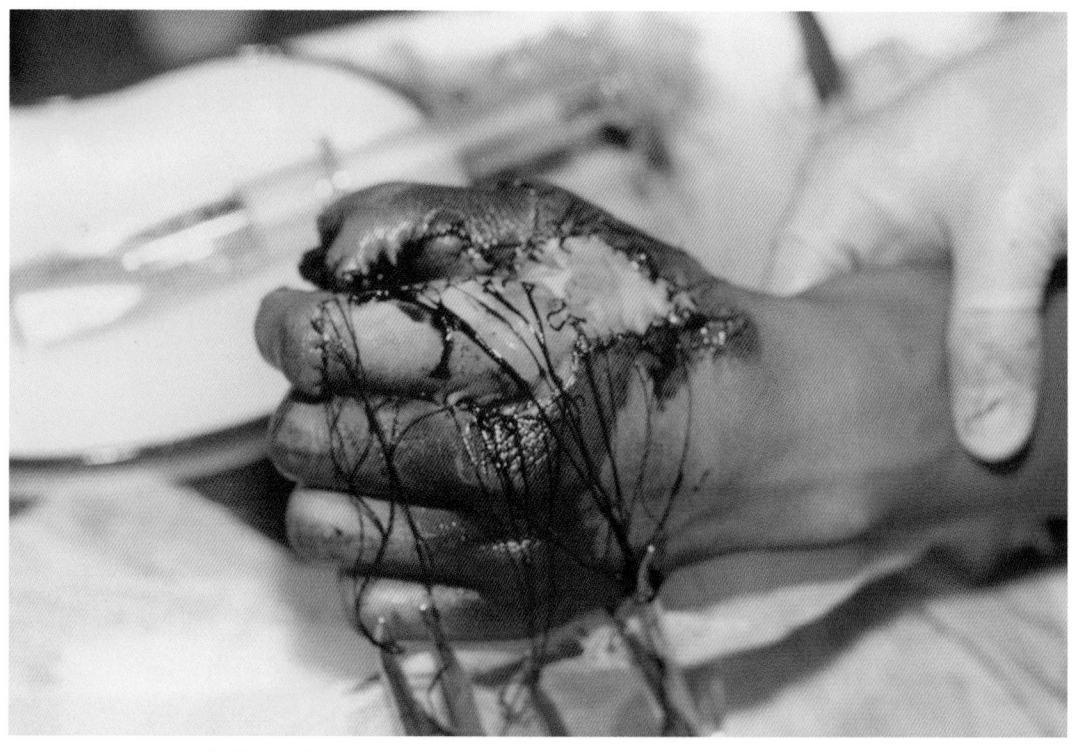

图 1-4-103　于示指背侧和虎口区同时设计两个筋膜皮瓣，虎口瓣修复拇指掌侧面，示指背侧瓣修复拇指背侧面

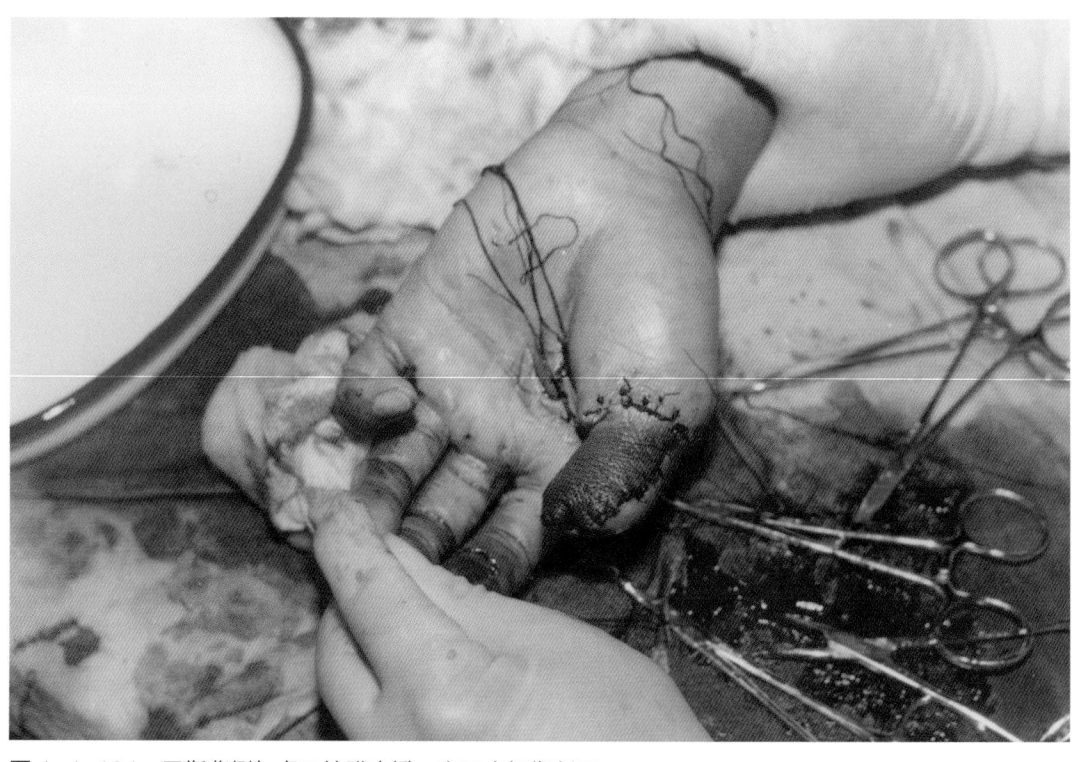

图 1-4-104　示指背侧与虎口筋膜皮瓣一次瓦合拇指创面

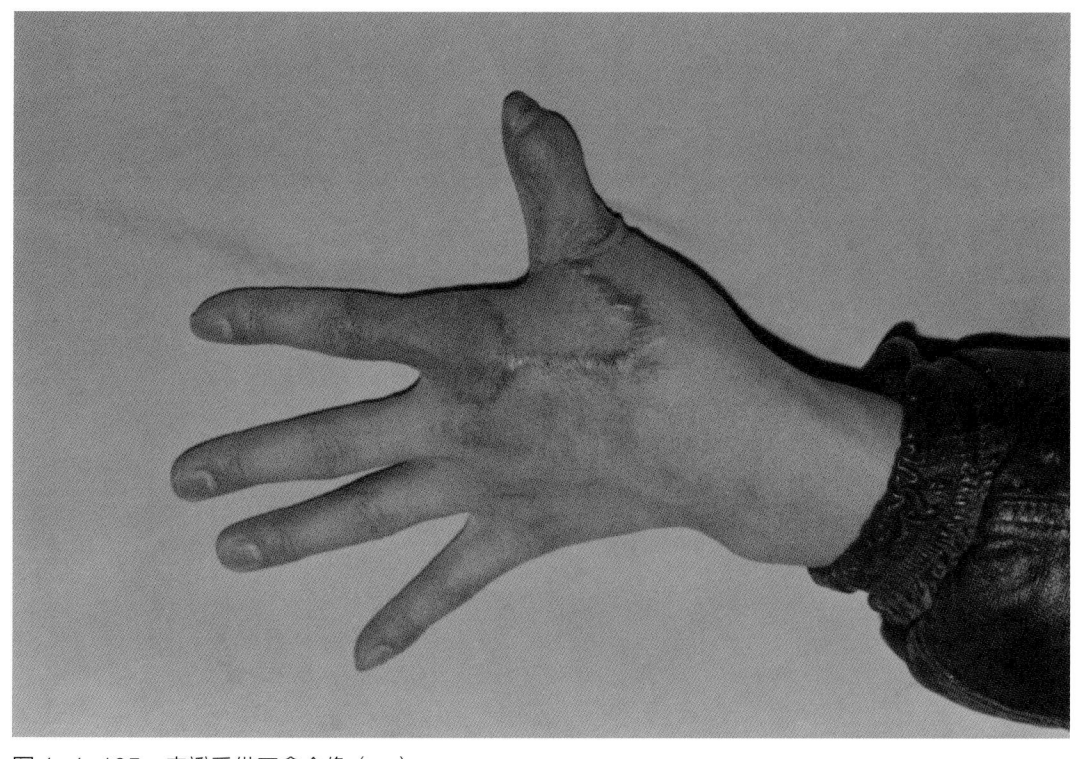

图 1-4-105　皮瓣受供区愈合像（一）

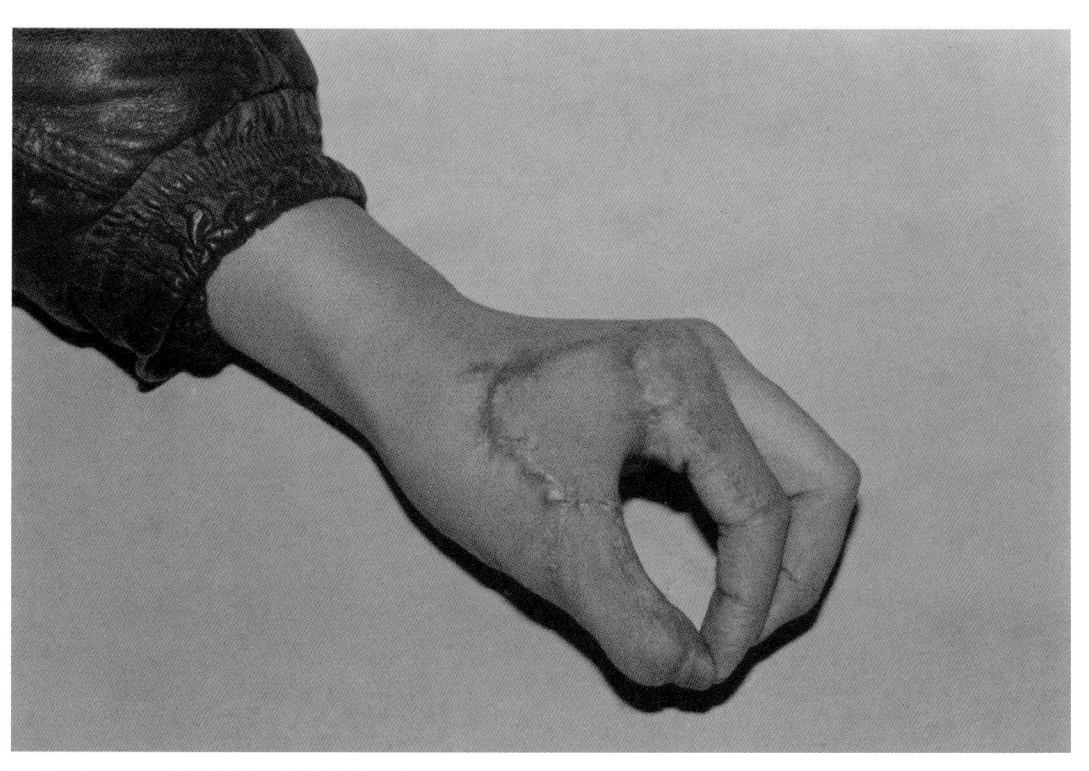

图 1-4-106　皮瓣受供区愈合像（二）

【病例 22】

患儿，男，10 个月。

伤因伤情：左手拇指Ⅲ度缺损，环指缺损，示、中指掌指关节损伤、骨骺损伤。

手术方法：设计并完成第 2 足趾游离移植再造拇指术。

预后效果：术后再造拇指完全成活。术后 3 个月，恢复了拇指对掌、对指功能。术后跟踪随访 11 年，再造拇指随生长而发育，功能和姿态良好，足趾供区线状瘢痕挛缩，示、中指掌指关节呈连枷状，指体生长滞后。

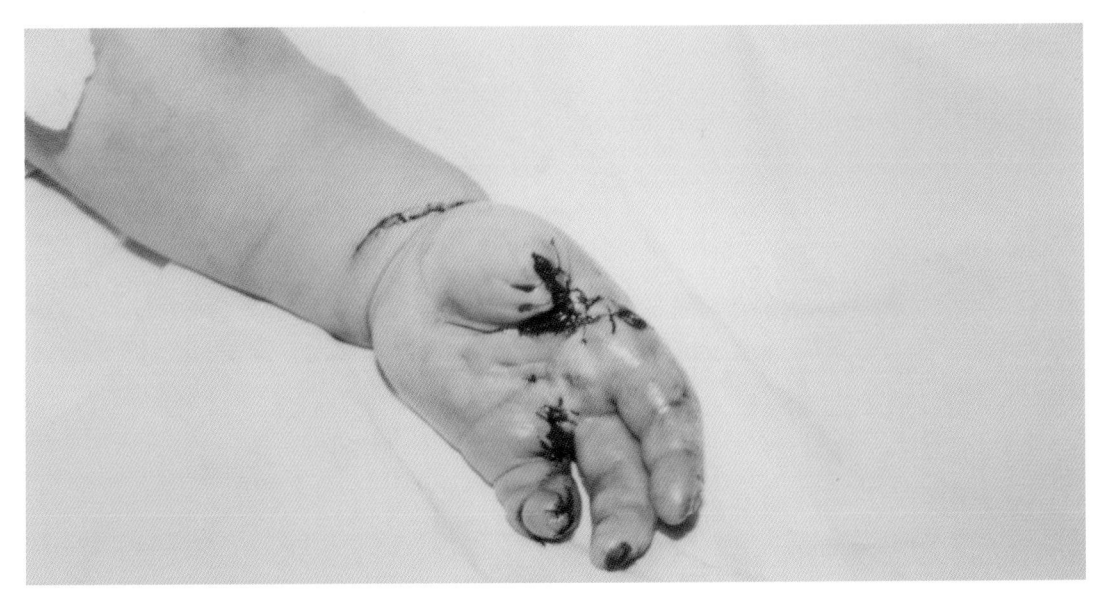

图 1-4-107　左手拇指Ⅲ度缺损，环指缺损

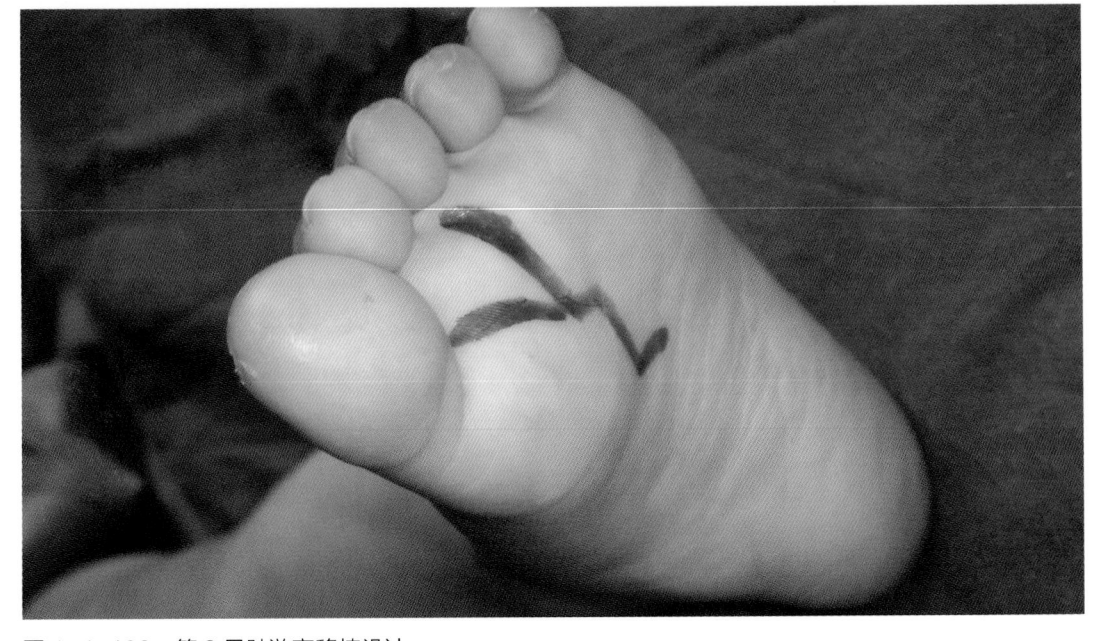

图 1-4-108　第 2 足趾游离移植设计

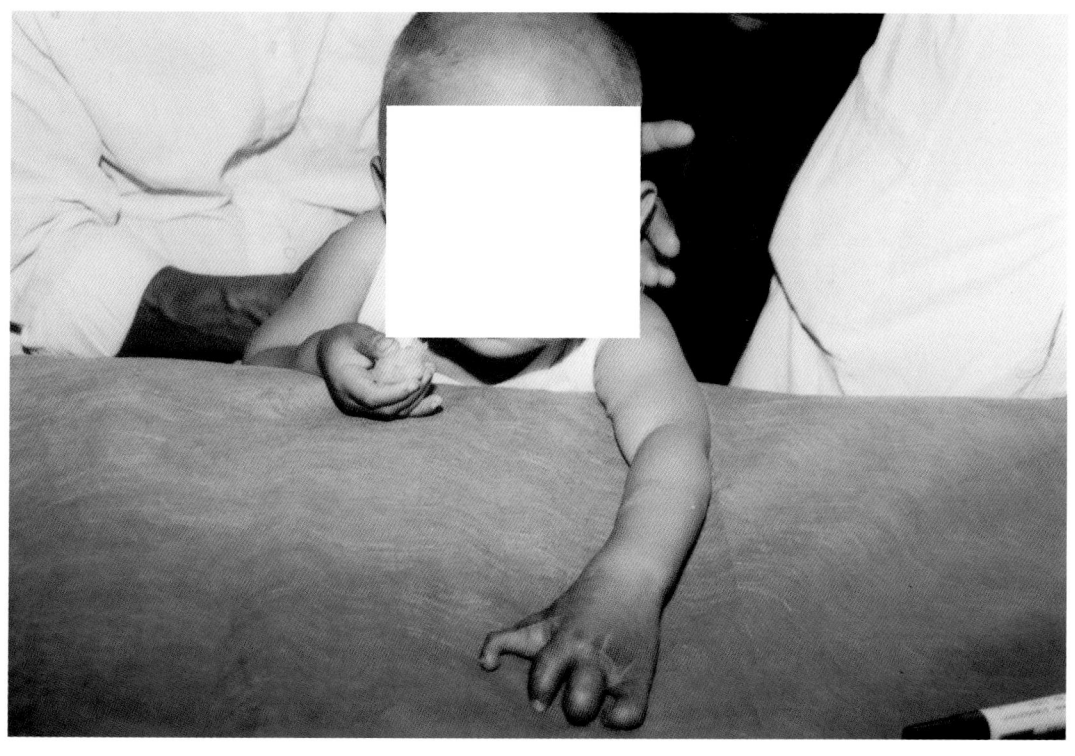

图 1-4-109　再造拇指成活

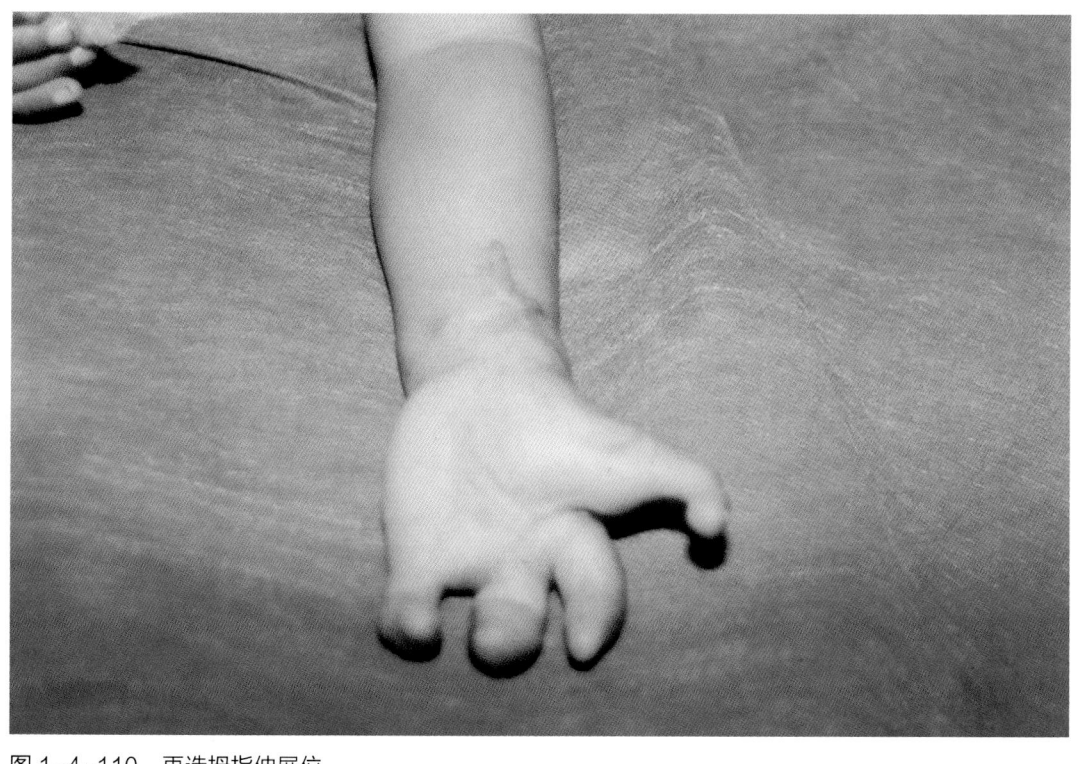

图 1-4-110　再造拇指伸展位

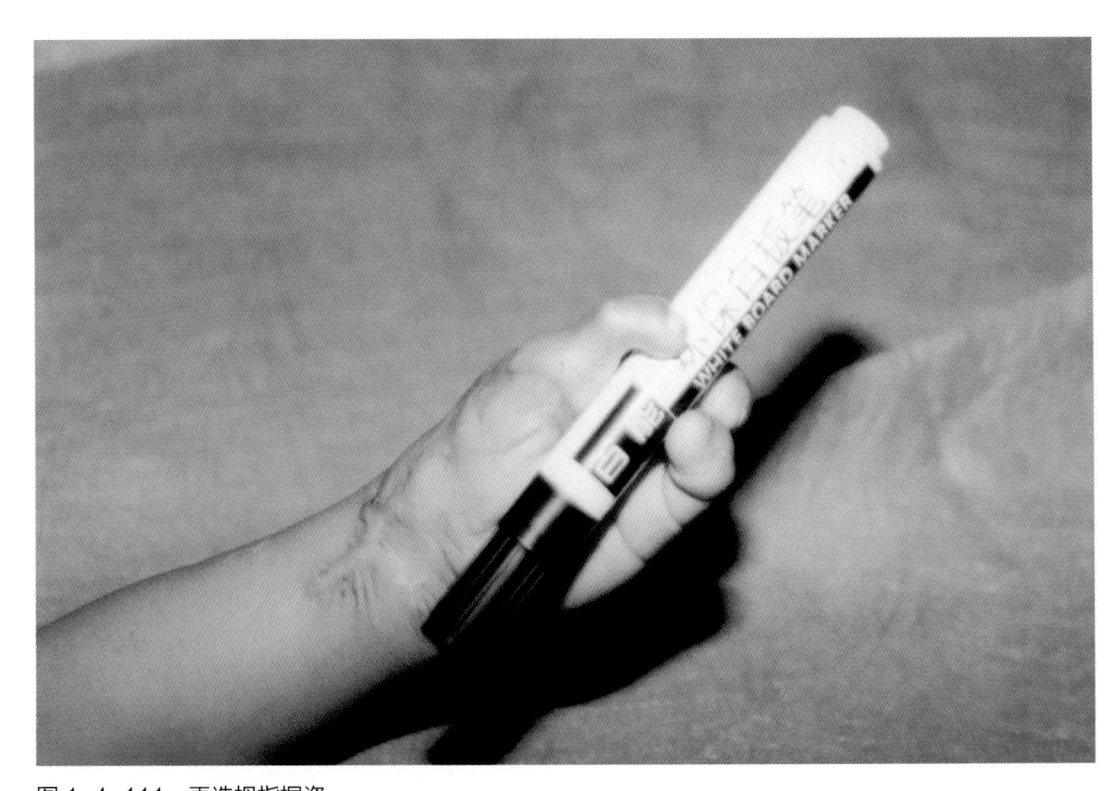

图 1-4-111　再造拇指握姿

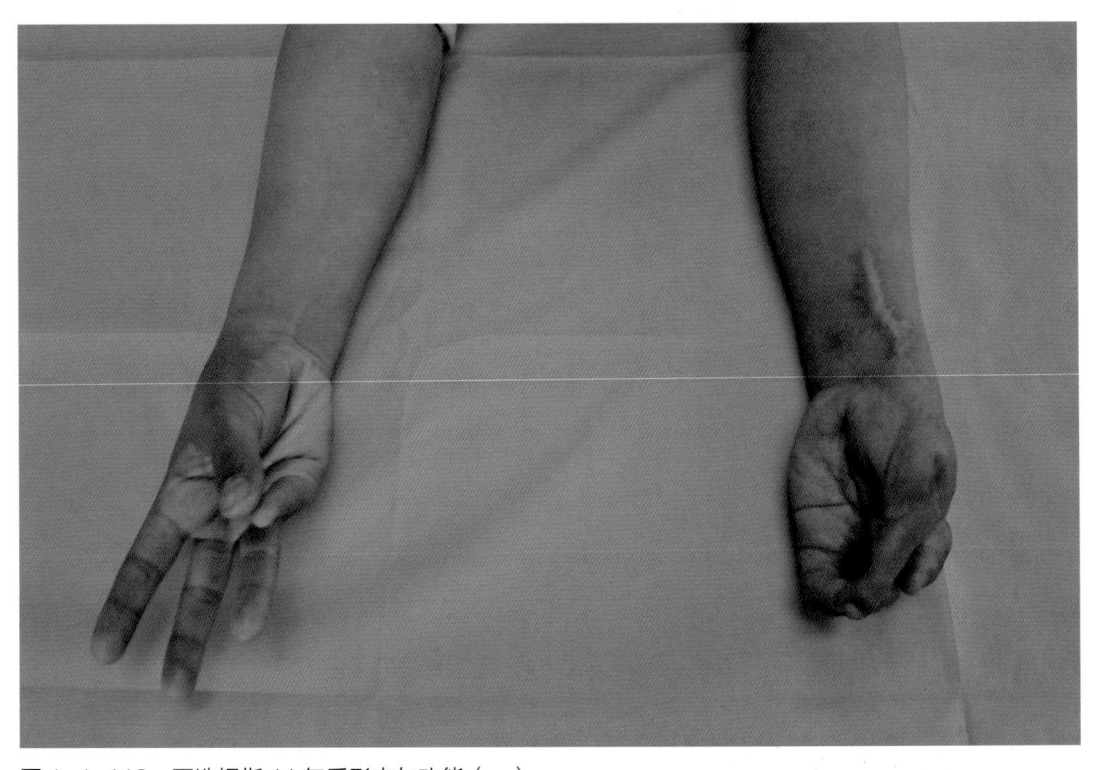

图 1-4-112　再造拇指 11 年后形态与功能（一）

114

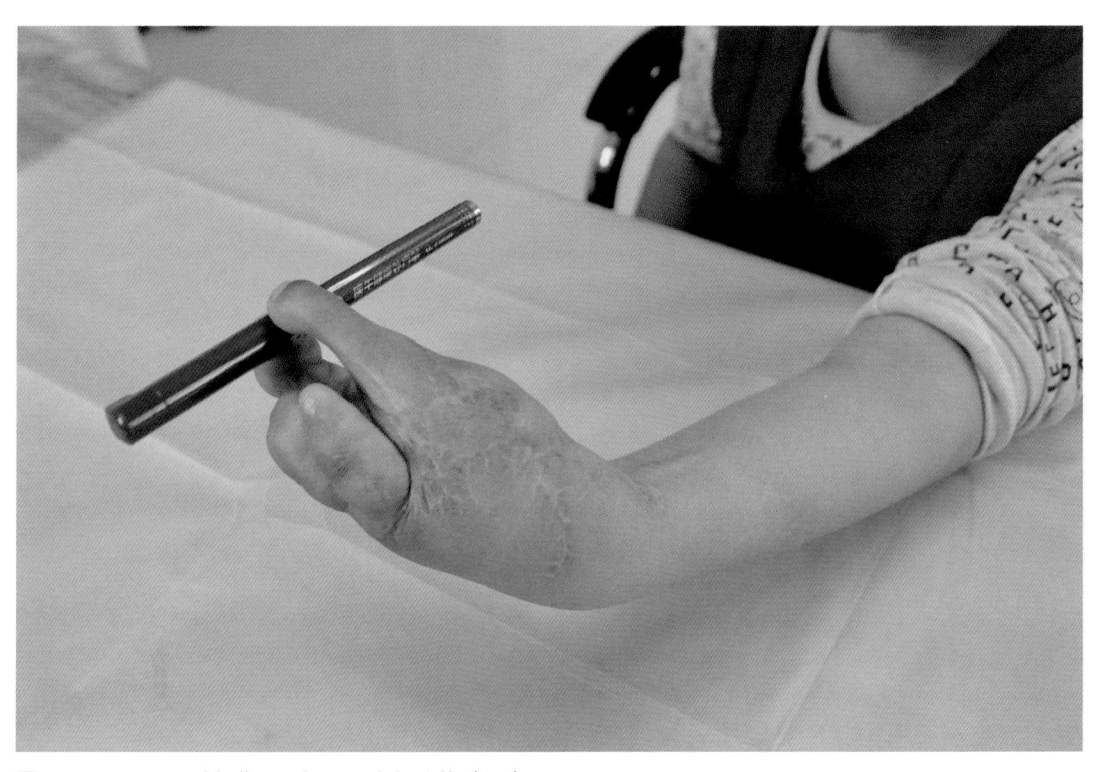

图 1-4-113　再造拇指 11 年后形态与功能（二）

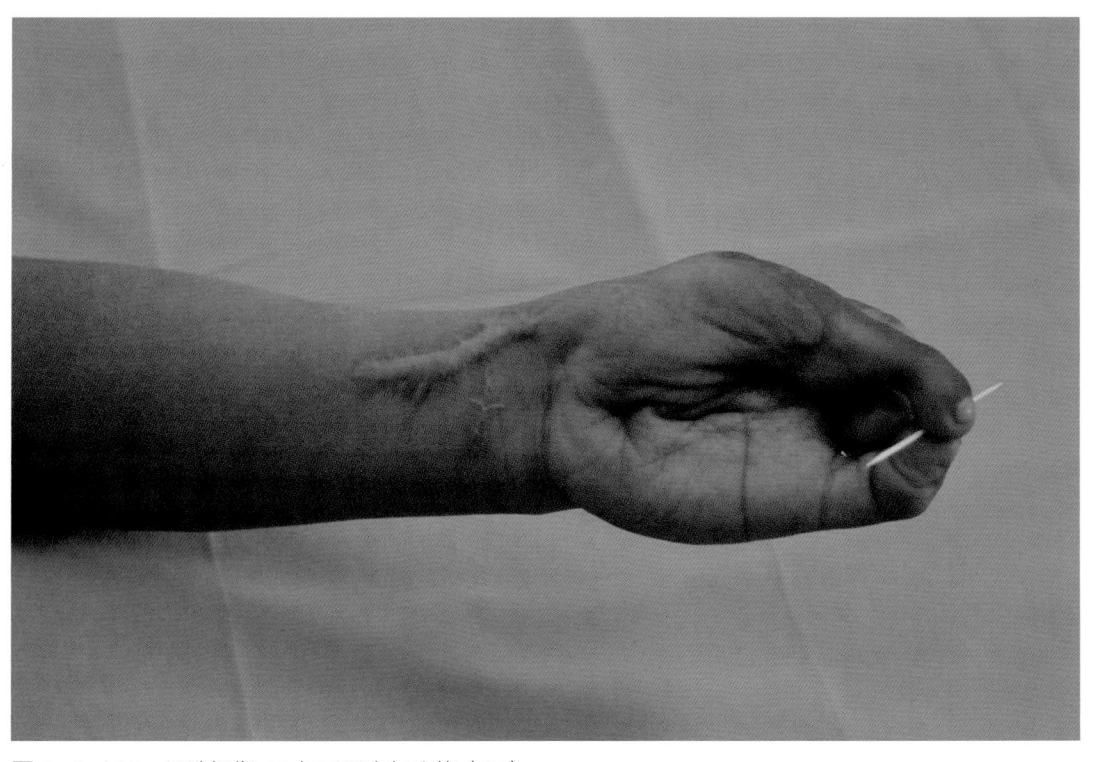

图 1-4-114　再造拇指 11 年后形态与功能（三）

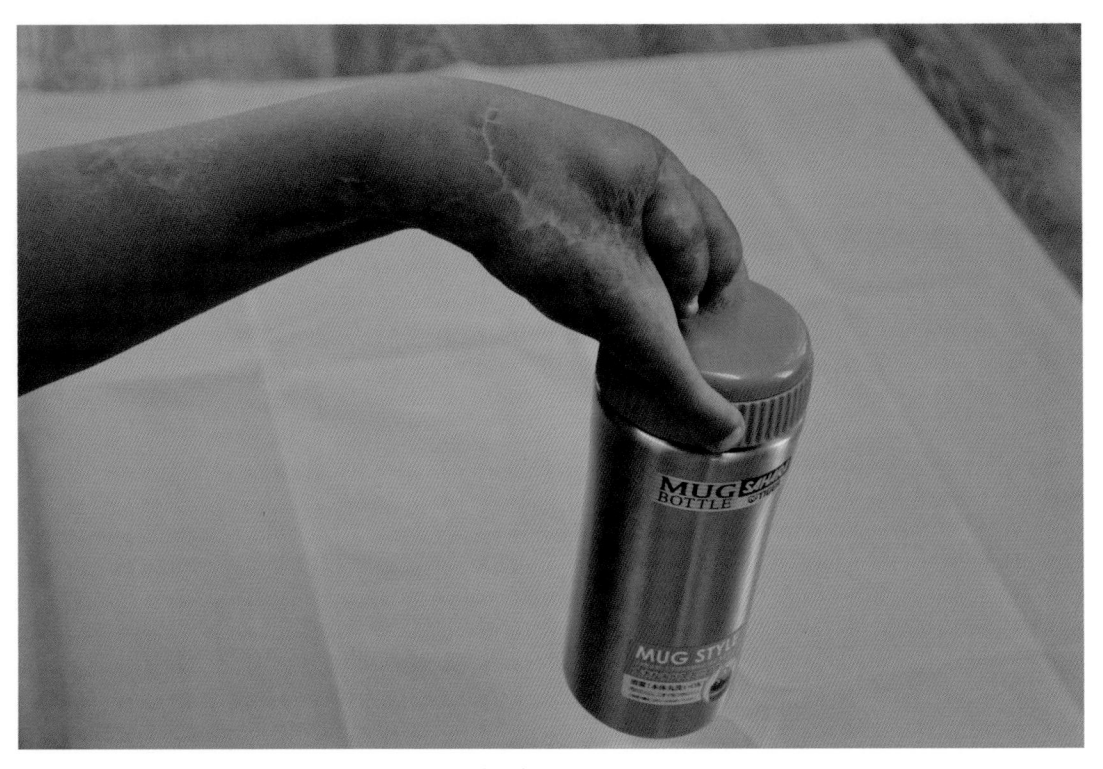

图 1-4-115　再造拇指 11 年后形态与功能（四）

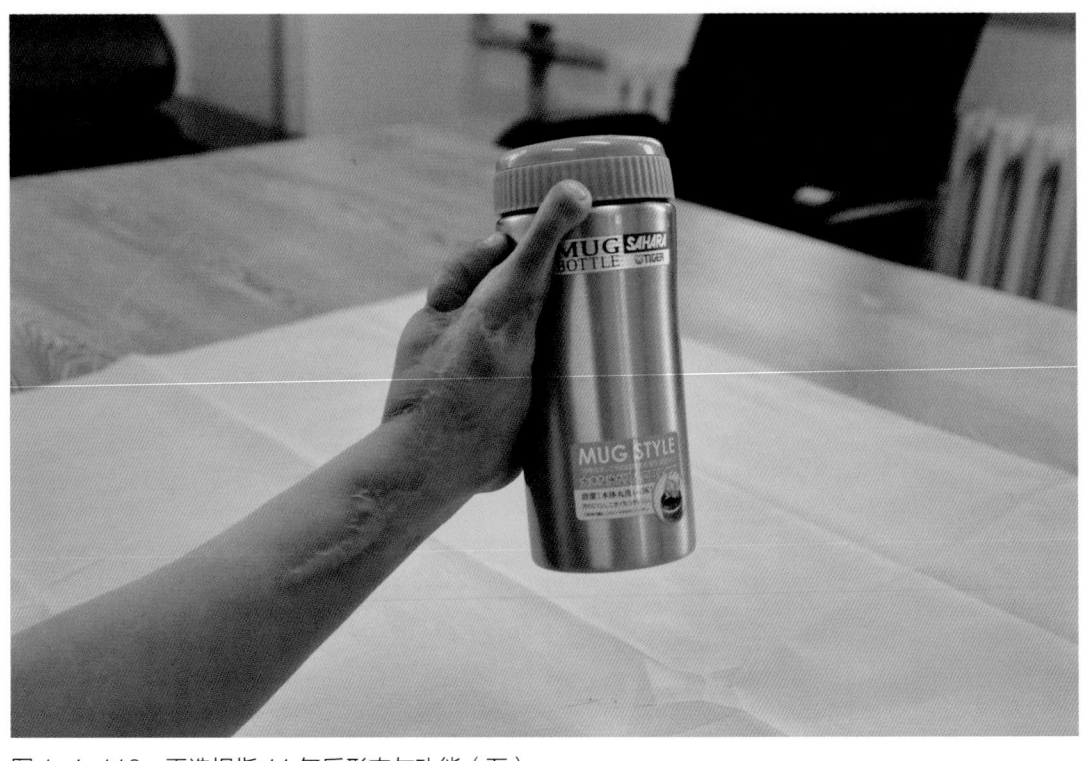

图 1-4-116　再造拇指 11 年后形态与功能（五）

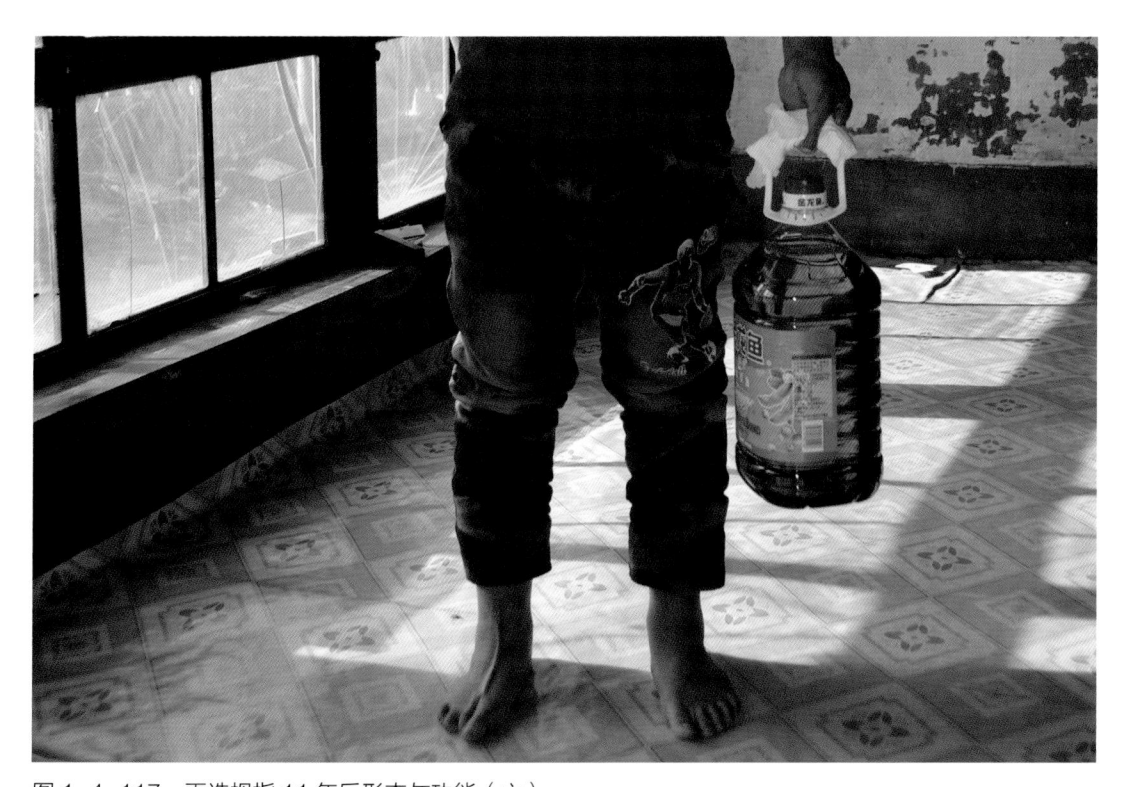

图 1-4-117　再造拇指 11 年后形态与功能（六）

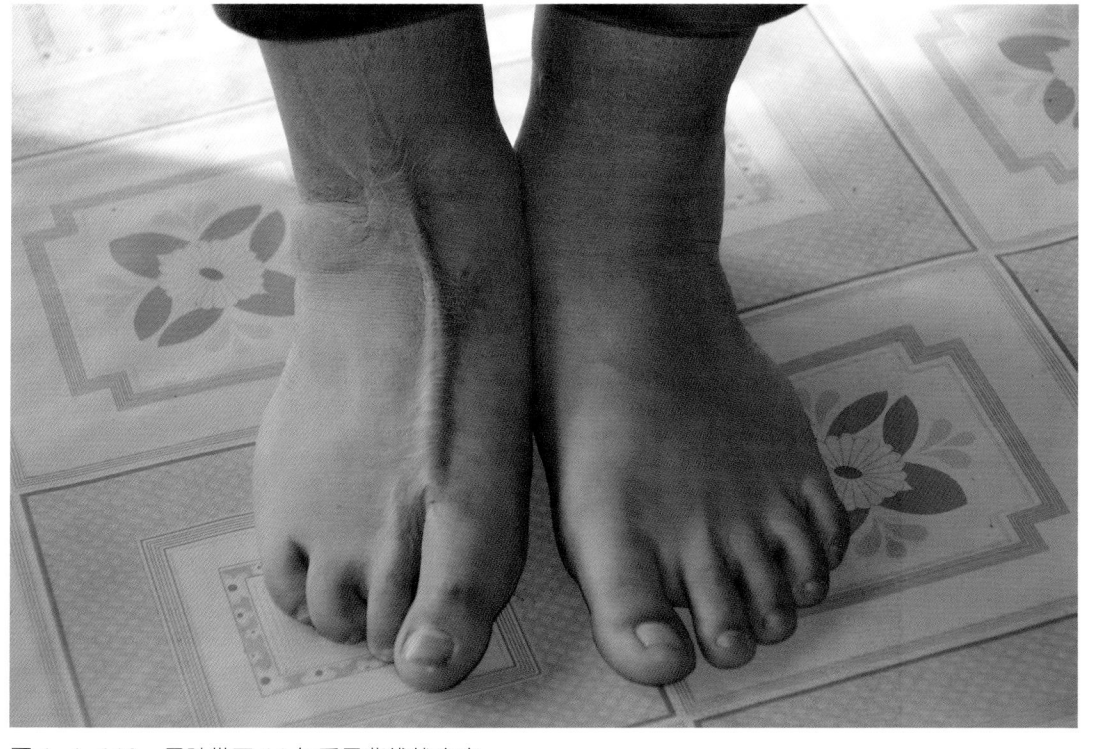

图 1-4-118　足趾供区 11 年后足背线状瘢痕

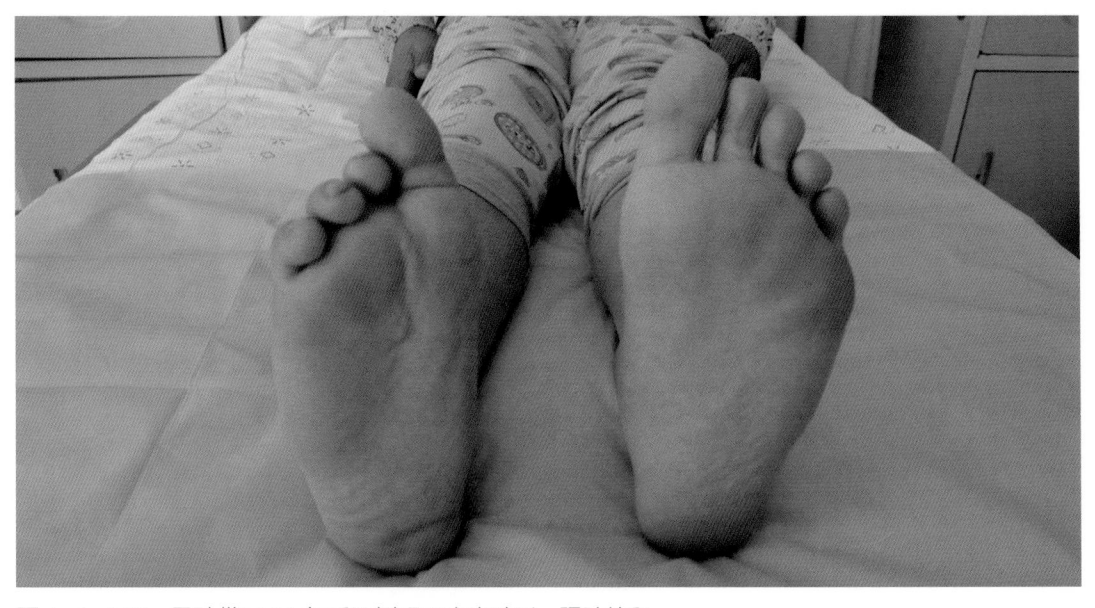

图 1-4-119　足趾供区 11 年后跖侧观无瘢痕畸形、踇趾外翻

【病例 23】

患儿，男，2 岁。

伤因伤情：右手铡草机铡伤，拇、示、中、环指经掌指关节水平缺损。

手术方法：入院后急诊行清创术，一期第 2 足趾游离移植再造拇指，腹部皮瓣修复手掌软组织缺损。

预后效果：术后再造指成活，腹部皮瓣与残掌创面愈合。再造拇指具有对掌、对指功能。术后 9 年随访，再造拇指随生长而发育。因残掌瘢痕挛缩，导致第 1 掌骨内收畸形。经采取瘢痕松解、矫正了第 1 掌骨内收畸形。

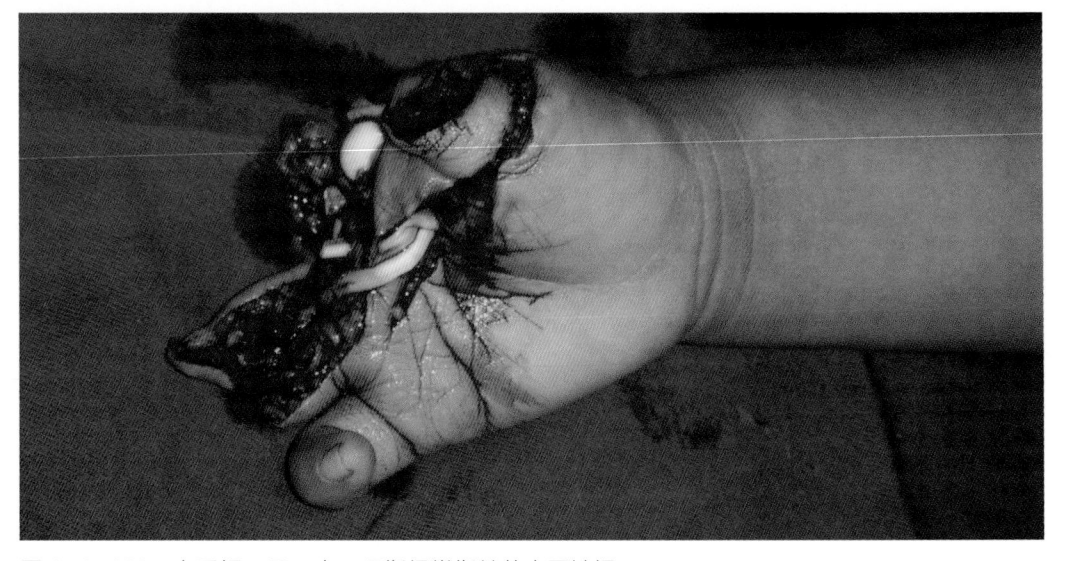

图 1-4-120　右手拇、示、中、环指经掌指关节水平缺损

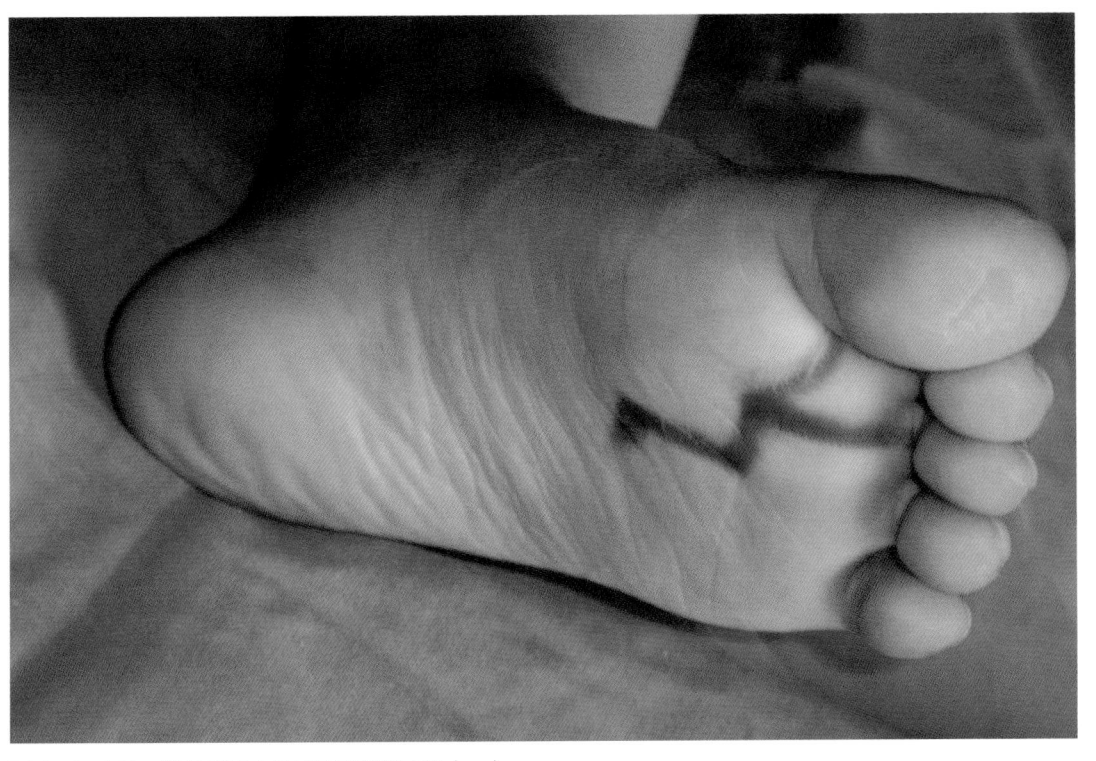

图 1-4-121　设计第 2 足趾游离移植图形（一）

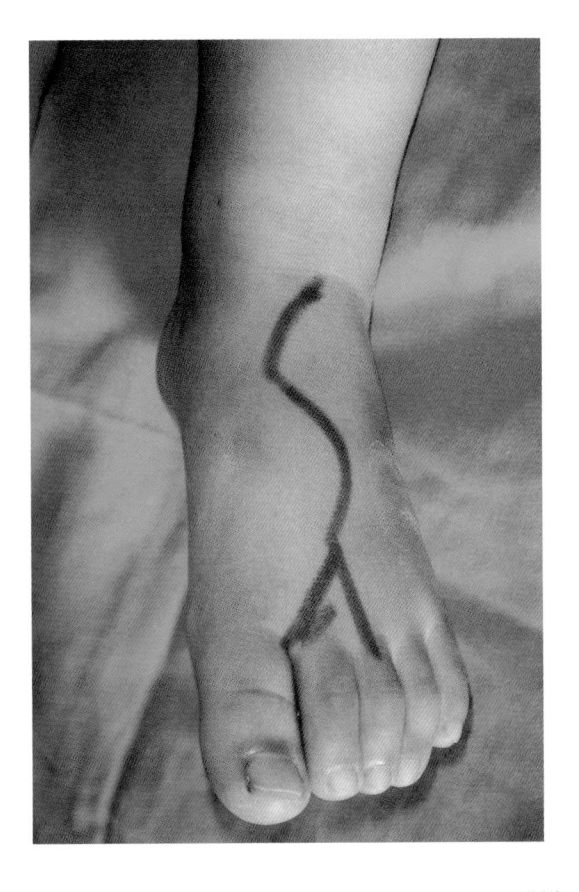

图 1-4-122　设计第 2 足趾游离移植图形（二）

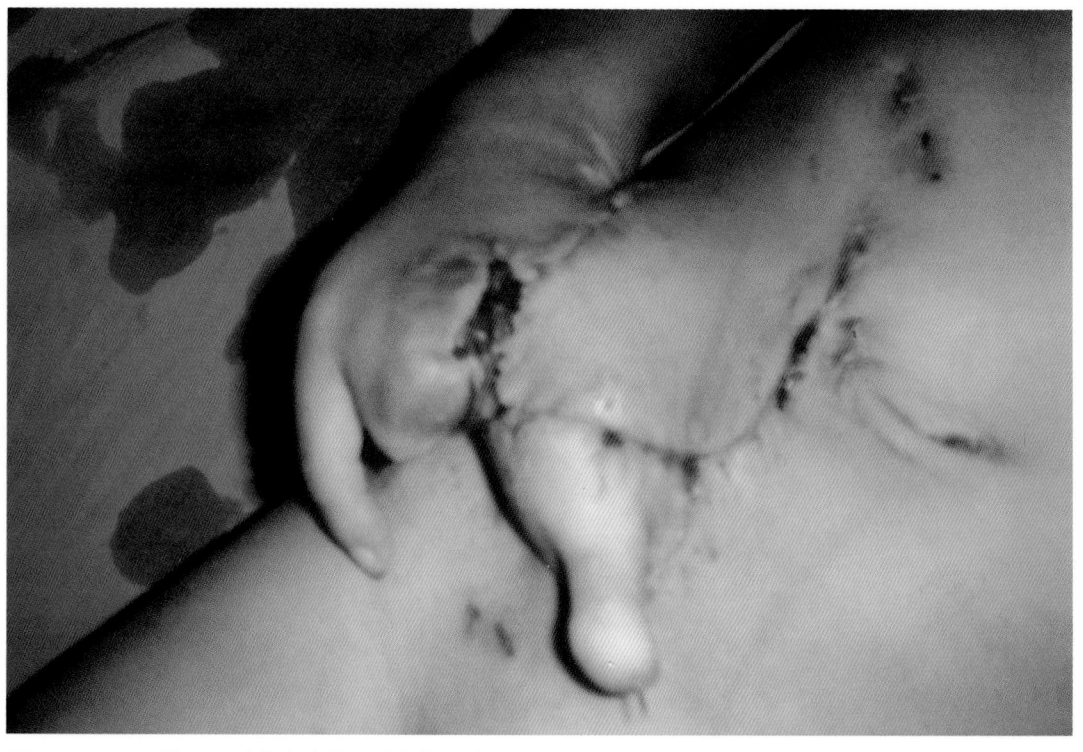

图 1-4-123　第 2 足趾游离移植再造拇指与腹部皮瓣修复手掌软组织缺损像

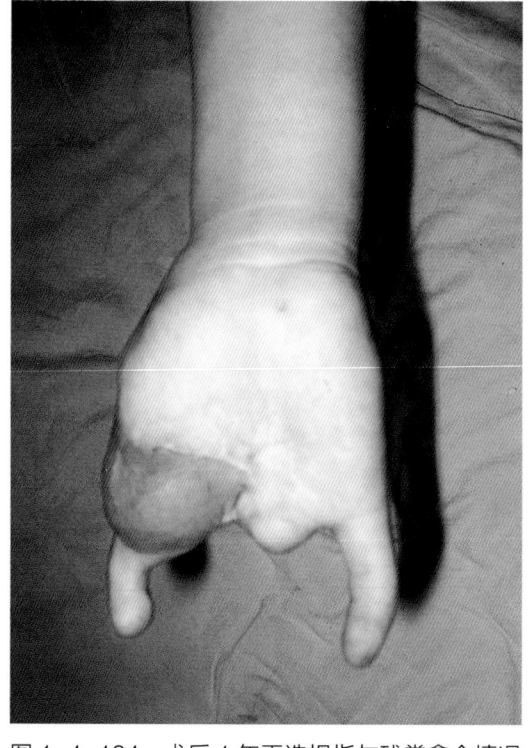

图 1-4-124　术后 1 年再造拇指与残掌愈合情况
（掌侧观）

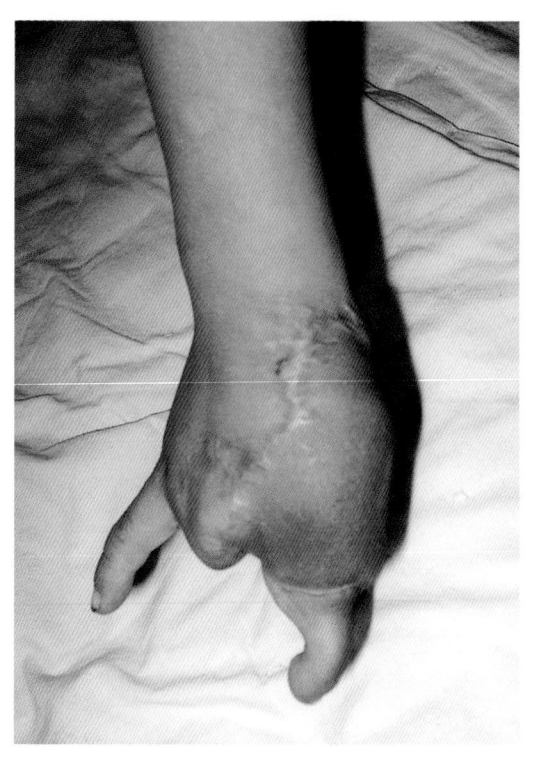

图 1-4-125　术后 1 年再造拇指与残掌愈合情况
（背侧观）

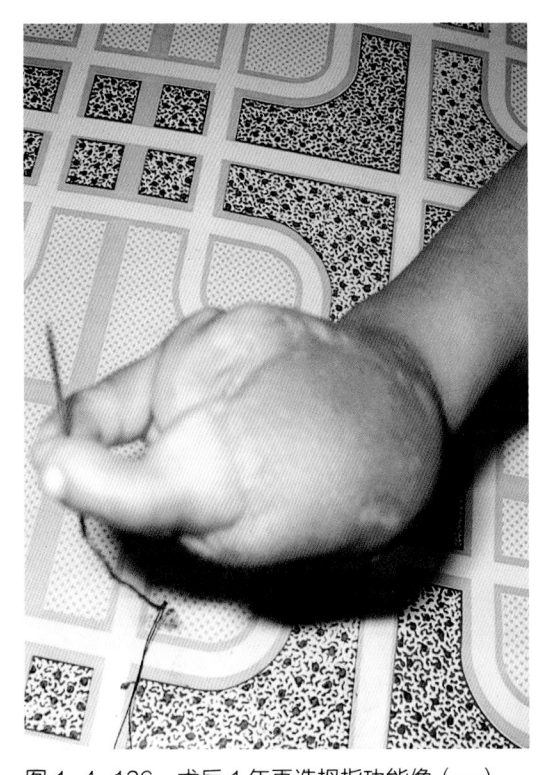

图 1-4-126 术后 1 年再造拇指功能像（一）

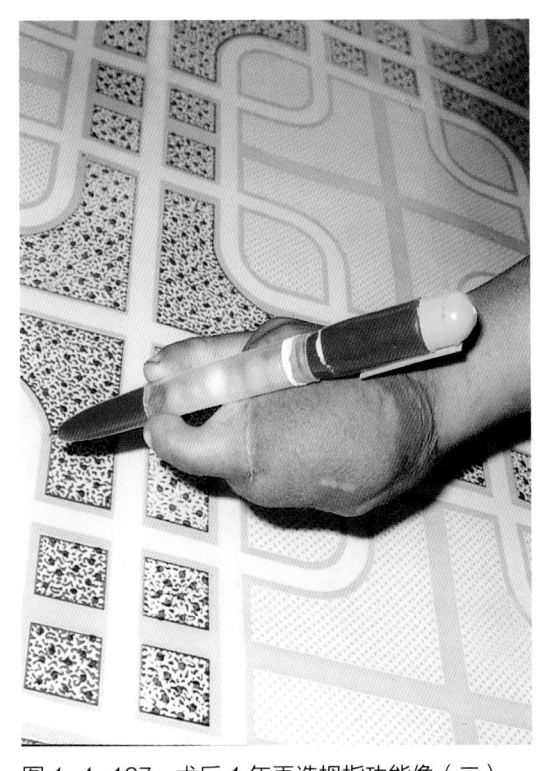
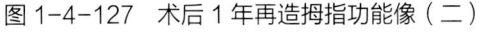

图 1-4-127 术后 1 年再造拇指功能像（二）

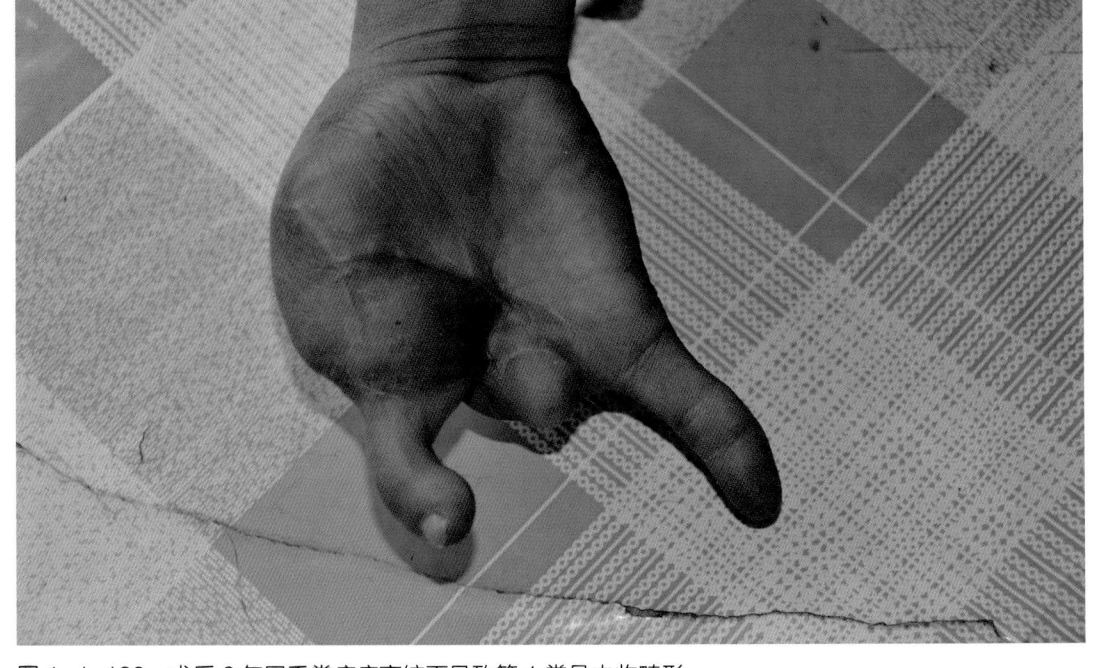

图 1-4-128 术后 9 年因手掌瘢痕挛缩而导致第 1 掌骨内收畸形

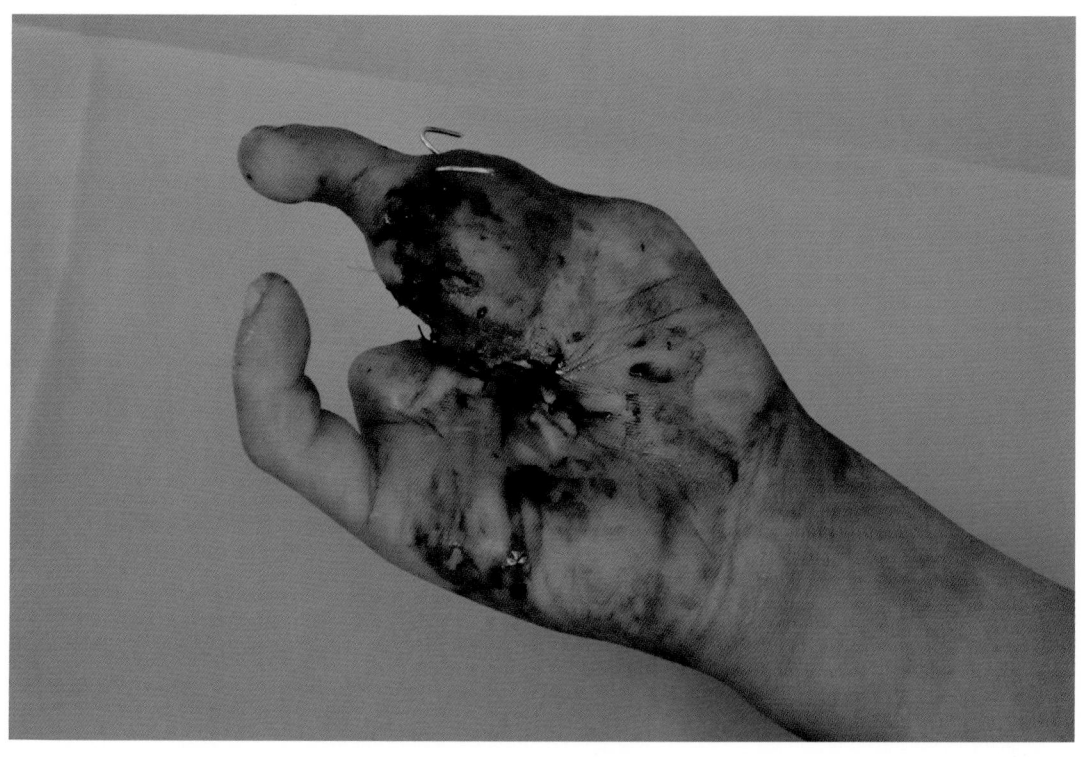

图 1-4-129　瘢痕松解、矫正了第 1 掌骨内收畸形（掌侧观）

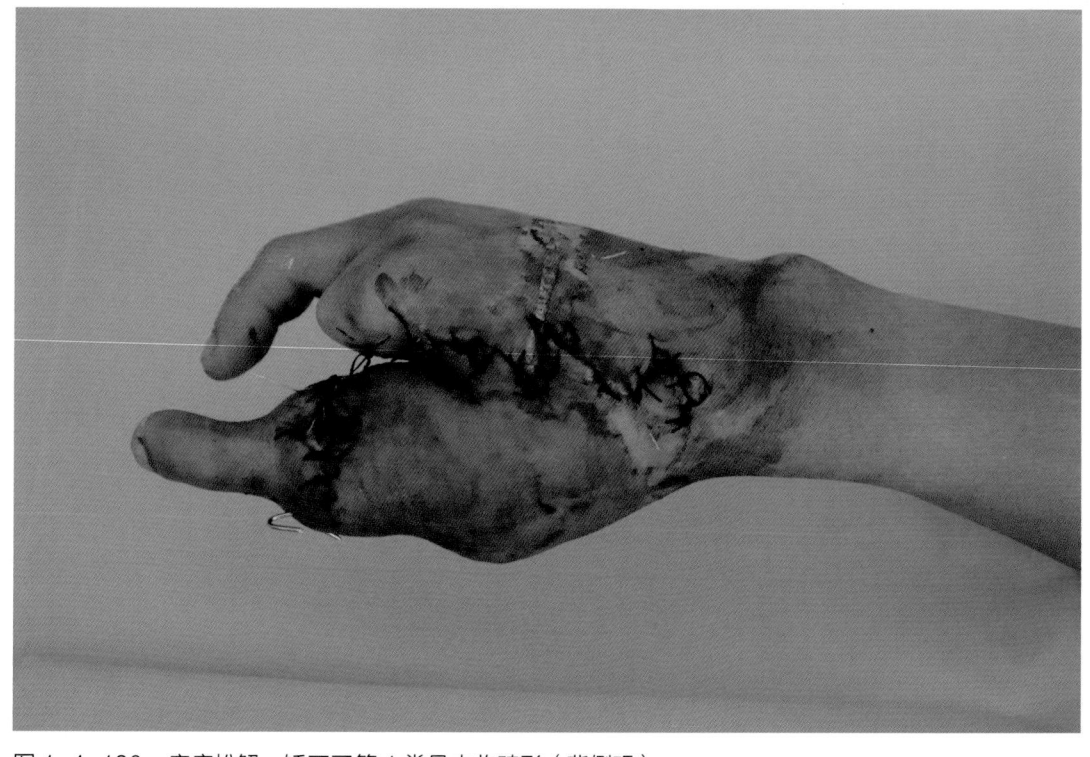

图 1-4-130　瘢痕松解、矫正了第 1 掌骨内收畸形（背侧观）

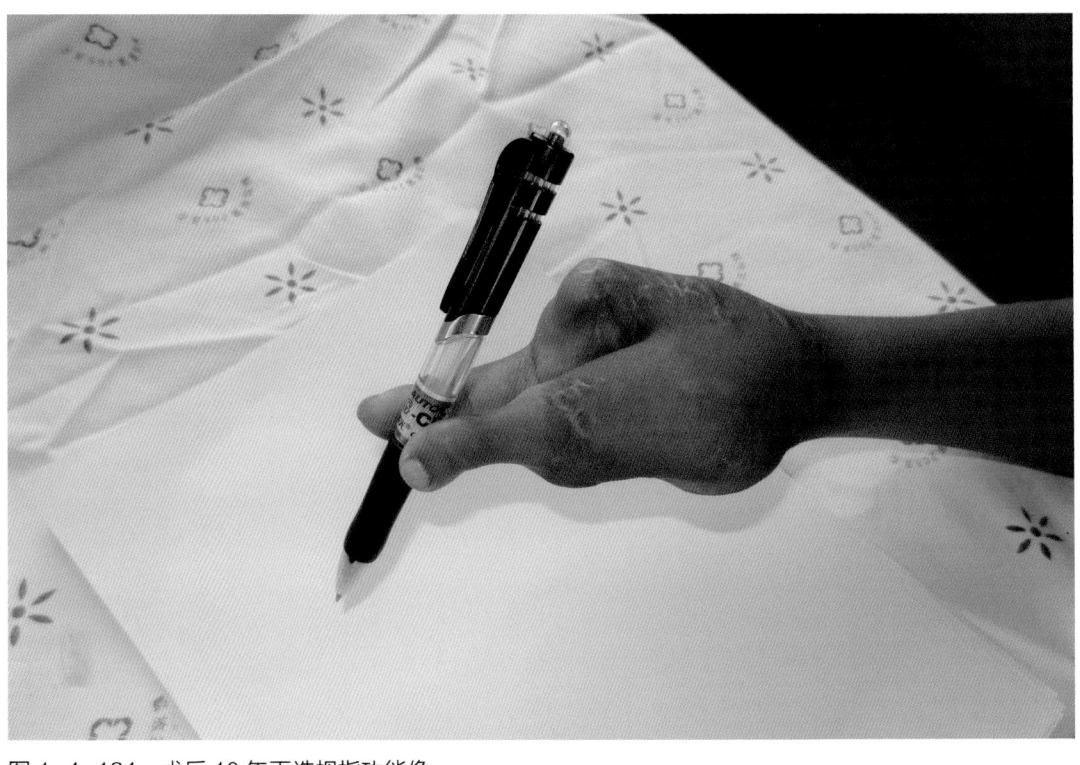

图 1-4-131 术后 10 年再造拇指功能像

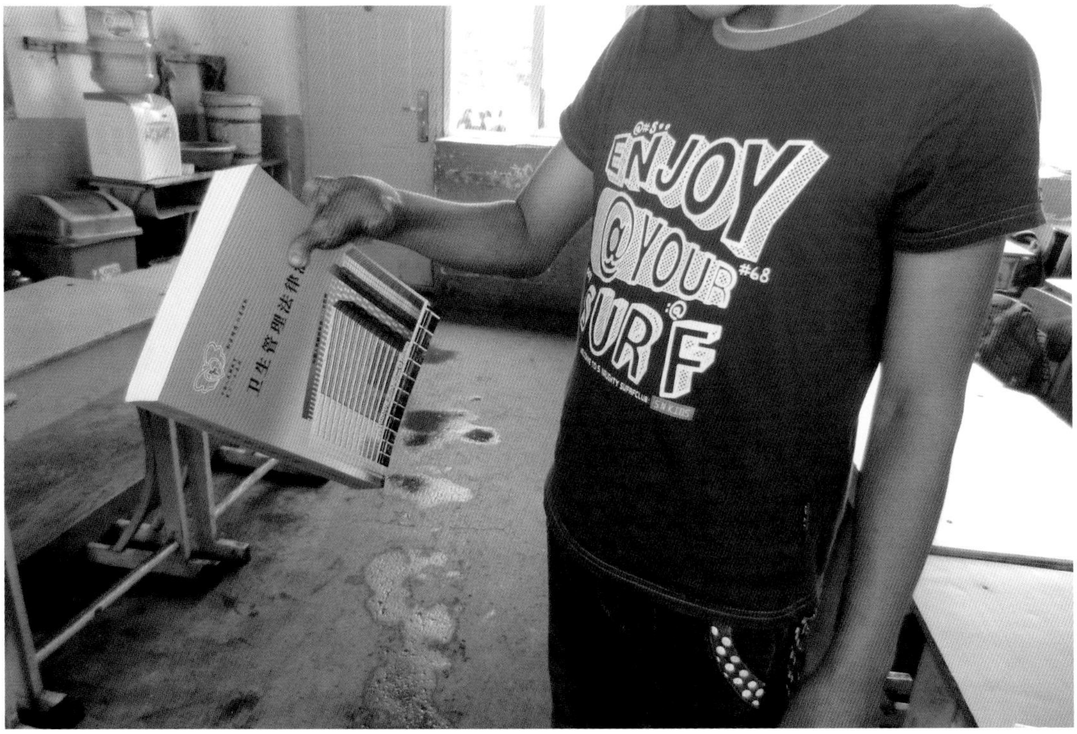

图 1-4-132 术后 10 年再造拇指功能像

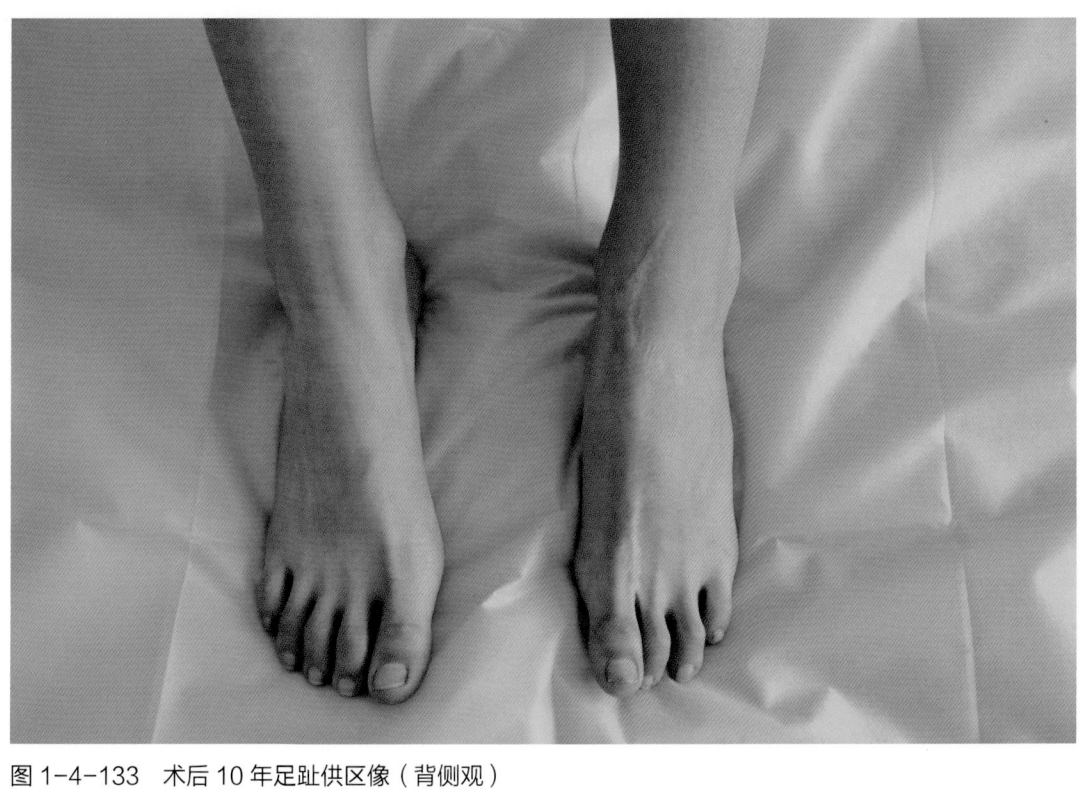

图 1-4-133　术后 10 年足趾供区像（背侧观）

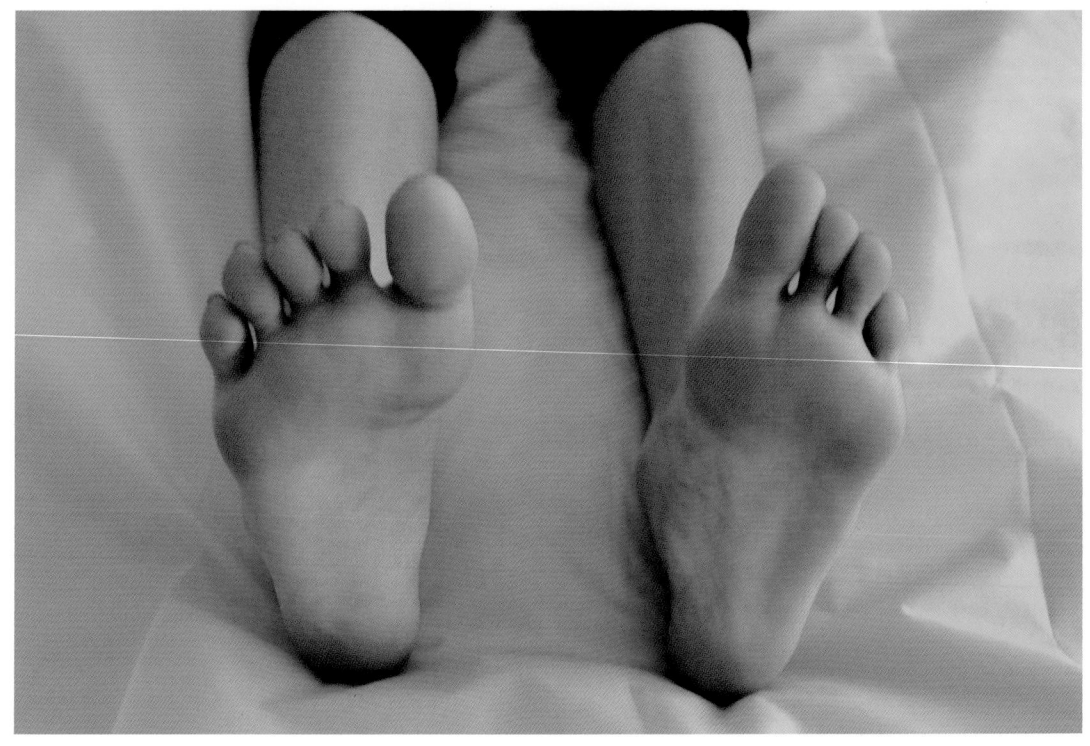

图 1-4-134　术后 10 年足趾供区像（掌侧观）

【病例 24】

患儿，女，3 岁。

伤因伤情：右手拇指Ⅲ度缺损，示、中指末节部分缺损。

手术方法：设计第 2 足趾移植再造拇指。

预后效果：术后再造拇指成活，随访 11 年，再造拇指随生长而发育，形态与功能良好，足趾供区无瘢痕挛缩。

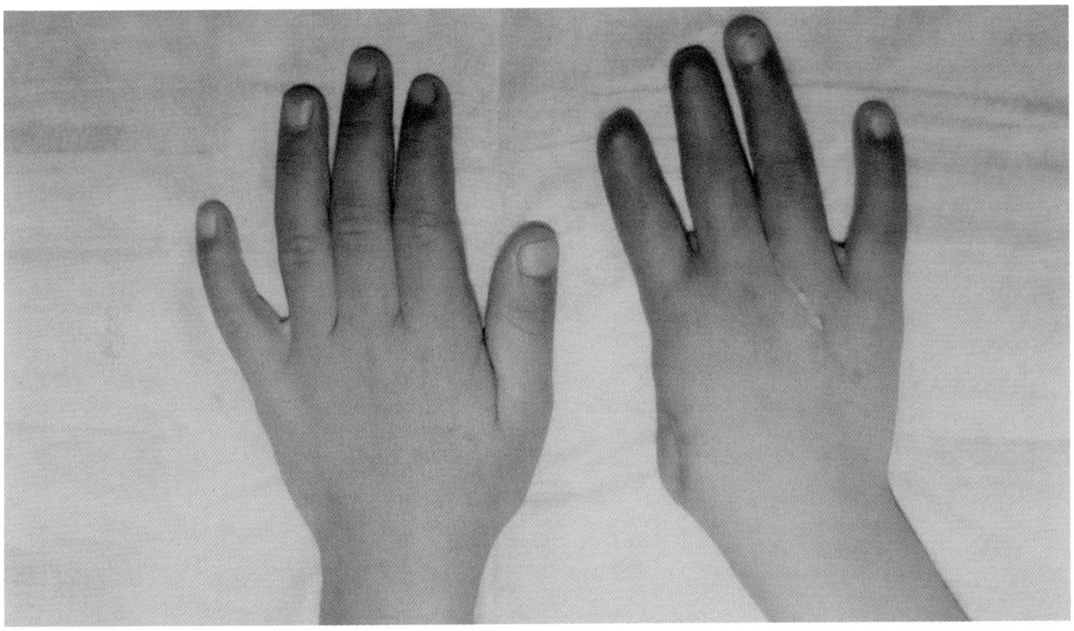

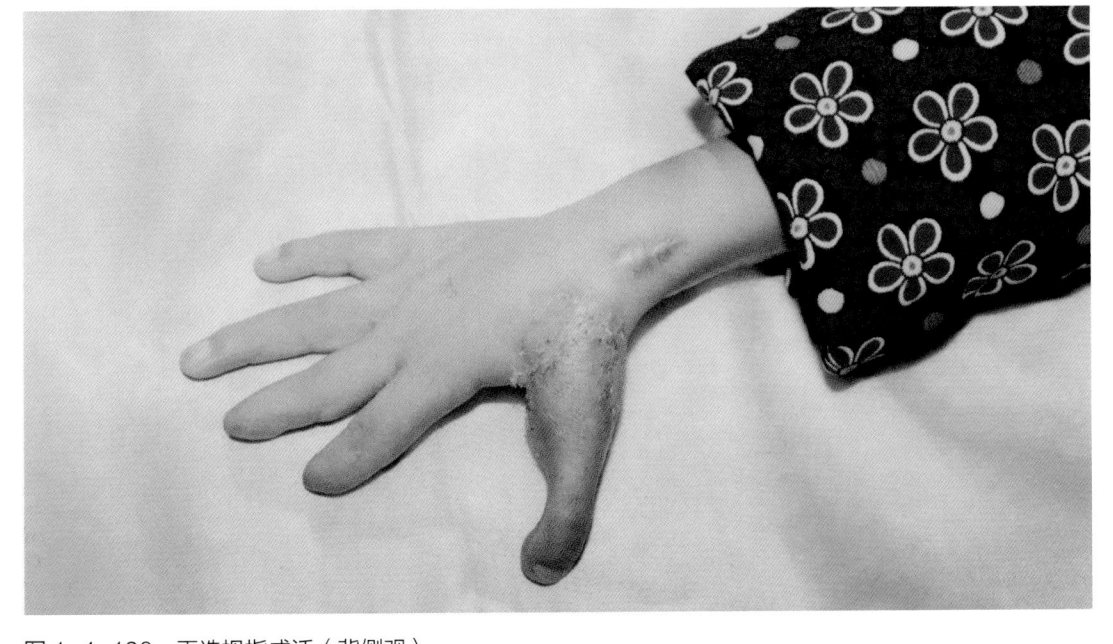

图 1-4-135 右手拇指Ⅲ度缺损

图 1-4-136 再造拇指成活（背侧观）

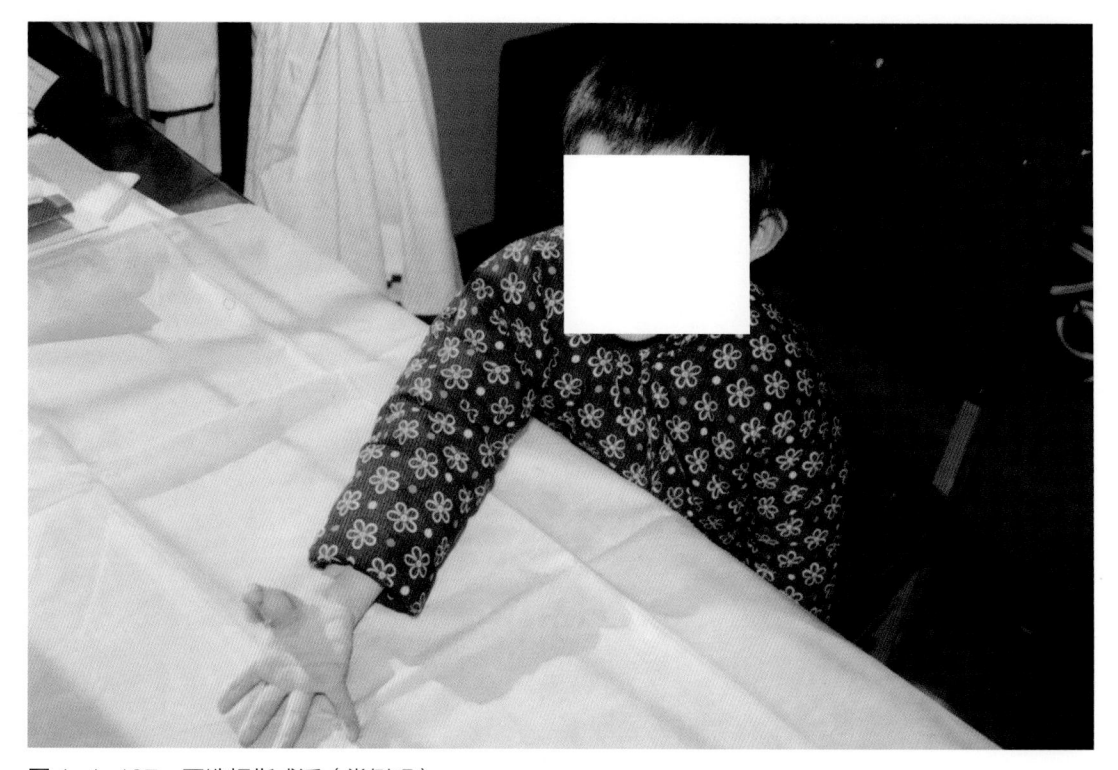

图 1-4-137　再造拇指成活（掌侧观）

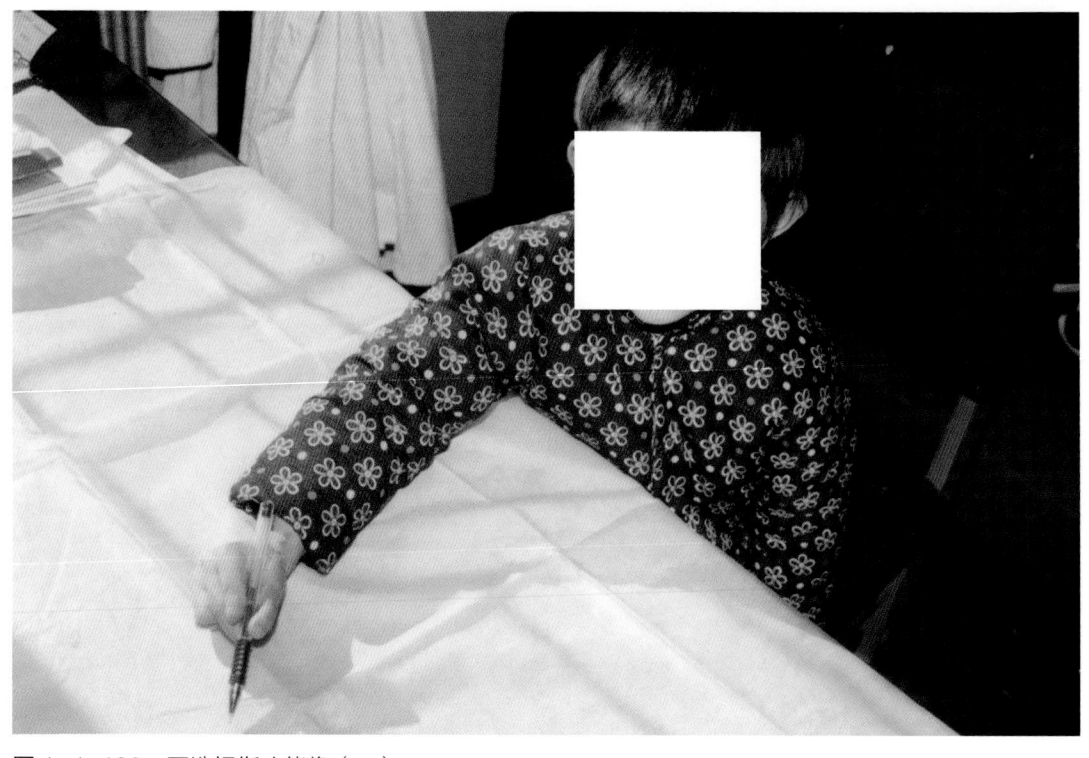

图 1-4-138　再造拇指功能像（一）

126

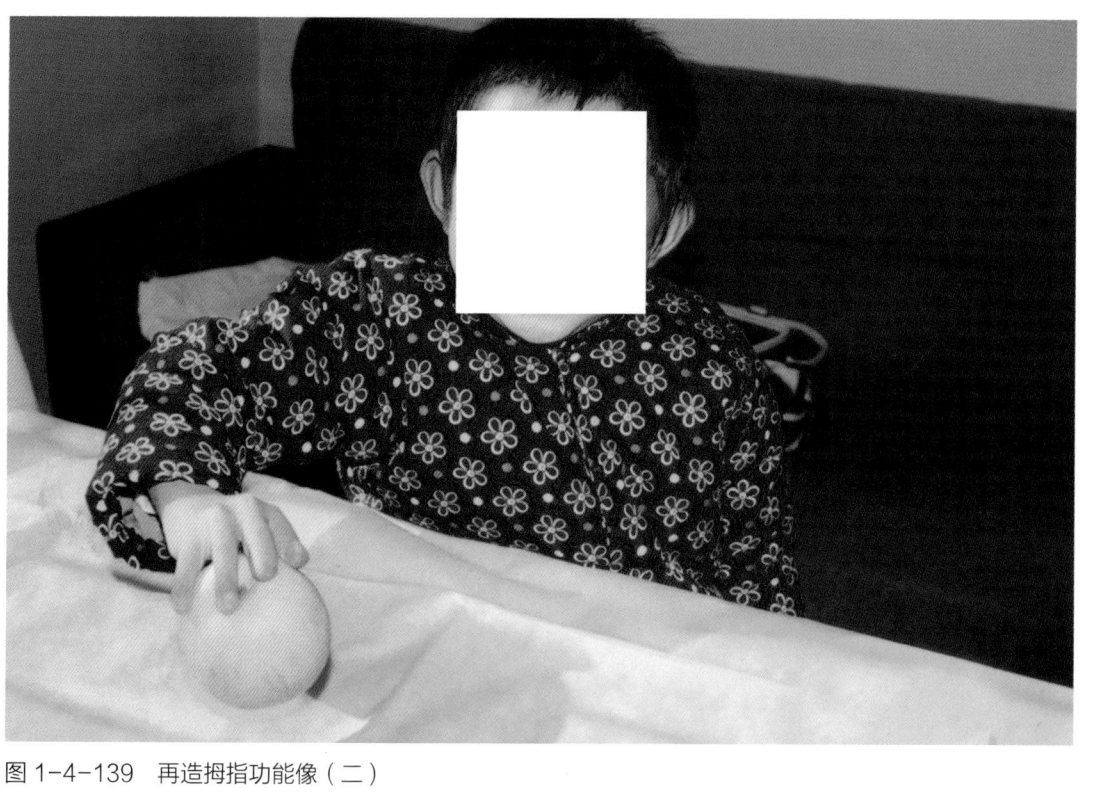

图 1-4-139　再造拇指功能像（二）

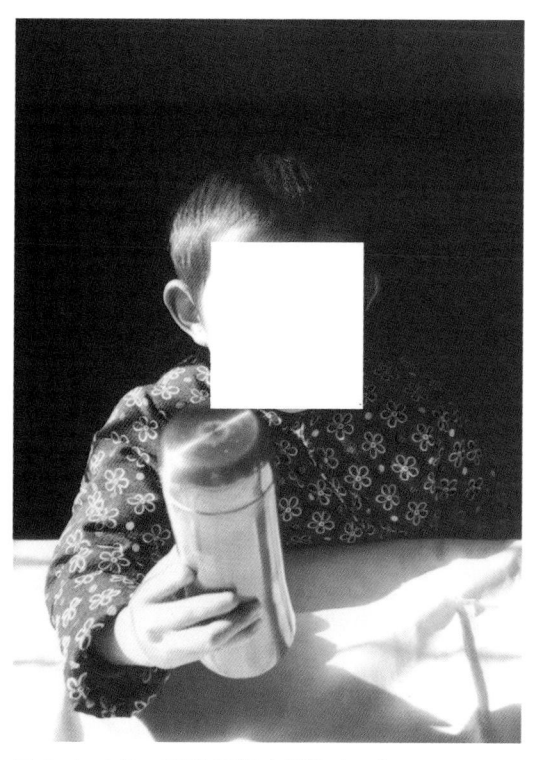

图 1-4-140　再造拇指功能像（三）

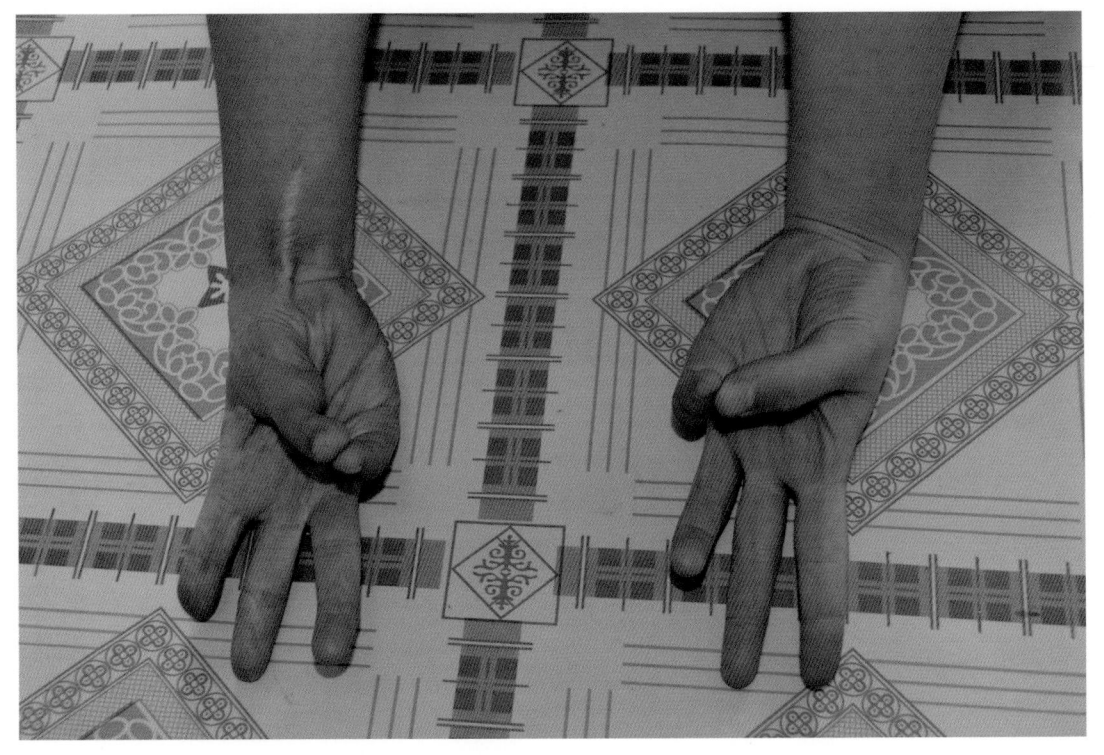

图 1-4-141　术后 11 年再造拇指形态与功能（一）

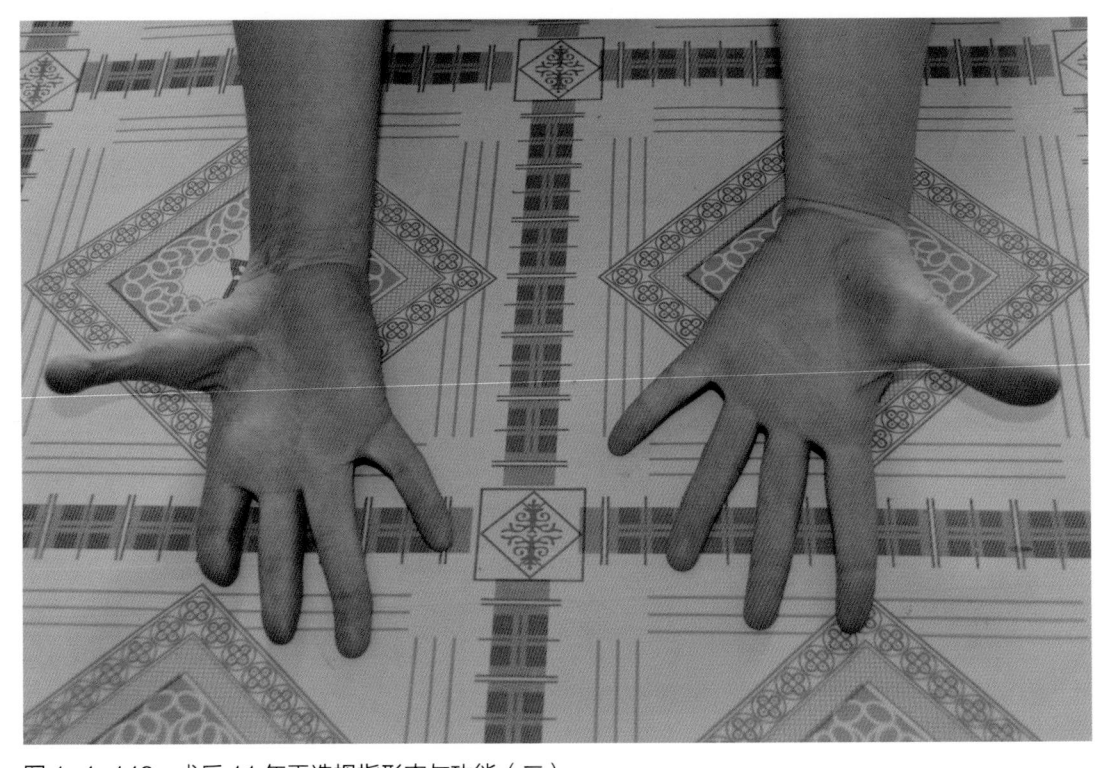

图 1-4-142　术后 11 年再造拇指形态与功能（二）

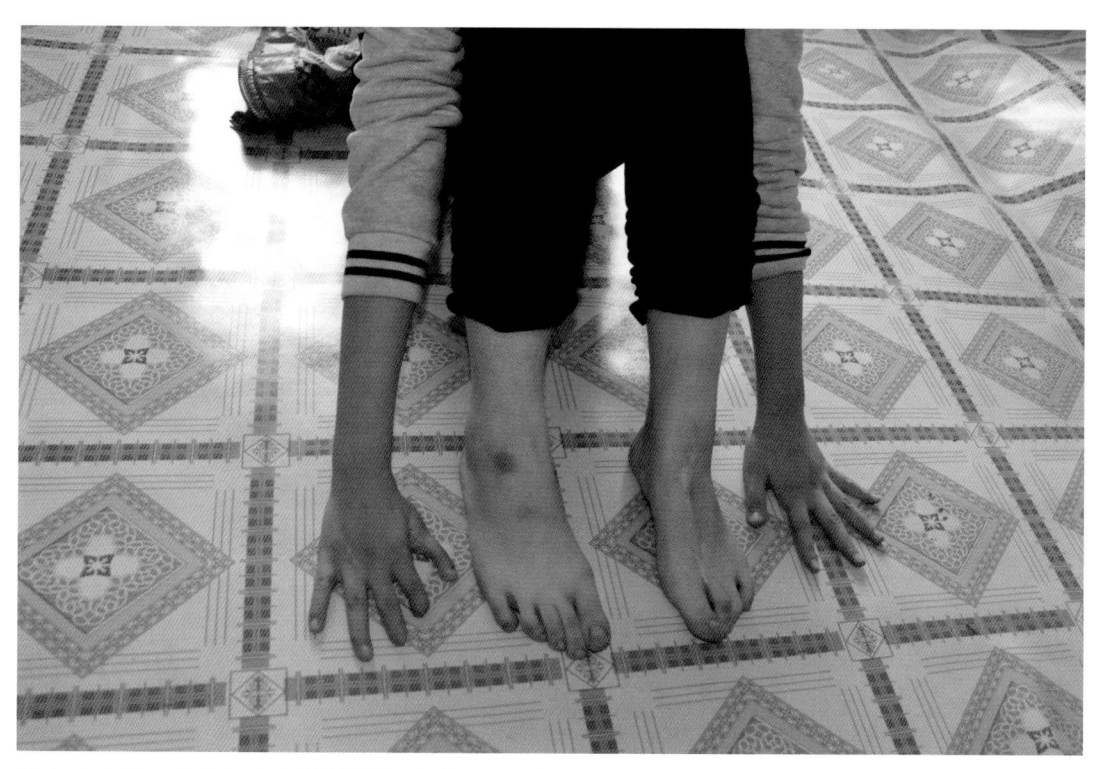

图 1-4-143　术后 11 年再造拇指受区与供区（一）

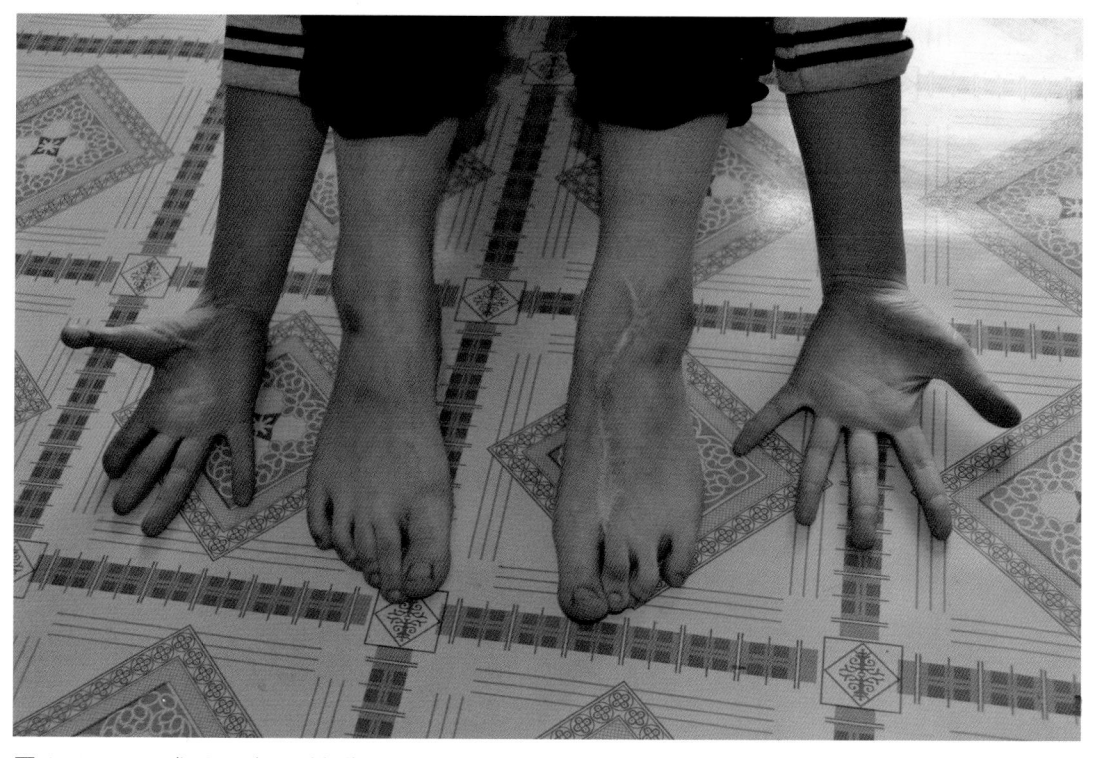

图 1-4-144　术后 11 年再造拇指受区与供区（二）

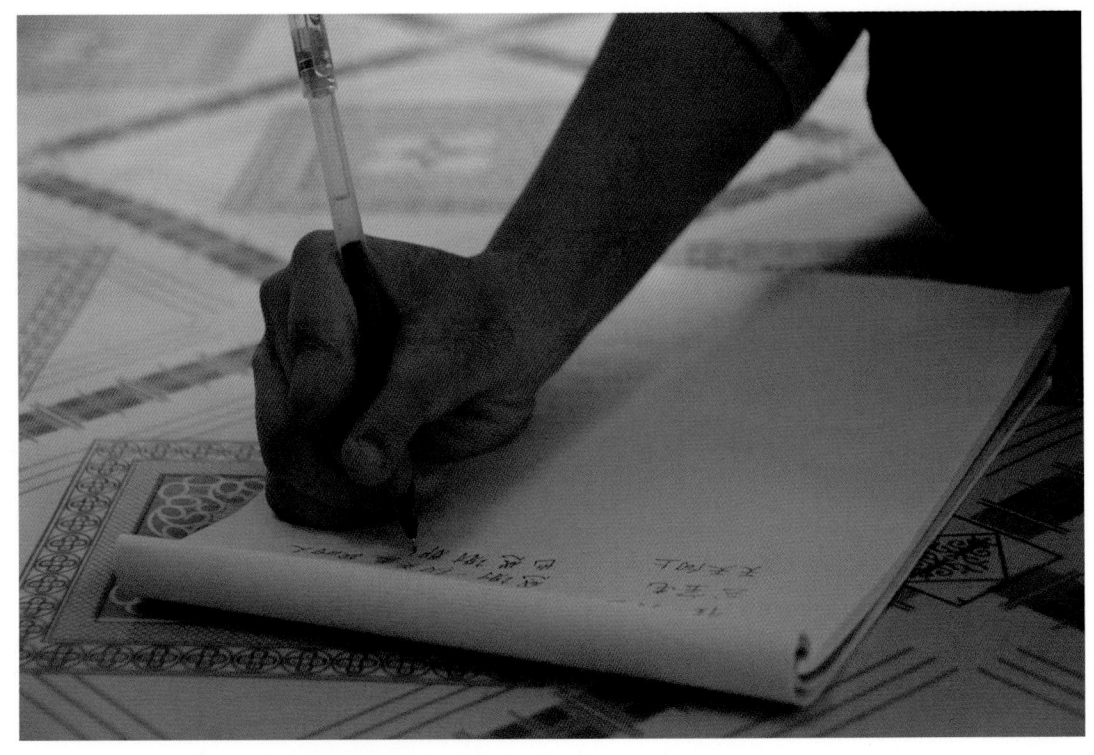

图 1-4-145　术后 11 年再造拇指形态与功能（一）

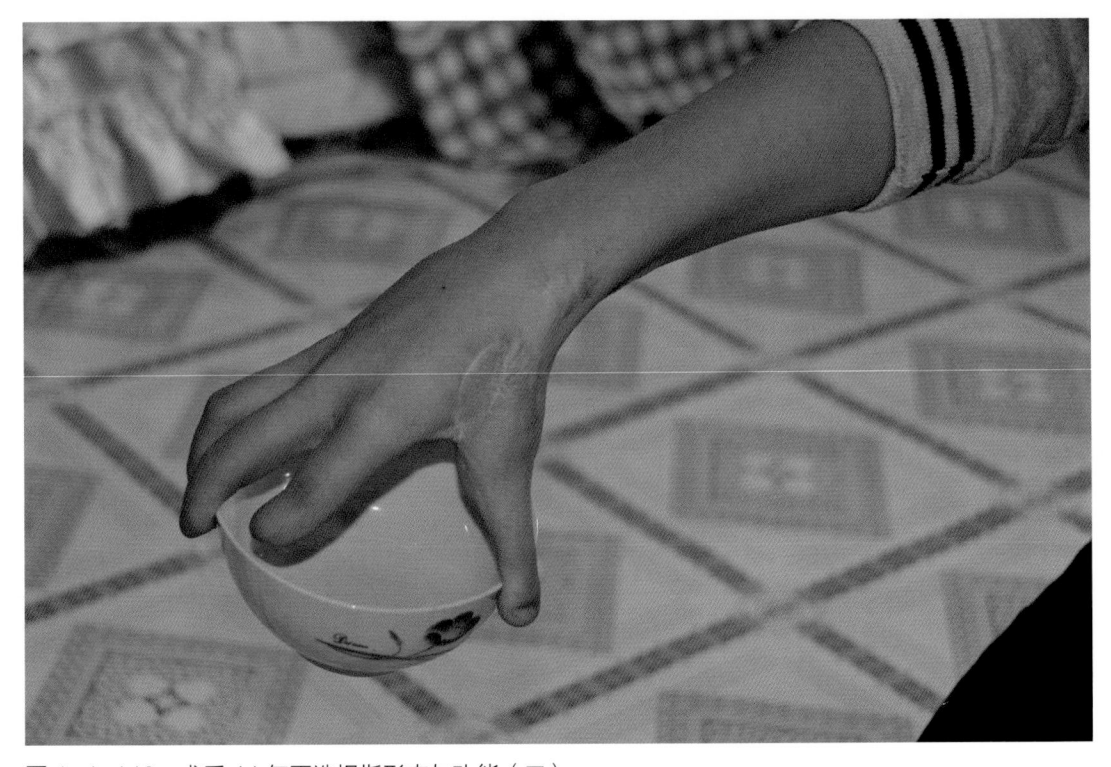

图 1-4-146　术后 11 年再造拇指形态与功能（二）

病例启示

1. **幼龄拇指完全性缺损早期再造的临床意义** 幼龄处于手的结构、形态向着成熟进一步完善成形的重要时期，随着拇指的缺失，对掌、对指等重要手部协同功能不能完成，相应地影响到手部的正常生长发育和自幼健康心态的养成。所以幼龄拇指完全性缺损给手部造成损害的严重程度是成年后拇指缺损所不能等同的，为此尽早完成拇指再造手术，恢复大脑指令下以拇指为中心全手协同能力的重建，以及带动全手形态结构逐渐良性发育都具有重要意义。事实证明，在幼龄阶段，各类组织结构纤细、稚嫩，随着年龄递减，足趾移植手术难度相应增大。病例22、23、24最小年龄10个月，平均年龄24.6个月，为至今文献报道以足趾移植再造拇指技术应用以来的最小年龄，拇指缺损程度2例为Ⅲ度，1例为Ⅳ度，其中1例拇指缺损还合并多指毁损。经过一期或二期足趾移植拇指再造术，获得了远期良好的形态发育和功能效果。

2. **拇指修复与再造手术过程中应注意的问题** ①加强原发损伤的治疗，使伤指残端骨与关节结构得到高质量的修复。因为任何一种手指再造选材都无法完全替代手部精细而复杂关节结构和它们所具有的功能。幼儿手部组织结构细微稚嫩，故此一期辨认、保留、修复更应精确无误，为拇指再造手术成功实施打下良好的基础。病例22、23、24断指离断平面不尽相同，但骨生长板都不同程度损伤，而其骨端关节存在，一期或二期手术之中都注意了残端骨与关节结构的有效保留，并在此基础上连接再造拇指，使再造拇指功能恢复更好。②再造拇指的手术时限选择，要密切结合局部损伤和全身情况综合评估而定，只要病情允许，一期损伤修复与拇指再造将会大大缩短疗程，如病例23拇指再造与残掌修复同时完成，伤后6周恢复了手功能。尽早再造拇指，是尽快恢复功能的有利条件之一，但同时也应避免急诊拇指再造而加重患儿全身性损害。③手术设计要合理无误，术中微创操作、有效止血，计算创伤丢失和生理需求量，维持脏器功能所必需，同时及时有效匀速补入所需液体量，维持生命体征始终处于平稳状况。病例22、23、24均在未输血下平稳实施拇指再造手术。④幼龄期足背浅筋膜层脂肪丰满，而深筋膜下层疏松组织量相对较少，与周围组织连接较为紧密，加之血管细小，缺少弹力，分离过程易发生血管损伤，为此，我们在足背血管全程游离时，均在10×显微镜下进行，可使操作精度提升到毫米水平，减少了手术过程中的盲目性，这种较高精确度的锐性分离，有效地保护轴型血管不受损伤，同时也减轻供足的损伤，有利于创面的愈合。

3. **术后功能练习的方法探讨** 幼龄拇指再造手术后由于缺乏主动练习意识，给尽早功能恢复带来了困难。我们的体会是先从全手整体的协同能力训练开始，而后过渡到单一拇指的能力训练，通过患儿所喜爱的食品、玩具诱导其用患手拾物的兴趣，逐渐养成使用患手的习惯，随着全手协同功能恢复，全面开发出再造拇指的其他功能。对于经常出现的以健手替代患手的习惯，在功能训练之初，我们采取白天将健手临时性固定起来，让患儿只能用患手拾物，而在睡眠时再将固定物去除，以免损害到健手的功能，取得了显著的效果。

【病例25】

患儿，男，9岁。

伤因伤情：雷管爆炸致右手拇、示、中、环指经掌缺损。

手术方法：急诊行清创术，并以腹部皮瓣修复残掌创面。二期实施游离第2足趾移植再造拇指术。

预后效果：术后再造拇指成活，随访9年，再造拇指随生长而发育，形态与功能良好。

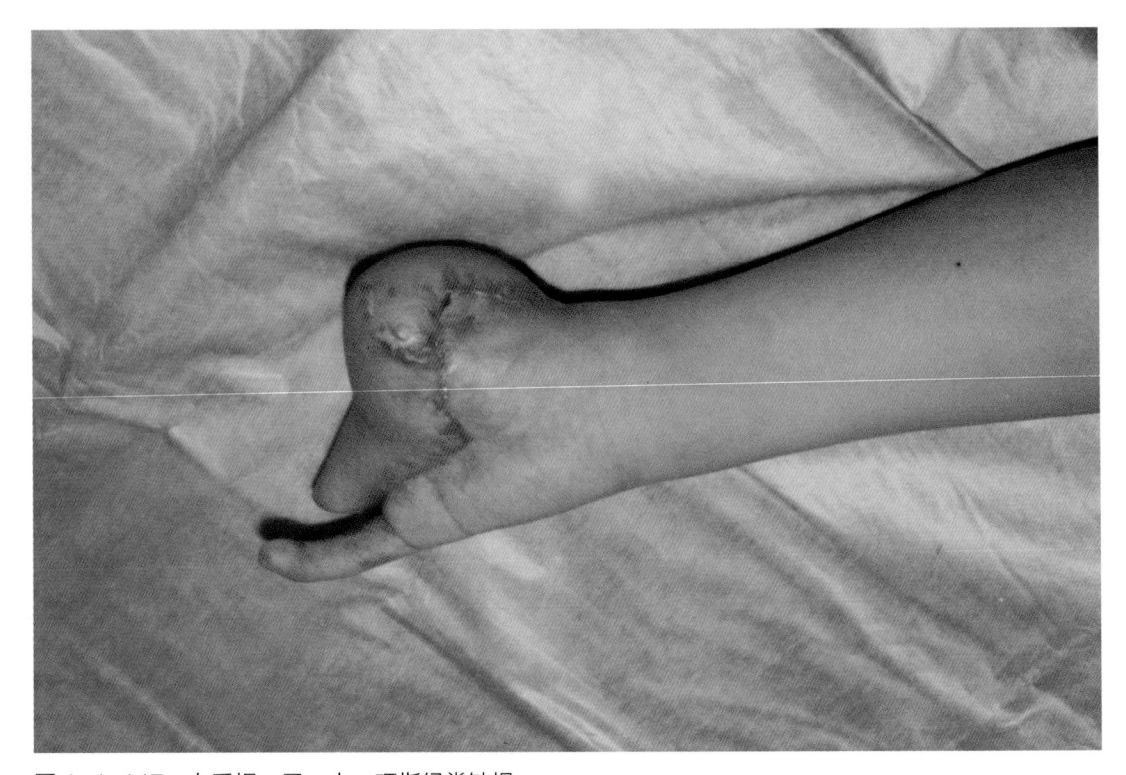

图1-4-147　右手拇、示、中、环指经掌缺损

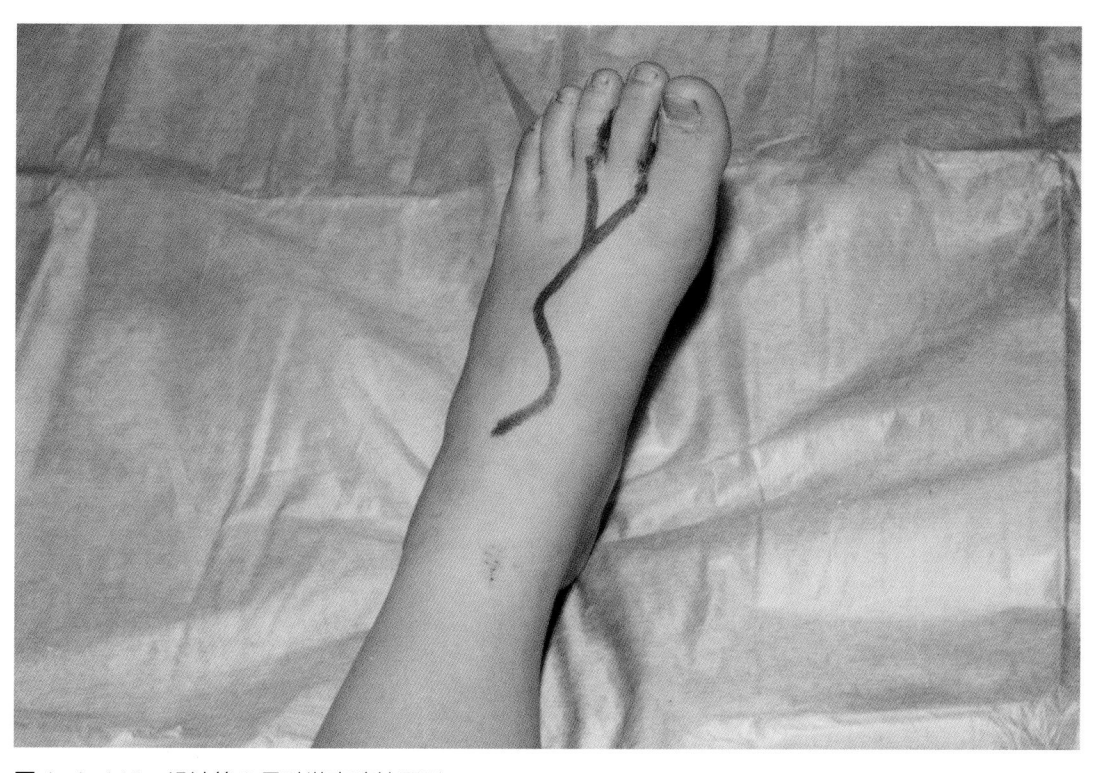

图 1-4-148　设计第 2 足趾游离移植图形

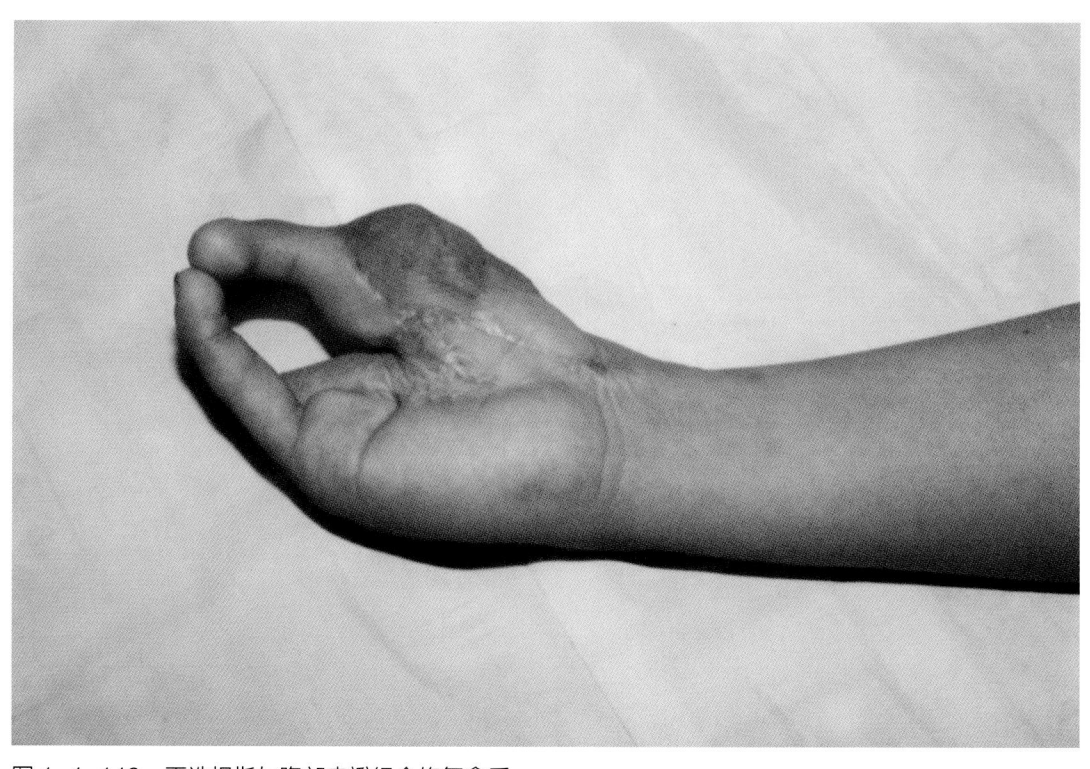

图 1-4-149　再造拇指与腹部皮瓣组合修复愈后

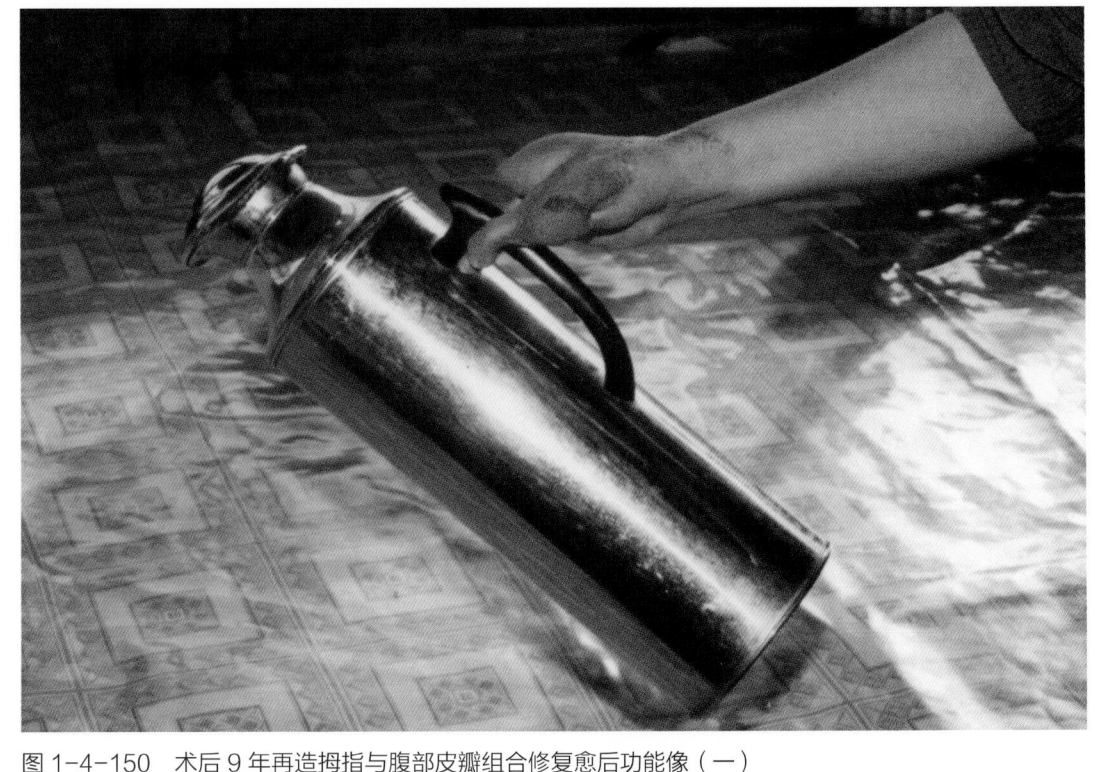

图 1-4-150　术后 9 年再造拇指与腹部皮瓣组合修复愈后功能像（一）

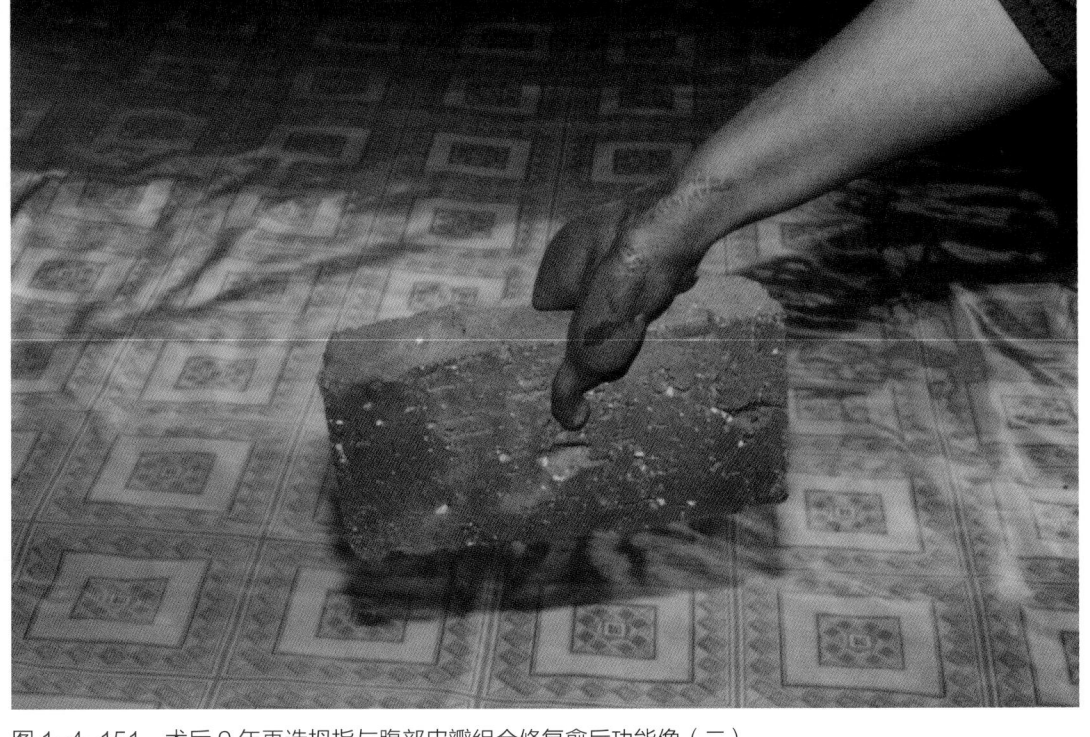

图 1-4-151　术后 9 年再造拇指与腹部皮瓣组合修复愈后功能像（二）

【**病例 26**】

患儿，女，11 岁。

伤因伤情：左手因爆炸伤致拇、示指部分缺损。

手术方法：急诊行清创术，残端愈合后，采取游离踇趾甲瓣，第 2 足趾联合移植再造拇、示指。

预后效果：术后再造手指成活。术后 9 年，再造手指随生长而发育，形态与功能良好。

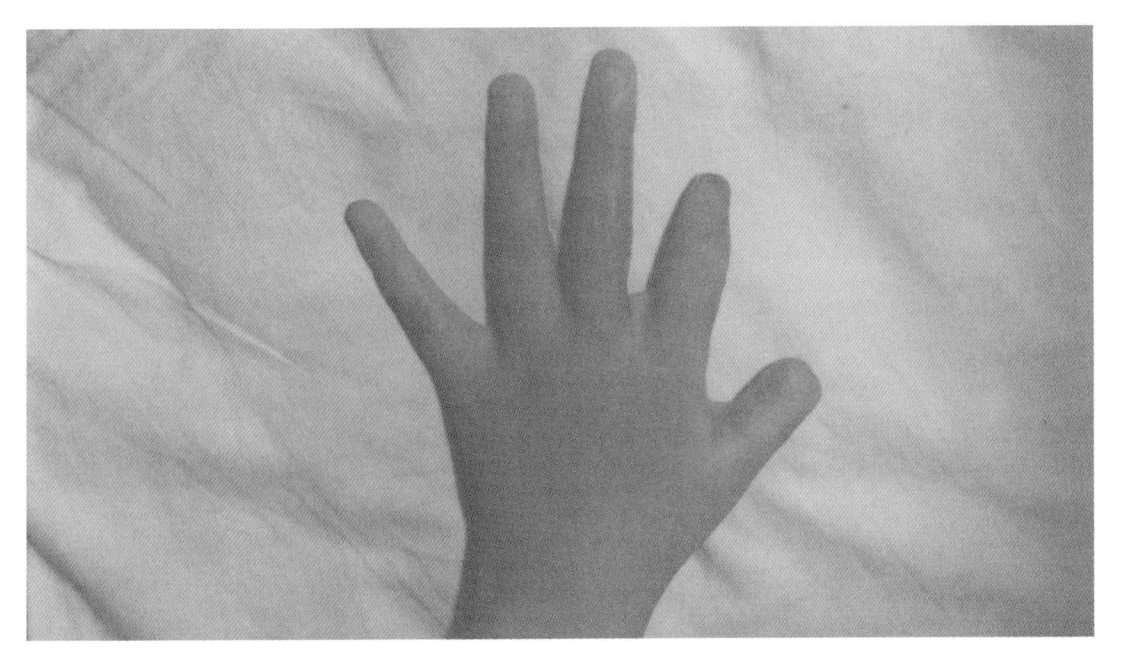

图 1-4-152　左手拇、示指部分缺损

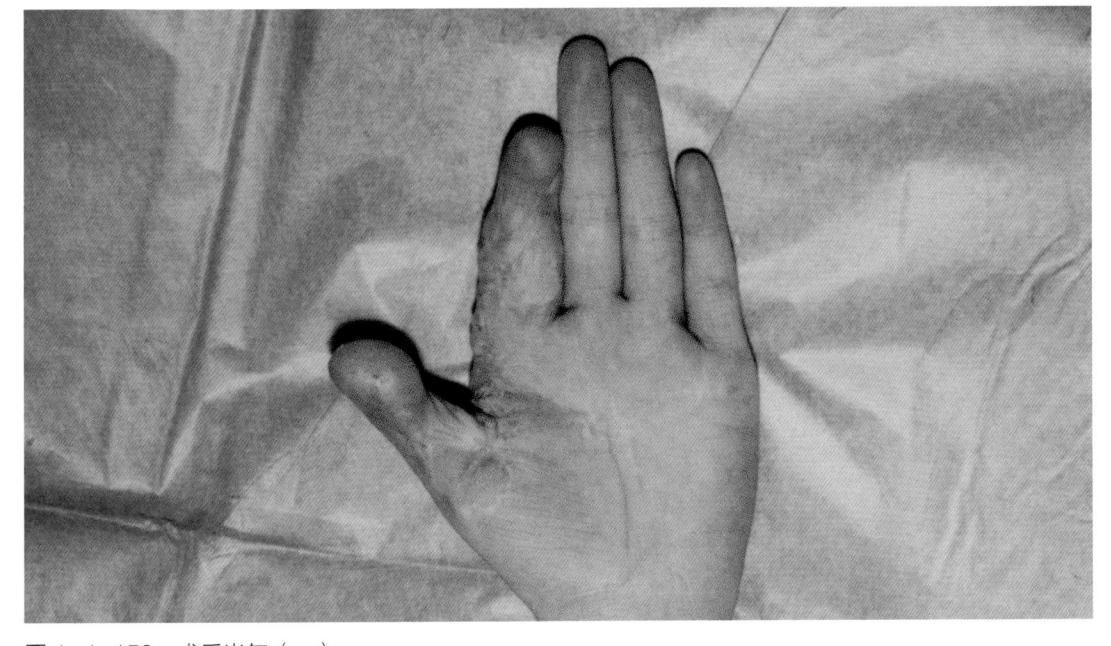

图 1-4-153　术后半年（一）

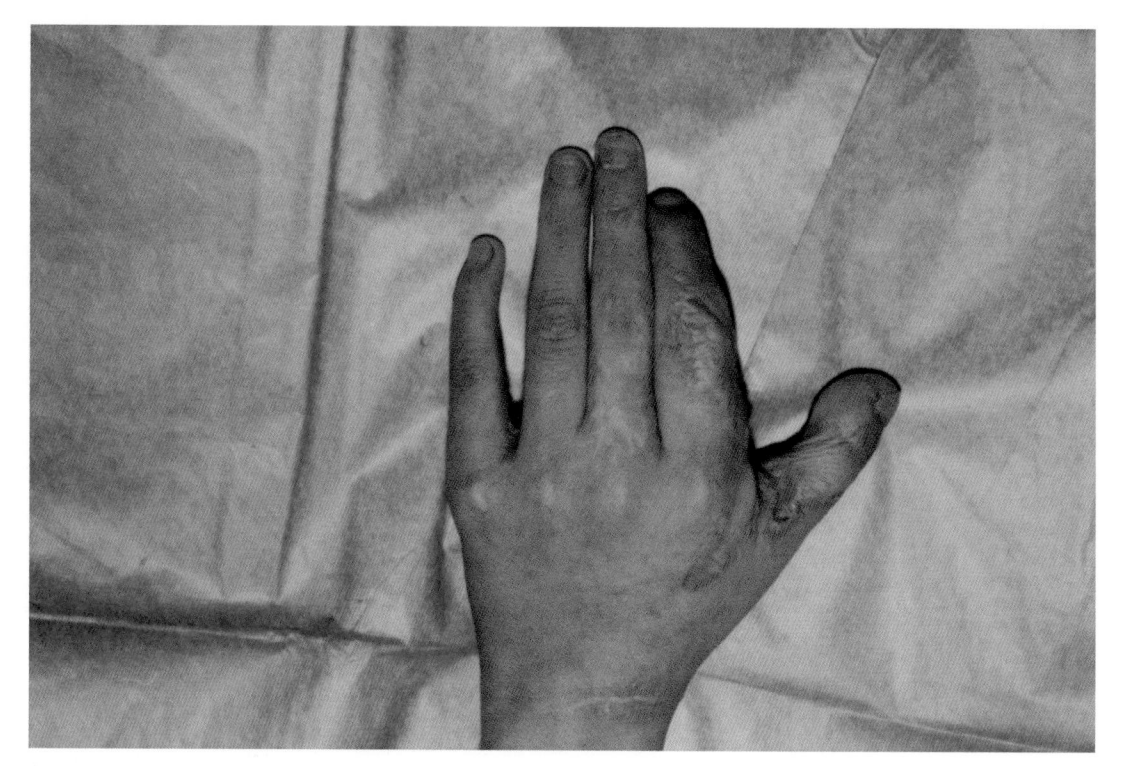

图 1-4-154　术后半年（二）

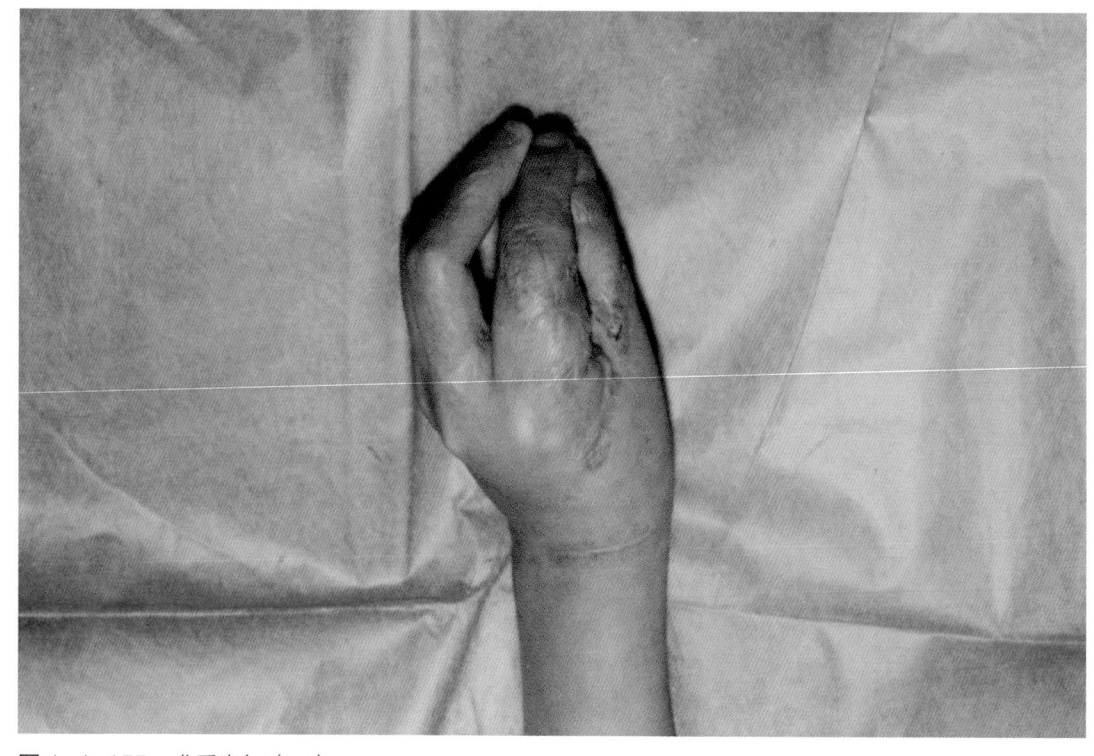

图 1-4-155　术后半年（三）

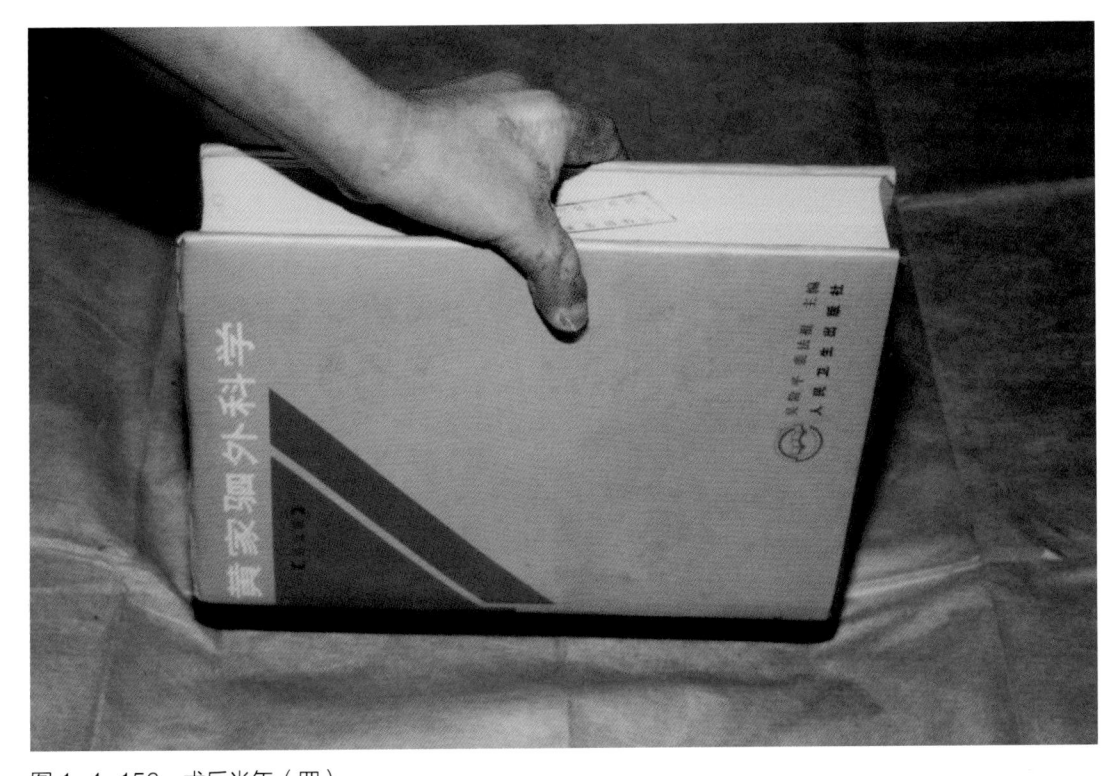

图 1-4-156　术后半年（四）

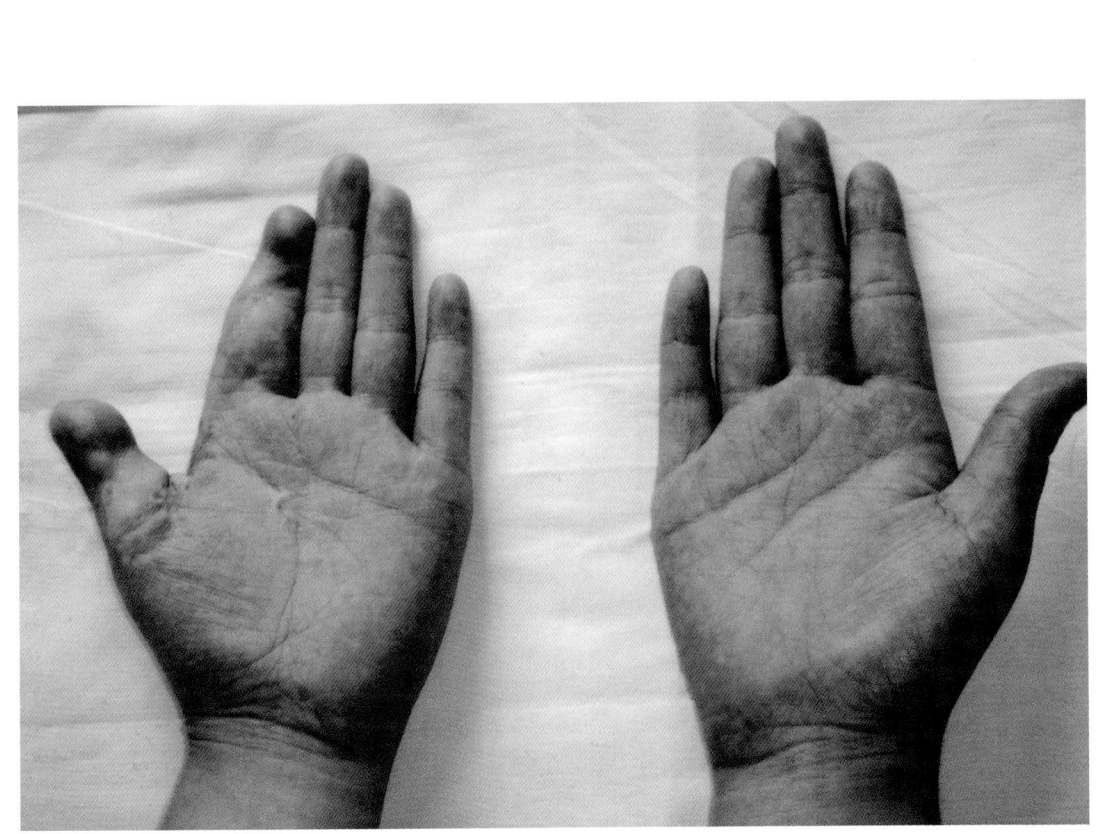

图 1-4-157　术后 9 年（一）

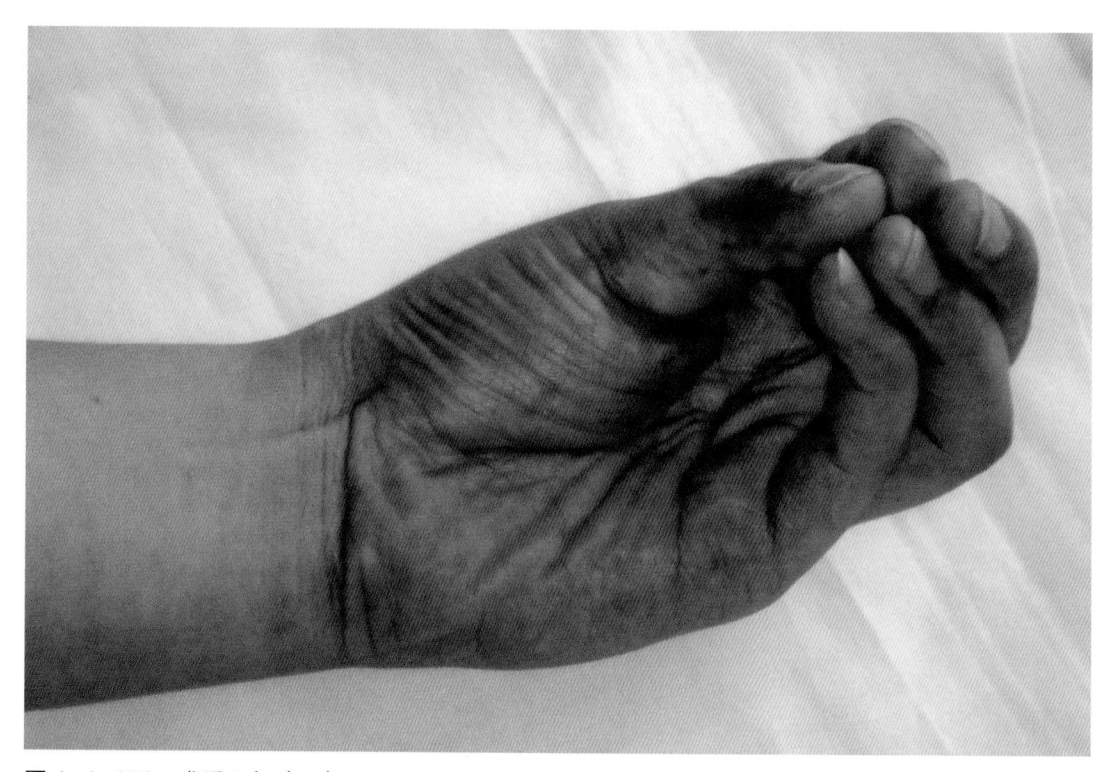

图 1-4-158　术后 9 年（二）

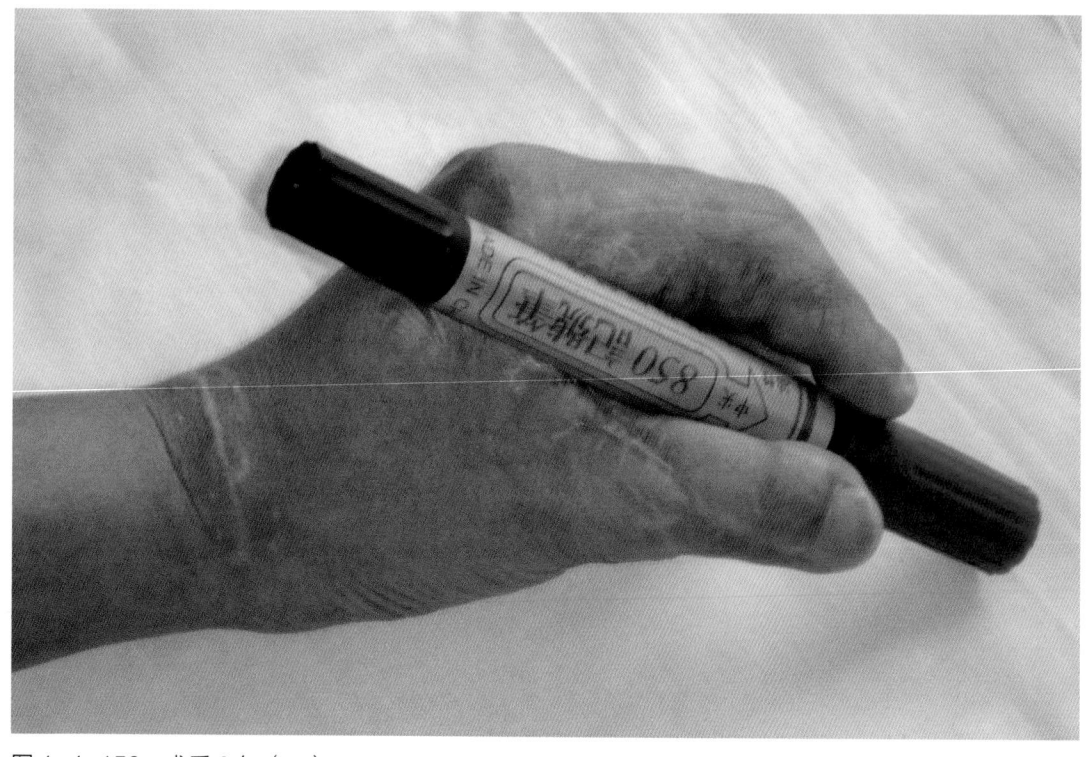

图 1-4-159　术后 9 年（三）

【病例27】

患者，男，24岁。

伤因伤情：机器碾压撕脱致右手中、环指近节以远缺损。

手术方法：急诊行清创修复术。二期第2、第3足趾游离移植再造手指。

预后效果：术后再造手指成活，形态与功能状况良好。

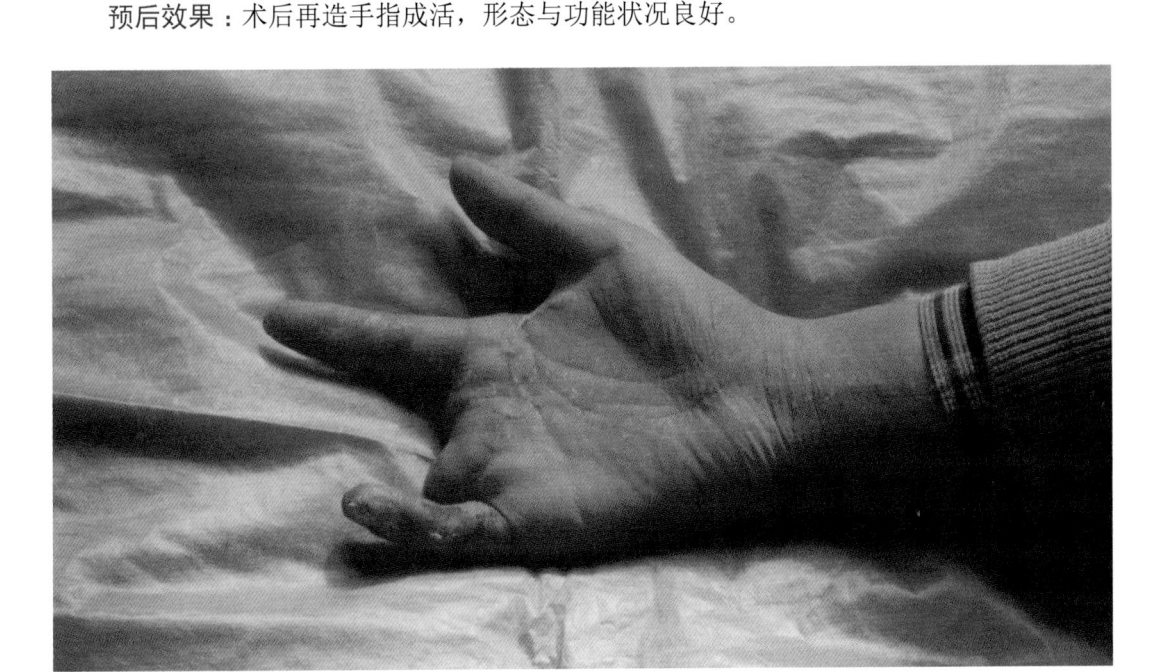

图 1-4-160 右手中、环指近节以远缺损

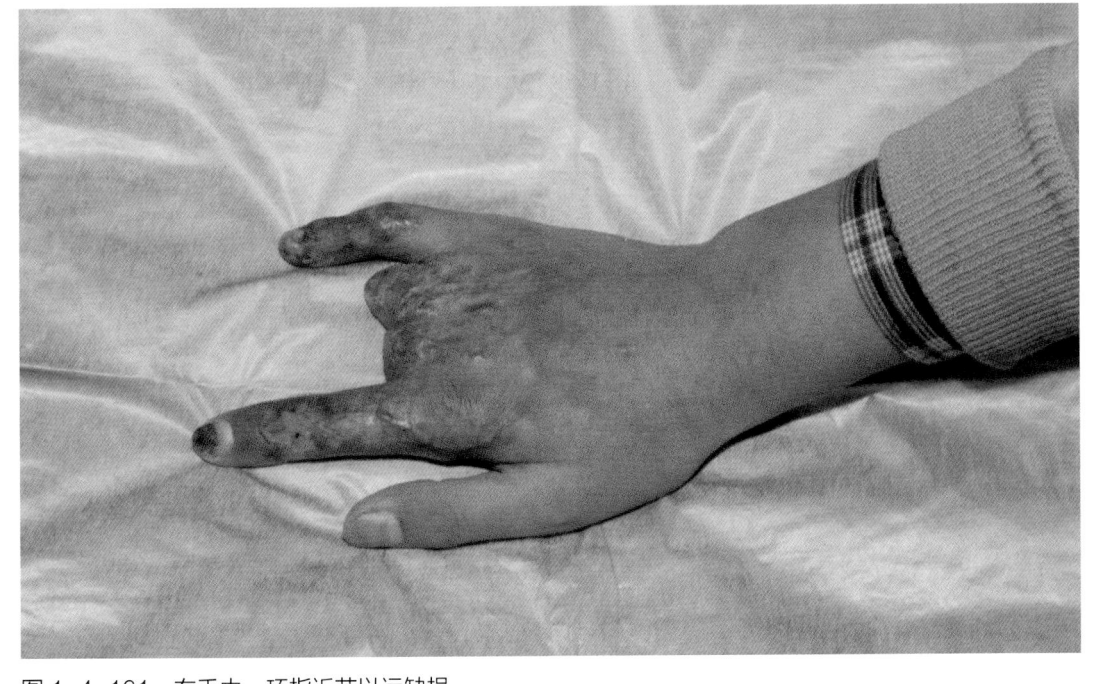

图 1-4-161 右手中、环指近节以远缺损

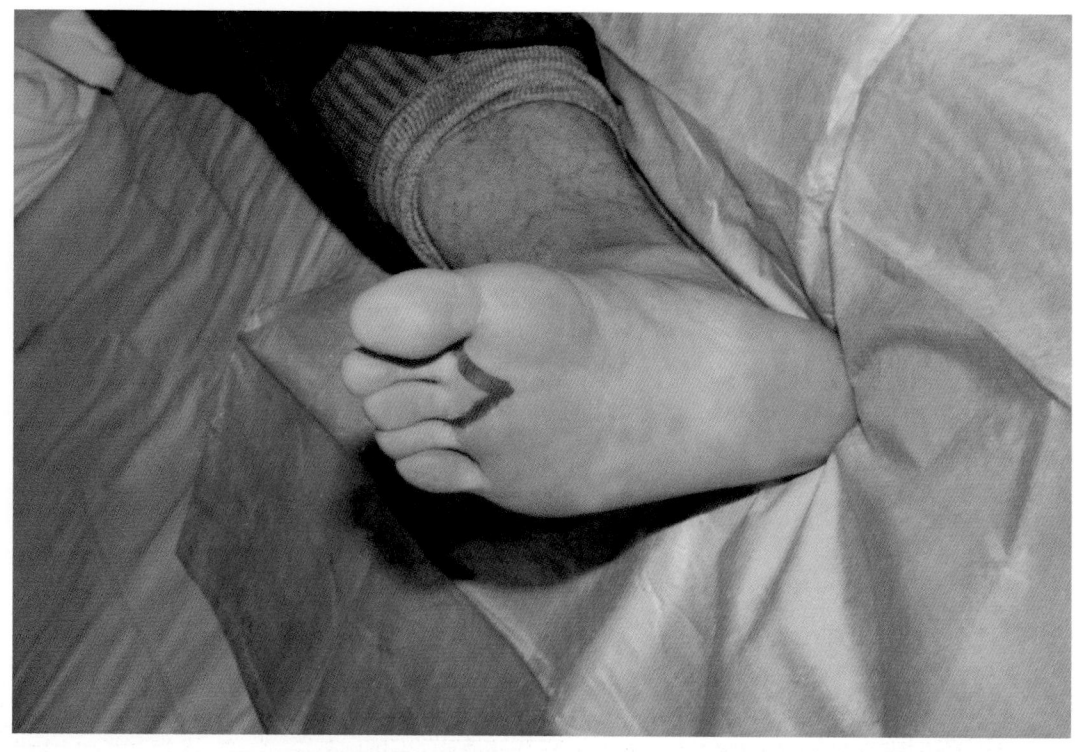

图 1-4-162　第 2、第 3 足趾游离移植设计图形

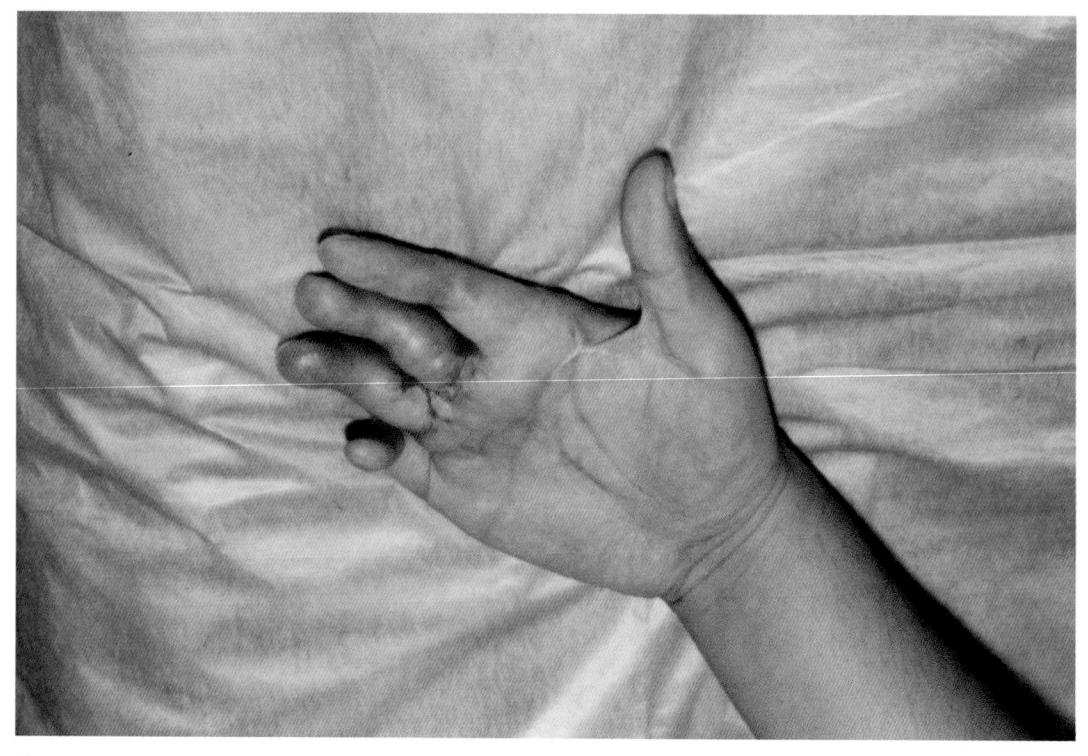

图 1-4-163　再造手指成活

【病例 28】

患者，男，18 岁。

伤因伤情：汽油烧伤致右手 5 指缺损，创面愈合半年后收入我院。患者强烈要求以足趾移植同时再造 5 手指，故拟定运用双足 5 足趾再造右手 5 手指。

手术方法：①切除手背、指蹼、指残端挛缩瘢痕和植入皮，矫正掌指关节至被动活动屈伸 0°～90°分指位，修整指骨断面、游离屈伸肌腱、指固有神经；于腕背鼻烟窝和腕上屈面桡、尺侧各做附加切口，游离出桡动、静脉，头、贵要静脉，桡神经浅支以备吻合。②设计并画出所要切取的右足鉧趾、第 2、第 3 足趾及足背皮瓣和左足第 2、第 3 足趾及足背皮瓣。鉧趾为末节全长，第 2、第 3 足趾均从跖骨中远 1/3 水平，两足背皮瓣均为 9.0cm×7.0cm。按设计画线采取顺逆结合方法常规游离切取足趾及足背皮瓣，将取下足趾和足背皮瓣移位于受区，右足鉧趾及第 2、第 3 足趾与拇、示、中指，左足第 2、第 3 足趾与小、环指残端对接，以克氏针固定，用改良 Kessller 法修复屈伸指肌腱，指与趾固有神经、桡神经浅支与右腓浅神经、尺神经腕背支与左腓浅神经吻合。为解决尺静脉、贵要静脉与大隐静脉、足背静脉口径不匹配，对端吻合困难的问题，我们采取桡动脉血向两组串联分流法，在鼻烟窝处，右足背动静脉与桡动脉深支和桡静脉侧支、大隐静脉与头静脉对端吻合，左足背动脉与腕上桡动脉、大隐静脉与头静脉端侧吻合，足背静脉与桡静脉尺侧支对端吻合。吻合后一次性通血良好。

预后效果：术后 3 周切口愈合，移植组织全部成活。1 年内行 3 次局部整形术，随访 2 年，再造手指外形逼真，对掌、对指自如，能持笔写字、捏持物重 3.5kg 以上，指腹两点分辨觉 0.8mm。能胜任重体力劳动（独自承包沙场和木材加工厂），双足负重与行走自如，一次徒步行走可达 15km 以上，并能完成跑跳运动，未发生跖痛和足残端溃疡。

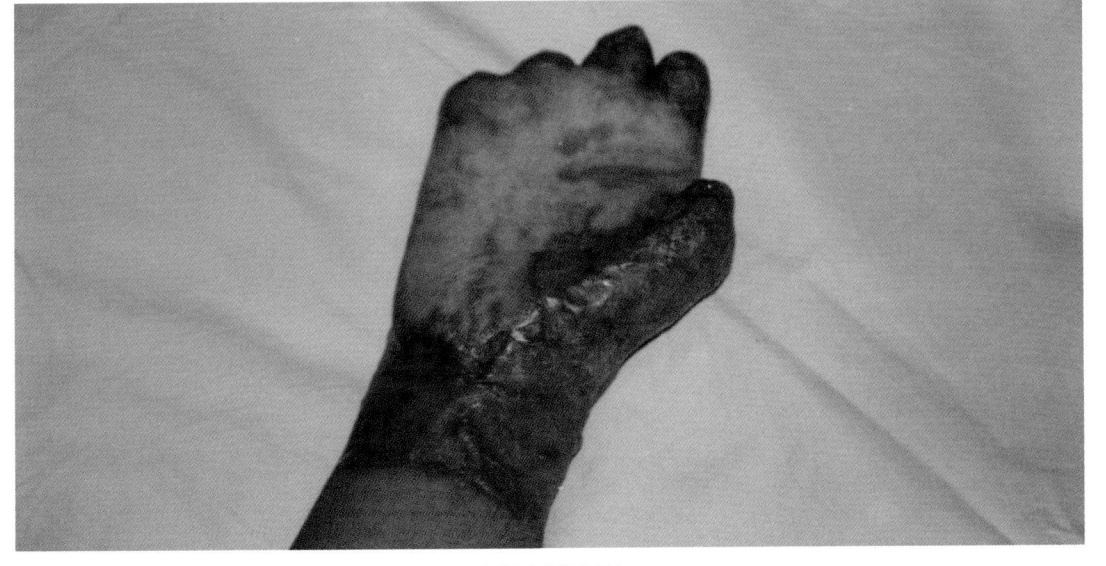

图 1-4-164　右手 5 指缺损，瘢痕挛缩畸形残掌（掌侧观）

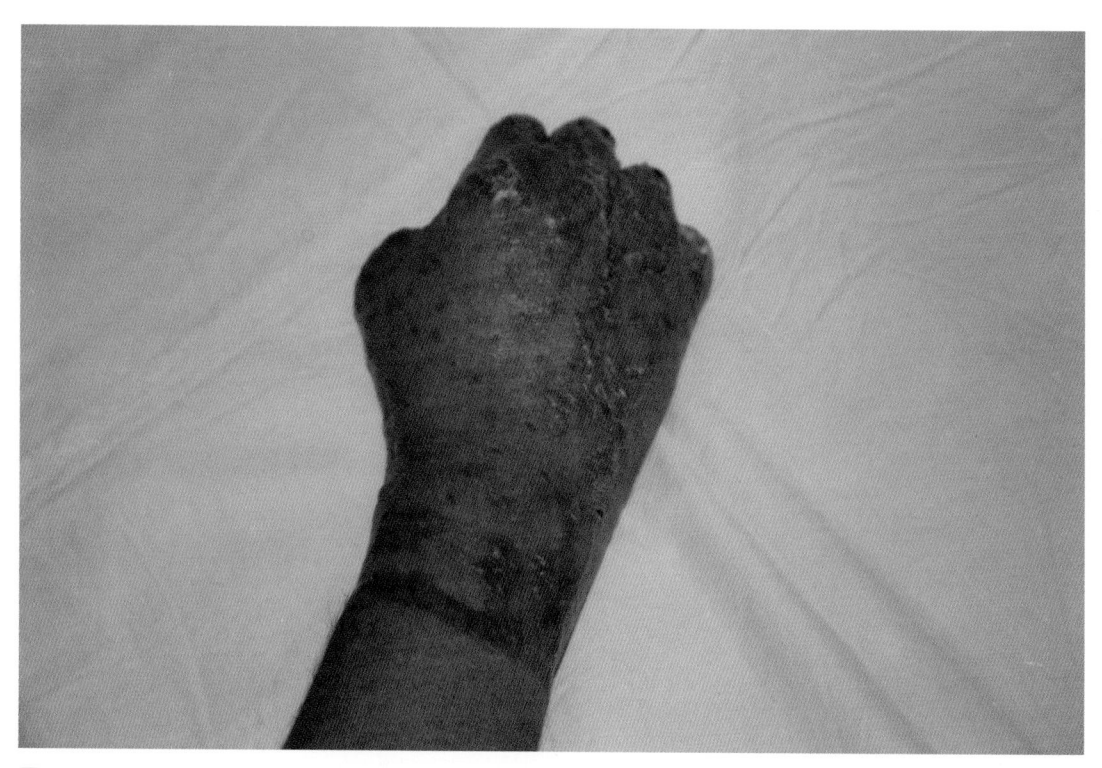

图 1-4-165　右手 5 指缺损，瘢痕与植入皮并溃疡

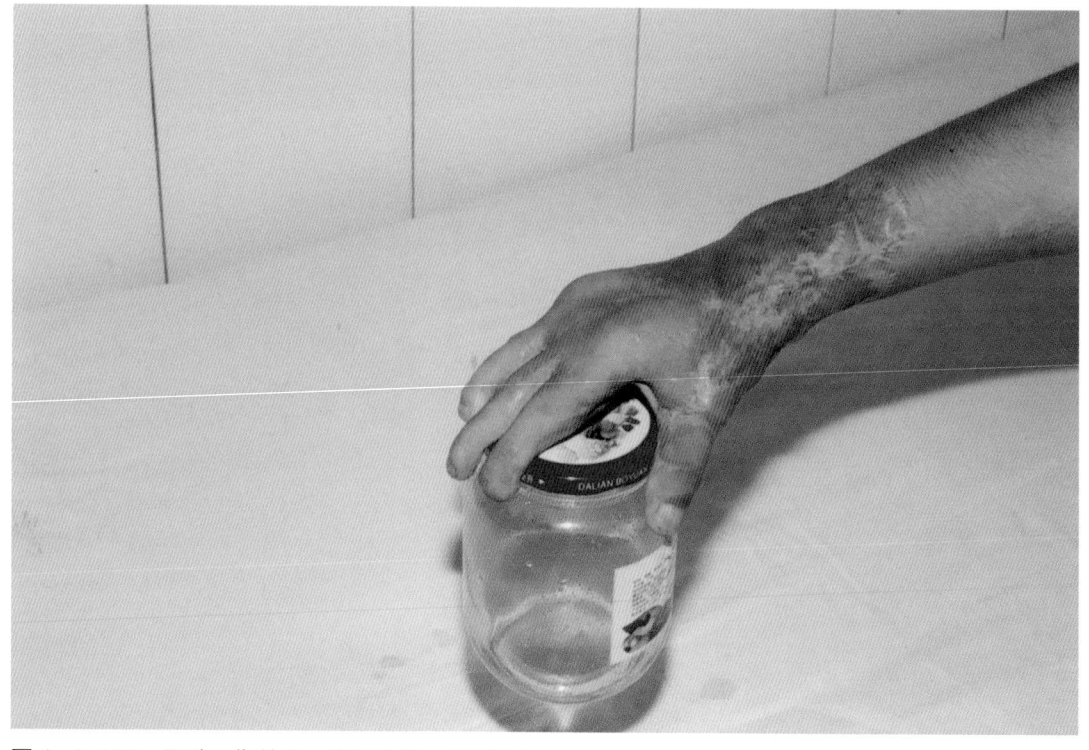

图 1-4-166　再造手指外形，掌指比例，虎口开大

第 2 章

重症损毁肢体急诊修复和功能重建

重物压砸、机械绞割、旋转撕脱、钝性切割等恶性暴力会导致受损肢体的某一个节段包括皮肤、软组织、肌肉及腱性组织、神经血管、骨骼等重要组织结构损伤与缺损、完全性断肢。由于组织缺损范围广，多已不具备直接对位再连接修复的条件。首先需要面对的是选择合适的移植组织供体替代进行连接修复，以保证伤肢成活，此后是如何能让成活的肢体具有功能，让手术目的、所选治疗方式与复杂治疗经历后的结果相契合，进而达到最大限度的减残。

【病例1】

患者，男，20岁。

伤因伤情：冲床压砸致右前臂及腕部损伤。右前臂及腕部大部环形软组织缺损，桡骨远端及近排腕骨粉碎性骨折、脱位、大部分骨块离体，屈伸指肌腱损伤或缺损。桡动脉、头静脉缺损10.0cm，桡神经浅支碾挫断裂。

手术方法：急诊行清创术，骨关节修复固定，对损伤和断裂的肌腱进行修复。于右小腿内侧设计切取胫后动脉皮瓣游离移植修复患肢，皮瓣轴型动、静脉分别桥接修复断裂缺损的桡动静脉及头静脉，修复断裂的桡神经浅支。术中随桡动脉供血，手部血供瞬时明显改善。

预后效果：术后患肢愈合良好，手部功能逐渐改善。术后随访8年，患肢屈指肌腱经腕区部分粘连，屈指活动范围未达到完全正常，但胜任生活和劳动。

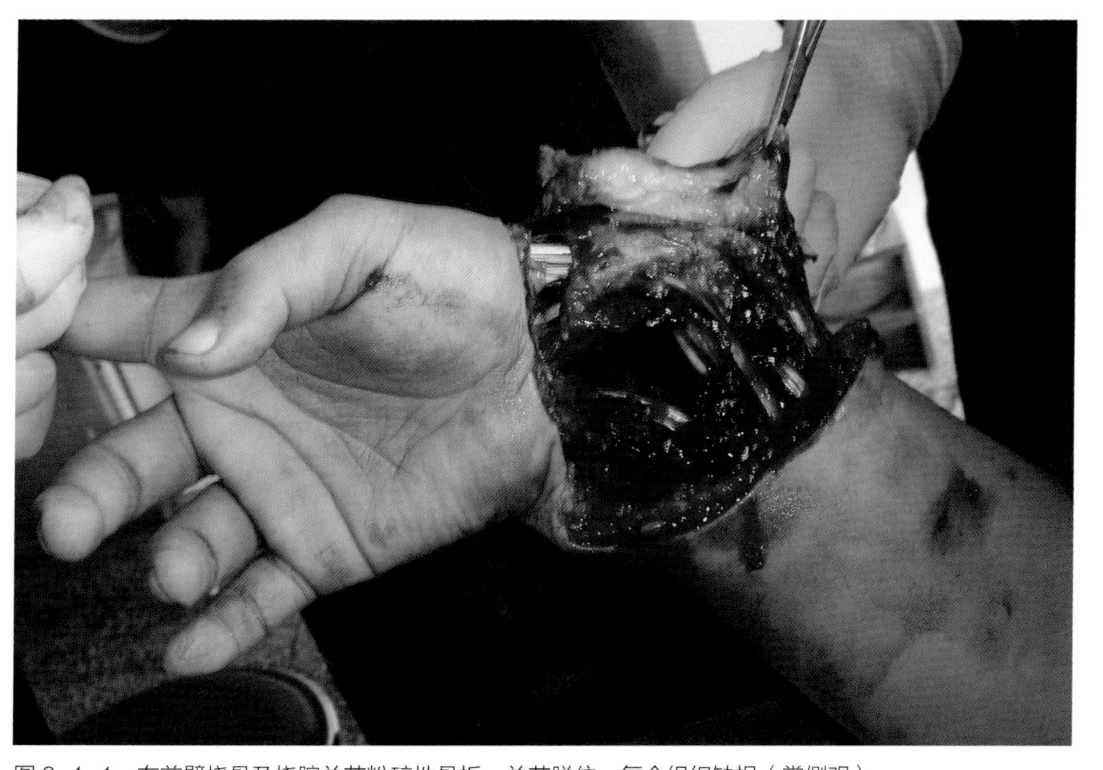

图 2-1-1　右前臂桡骨及桡腕关节粉碎性骨折、关节脱位、复合组织缺损（掌侧观）

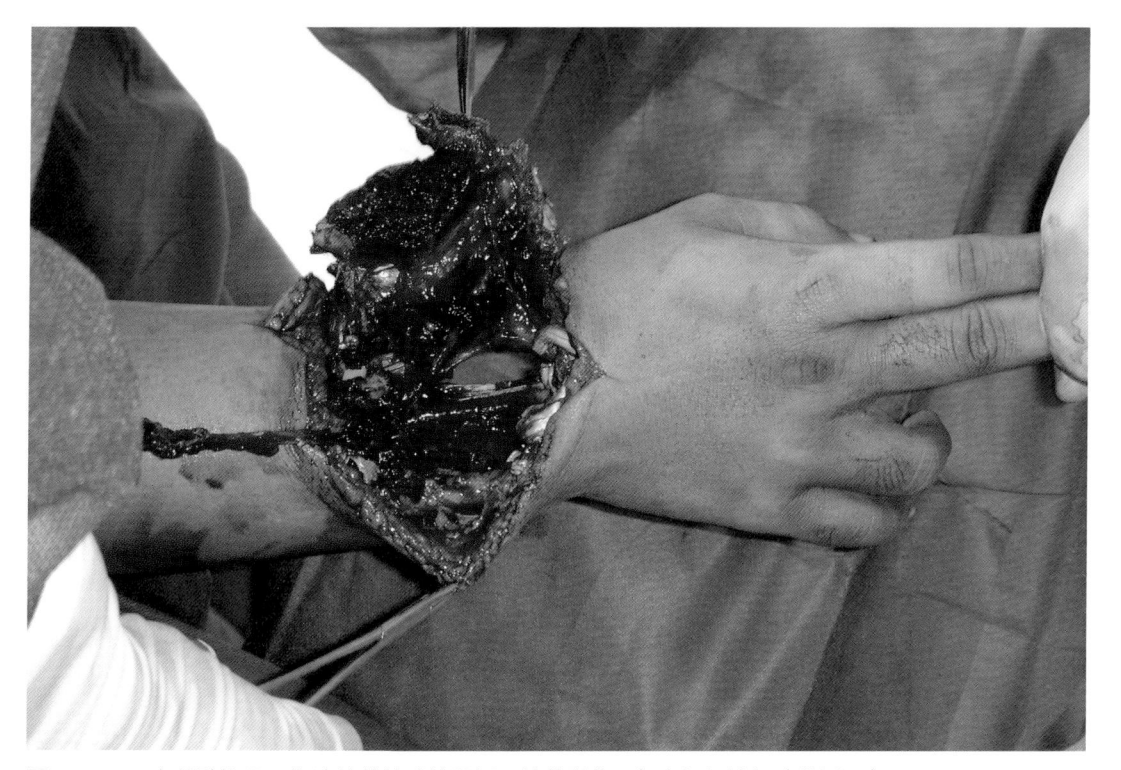

图 2-1-2　右前臂桡骨及桡腕关节粉碎性骨折、关节脱位、复合组织缺损（背侧观）

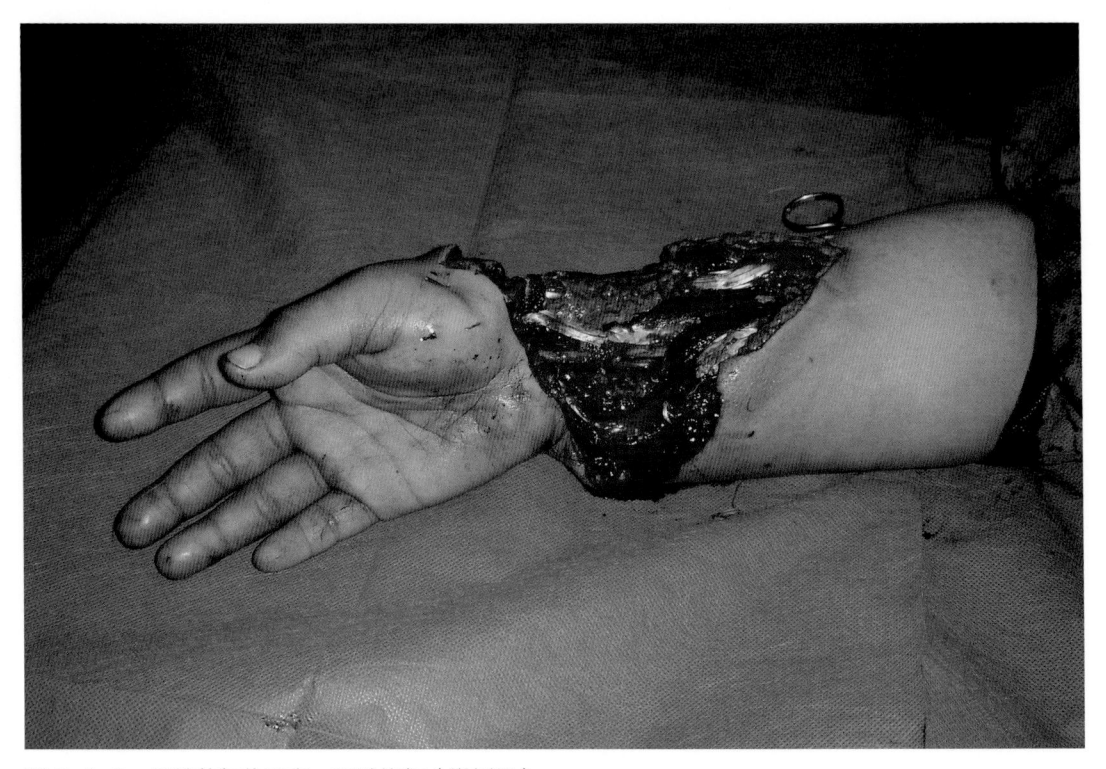

图 2-1-3 骨关节复位固定、肌腱修复（掌侧观）

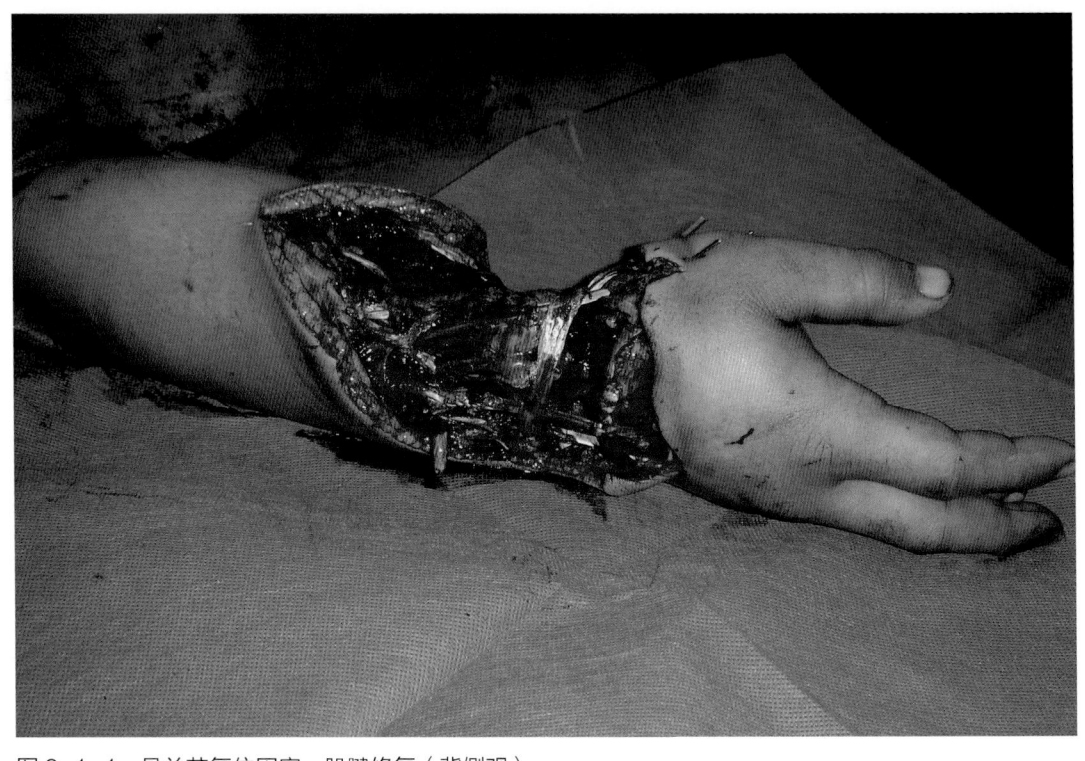

图 2-1-4 骨关节复位固定、肌腱修复（背侧观）

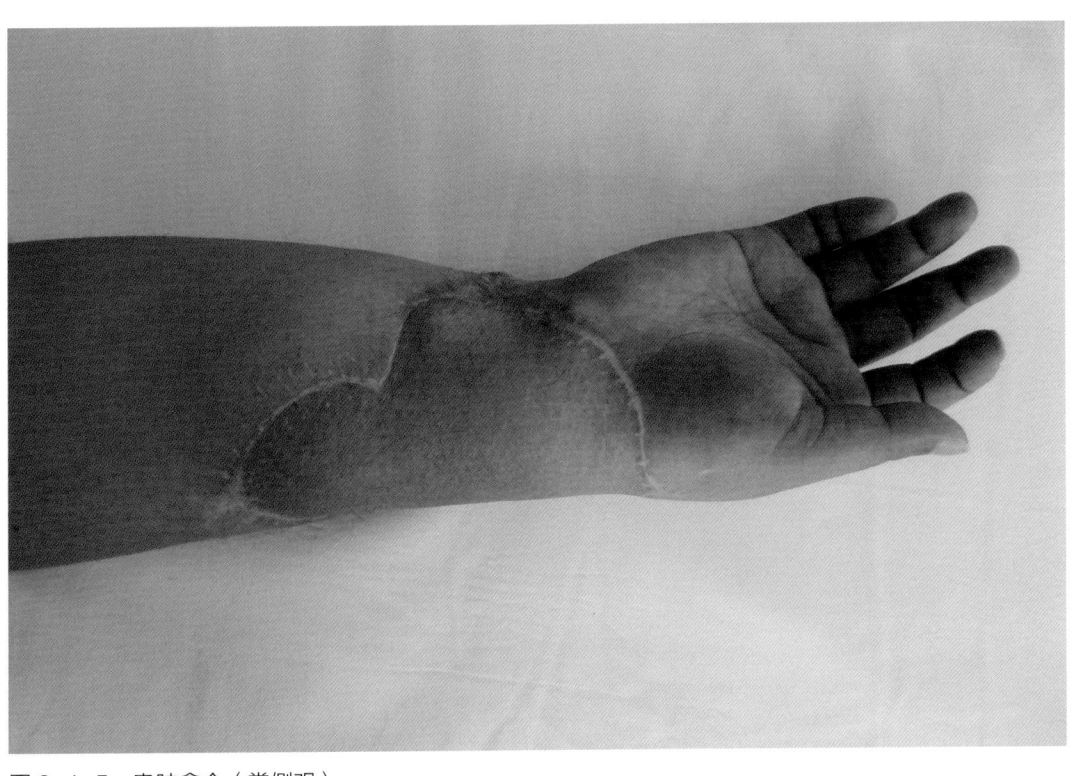

图 2-1-5　患肢愈合（掌侧观）

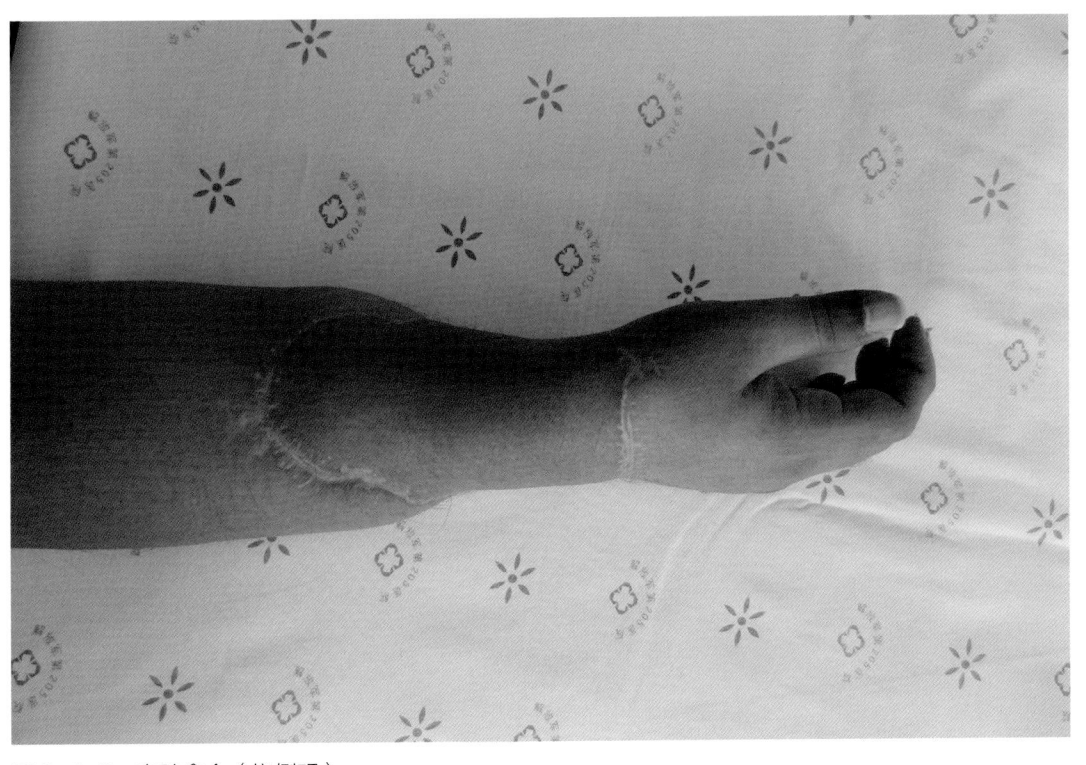

图 2-1-6　患肢愈合（桡侧观）

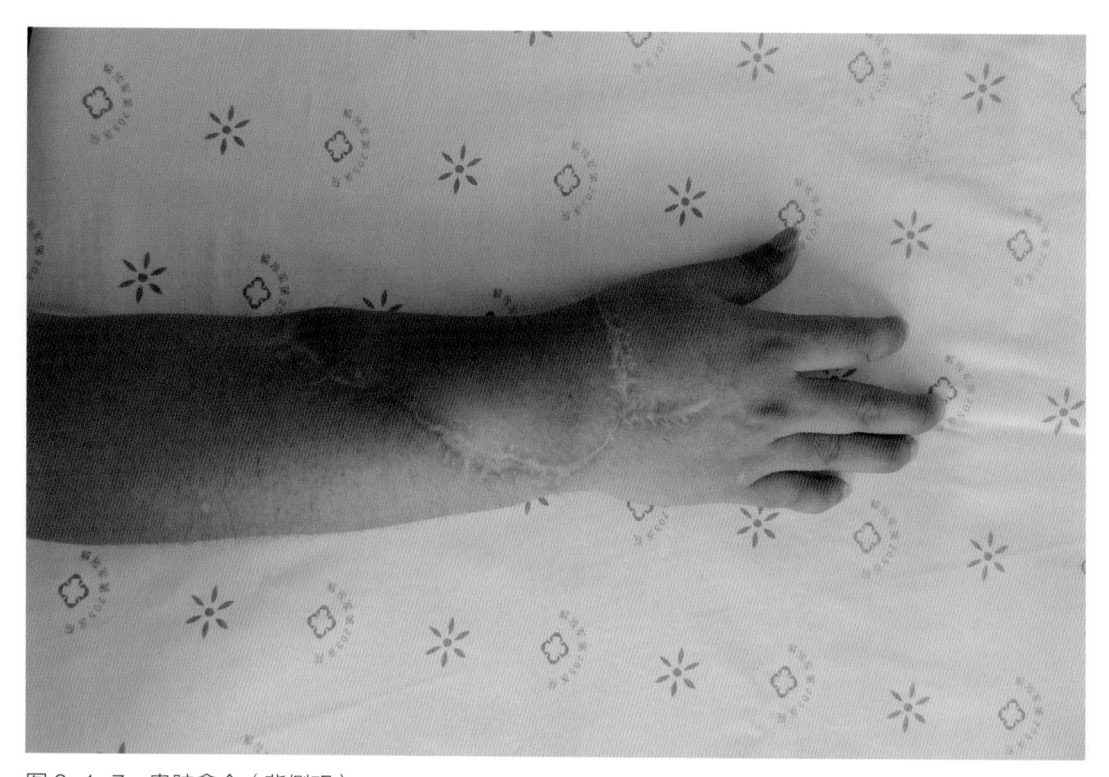

图2-1-7　患肢愈合（背侧观）

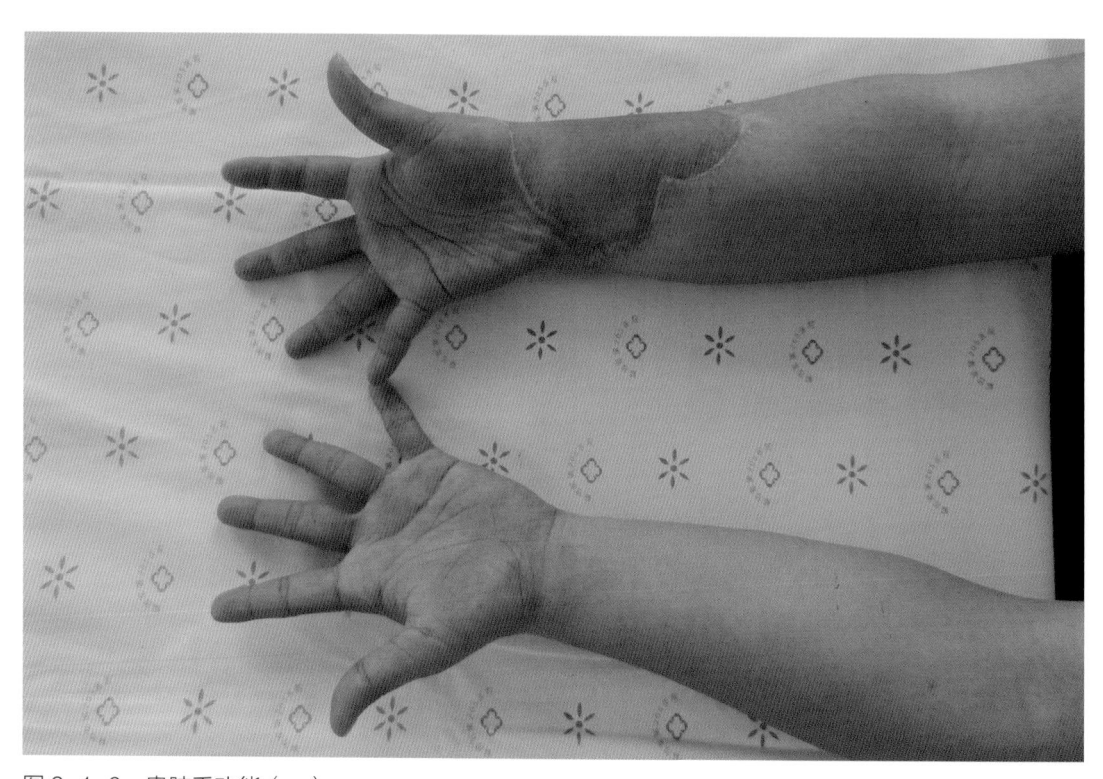

图2-1-8　患肢手功能（一）

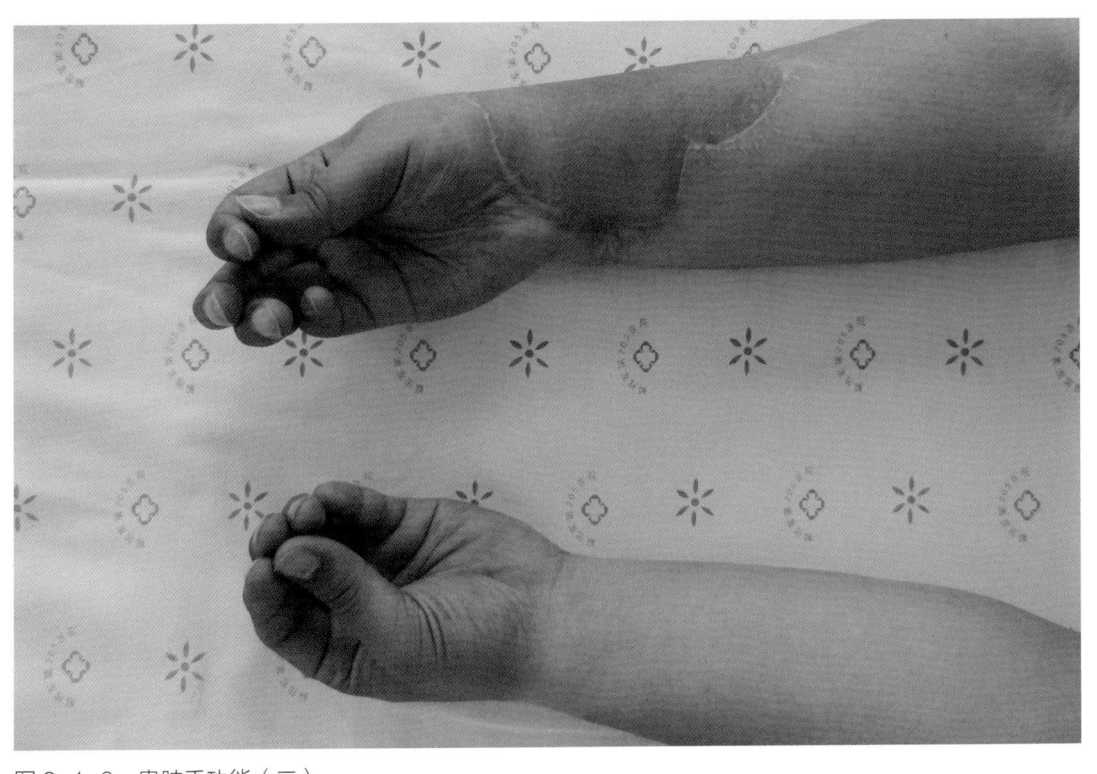

图 2-1-9 患肢手功能（二）

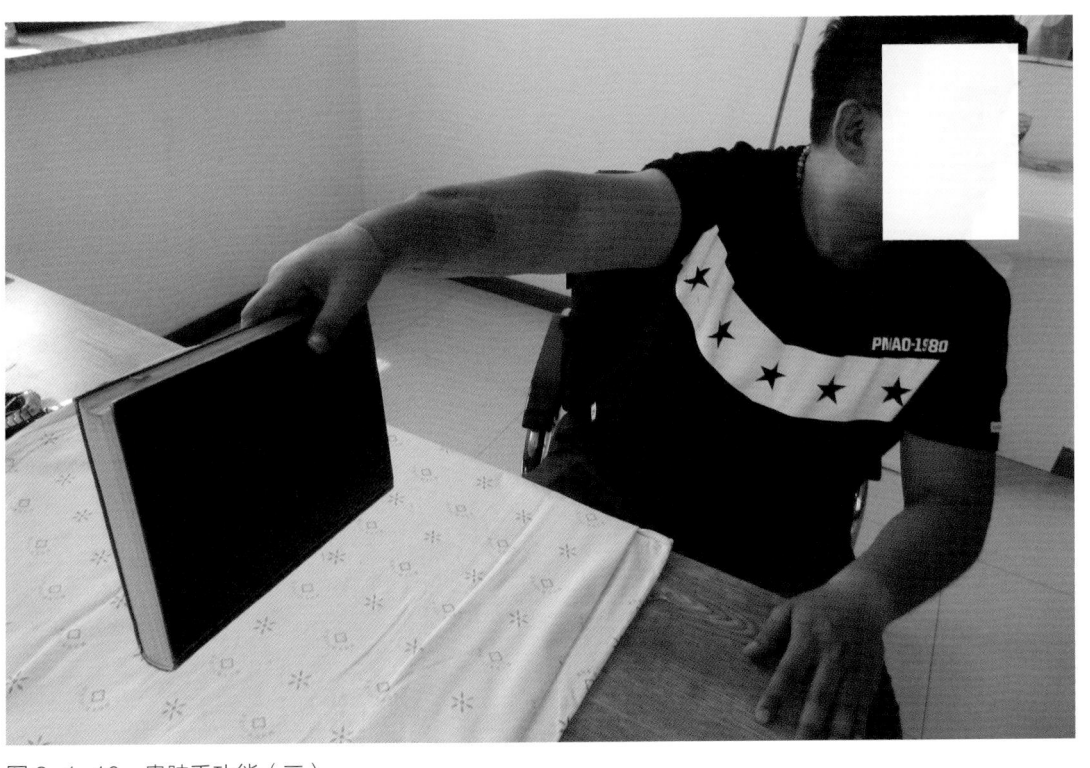

图 2-1-10 患肢手功能（三）

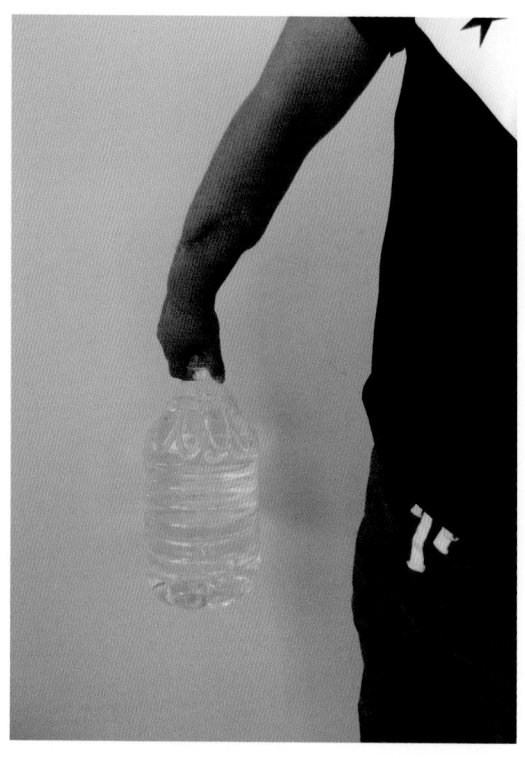

图 2-1-11　患肢手功能（四）

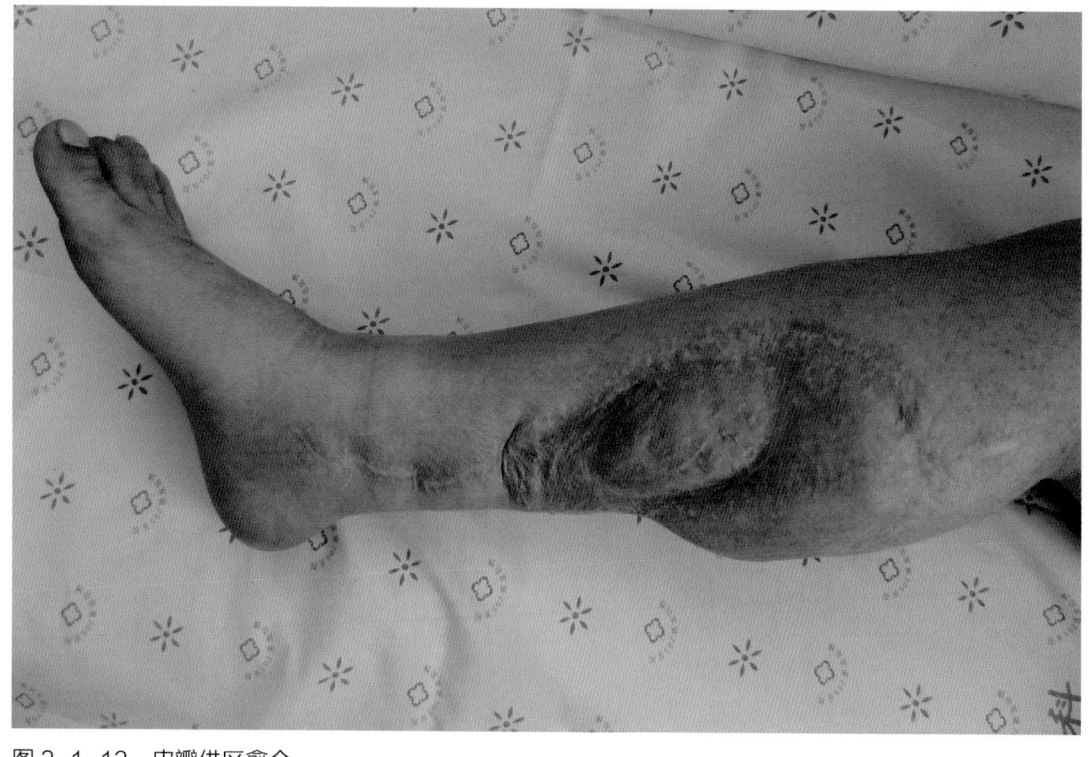

图 2-1-12　皮瓣供区愈合

【病例2】

患者，男，36岁。

伤因伤情：于2005年10月10日在工作中被从3m高处坠落的1t重的电极柱砸伤右小腿，致使右小腿中段以下经踝、距下、距舟关节在内广泛软组织挫灭缺损，胫腓骨及距骨粉碎，骨折碎块分离移位，胫前后动静脉缺损22cm，胫神经长段挫伤，于踝上5cm处完全性断裂，足凭借小腿后外侧条状挫伤皮肤筋膜及腱性组织与近端肢体相连，足无血供。

手术方法：急诊于硬膜外麻醉下实施伤肢清创术，去除破碎无生机的软组织，以过氧化氢液、生理盐水对碎骨块和关节间隙进行冲洗，去除污染，注意保护碎骨与骨膜之间的连接，复位，以钢板螺丝钉、克氏针、钢丝固定形成小腿骨架支撑，用多层浸血纱布将碎损骨段环形裹起，免于长时间裸露于空气中。吻合胫神经。伤肢软组织缺损面积为22cm×19cm，比照创面大小与形态设计健侧小腿内侧皮瓣24cm×20cm，常规方法游离切取皮瓣。为了增强皮瓣对深部无效腔创面的覆盖效果，一并将腓肠肌和比目鱼肌部分肌肉带入皮瓣内，将经过碎损骨段处无血供的损伤腱性组织部分剪除，保持足趾中立伸直位将足趾肌腱与踝周腱周组织作张力固定。皮瓣切取完毕，将其移位于受区创面，修复缺损，迅速以皮瓣轴型动静脉桥接患肢胫后动静脉缺损，皮瓣的轴型动脉近端连接胫后动脉小腿近中1/3，远端吻合到内踝下胫后动脉，同时吻合两条伴行静脉，一次通血后皮瓣与肢体远端立即恢复了良好的血液循环。至此成形了完全以皮瓣、筋膜包绕长段碎损骨架的特殊结构型肢体。术后对伤肢的局部维护治疗中发现，无血供骨段与筋膜瓣之间黏附效能差，骨间新生组织长入、侧支循环建立之前，皮肤筋膜重吸收能力差，极易在骨与皮瓣之间出现渗液蓄积，为此要使骨与筋膜无间隙，早期及时引流是伤肢局部治疗的重要环节。我们采取制式环氧乙烷灭菌的硅胶管于伤肢体位最低点进行持续负压引流，术后3周随渗液减少改为间断性抽吸，导管口径亦由大逐渐变小，直至内腔无渗液、骨与皮瓣相互黏附为止。导管护理、调换更新时严格遵循无菌操作程序。在创面大量渗出期或伤肢愈合全过程中，及时有效的全身营养的补入，维持在不贫血、非低蛋白血症、各脏器处于良好功能状况下，为伤肢各类组织高质量愈合提供保证。术后7个月胫骨骨干远端1/3线状骨不连，距骨坏死，其余碎骨间一次愈合，伤后14个月对胫骨骨不连处实施游离髂骨植骨，同时通过髂骨植骨取代坏死距骨，实现胫骨至跟骨的整体融合。

预后效果：伤后18个月时胫骨骨性愈合，踝、距下两关节骨性愈合。伤后20个月伤肢开始负重行走练习。目前足胫神经分布区皮肤感觉正常，除趾短伸肌外足内肌肌力基本恢复正常。

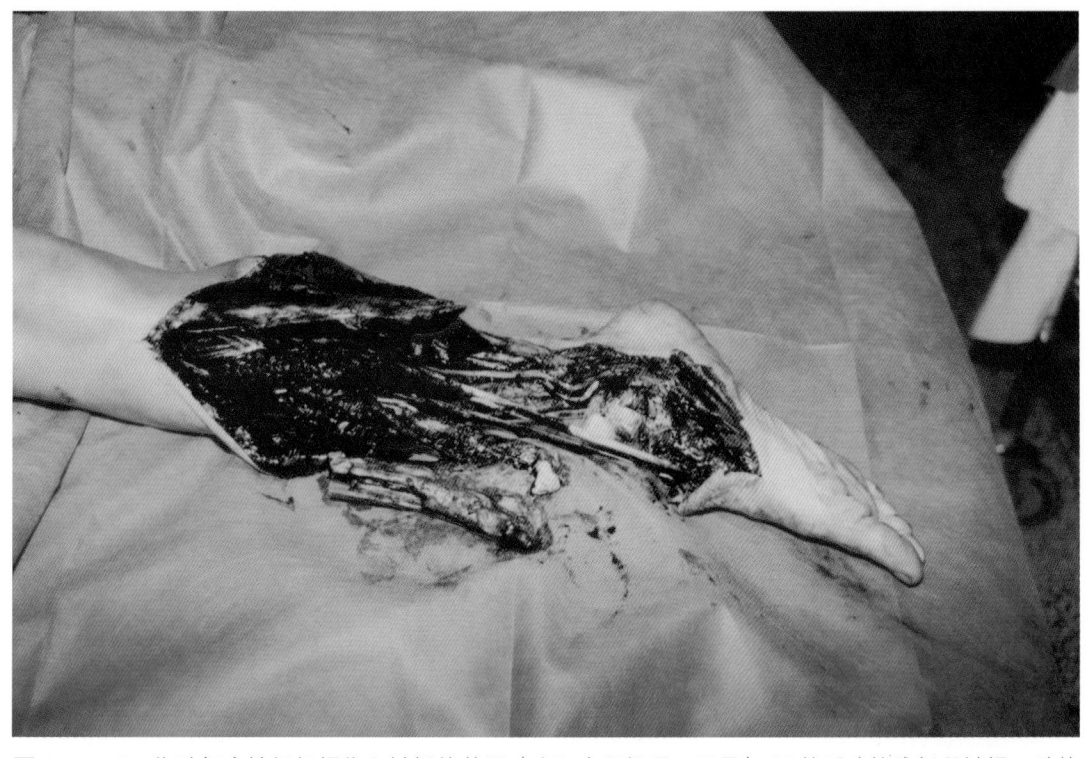

图 2-1-13　伤肢复合性组织损伤和缺损的范围（小腿中段经踝、至足）、胫前后动静脉长段缺损、肢体粉碎性骨折并长段骨块游离

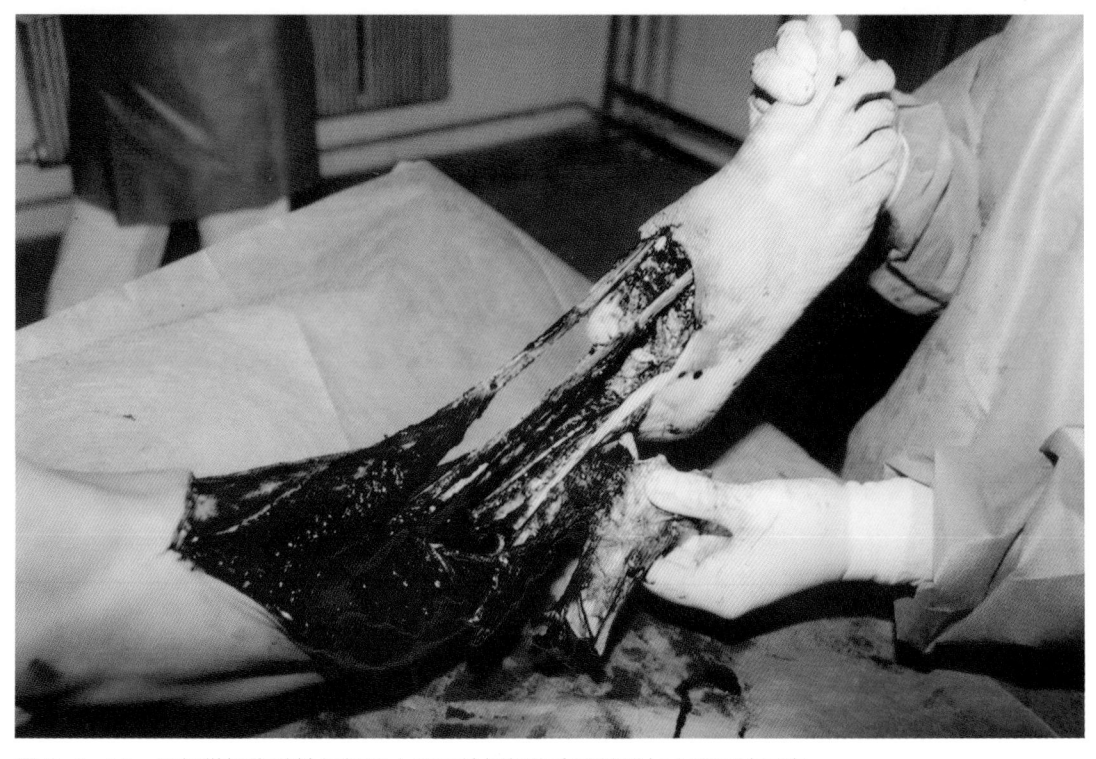

图 2-1-14　足仅借损伤腱性组织和小腿后外侧损伤皮肤筋膜与小腿近端相连

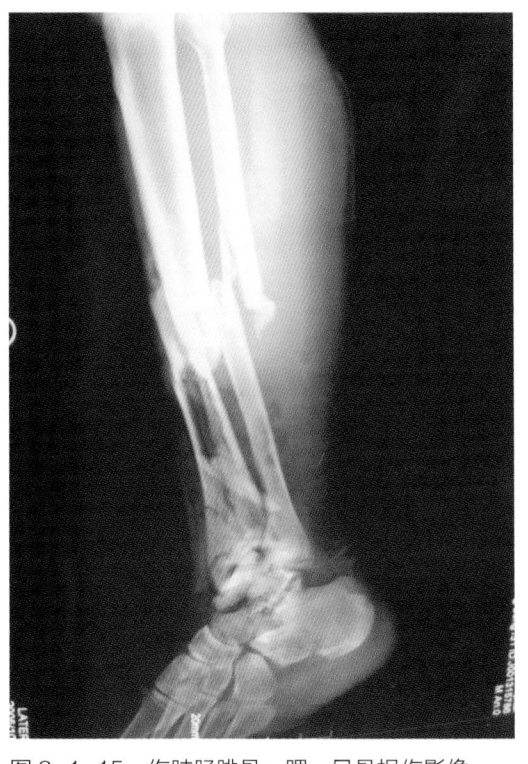

图 2-1-15　伤肢胫腓骨、踝、足骨损伤影像

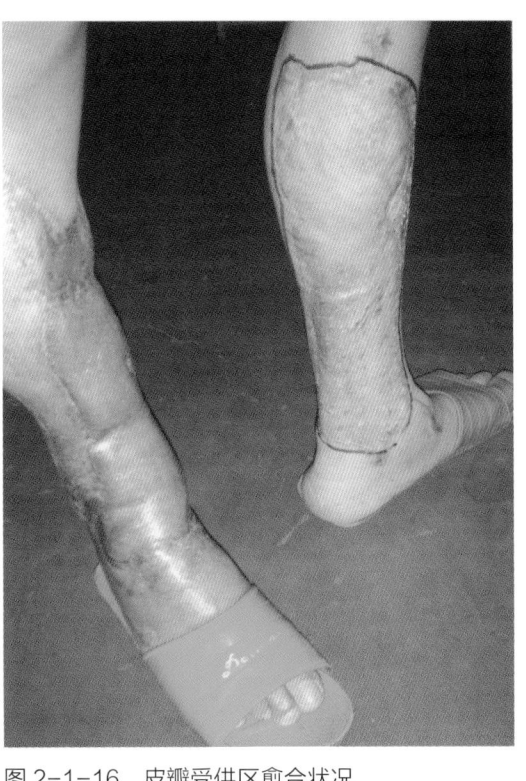

图 2-1-16　皮瓣受供区愈合状况

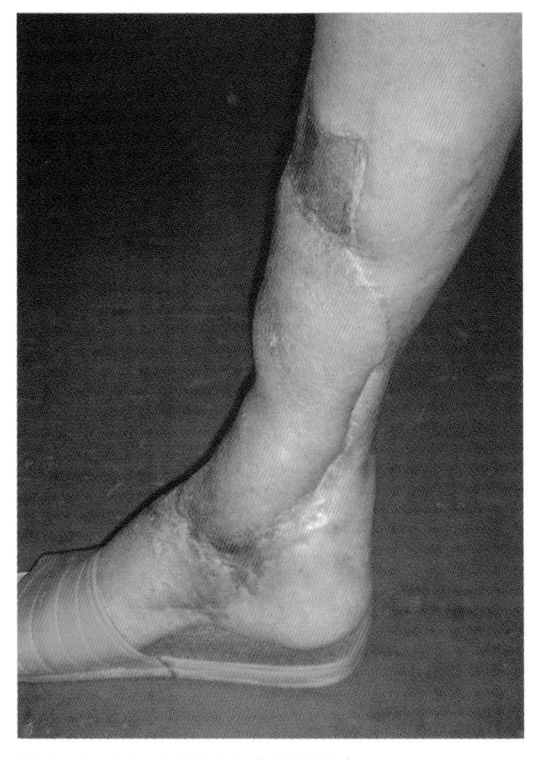

图 2-1-17　伤肢站立（内侧观）

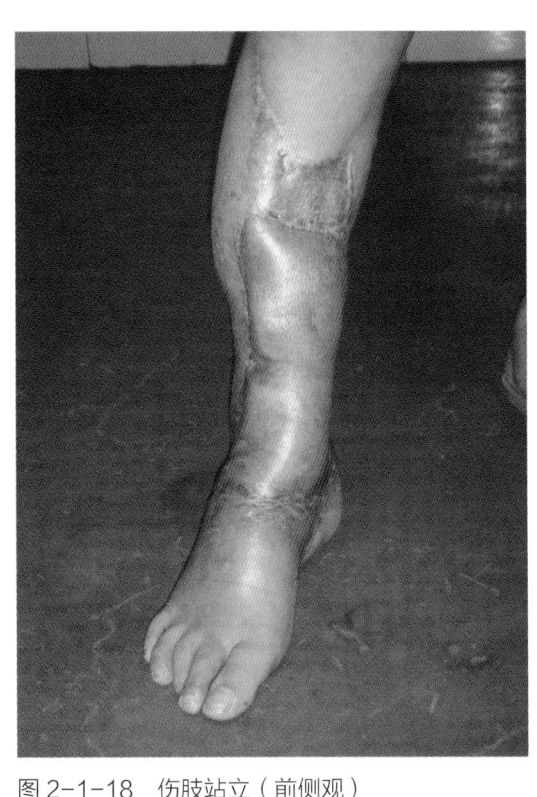

图 2-1-18　伤肢站立（前侧观）

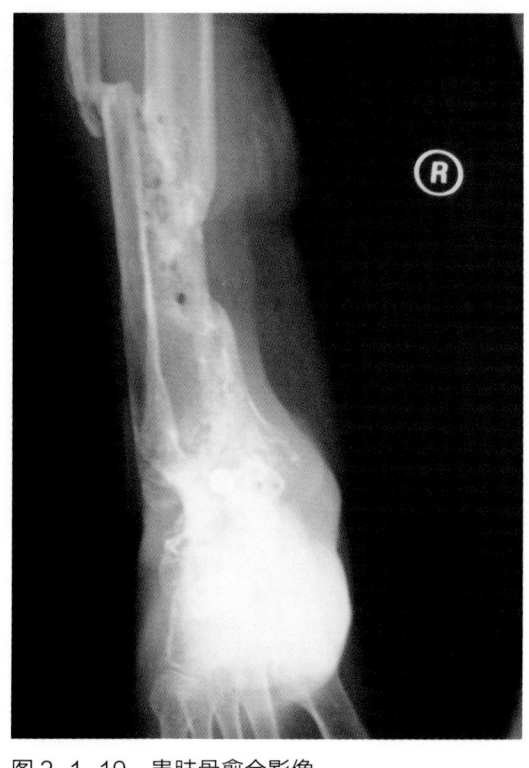

图 2-1-19　患肢骨愈合影像

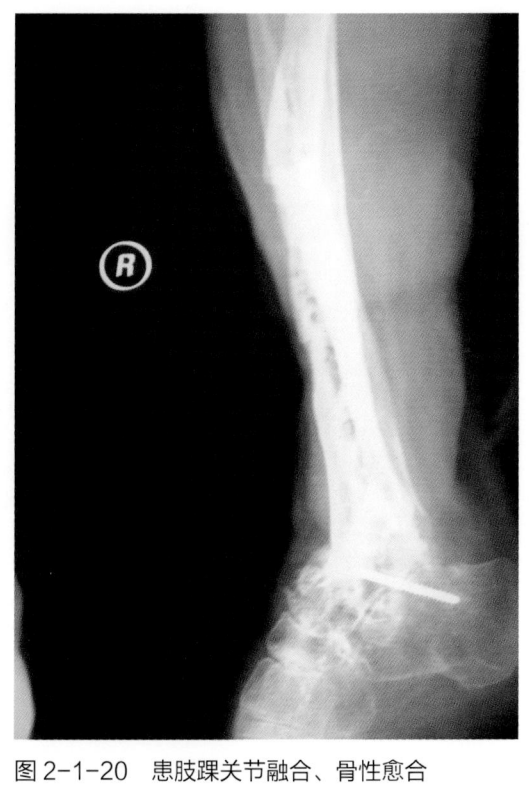

图 2-1-20　患肢踝关节融合、骨性愈合

• 病例启示 •

　　面对小腿长节段毁损病例，最令人困惑的是损伤肢体的去与留的艰难选择，急诊状态下患方几乎无一不对保留伤肢具有强烈愿望，但在经历了一系列复杂性治疗之后如伤肢不能成活，或久经治疗之后肢体虽已成活但没有功能，生成一个比截肢更加痛苦的病废残肢，是造成医患纠纷的主要原因之一，如此我们认为，对重度多发复合性损伤，因肢体保留可能会殃及患者生命及老年体弱多病、脏器功能低下者选择截肢对摆脱伤痛和防止出现生命危险来说是一个明智之举。而对于青壮年企盼伤愈后重归劳动的群体，尽管保肢手术过程历经"风险"，也不应因此放弃对伤肢的救治决心。

　　病例 2 小腿不仅是长管状骨还包括有踝、距下两关节结构性碎损，骨结构损害之重应属罕见，所有碎骨块全部一期保留形成小腿支架其本身并不重要，而保存下来的骨骼最终骨组织能否成活颇为关键，故此我们注意从如下环节上加强骨结构的保护性修复：①扩创术中应尽量避免对骨与骨膜组织进一步损害，加快整复固定时限。②在骨与关节整体复位后肢体血供重建及组织瓣覆盖前用多层浸血纱布对骨与骨膜表面作滋润保护，免于空间暴露，同时加快实施具有丰富血供的组织瓣移植覆盖及肢体轴型血供的重建，为损伤骨的成活和愈合创造条件。③在移植皮瓣与伤肢残存皮肤筋膜"瓦合"包裹损伤骨段时力求没有无效腔。伤肢低位引流和负压引流相结合，不使渗液积存，皮瓣和所携带的肌肉组织就能尽早与损伤骨黏附，利于组织活性好的组织瓣结构深层长入。病例2术后7个月胫骨骨不连接，距骨坏死。通过骨创面处理、游离髂骨移植，使髂骨块经胫骨骨缺损断端，替代距骨，直接植入到跟骨之上，一次完成踝及距下两关节功能位骨性融合，起到小腿骨直接连足的坚强骨性支撑能力的有效重建。

【病例3】

患者，男，23岁。

伤因伤情：左前足被铲车戳断。左足残端断面破碎不整，且泥土广泛污染，残端背侧软组织缺损。

手术方法：急诊行清创，断足再植术。同时设计小隐静脉隐神经岛状皮瓣逆行转位修复足背创面。

预后效果：术后再植前足及皮瓣全部成活并愈合。

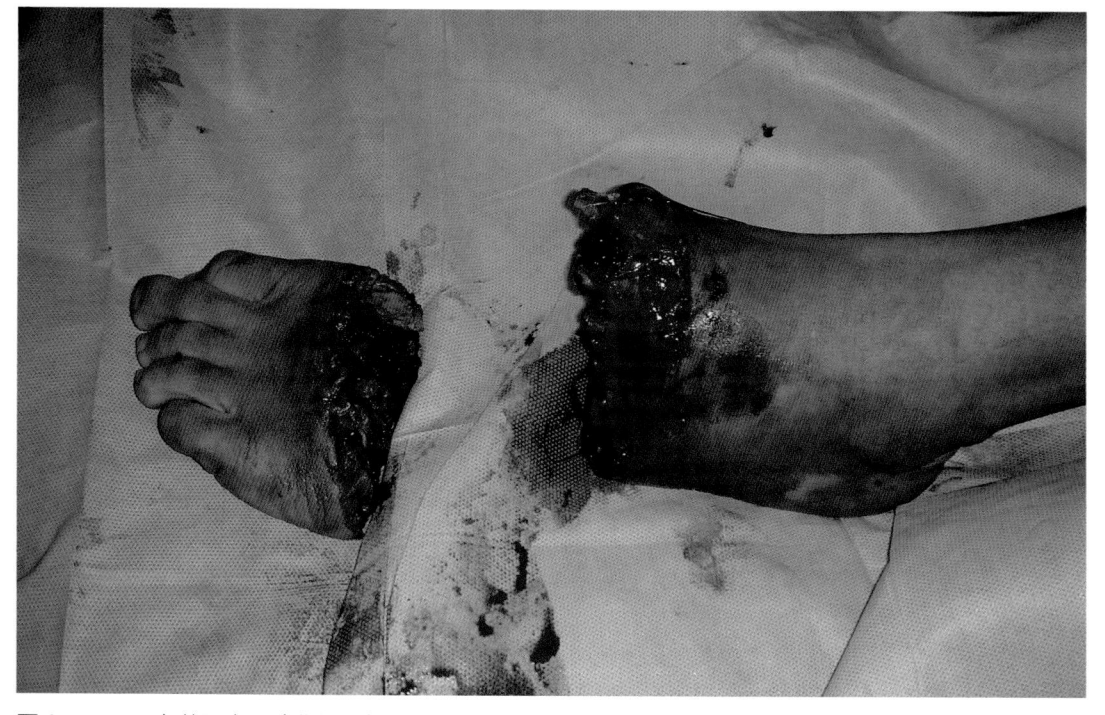

图2-1-21 左前足离断（背侧观）

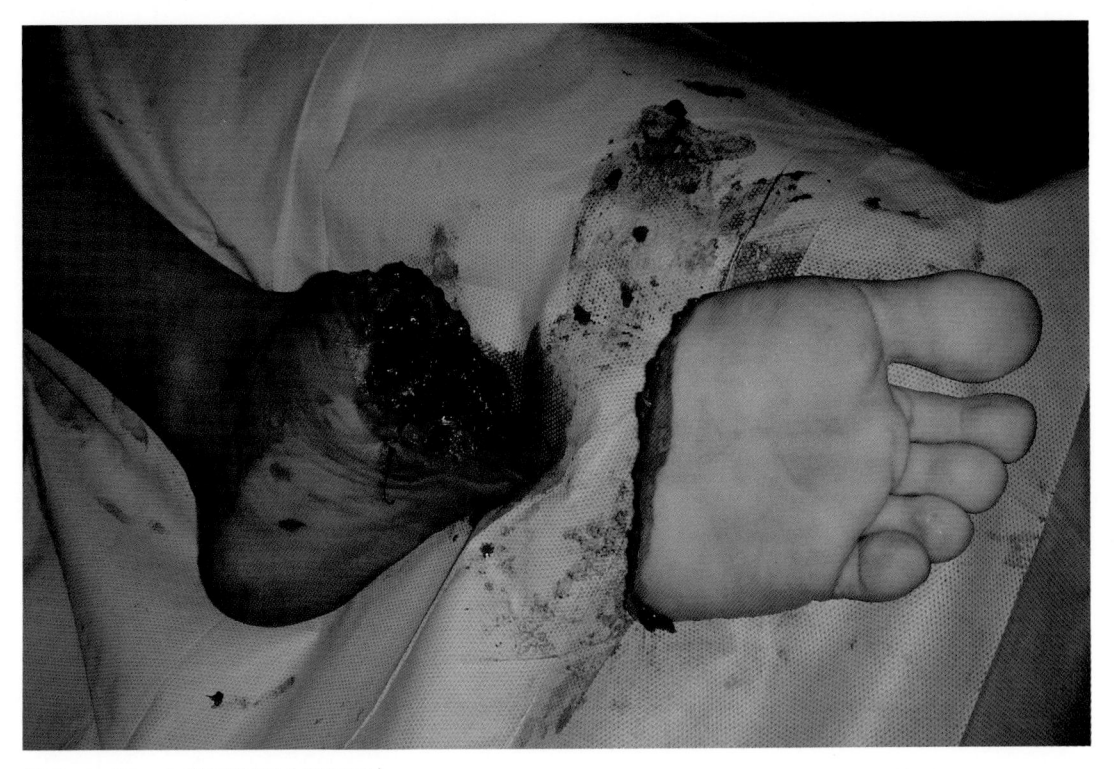

图 2-1-22　左前足离断（跖侧观）

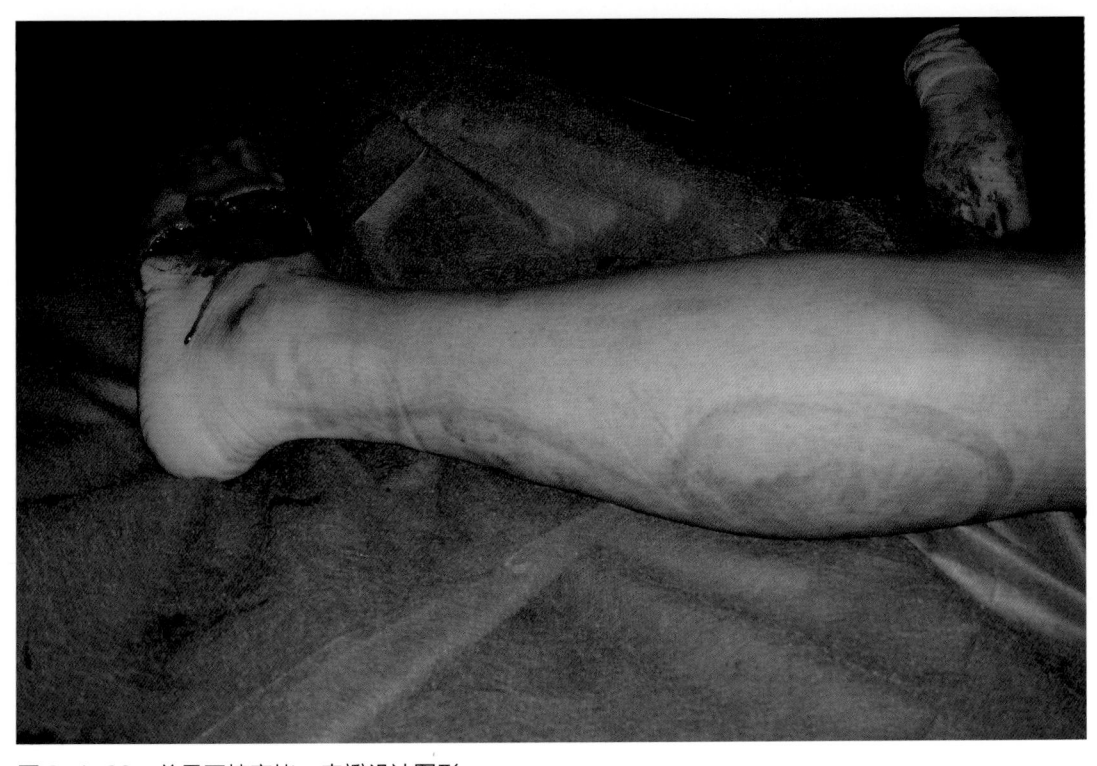

图 2-1-23　前足再植完毕，皮瓣设计图形

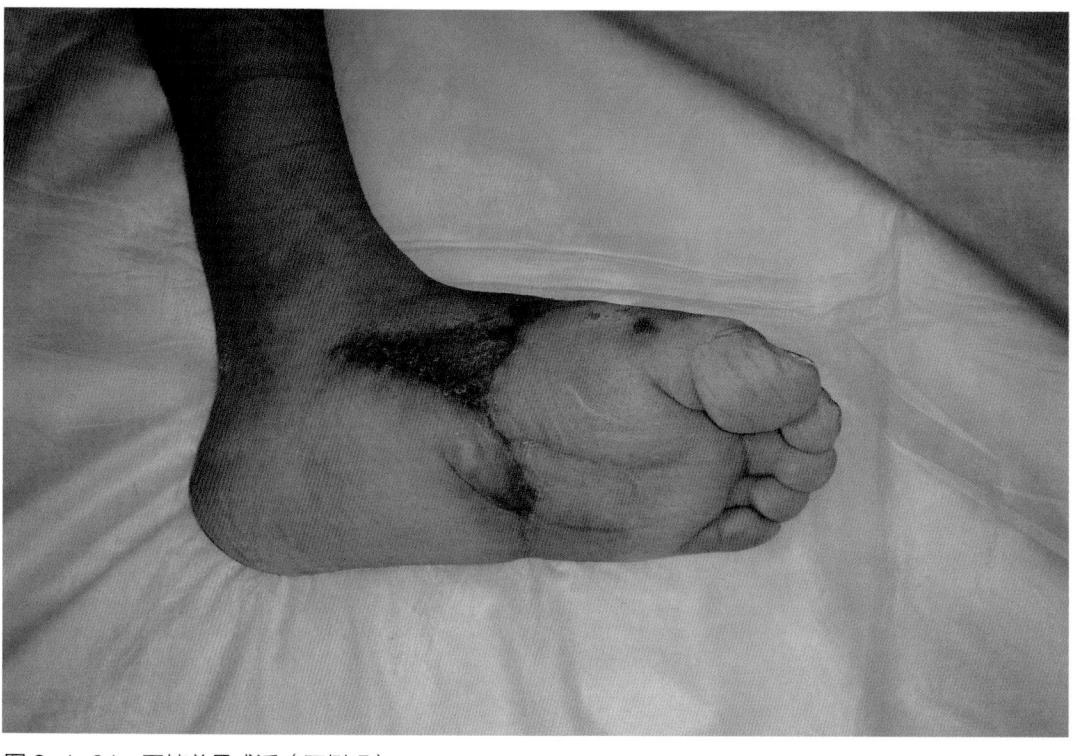

图 2-1-24 再植前足成活（跖侧观）

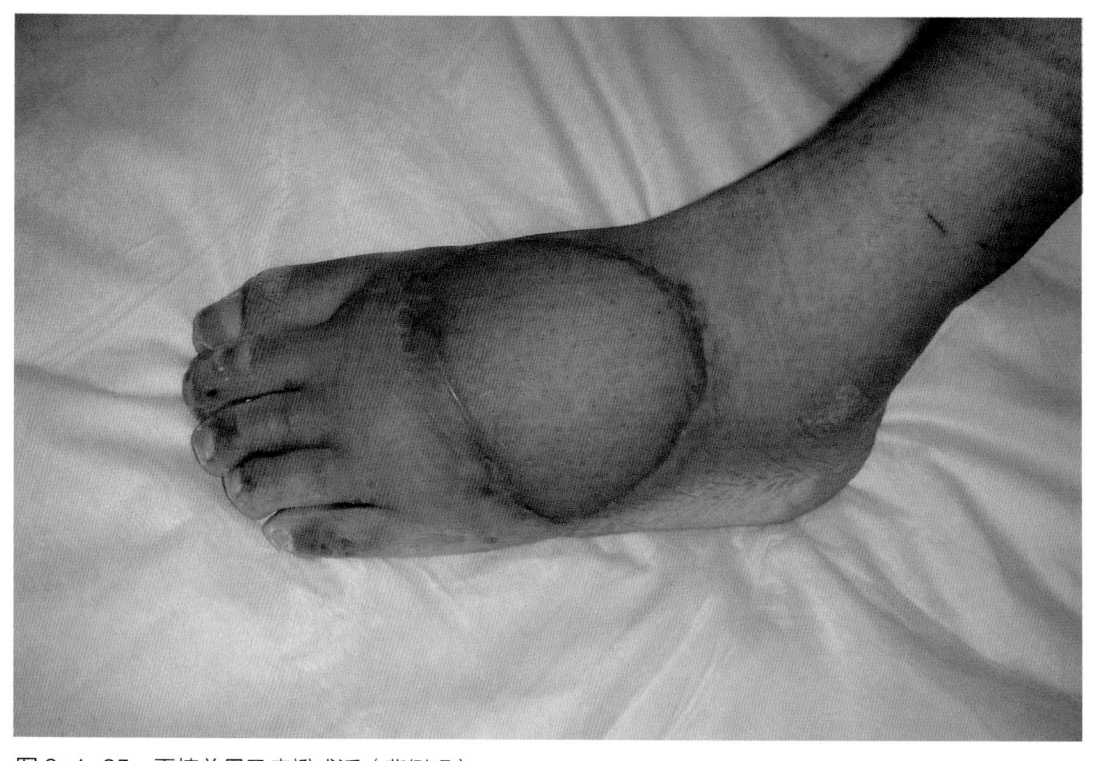

图 2-1-25 再植前足及皮瓣成活（背侧观）

【病例4】

患者，男，37岁。

伤因伤情：矿井下重石压砸致右小腿上1/3至足背大范围环形软组织缺损，小腿肌肉及腱性组织长段碾挫断裂，胫腓骨粉碎性骨折，胫前动静脉碾挫断裂、缺损。

手术方法：一期创面清创，骨折复位固定，肌肉及腱性组织修复，创面吸附引流。3天后设计并切取肩胛、侧胸、背阔肌联合皮瓣游离移植修复伤肢创面。

预后效果：术后皮瓣全部成活。术后4周除足背残余3.0cm×3.0cm软组织创面，整个伤肢与皮瓣一次性愈合。

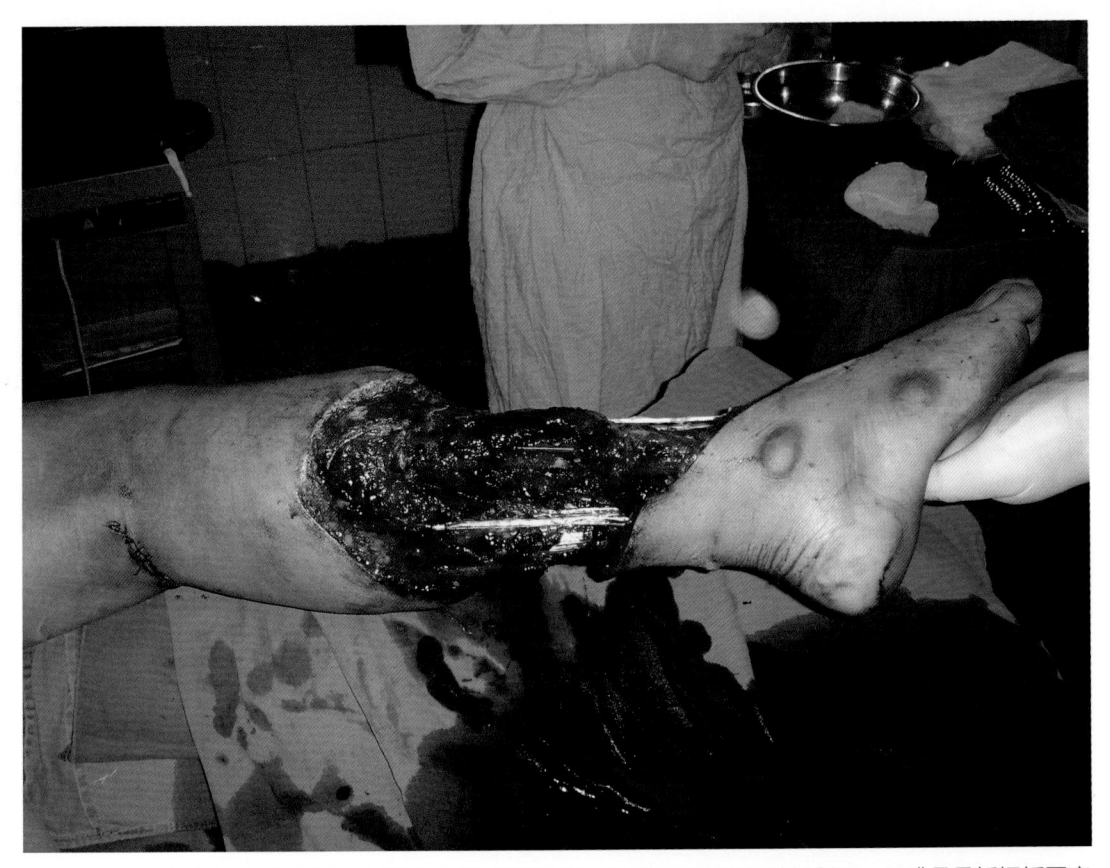

图2-1-26　右小腿外侧观可见长节段环形软组织缺损、肌肉肌腱损伤与缺损创面、胫腓骨骨折钢板固定

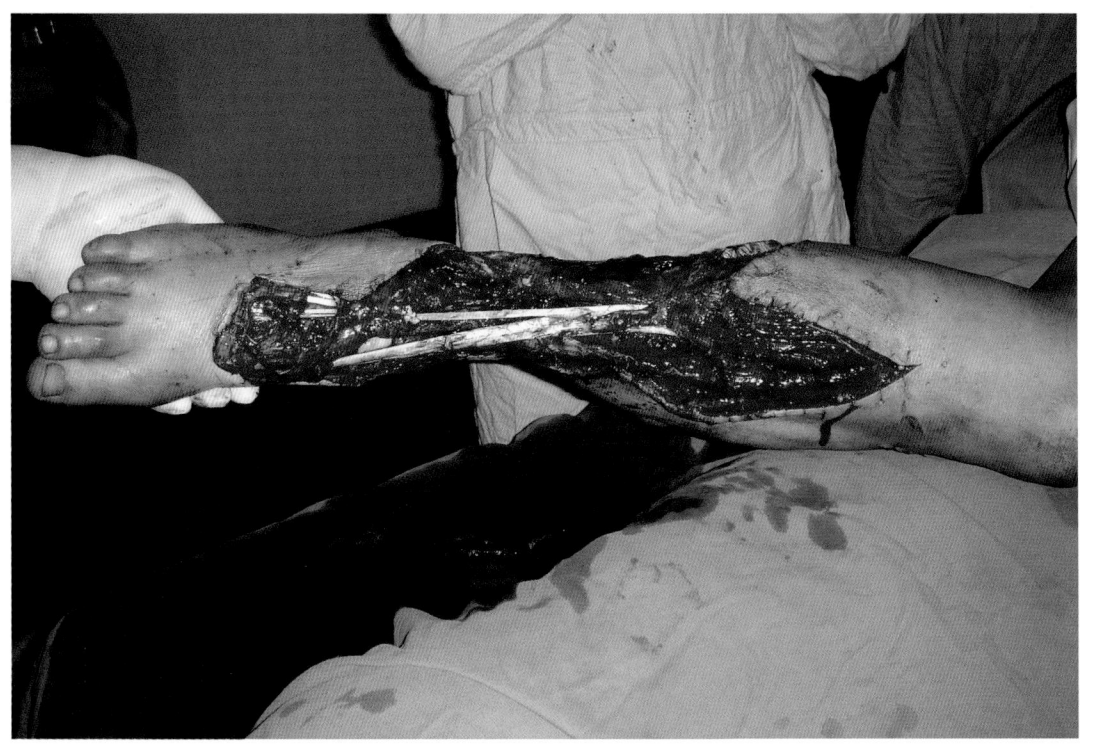

图 2-1-27　右小腿前侧观胫骨上段至足背大范围软组织缺损、骨与肌肉、肌腱损伤创面

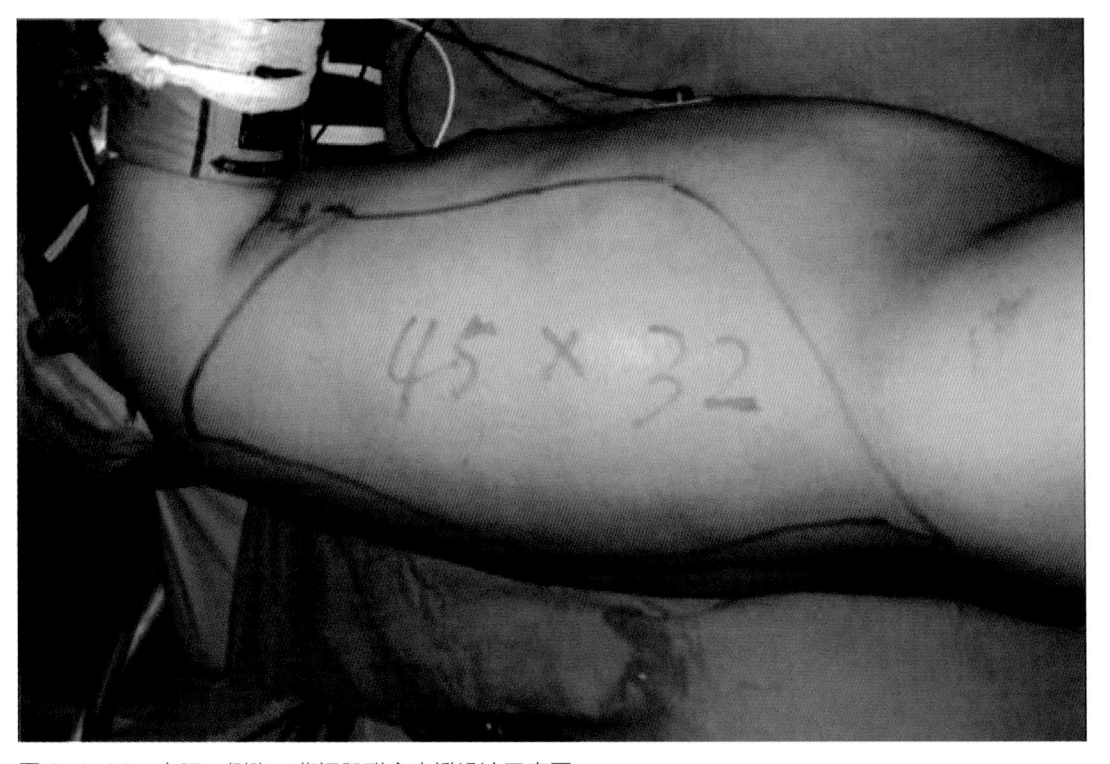

图 2-1-28　肩胛、侧胸、背阔肌联合皮瓣设计示意图

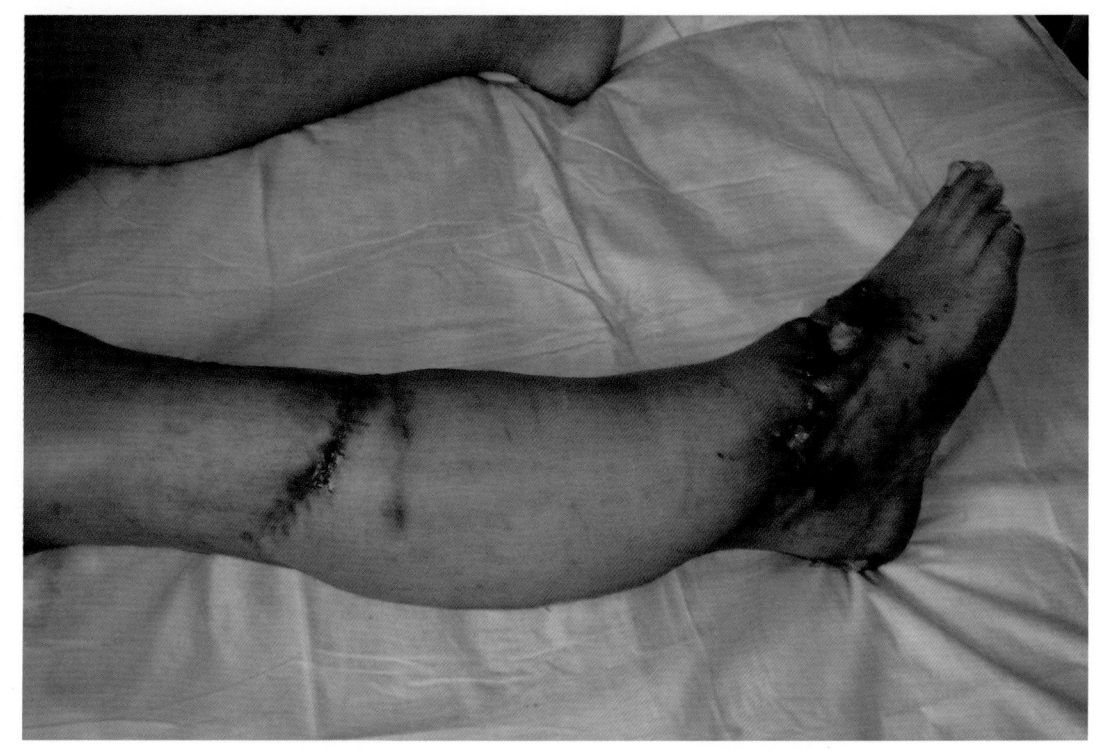

图 2-1-29　术后 4 周除足背余下 3.0cm×3.0cm 软组织创面，整个伤肢与皮瓣一次性愈合

【病例 5】

患者，男，54 岁。

伤因伤情：在电缆沟内作业时被高处滚落重石砸伤左踝足，致骨与关节开放粉碎性骨折，踝及跗骨间关节、距跗、跖趾关节脱位，足背腱性组织缺损，骨与软组织分离。足背、足内侧、踝前软组织缺损，胫前动静脉血管及其分支缺损，沙土污染损伤组织间隙。

手术方法：急诊行清创术。骨与关节修复固定，腱性组织修复，以及损伤组织间隙修复，创面吸附引流。伤后 3 天再次创面清创，同时于左小腿后外侧设计并切取小隐静脉腓肠神经营养皮瓣逆行转位修复足背、足内侧及踝前骨创面。

预后效果：术后伤足与皮瓣愈合。伤后半年负重行走。

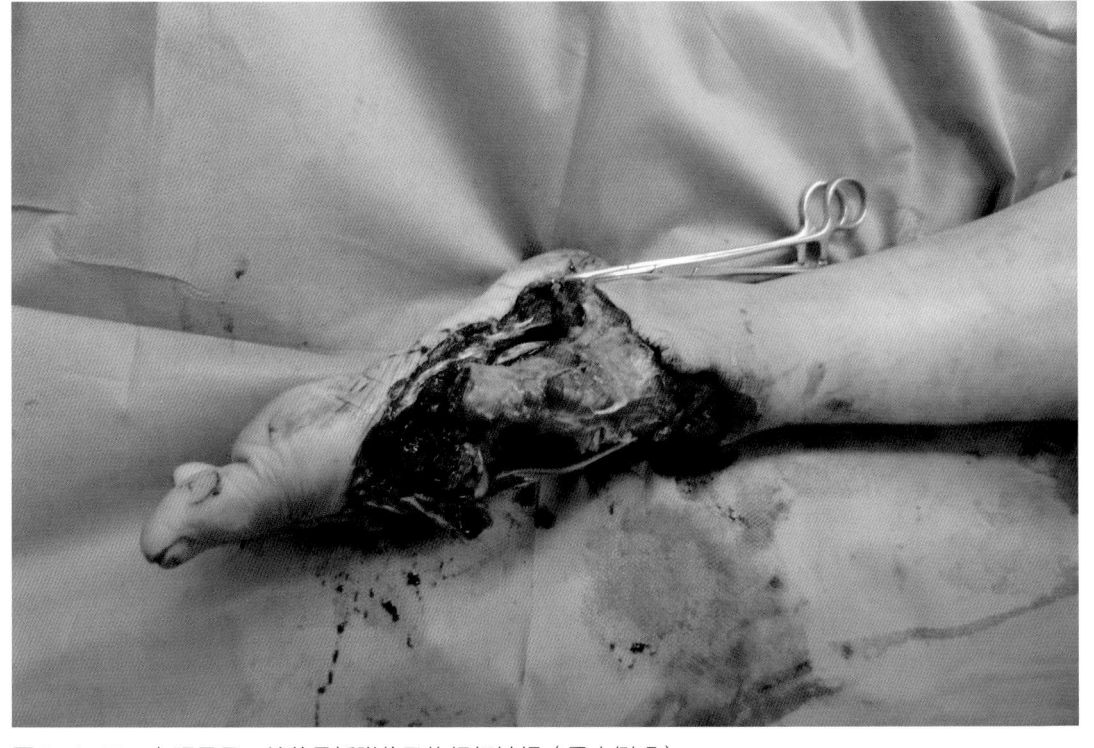

图 2-1-30　左踝足骨、关节骨折脱位及软组织缺损（足内侧观）

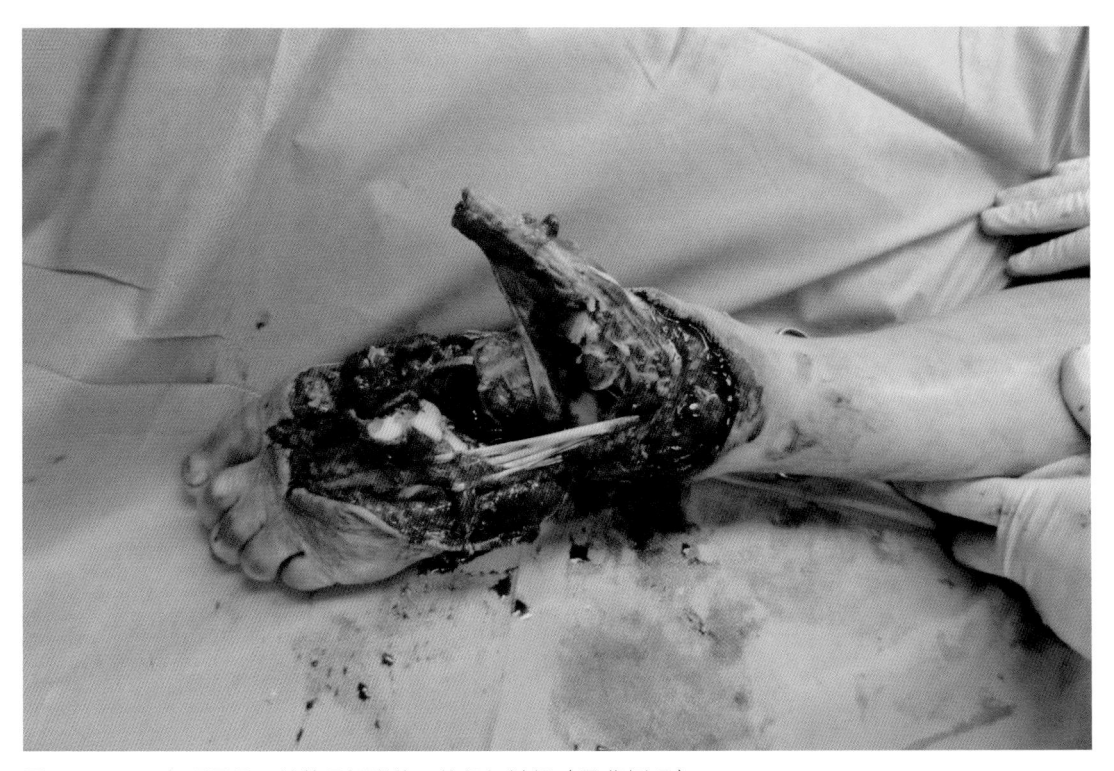

图 2-1-31　左踝足骨、关节骨折脱位及软组织缺损（足背侧观）

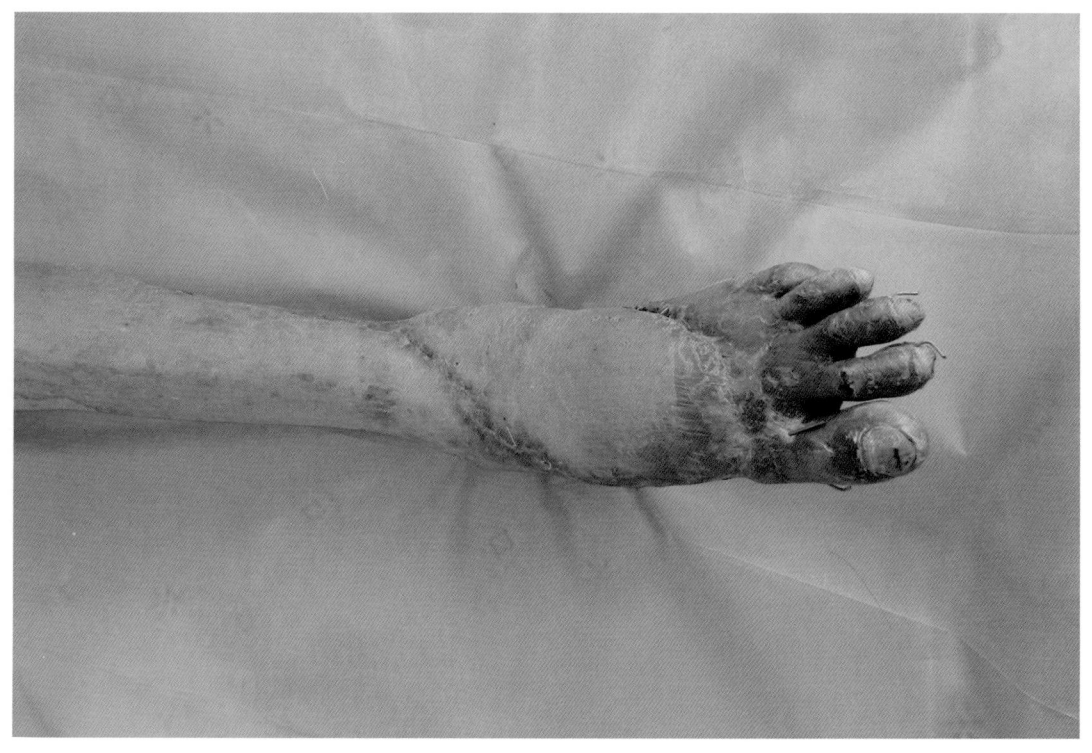

图 2-1-32　伤足与皮瓣愈合（足背侧观）

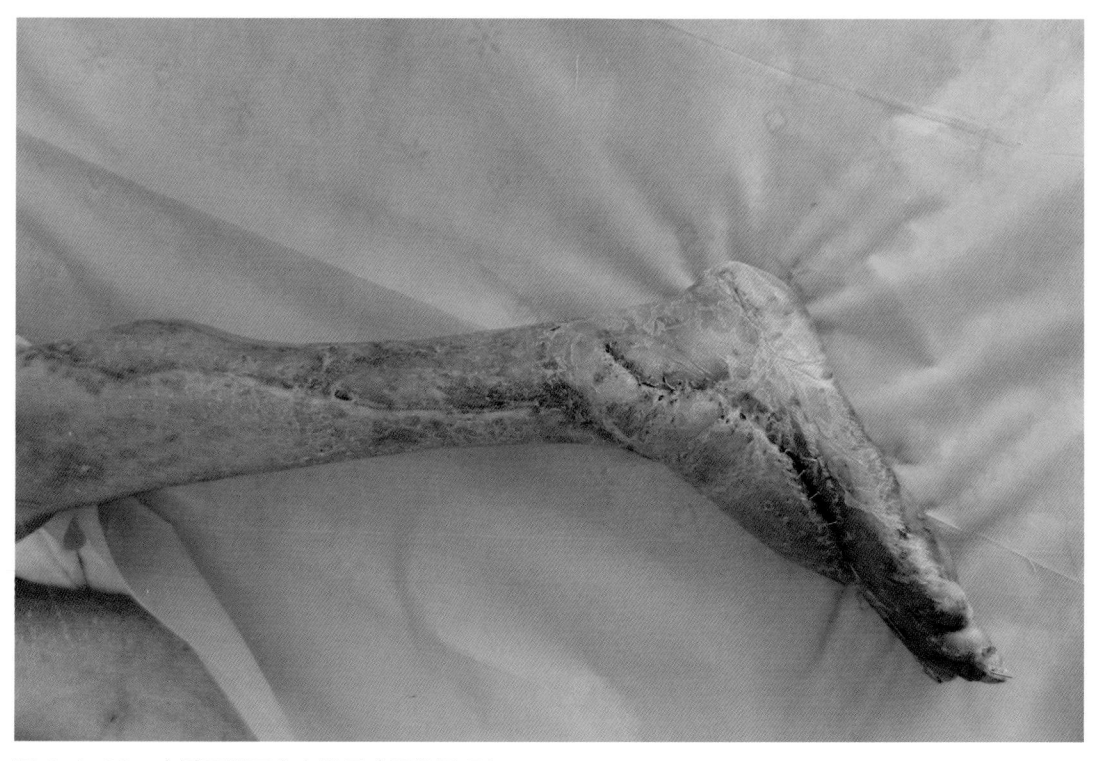

图 2-1-33　皮瓣受供区愈合状况（足外侧观）

【病例6】

患者，女，27岁。

伤因伤情：机器绞伤右手及前臂，前臂中1/3至手掌皮肤、肌肉广泛性损毁，尺桡动静脉长段缺损，掌中动静脉血管网挫灭，腕关节、腕掌关节及腕骨间关节骨折脱位，骨与软组织完全分离。

手术方法：急诊行清创，骨与关节修复固定。示、小指凭借残存的皮肤筋膜侧支微量血供得以保留，余损伤手指因无法重建血供而予以去除。组织缺损创面通过腹部皮瓣修复治愈。伤后4个月，左足第2足趾游离移植再造拇指。

预后效果：再造拇指术后3年，伤手具有一定夹持能力，同时可助健肢协同做事。由于伤手手内肌完全性缺损，凭借残存手外肌肌力表达有限的动力和功能，仅可维持一般性生活与劳动。在是否选择前臂中段截肢的医患议事中，患方选择了本手术方法，且主观认可满意。需要进一步讨论和研究的是，推荐截肢后所佩戴的电子手，是否既痛苦小，又疗程短，且具有长久的实用推广价值。本例残手最大的优点是使用中的灵活、随意、耐用和本体神经感觉。

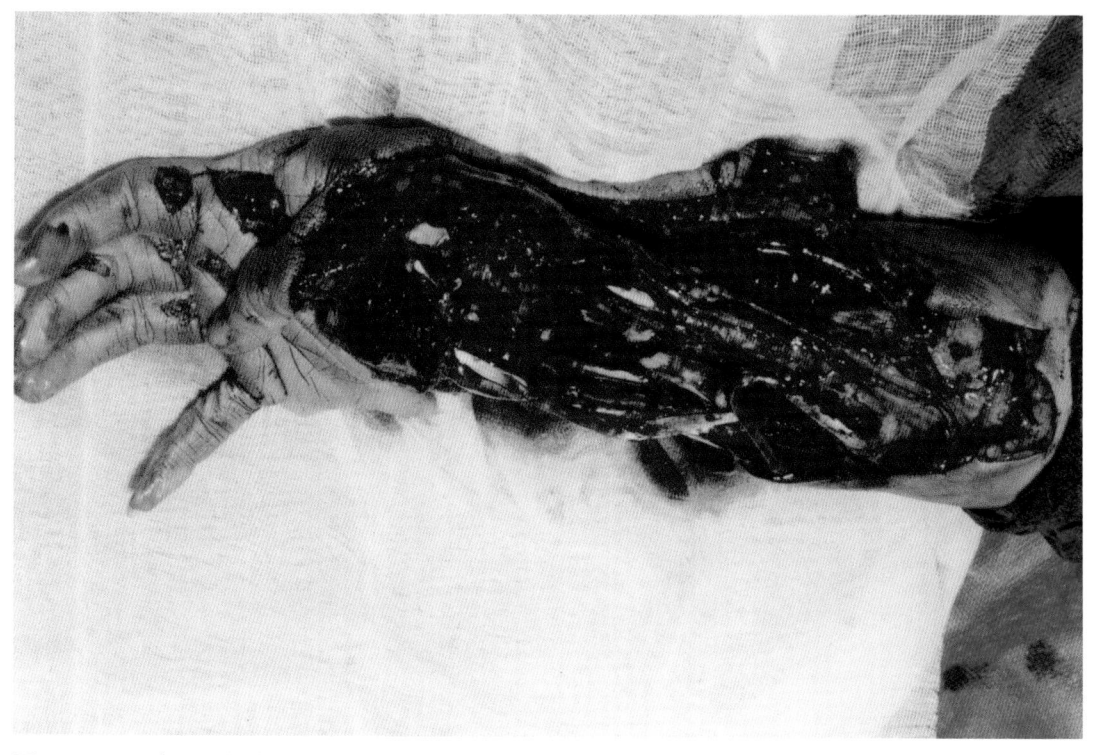

图2-1-34　右手及前臂长节段组织损毁（掌侧观）

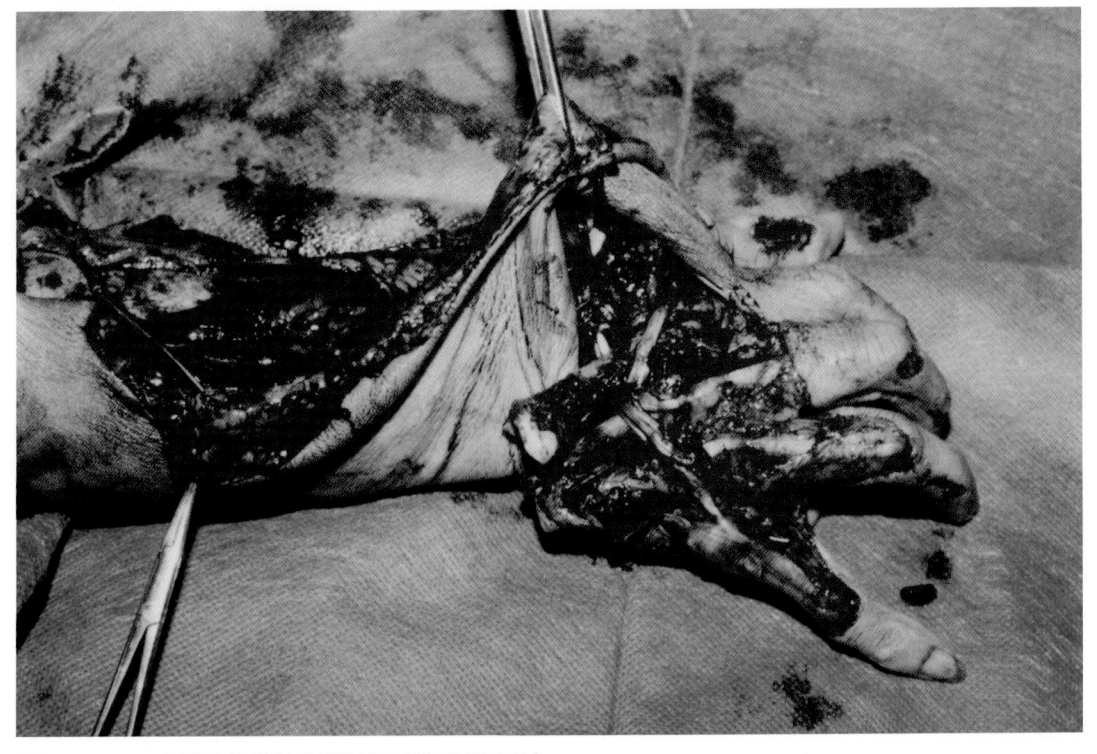

图 2-1-35　右手及前臂长节段组织损毁（背侧观）

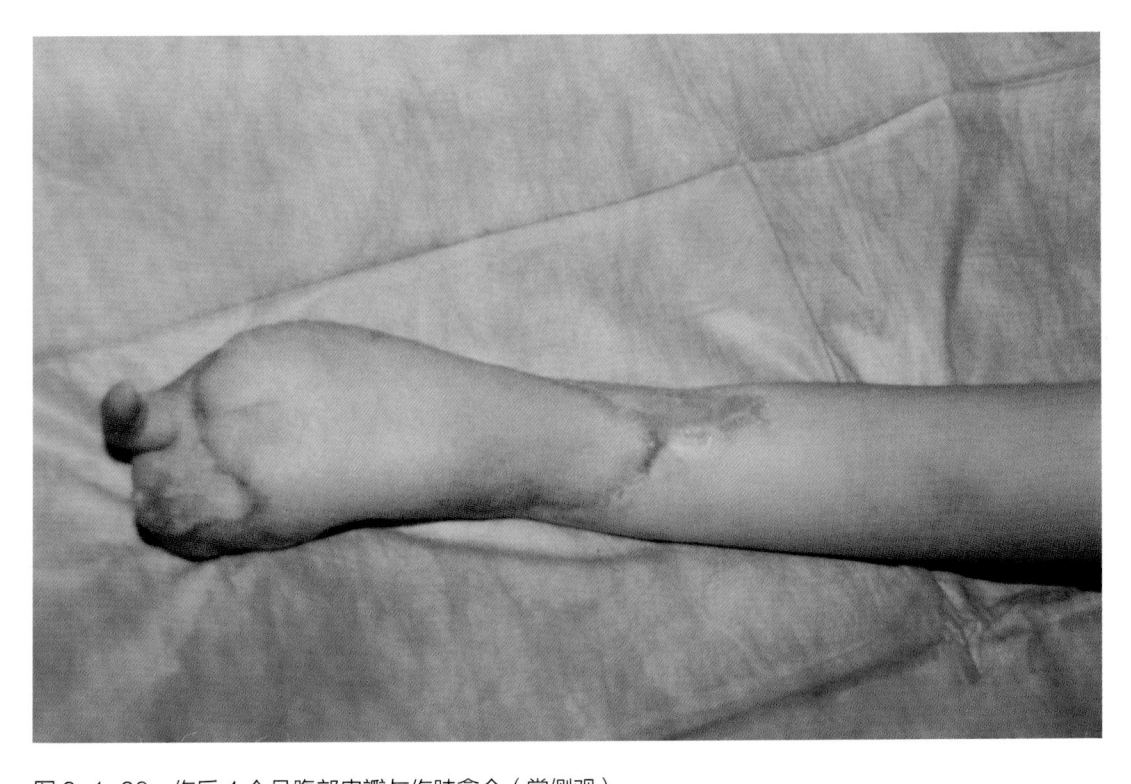

图 2-1-36　伤后 4 个月腹部皮瓣与伤肢愈合（掌侧观）

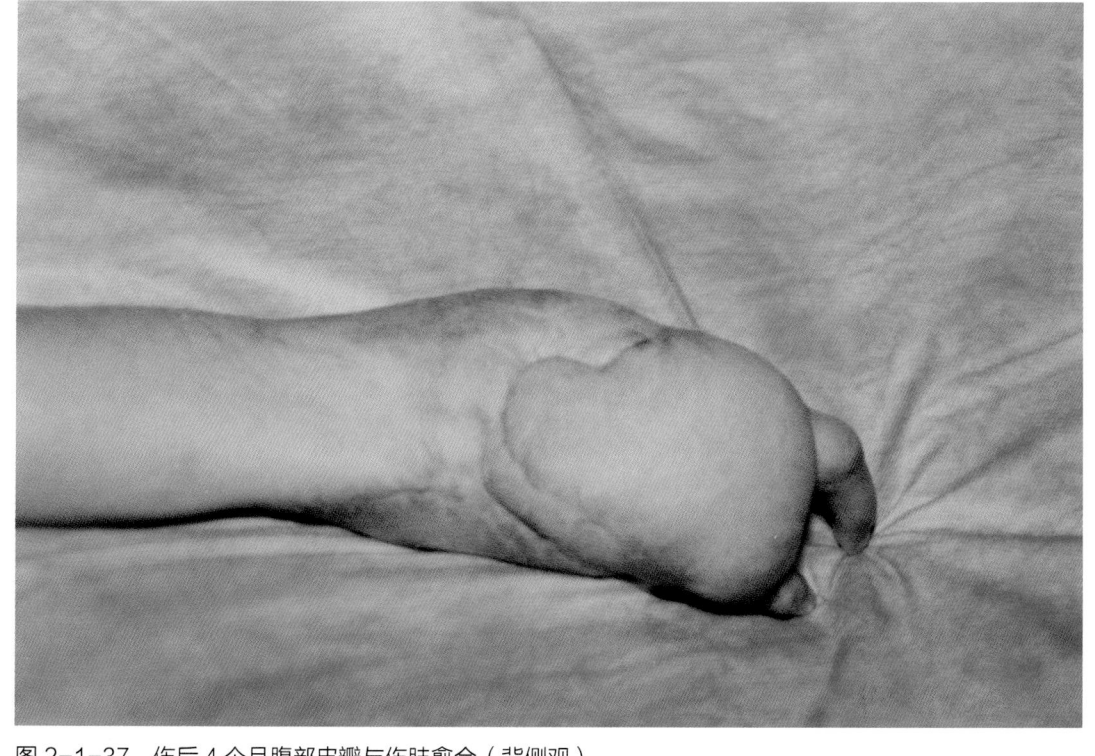

图 2-1-37　伤后 4 个月腹部皮瓣与伤肢愈合（背侧观）

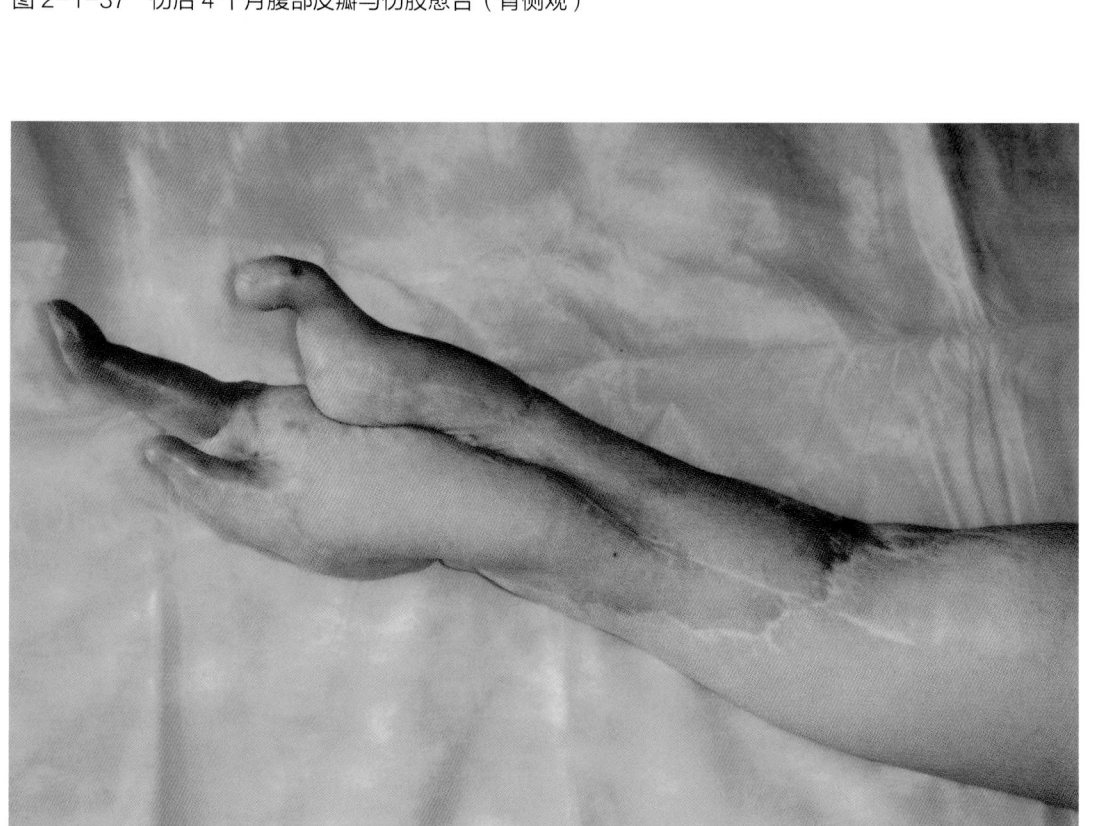

图 2-1-38　伤后 3 年第 2 足趾移植再造拇指，皮瓣与残手愈合像（掌侧观）

169

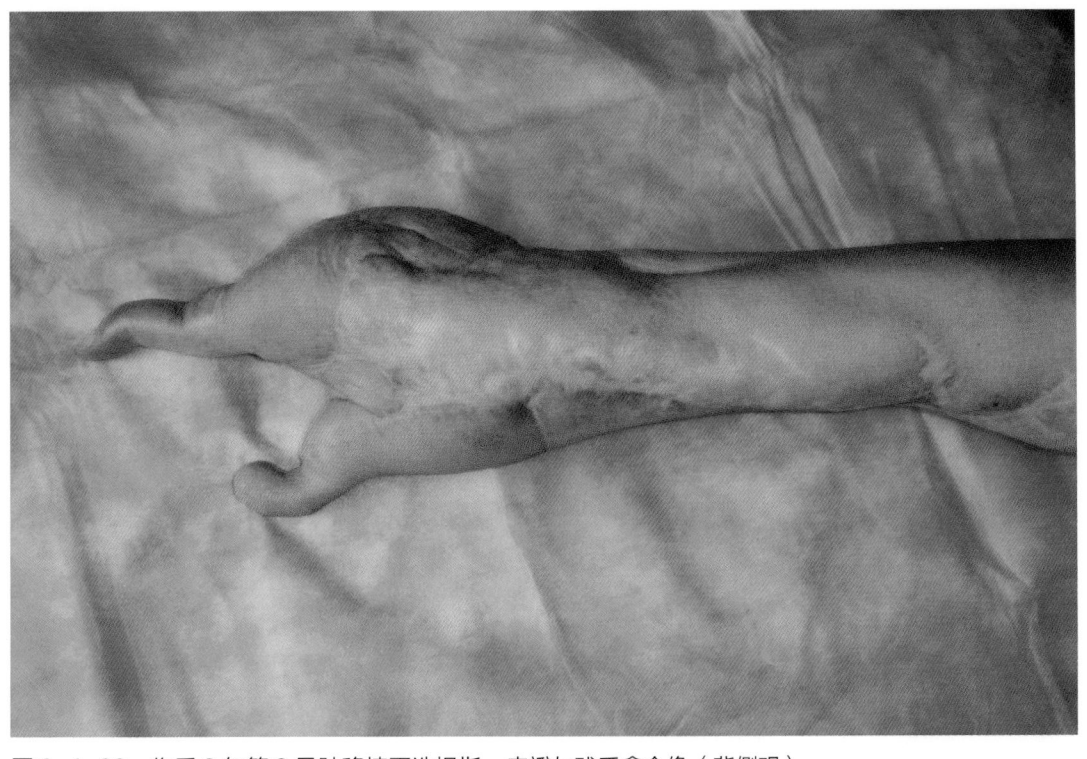

图 2-1-39　伤后 3 年第 2 足趾移植再造拇指，皮瓣与残手愈合像（背侧观）

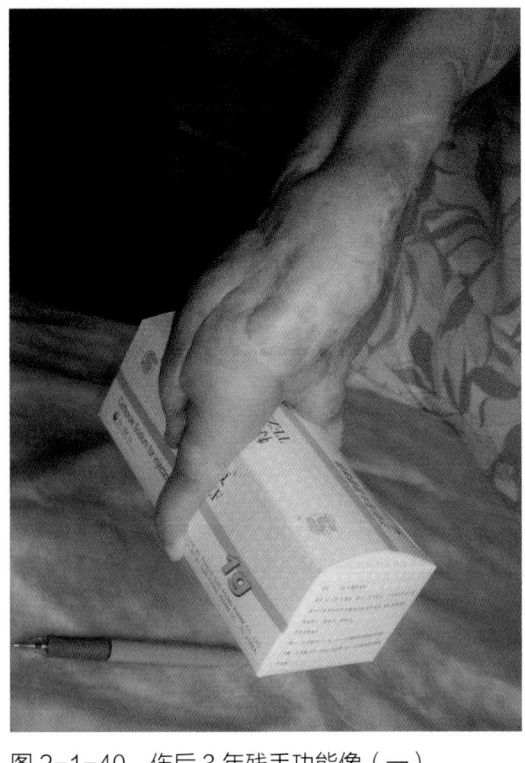

图 2-1-40　伤后 3 年残手功能像（一）

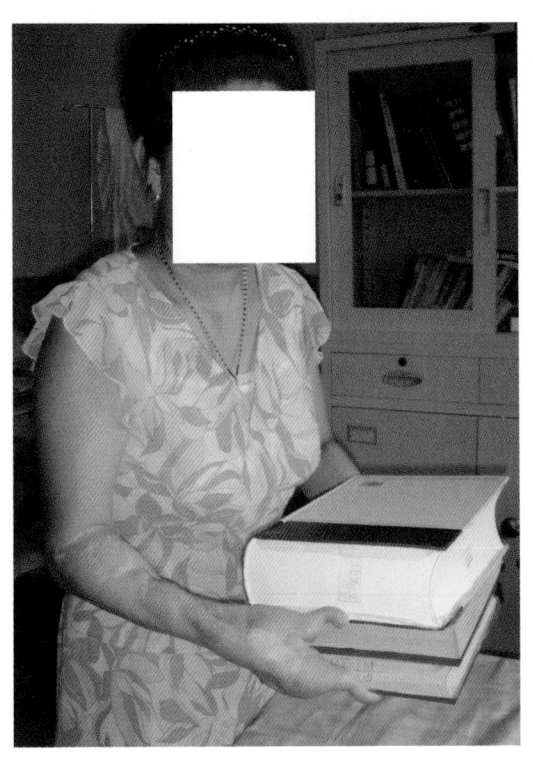

图 2-1-41　伤后 3 年残手功能像（二）

【病例7】

患者，男，19岁。

伤因伤情：右上臂机械撕脱离断伤。

手术方法：急诊行肢体短缩再植术。

预后效果：术后断肢成活。术后11个月，前臂屈伸肌力恢复至Ⅳ级。后期失去随访。

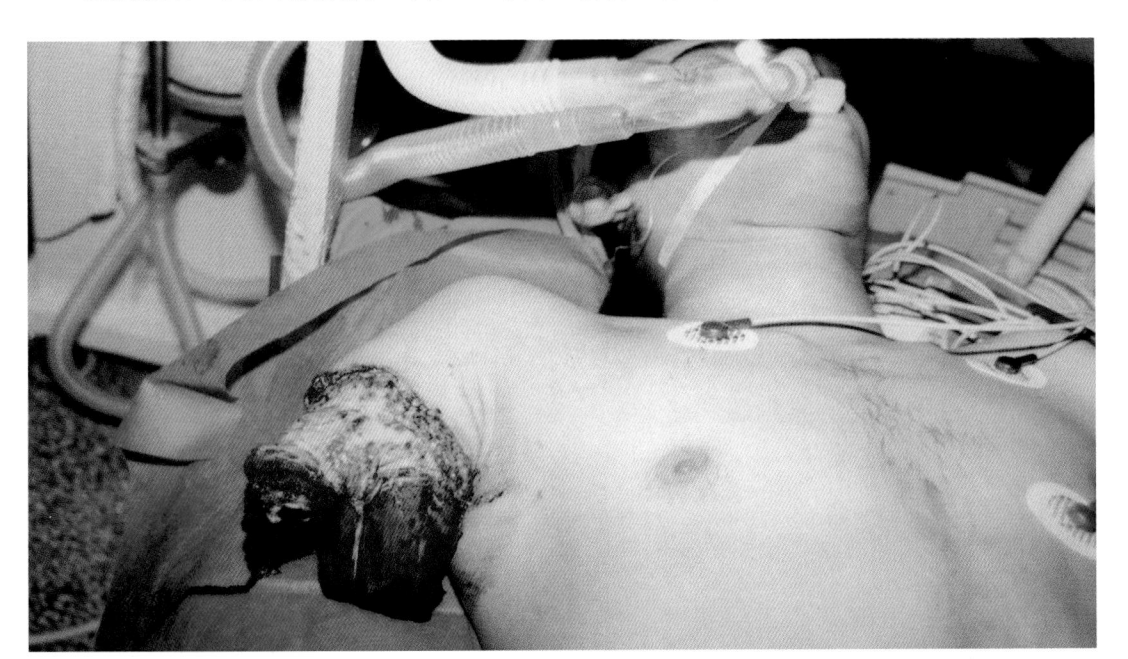

图2-1-42 肢体离断平面

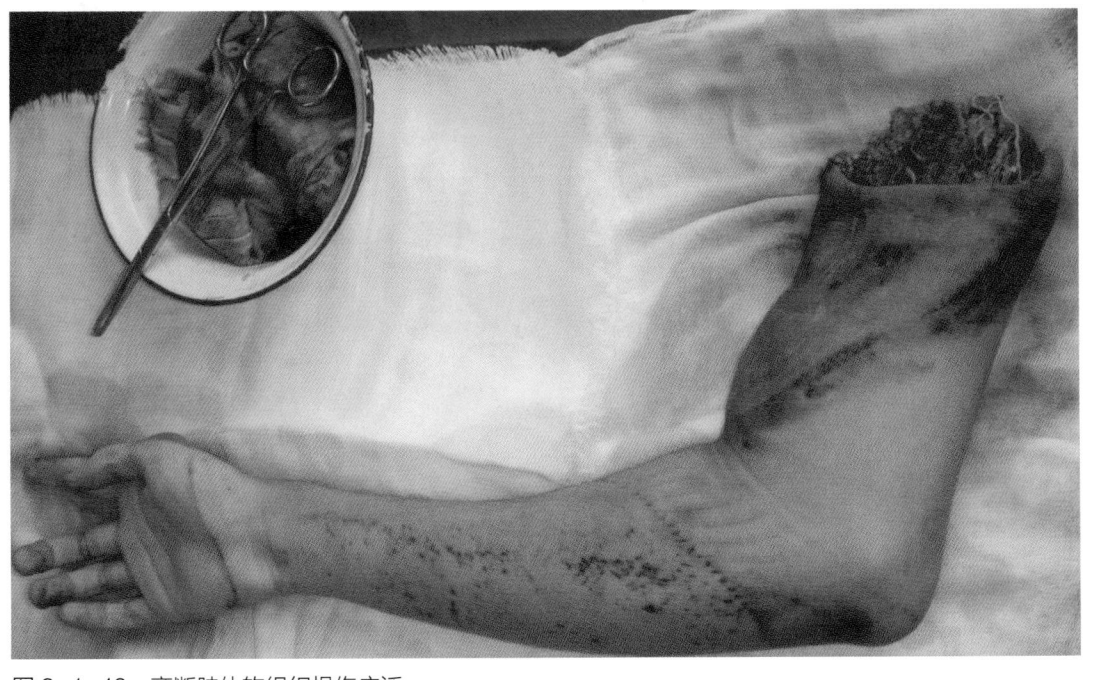

图2-1-43 离断肢体软组织损伤广泛

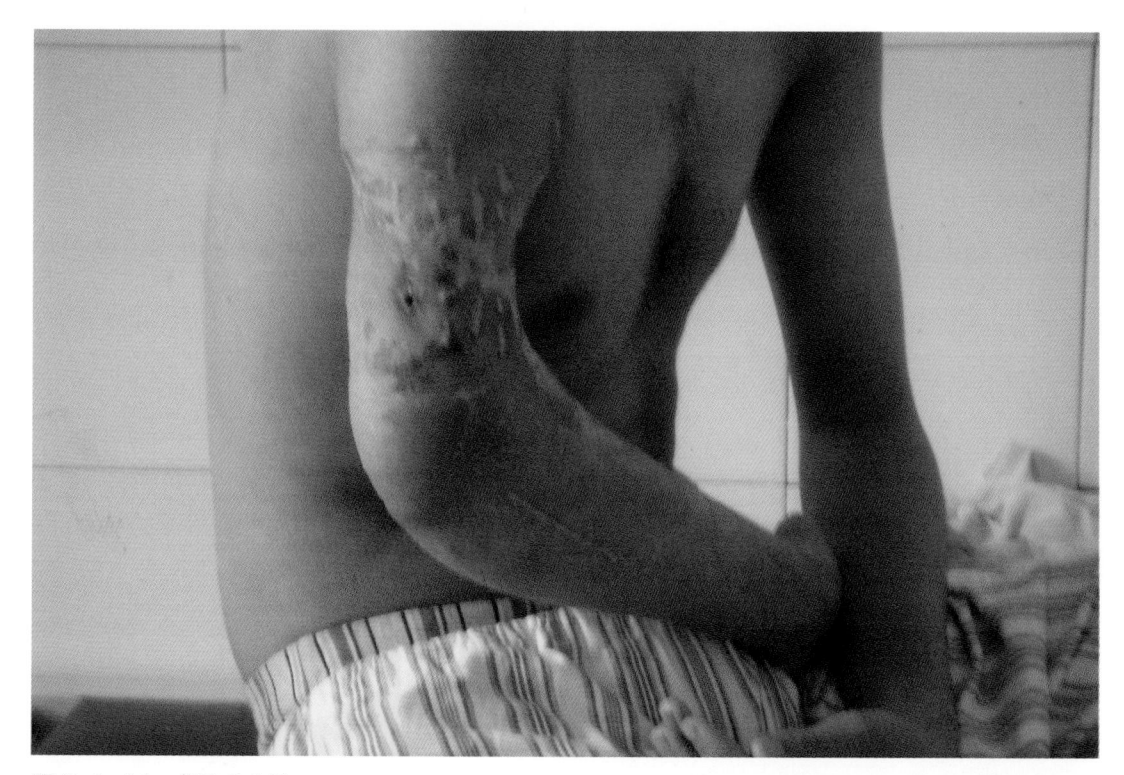

图 2-1-44　术后 9 个月

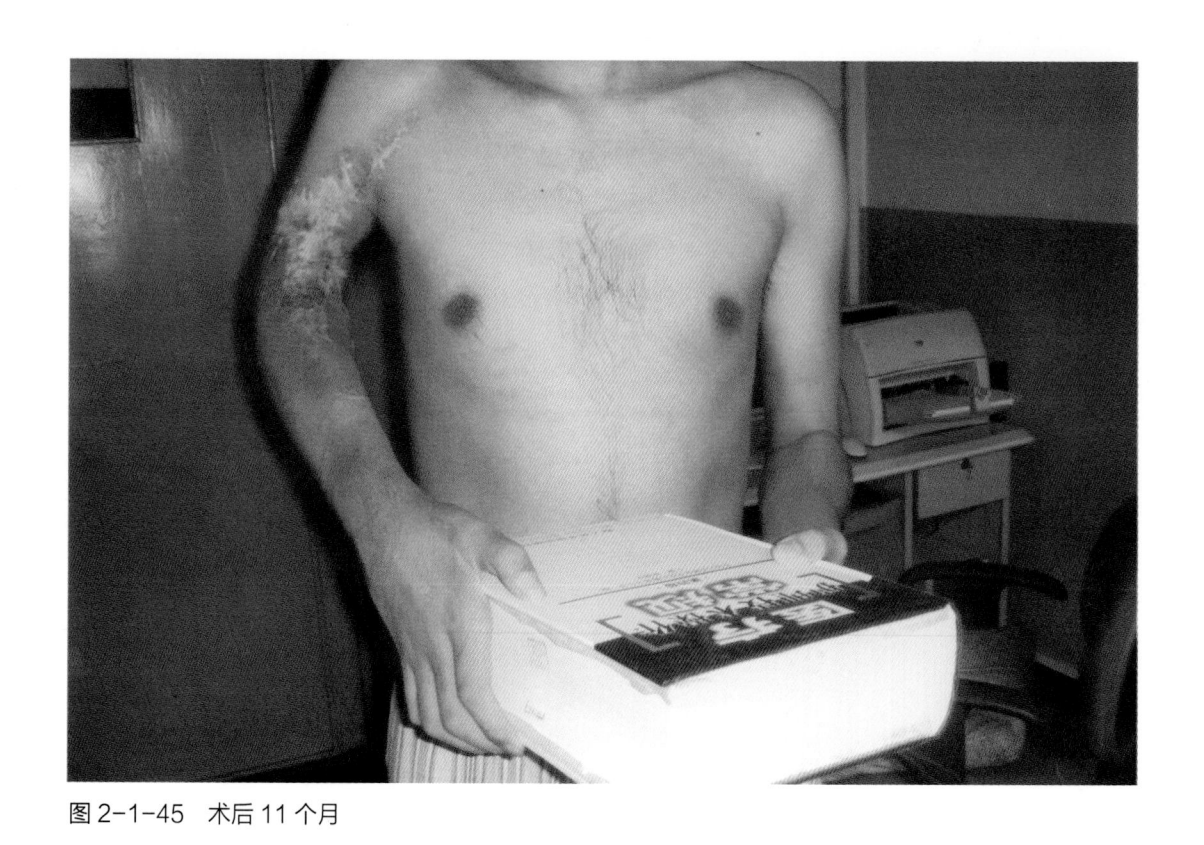

图 2-1-45　术后 11 个月

【病例8】

患者，男，21岁。

伤因伤情：汽车碾压致左前臂中远段离断。

手术方法：急诊行肢体短缩再植术。

预后效果：术后断肢成活。术后4周开始手功能练习，术后8周持轻量物品。后期失去随访。

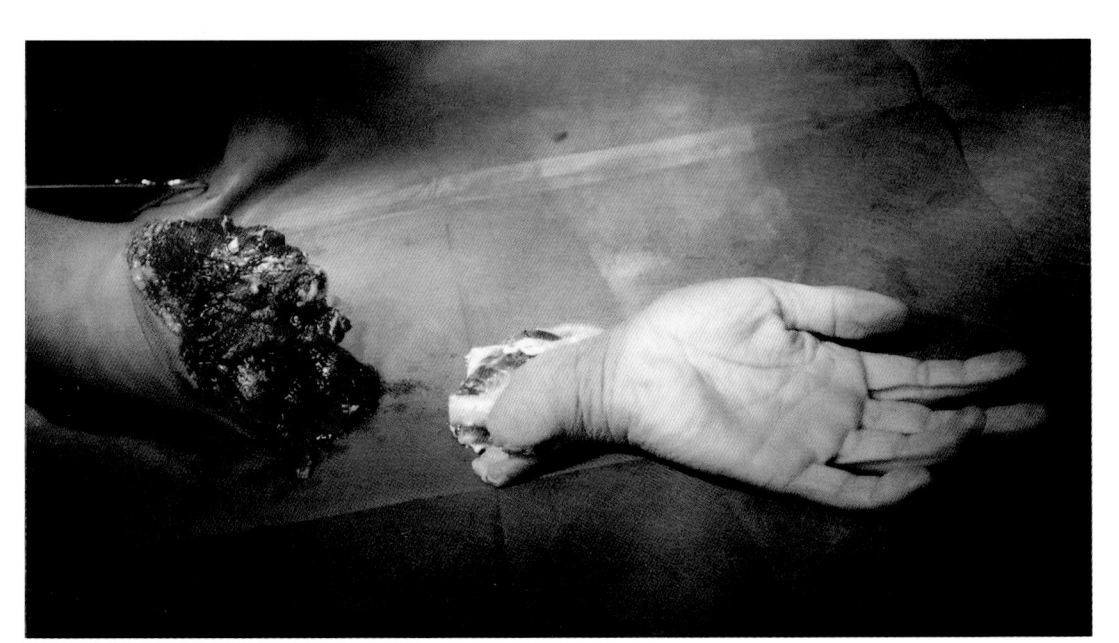

图 2-1-46　左前臂中远段离断（一）

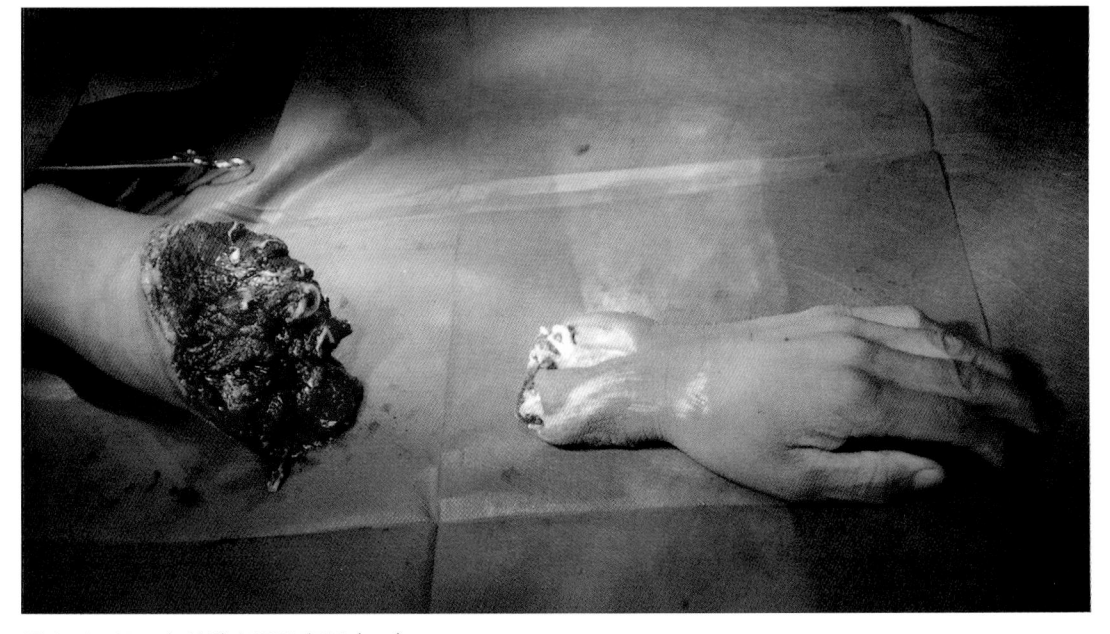

图 2-1-47　左前臂中远段离断（二）

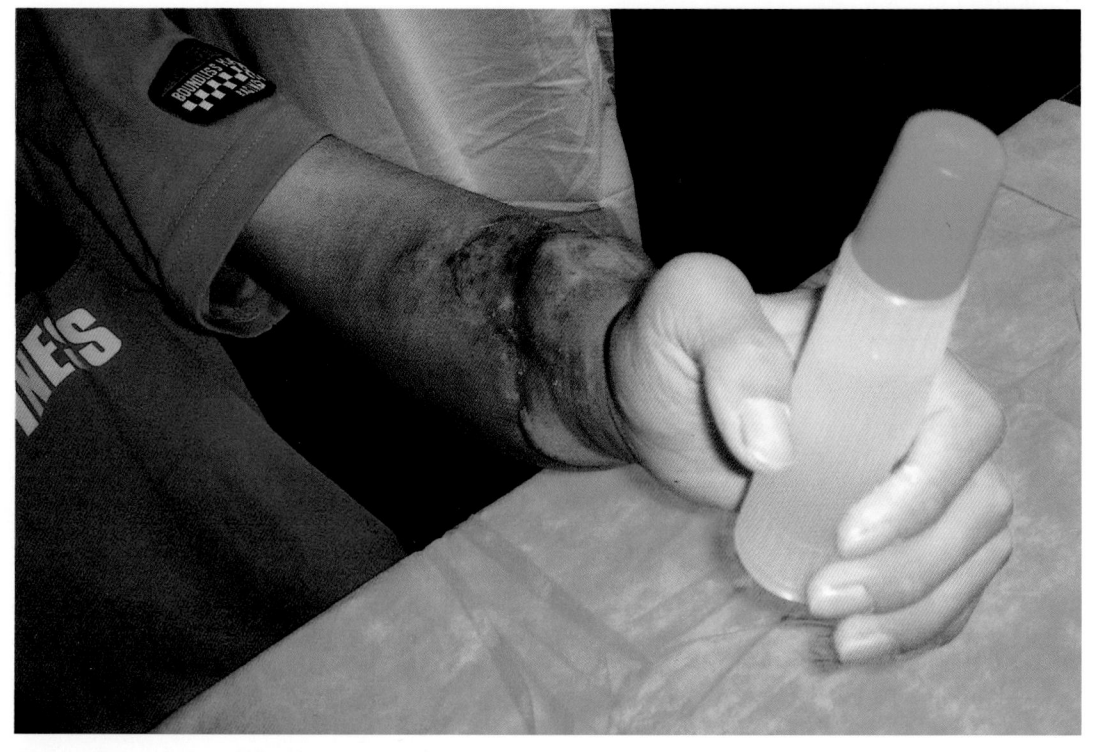

图 2-1-48　术后 8 周伤肢持轻量物品（一）

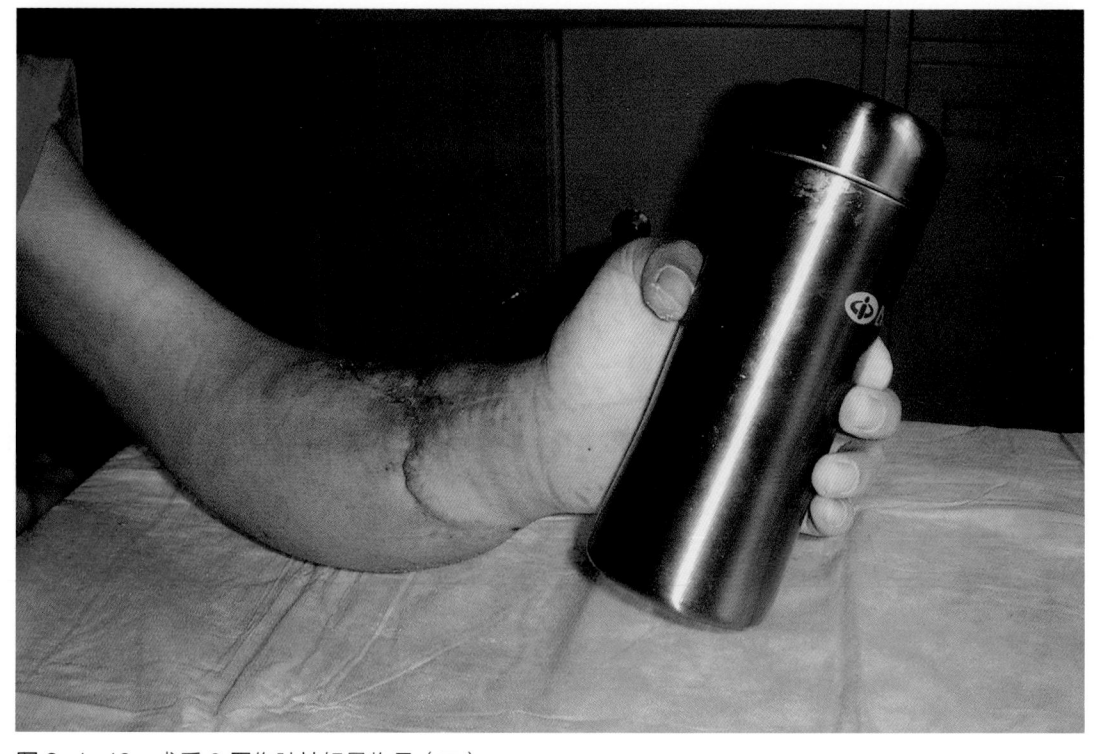

图 2-1-49　术后 8 周伤肢持轻量物品（二）

【病例11】

患者，男，22岁。

伤因伤情：右手示指毁损性离断伤。

手术方法：急诊行清创再植术。

预后效果：术后再植手指成活。

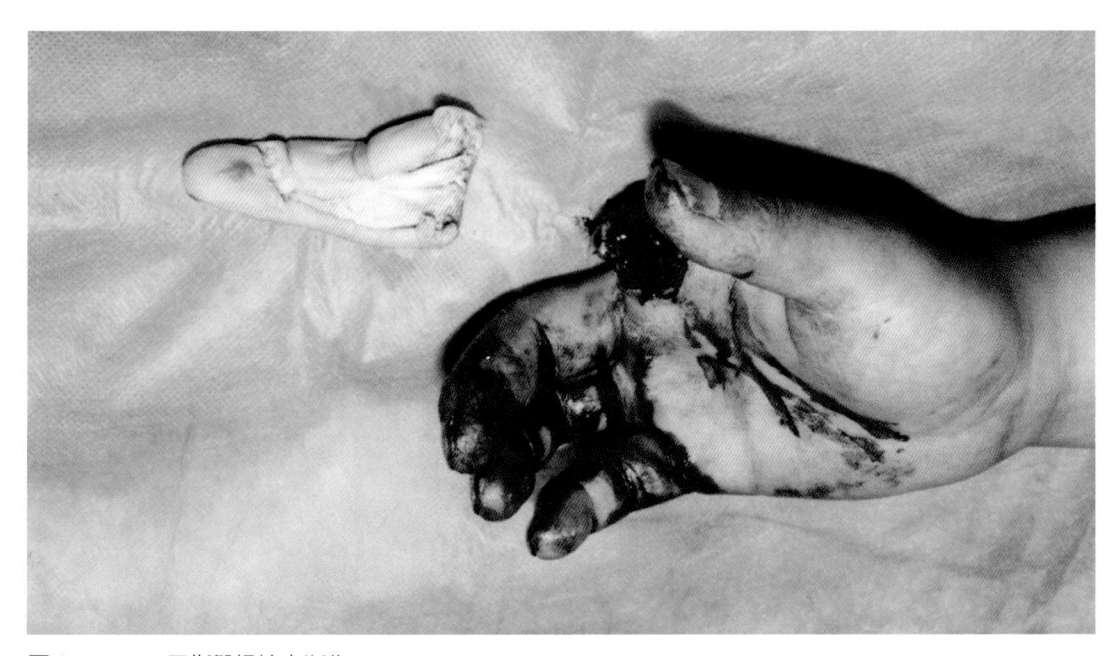

图 2-1-57　示指毁损性离断伤

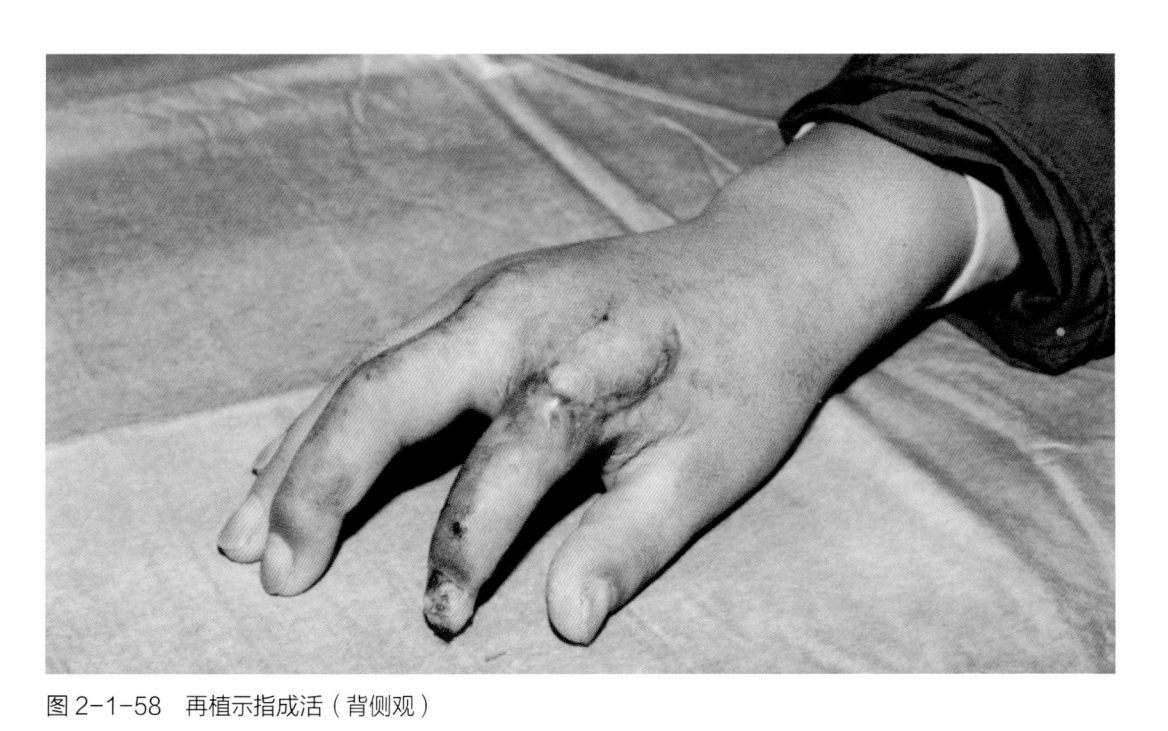

图 2-1-58　再植示指成活（背侧观）

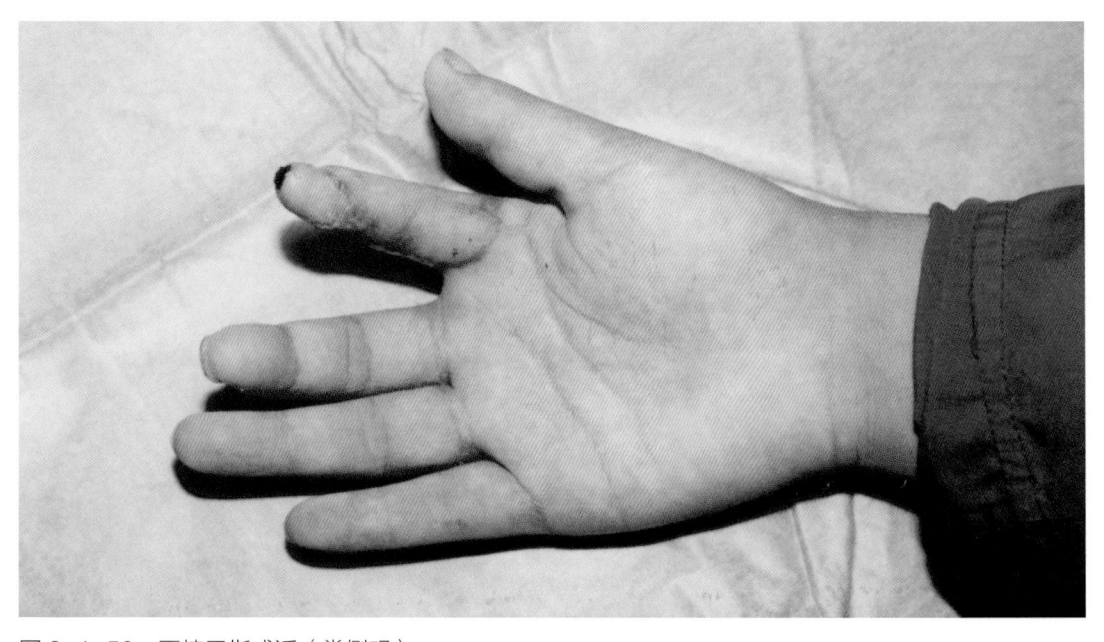

图 2-1-59 再植示指成活（掌侧观）

【病例 12】

患者，男，24 岁。

伤因伤情： 右手示、中、环、小指离断伤。

手术方法： 急诊行清创再植术。

预后效果： 术后再植手指成活。

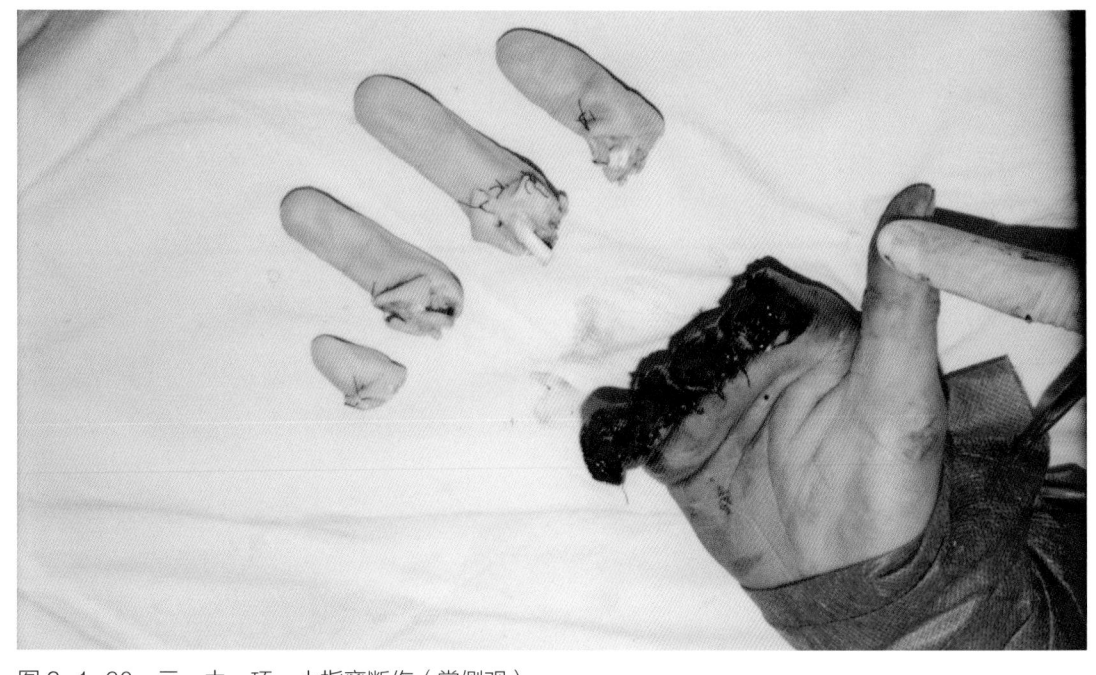

图 2-1-60 示、中、环、小指离断伤（掌侧观）

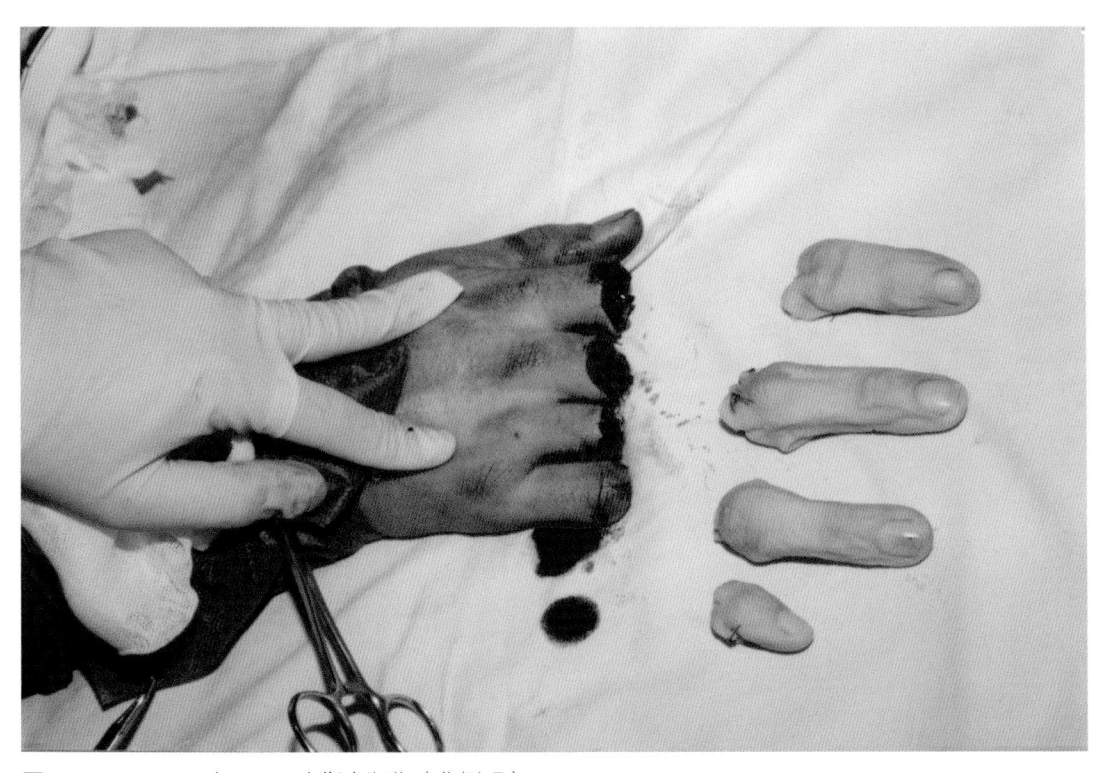

图 2-1-61 示、中、环、小指离断伤（背侧观）

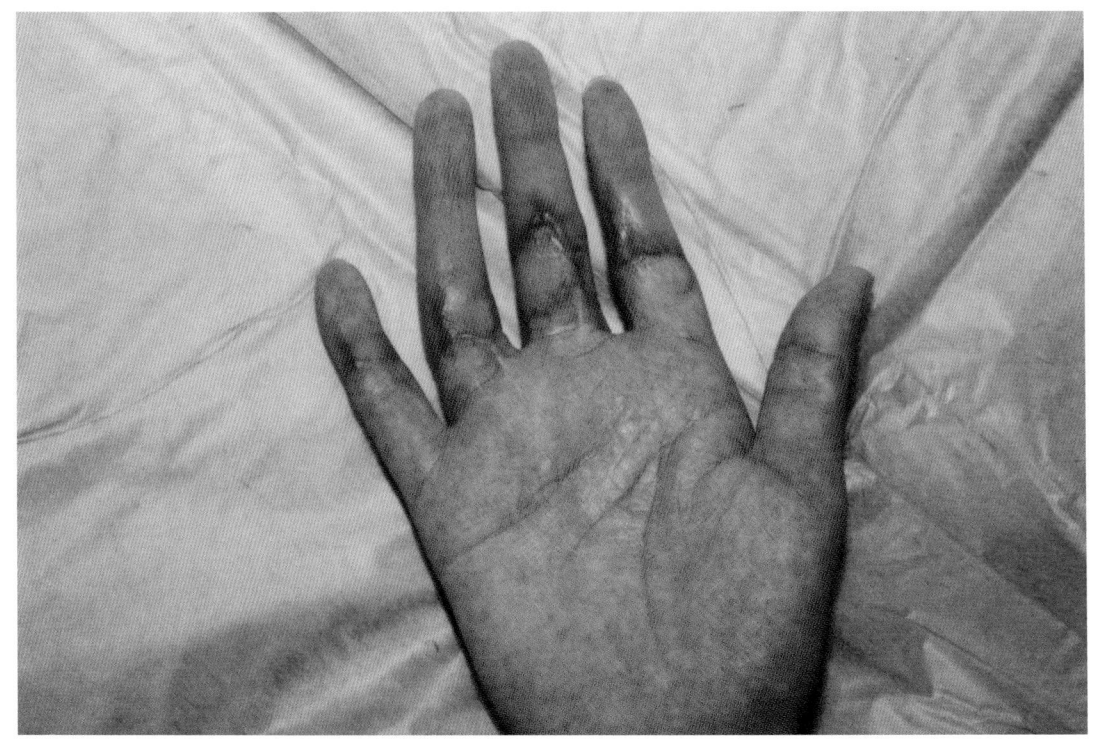

图 2-1-62 再植手指成活（掌侧观）

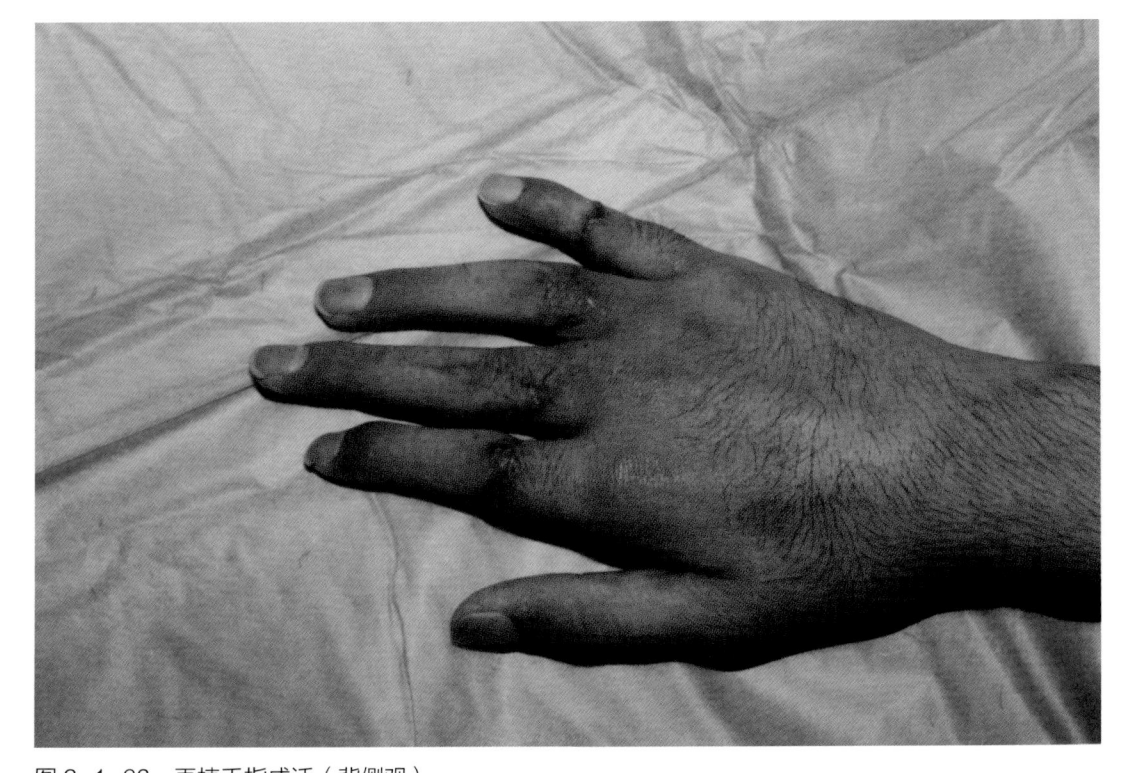

图 2-1-63　再植手指成活（背侧观）

▶ 相 关 探 讨

1. 恶性致伤因素而导致肢体重要组织结构长节段的损伤与缺损或断肢，局部的组织创伤病理状况十分复杂，这类伤肢的保肢治疗是一项系统而复杂的工程。保肢成活难度极大，而重建各类组织缺损的难度更大，包括了损伤部位与移植重建组织间的愈合，支持新生组织的生长，防止继发病理损害的因素，功能重建的手段等多方面需要细致考虑的问题。故应由具有丰富临床经验的医师组织实施整个治疗过程。正确的设计和实施手术，其最终的目的是要让成活的肢体具有实用功能。手术前的效果预判，最终要兑现给患者及家属。

2. 利用血供丰富的组织瓣对损伤部位进行有效覆盖，起到保护损伤组织结构的同时，促进新生组织生长、组织愈合。利用组织瓣轴型动脉供血桥接缺损肢体动脉，恢复和改善肢端动脉供血，提升了伤肢各类组织存活质量。

3. 伤肢组织移植修复早期，新生组织长入之前，无效腔间隙的充分引流尤为重要，可防止渗液积存基础上的继发感染。

4. 有效地保护和利用修复损伤肢体的组织结构，正确地选择移植组织重建修复损伤与缺损，以功能替代、动力和静力相结合的方式，使此类伤肢残而不废。

5. 肢体的某一节段环形或近环形缺损，知名动、静脉严重损伤，而肢端相对完整者，如不恢复肢体血供、不行复合组织移植，则肢体不能成活。对此类缺损，无法用常规外科方法修复，需借助显微外科技术，采用多种组织移植的方式保留肢端，此后再经过分期手术重建功能，对比截肢及传统方法治疗后仅以广泛贴骨瘢痕覆盖而实际上无功能的肢体，具有显著的价值。

6. 伤肢血供重建的注意事项：①尽量缩短伤肢缺血时间，尽可能多吻合血管。因为尽早修复损伤动脉是挽救伤肢和恢复其功能的关键，截肢率随肢体缺血时间的延长而增加。②移植段血管需绕离无效腔，或置于肌皮瓣的肌隧道内，因为移植血管只能从周围组织的间质液中获得养分。③合理分配和吻合受区血管。皮瓣蒂血管长度有限，只可与创周附近的血管吻合，而移植段血管因长度充裕，可绕过创面与远距离血管做端侧吻合。皮瓣动脉如与受区动脉行端侧吻合，可减少吻合静脉的数量。④岛状皮瓣断蒂时再吻合动脉可降低受区无效腔窦道的发生。岛状皮瓣或任意皮瓣修复巨大无效腔创面断蒂后，皮瓣下常可形成无效腔窦道，经久不愈。有鉴于此，岛状皮瓣断蒂时，将皮瓣轴型动脉与受区动脉吻合，以保证皮瓣血供的连续性，结果创面均一期愈合。

7. 伤肢功能重建的原则：手术不仅要保全肢体、修复外形，更重要的是恢复肢体的功能。因此在行功能重建时，应掌握以下原则。①一期未行肌动力及腱性缺损修复者，二期修复应及早进行；②通过动力与静力结合方法行伤肢功能重建。

第二节
足踝骨关节广泛深层面水平缺损不稳定修复术

　　肢体在遭受机械碾压铲削或被机动车在路面长距离拖拽磨损后，常常导致足踝部软组织、骨与关节及腱性组织连接广泛深层面水平缺损，多关节开放、污染、松散失稳。对于此类损伤，我们在创面的清创、组织结构的修复、功能缺失的重建等方面总结了一些宝贵经验。

　　1. 清创术　完善麻醉后，伤肢彻底洗刷和消毒。清除坏死和污染严重的组织，用 3% 过氧化氢液和生理盐水充分冲洗。

　　2. 关节重建　因踝骨软骨及韧带连接缺损严重，无法恢复正常功能者，急诊选择 90°中立位融合术。全部踝及足间松散不稳定的关节均采取严密整复和克氏针固定，通过腱性组织移植修复踝及足间韧带的缺损，重建踝足间关节的稳定。

　　3. 组织瓣选择应用　腓肠神经营养血管和小隐静脉联合供血皮瓣；逆行健肢胫后动脉岛状皮瓣交腿移植。

【病例 1】
　　患者，女，46 岁。

　　伤因伤情：大吨位载重车从右踝前和足背碾过，致踝前和足背软组织、血管、神经、肌腱、骨间关节囊及韧带连接全部缺损，胫骨下端、距骨、跗中关节至跖跗、跖趾关节的前侧骨质缺损，深度为 0.1～0.2cm，足间关节松散，跖屈反张，软组织缺损创面达 20cm×16cm。

　　手术方法：清创术后，严密复位足间关节，克氏针固定。于同侧肢体切取半腱和半膜肌腱替代修复胫前肌、踇长伸肌、趾长伸肌肌腱缺损。于同侧小腿上段后侧设计并切取 22cm×18cm 腓肠神经营养血管及小隐静脉联合皮瓣逆行转位修复足踝背创面。

　　预后效果：术后皮瓣全部成活，创面一期愈合。术后 8 周开始持拐行走，术后 1 年进行皮瓣修薄成形，连续随诊两年，伤足外形、质地及功能良好。

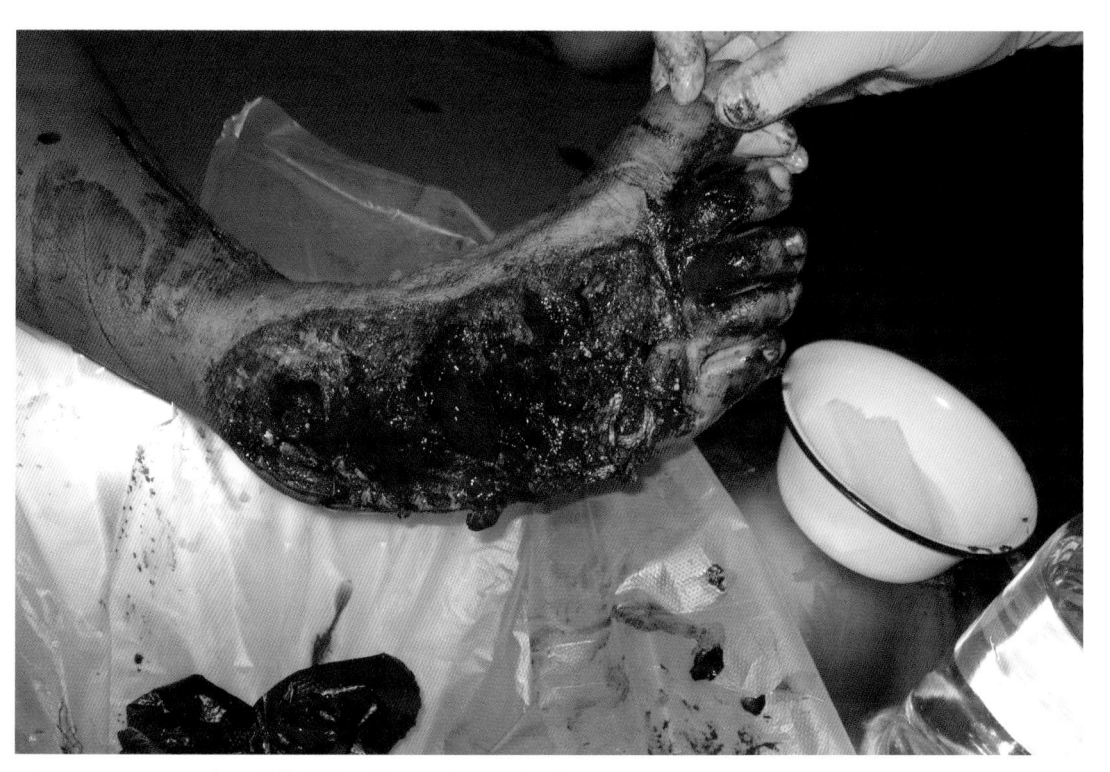

图 2-2-1 踝足骨与骨关节连接、软组织大面积水平缺损

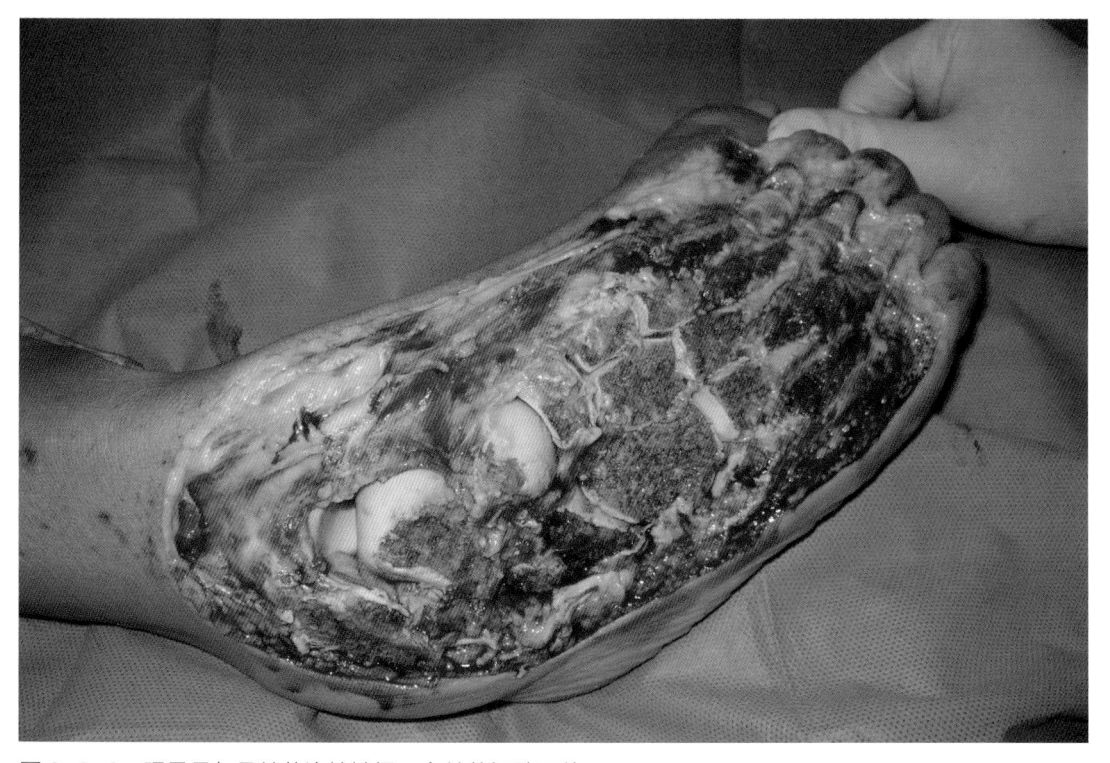

图 2-2-2 踝足骨与骨关节连接缺损、多关节间隙开放

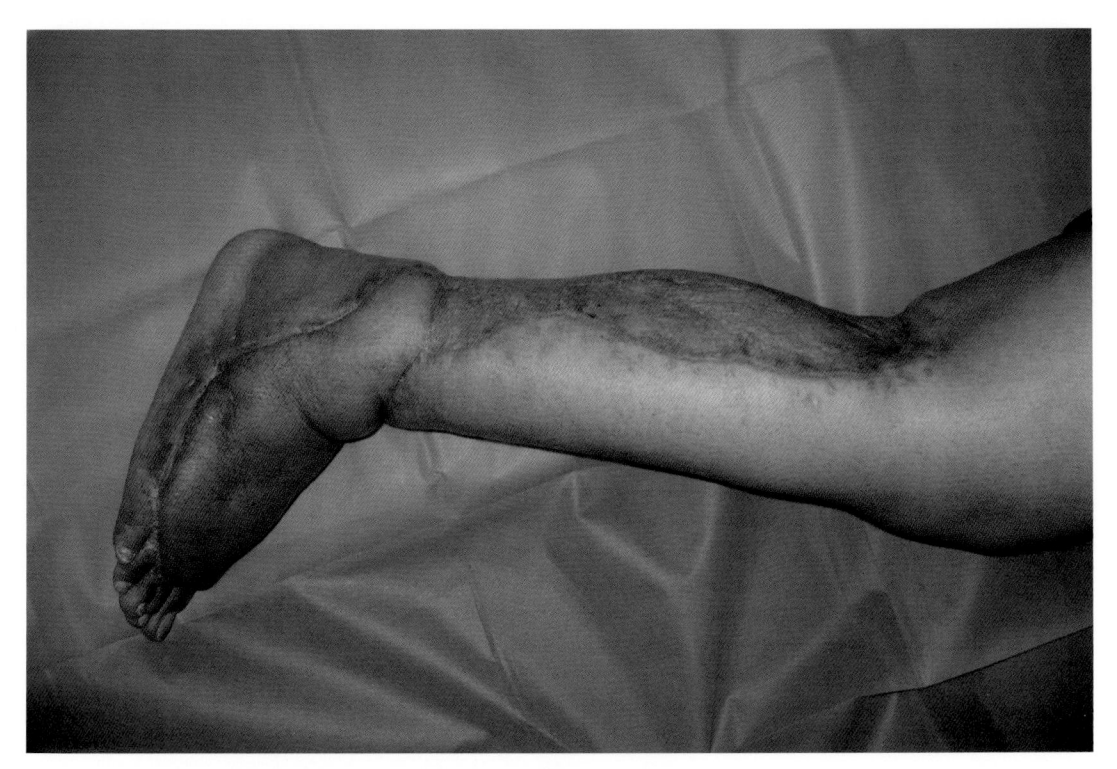

图 2-2-3　腓肠神经营养血管及小隐静脉联合皮瓣修复（侧面观）

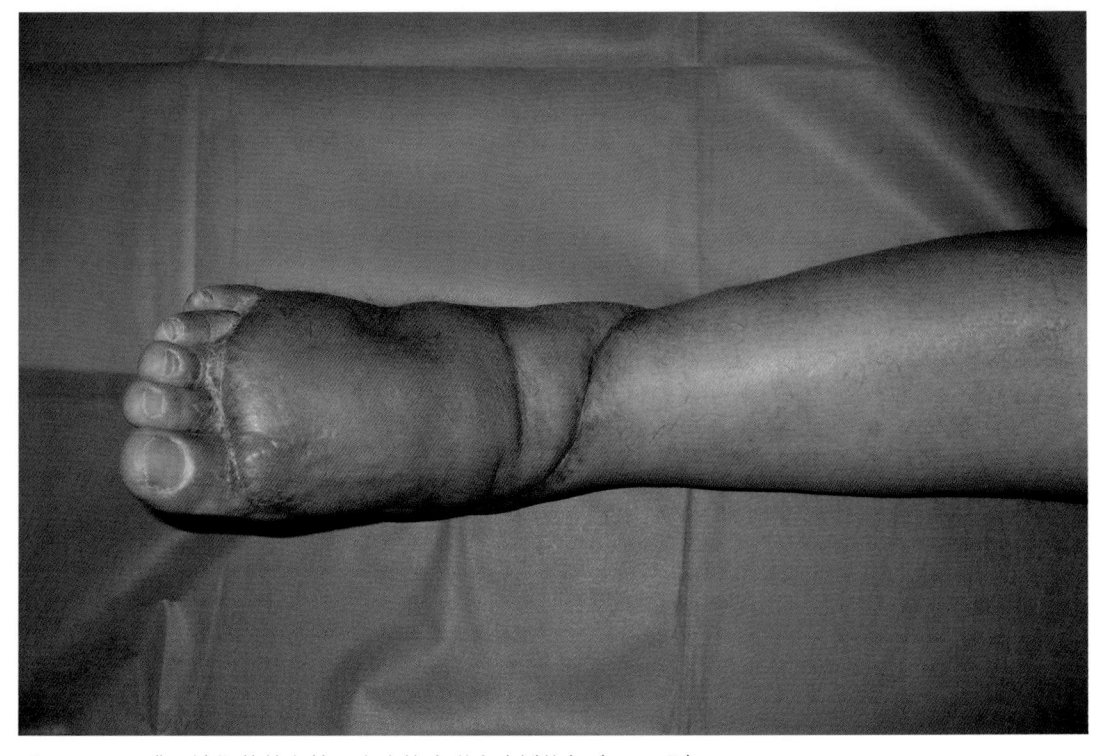

图 2-2-4　腓肠神经营养血管及小隐静脉联合皮瓣修复（正面观）

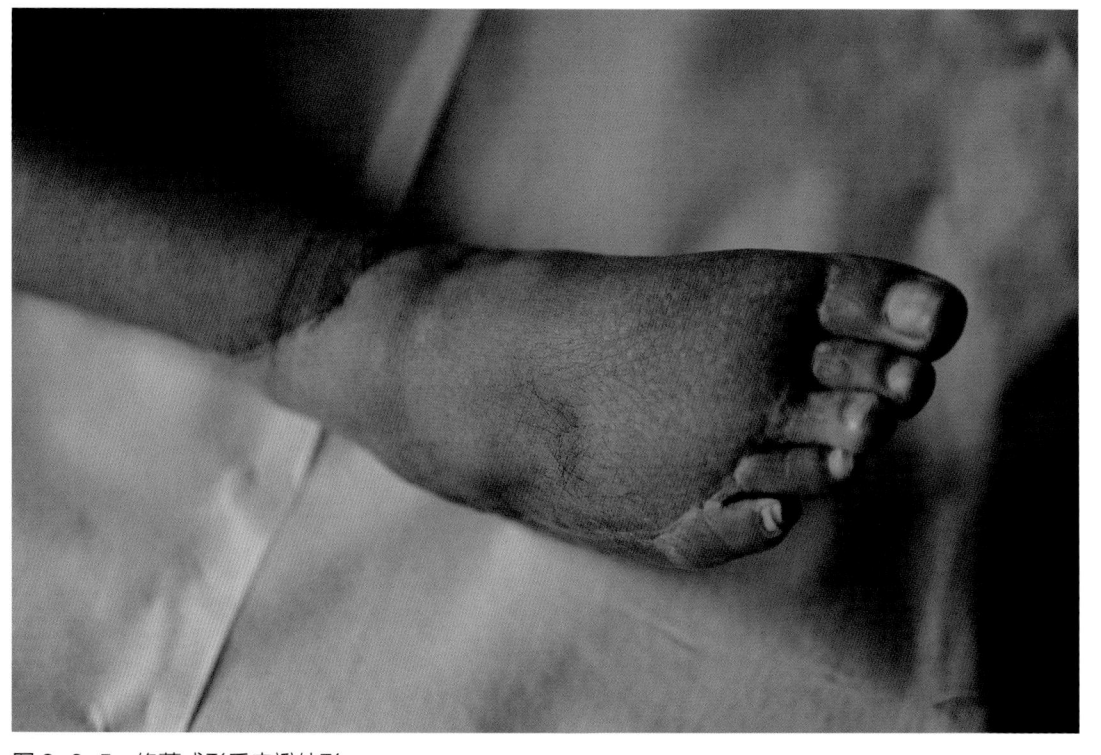

图 2-2-5 修薄成形后皮瓣外形

【病例 2】

患者，男，43 岁。

伤因伤情：右下肢被机动车在路面上拖拽数百米，右膝关节前内侧软组织全层缺损，股骨内侧髁和胫骨内侧髁缺损，骨缺损深度达 1cm。小腿内侧面软组织缺损，胫骨内侧全长外露。组织缺损范围：上界为踝关节线上 10cm，远侧达跖跗关节线，前界为足背中心线，下界为跟腱和跟骨的跖底边线，缺损面积达 19cm×14cm。内踝完全缺损，胫骨下端、跟骨、距骨、舟骨、第 1 楔骨和第 1 跖骨基底及其关节连接的内侧面深层缺损，损伤关节外翻不稳定。

手术方法：清创术后去除剩余的踝关节软骨面，实施踝关节 90°中立位骨性融合，交叉克氏针固定。通过移植半腱、半膜肌腱修复跟距和距舟关节韧带缺损，增强稳定性，同时以克氏针固定。设计并切取腓肠肌肌皮瓣转位修复膝部软组织缺损，肌皮瓣切取面积为 10cm×8cm。小腿软组织缺损创面以患侧大腿取中厚皮修复。于健侧小腿设计并切取胫后动脉逆行岛状皮瓣交腿转移修复患肢足踝间组织缺损区，移植皮瓣面积为 21cm×16cm。

预后效果：术后植入皮肤和组织瓣全部成活，创面一期愈合。4 周后行皮瓣断蒂，伤后 9 个月恢复了正常行走与劳动能力。

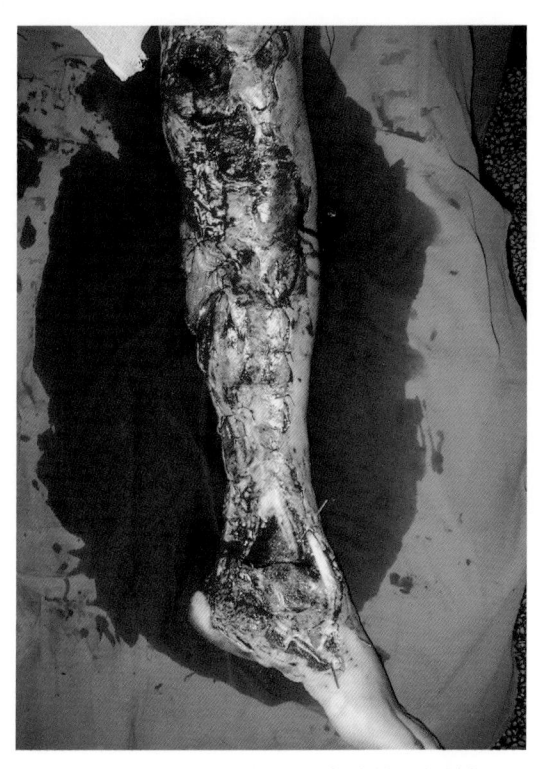

图2-2-6 膝、小腿、踝、足复合性组织缺损

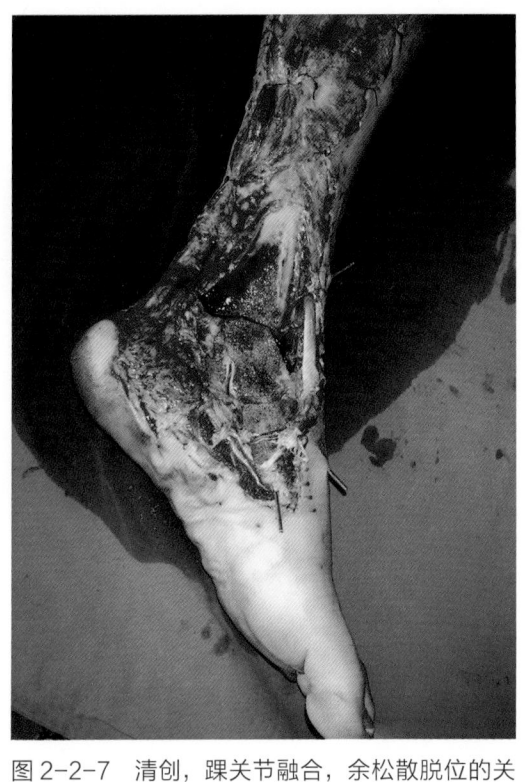

图2-2-7 清创，踝关节融合，余松散脱位的关节进行复位固定

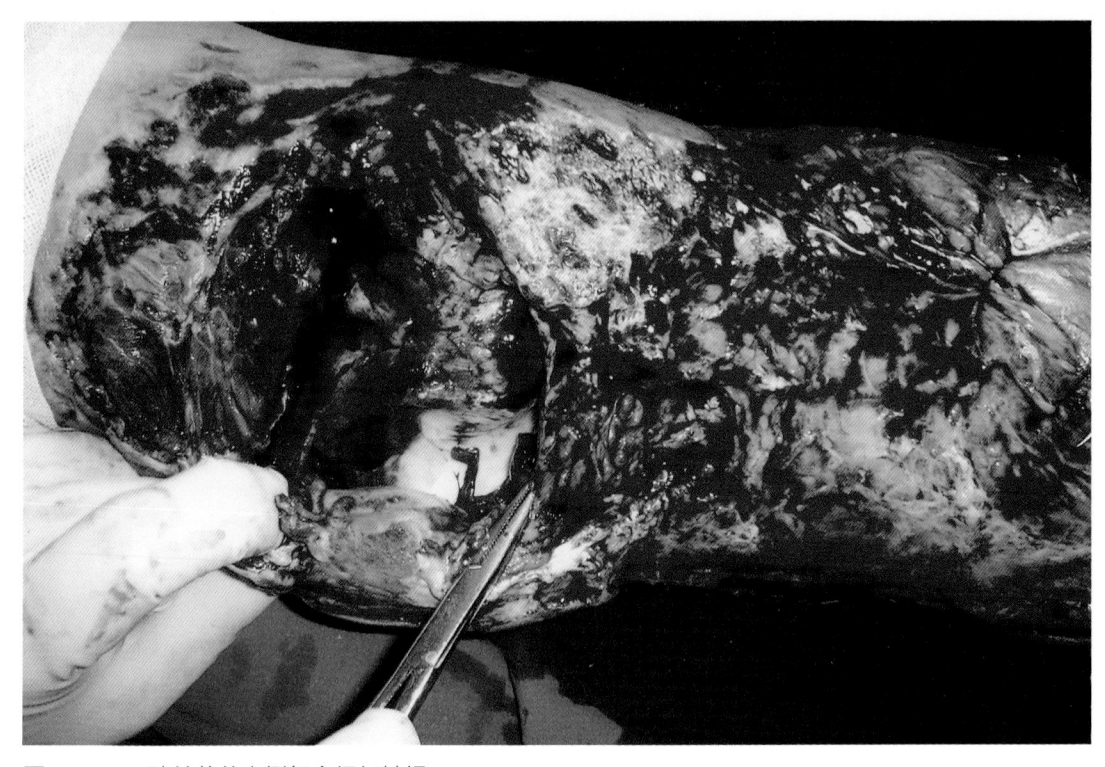

图2-2-8 膝关节前内侧复合组织缺损

【病例4】

患者，男，27岁。

伤因伤情：右足背机动车碾压拖拽伤。右足背软组织、骨与关节连接缺损。

手术方法：急诊行清创术，骨关节及韧带修复固定。右小腿腓肠神经营养血管及小隐静脉联合皮瓣逆行转位修复创面。

预后效果：治愈损伤，术后12周行皮瓣修薄成形术。

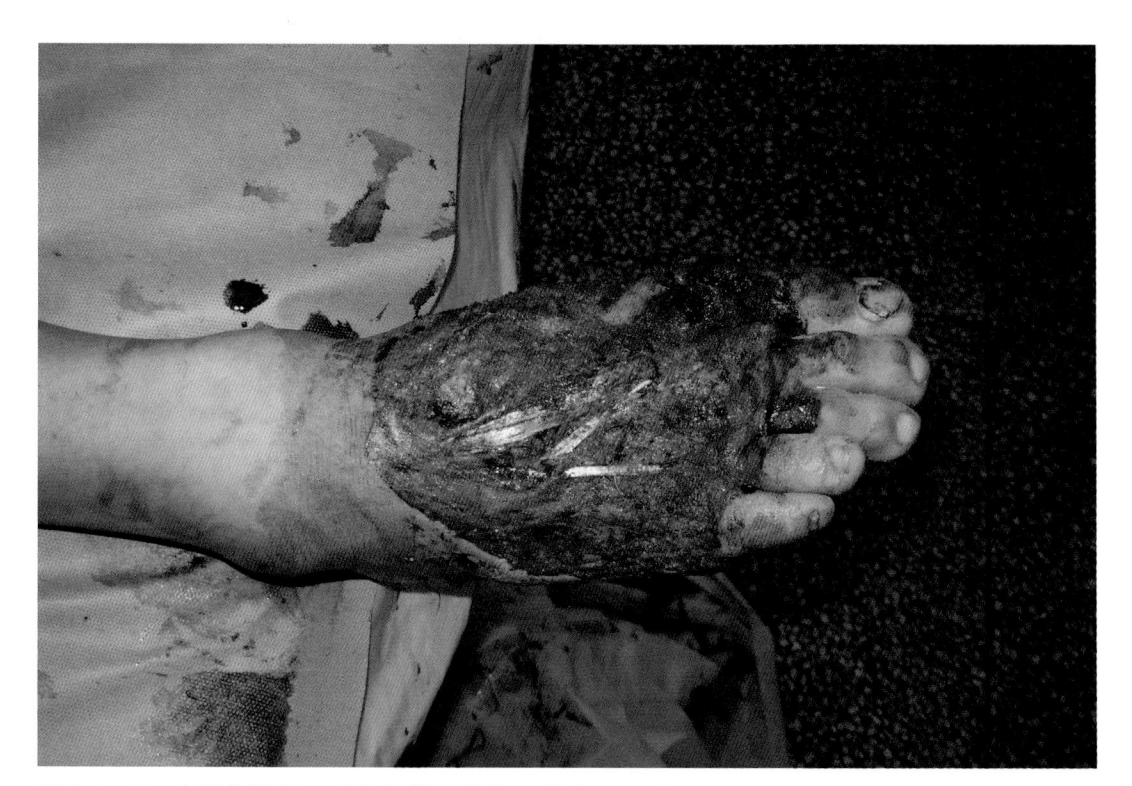

图 2-2-19　右足背软组织、骨与关节连接缺损，沙土深层污染

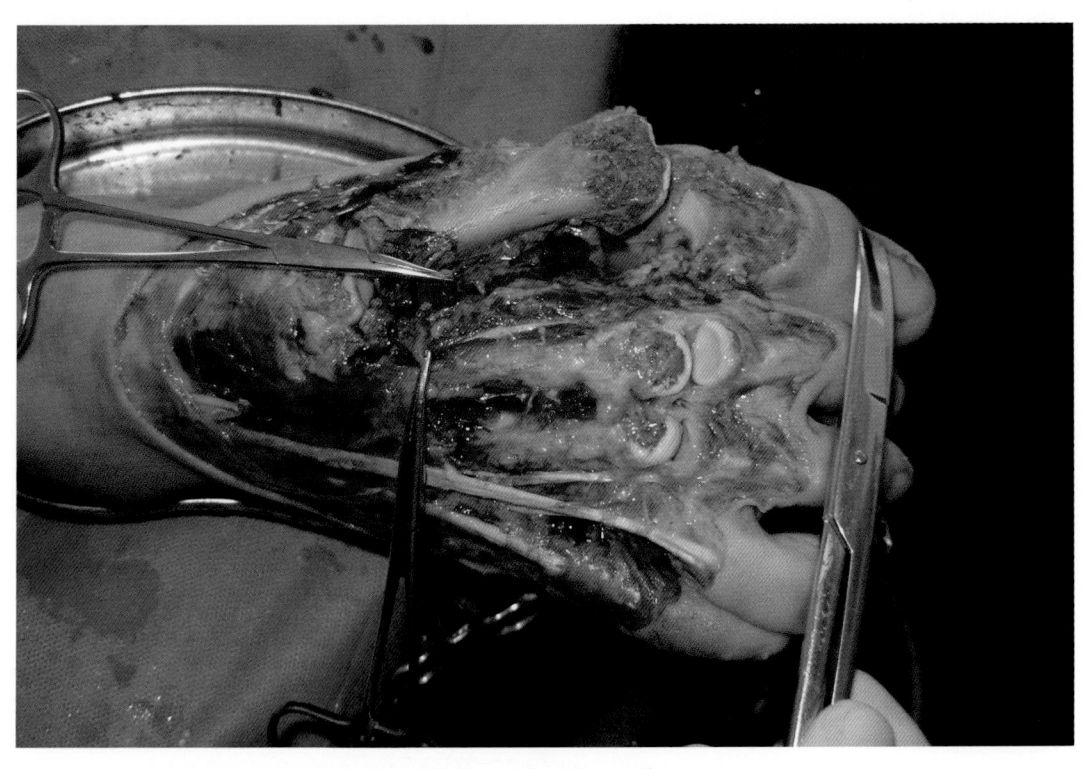

图 2-2-20　多发骨关节连接及腱性组织缺损，关节脱位、开放

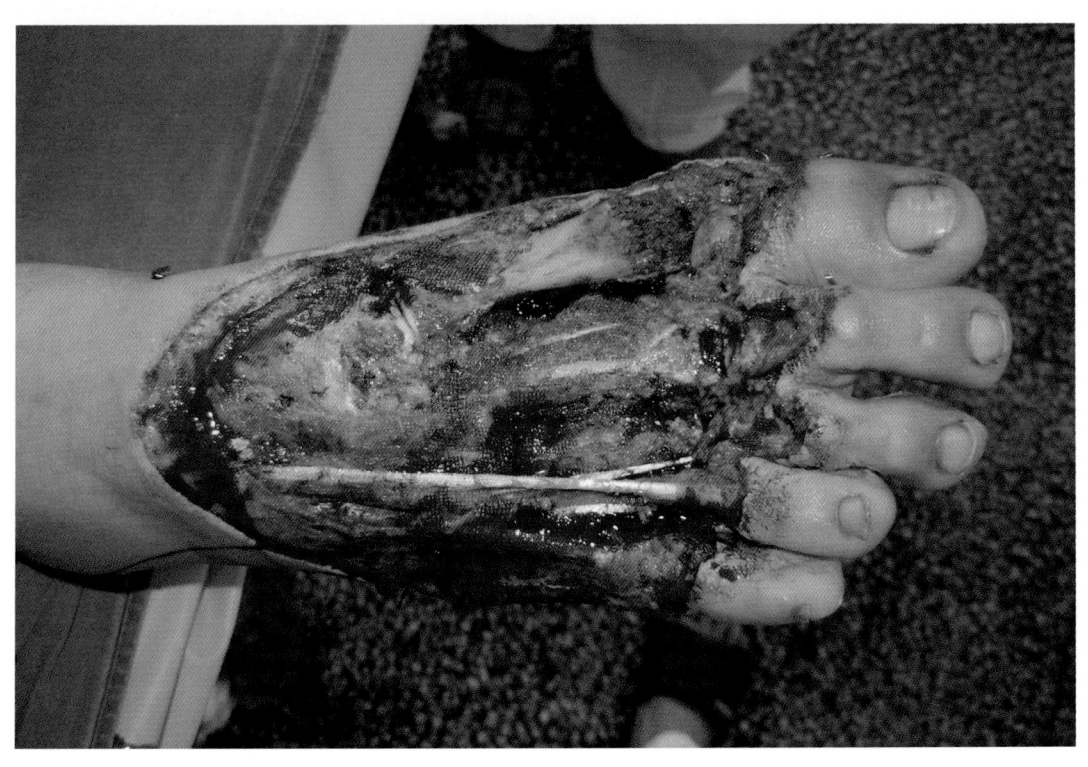

图 2-2-21　骨关节复位、骨关节连接修复固定

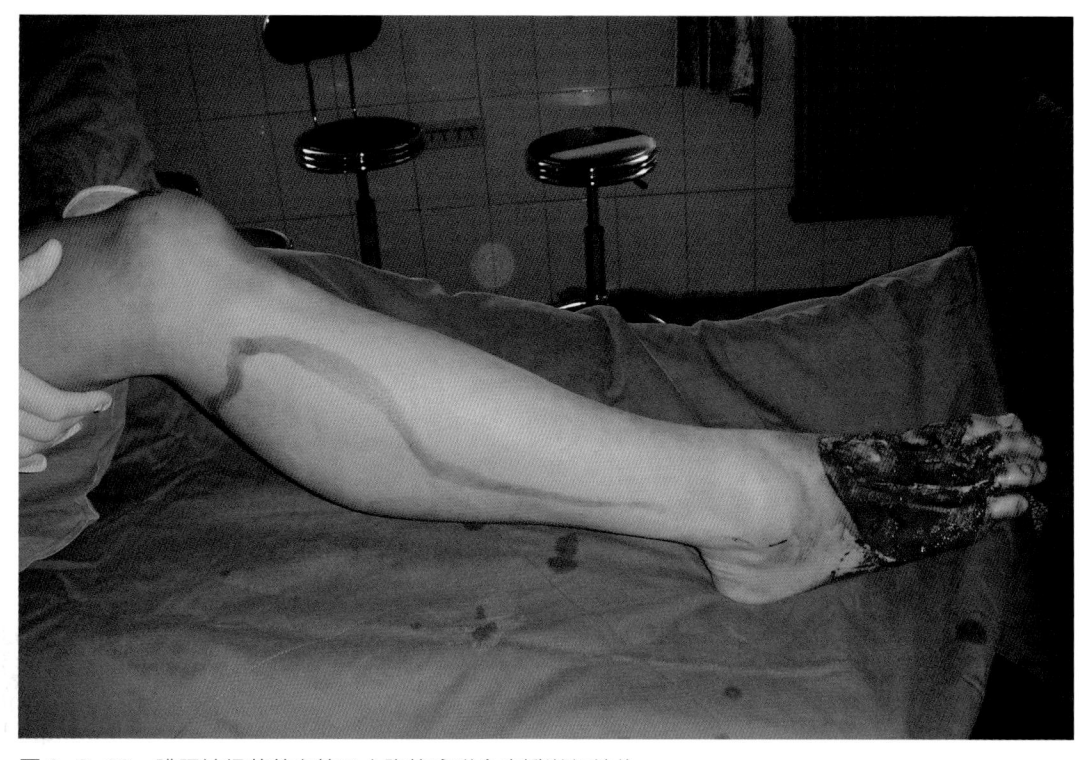

图 2-2-22　腓肠神经营养血管及小隐静脉联合皮瓣逆行转位

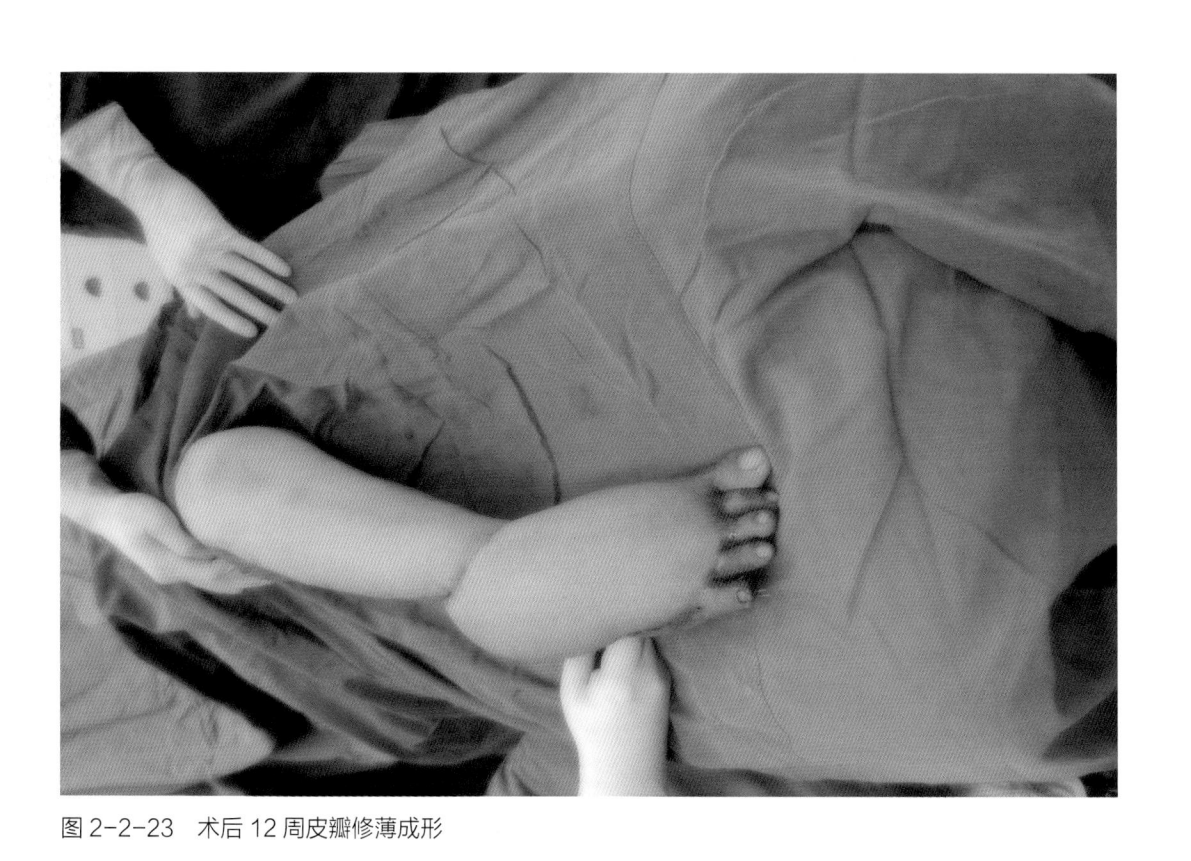

图 2-2-23　术后 12 周皮瓣修薄成形

▶ 相 关 探 讨

1. **清创术的原则与方法**　足踝部各关节间形成众多软骨间隙，内在潜行相通。外部软组织及骨与韧带连接结构形成了一个封闭屏障，开放损伤时该屏障被破坏，污染直接扩散到整个足踝关节、骨髓腔、松质骨网眼内，清创去污难度极大。通过对伤肢的彻底刷洗、浸泡消毒、剪除曾严重污染和失生机组织、清理死角间隙，然后通过擦洗和液压冲洗进行处理，辅以负压引流术，避免渗液和血液积存，实现了皮瓣与创面和间隙中无积液和积血，无感染。

2. **重建足平稳负重能力**　重建足间稳定的站立与正常行走能力，离不开稳定姿势的维持和正确的踝关节结构。在整复足间关节固定的同时，通过肌腱移植重建踝关节侧副韧带。而对于踝关节骨软骨损伤严重、广泛性韧带缺损，急诊采取骨性融合术。在清创手术中姑息保留断裂的韧带残面，以它作为腱性移植的接合点，同时这些腱性组织残端通过新生纤维组织的长入将成为足间新建稳定的基础。

3. **组织瓣移植修复的策略和选择**　本组病例的足踝组织结构损伤与缺损、缺血与坏死性质严重、范围广泛，其病理特征是骨创面多、骨与骨间隙多、污染多较为严重。以血供丰富、变异性小、安全、实用、有效为基本标准，根据创面损伤的不同特点选择应用组织瓣。交腿胫后动脉岛状皮瓣修复患肢的方法，主要适用于组织缺损状况严重、创面污染、缺血的患肢。在患肢没有可利用的皮瓣进行缺损修复的情况下，选择健肢胫后动脉岛状皮瓣虽需牺牲一条主要的肢体动脉，但能为重症伤损残肢的修复和理想治愈提供可能，也不失一个必要的修复手段。应用腓肠神经和小隐静脉联合营养皮瓣时，皮瓣蒂的旋转轴点放在外踝与跟腱之间，蒂保留皮肤，蒂筋膜面以刃厚皮覆盖。在皮瓣修复创面时，蒂所经过的线路不做切开埋入和隧道穿行，皮瓣通过蒂桥形跨越。此方法在保证血供基础上使皮瓣覆盖效果更好，而且皮瓣愈合后，皮瓣蒂部皮肤均可回植到原供区。

综上所述，足踝部侧面广泛深层组织缺损并不稳定是一类严重的足踝复合损伤。应根据具体伤情制订综合修复方案，进行骨和关节连接处多形式功能重建可获得运动中骨性稳定和韧性稳定，运用多种类型组织瓣，可为伤损部位提供有效的覆盖和深层组织营养支持。

第 3 章

全小腿仅存皮肤筋膜神经胫骨损伤的综合保肢技术与远期疗效

严重撞击、挤压等暴力所致膝下小腿广泛肌肉、血管损伤坏死，或继发感染、延误诊断和治疗的小腿筋膜间隔综合征，均可造成不可逆转的小腿肌肉、血管等组织结构坏死，随着组织坏死因子、炎性物质的吸收，引发全身炎性反应综合征，截肢可能是唯一的治疗选择。我们对此种类型的肢体损伤进行了探索性的保肢治疗。我们的方法是，首先彻底清除伤肢坏死组织，消除全身炎性反应综合征的产生因素，稳定了全身状况。随后为伤肢提供有效覆盖，重建伤肢动脉血供，实现创伤组织的愈合。最后，在此基础上通过踝关节功能位融合，为仅有皮肤和皮下筋膜组织包绕胫骨、神经的小腿提供承重行走的能力。随访10 年伤肢营养及功能状况良好。

【模型示意】

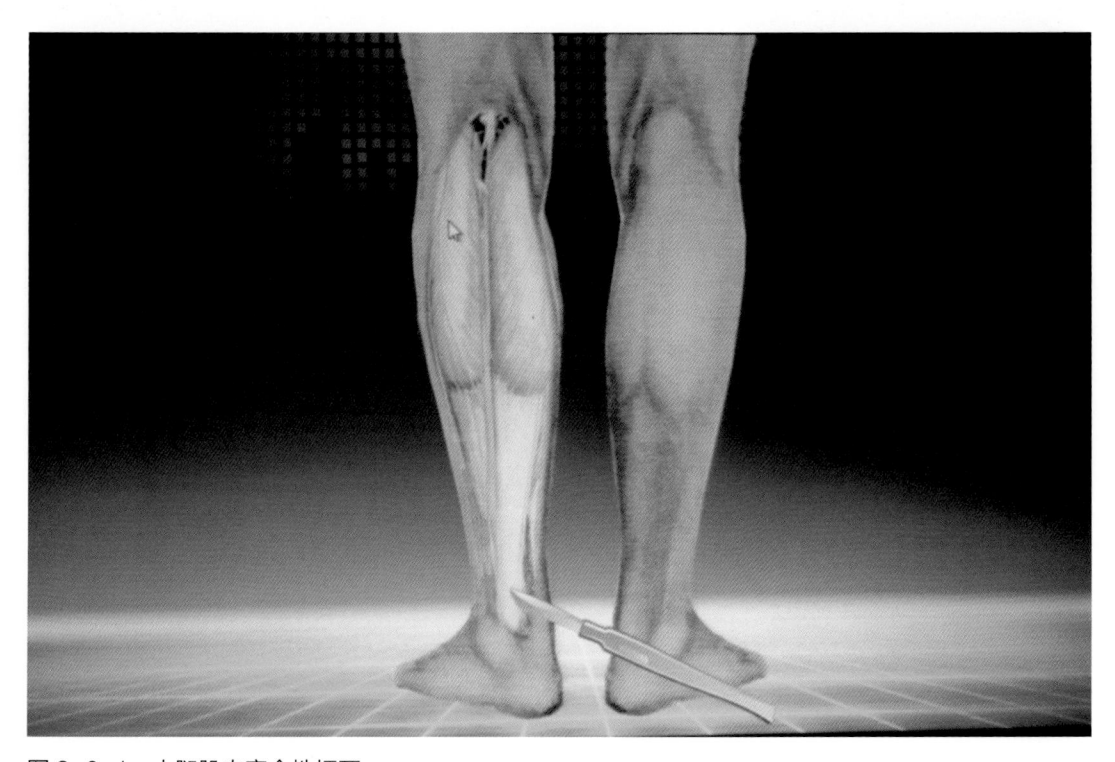

图 3-0-1　小腿肌肉完全性坏死

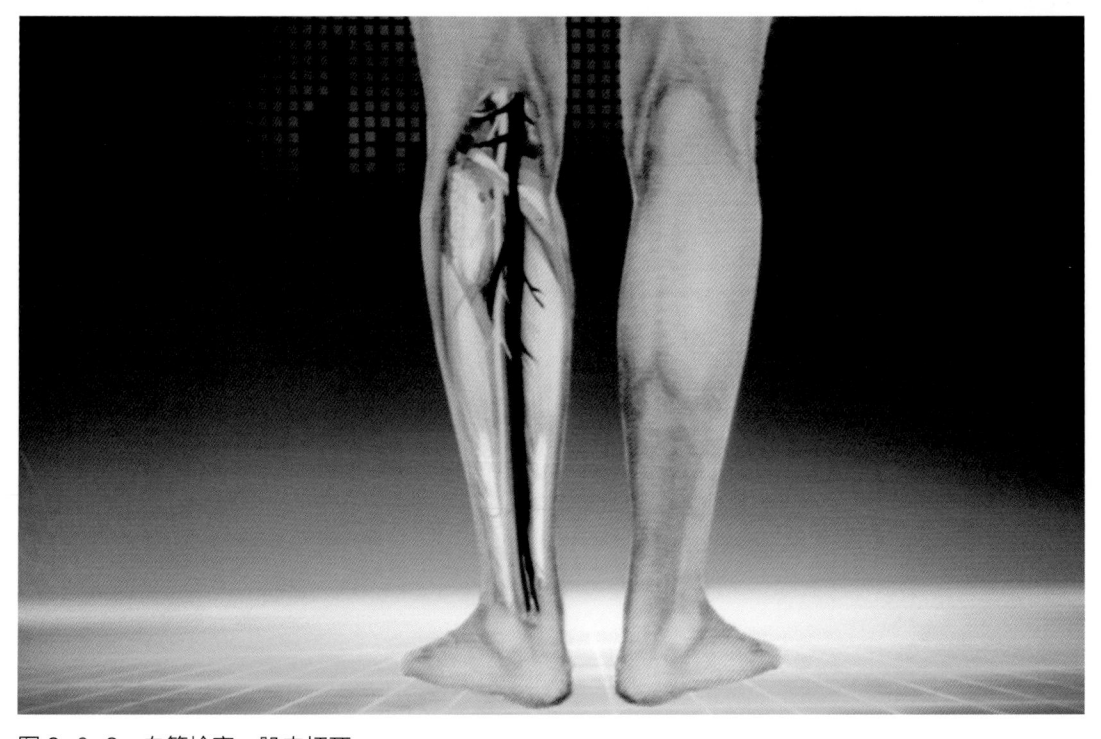

图 3-0-2　血管栓塞、肌肉坏死

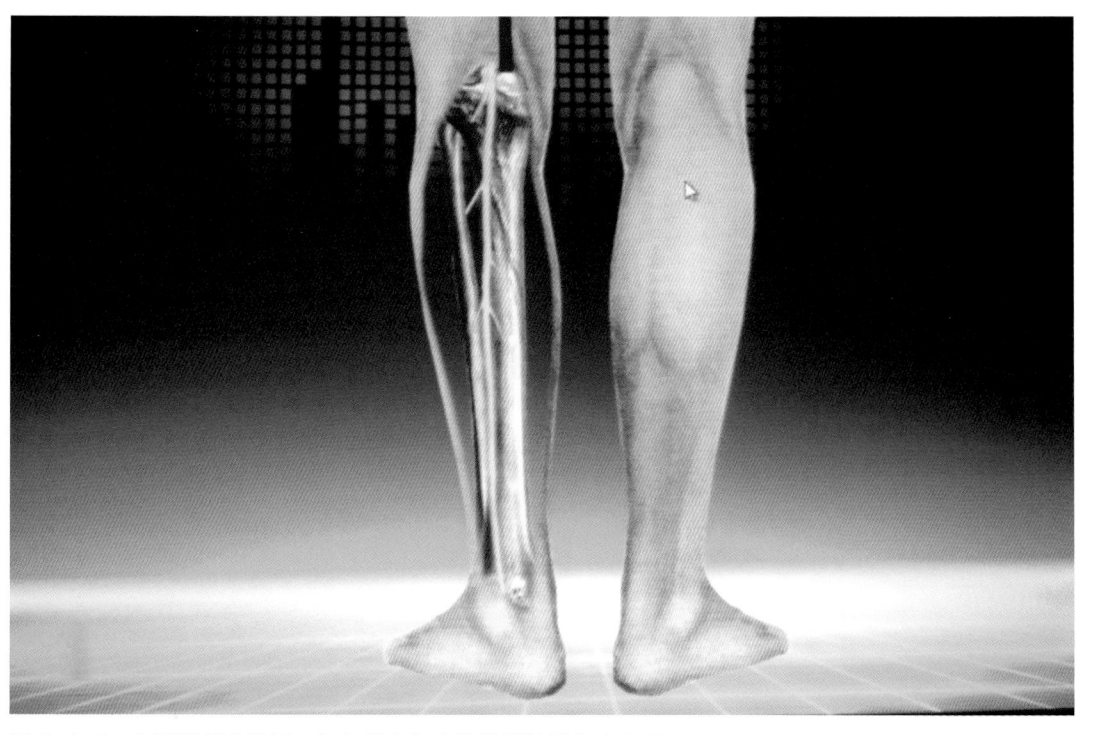

图 3-0-3 坏死组织去除后，仅存留小腿皮肤筋膜神经和小腿骨

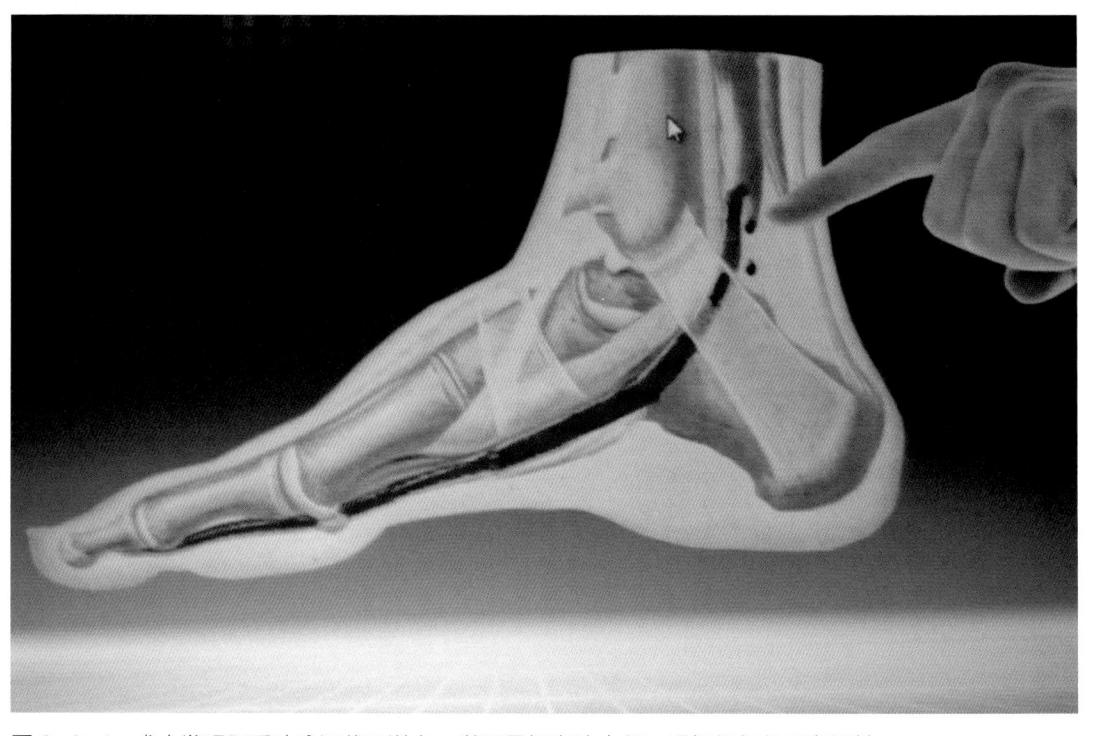

图 3-0-4 术中发现胫后动脉远截面溢血，说明足间血液未凝，足间组织仍具有活性

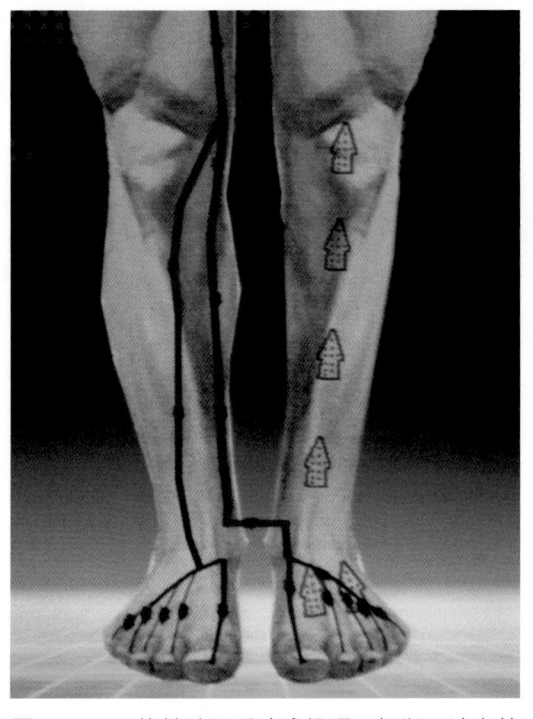

图 3-0-5　将健肢胫后动脉经踝下切断，该血管近端与伤肢胫后动脉远端吻合通血，经足开始直至整个小腿恢复动脉供血。伤肢静脉回流经小腿皮肤筋膜、浅静脉完成

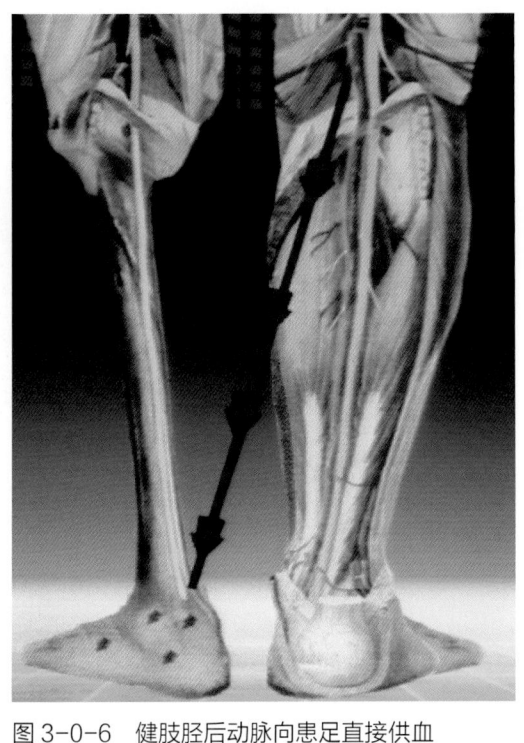

图 3-0-6　健肢胫后动脉向患足直接供血

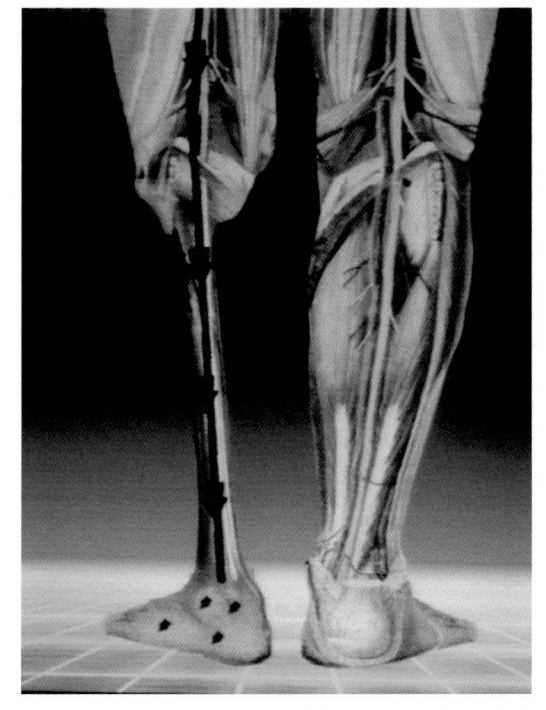

图 3-0-7　健肢胫后动脉转位于患肢，与腘动脉吻合，建立了从腘动脉直接向足供血，再营养整个小腿的独特血供模式

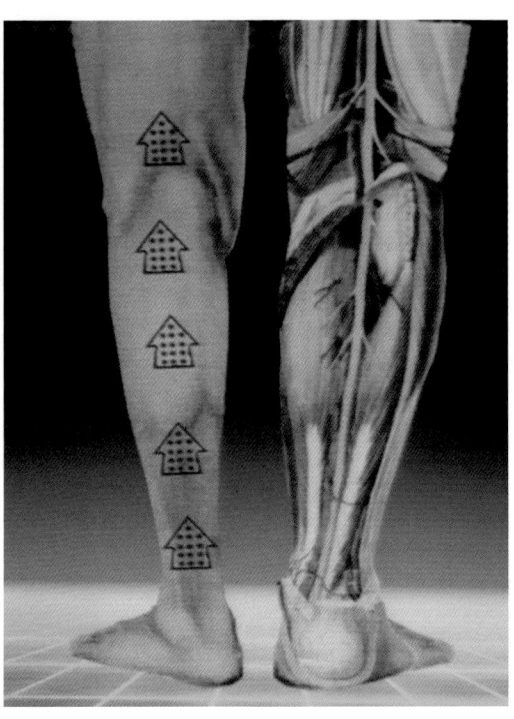

图 3-0-8　伤肢小腿皮肤筋膜、浅静脉完成静脉回流

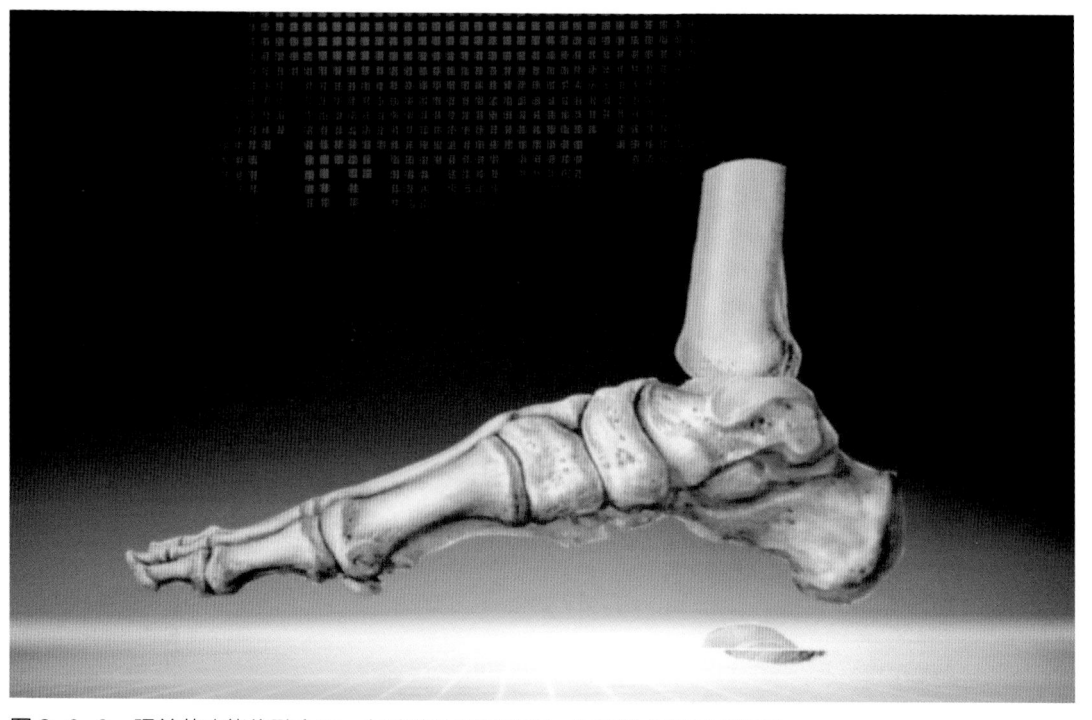

图 3-0-9　踝关节功能位融合后，在髋膝关节带动下，伤肢站立行走无障碍

【病例 1】

患者，男，18 岁。

伤因伤情：左腘窝和小腿上段遭受吊车转运过程中的铁轨撞击致伤，外院诊断为左胫骨骨折、小腿肌肉挫裂伤、腘窝部神经血管损伤，急诊行筋膜减张、胫骨骨折钢板螺丝钉内固定，术后 5 天患肢疼痛剧烈，足背动脉搏动减弱，再次手术探查发现小腿段肌肉缺血和部分坏死，腘动脉小腿段血管血栓形成，术中去除坏死肌肉组织。此后 1 周患者出现持续高热，患肢疼痛加重，于伤后 12 天转来我院。入院检查：体温 39.3℃，白细胞 $19.80×10^9$/L，中性粒细胞 85.2%，红细胞 $2.74×10^{12}$/L，血红蛋白 84g/L，总蛋白 57.0g/L，白蛋白 26.6g/L，谷丙转氨酶 175U/L。专科情况：左大腿中段以远肿胀明显，广泛性皮下瘀斑，大腿下段后侧经腘窝至小腿外侧敞开创口 60cm 长，创口最宽处为 15cm，小腿坏死肌肉外露，小腿中段以下皮肤感觉消失，足趾无主动活动。足背动脉、胫后动脉搏动消失，左足皮肤色泽发白，皮温低，甲床毛细血管反应存在。

考虑到患者曾经历两次小腿坏死肌肉的去除，但患肢缺血痛持续难耐，创口无愈合表现，决定放弃保肢治疗。伤后 14 天在截肢手术前的再次伤肢探查过程中，我们首先切除了全部坏死肌肉及腘动静脉下行栓塞的小腿分支血管，仅有部分腓肠肌内侧头肌肉组织仍有活性，小腿筋膜面出血活跃，踝上胫前后动脉断头管腔滴血，但足温低、皮色苍白。此

201

时经分析认定，损伤小腿虽然缺血明显，但小腿皮肤筋膜和足间组织可能仍具有活性。在患者本人和家属的强烈要求下，医患之间完成继续采取保留肢体治疗的协议。

手术方法：选择全麻下实施手术。将小腿残留皮肤筋膜包裹胫腓骨和胫腓神经。于健肢内踝与跟腱间设计舌形任意皮瓣，蒂在内踝上，皮瓣远端在内踝下 3cm，于此水平切断健肢胫后动静脉，结扎该血管远端，血管近端与舌形皮瓣一同分离至内踝上。于患肢相同部位设计相同类型皮瓣，皮瓣蒂放在内踝下，皮瓣近侧缘与胫后动脉断头同在内踝上，皮瓣与胫后动脉一并由近至远分离。健肢胫后动脉与患肢胫后动脉吻合，当健肢动脉血流入患肢，患肢组织迅速充盈，恢复了皮温和血色，由远至近，由足向小腿恢复动脉血供。而后将两舌形皮瓣相互瓦合覆盖血管，两肢体平行摆放，石膏托固定。术后患肢缺血痛立即明显减轻，并逐渐消失。术后 5 周腓骨外露、胫腓骨骨间膜完全液化坏死，形成无效腔，再次手术采取去除中间段腓骨、保留腓骨上下两端的方法，保留了上胫腓和下胫腓关节，使小腿皮肤筋膜有充裕的容量包裹胫骨干，骨与皮肤筋膜 2 周后愈合。术后 11 周患肢皮肤筋膜松软、血供状况良好情况下，将健肢胫后动脉全长转移到患肢，置入筋膜组织层，并通过 12.0cm 长健肢大隐静脉血管移植桥接到患肢腘动脉分支血管断头。完成了经腘动脉直接向足供血，经足、小腿皮肤筋膜逆向回流营养整个小腿的血液循环过程。伤后 10 个月，行胫距关节融合术。

预后效果：随访 10 年，肢体保留组织生存状态良好，无创口及组织溃疡，无疼痛不适，伤肢痛温触觉及本体感觉正常，健肢供区肢体功能完好。复查双侧 X 线片示伤肢踝关节融合佳。术后 10 年双下肢磁共振对比显示，健肢血供完好呈正常肌肉显示，伤肢小腿仅留腓肠肌肉内侧头少许，血供佳。CTA 动脉血供造影显示，健肢胫前动脉供养小腿及下肢影像清晰通畅；伤肢重建的胫后动脉影像清晰通畅，并与伤肢皮肤筋膜血管形成广泛侧支循环，构成了永久性伤肢动脉。由于伤足能平稳着地，足间关节所具有的韧性连接带来的重力缓冲能力，适应于复杂地形地貌环境的走动，双下肢行走负重功能佳，恢复了正常生活和从业。患者非常满意。

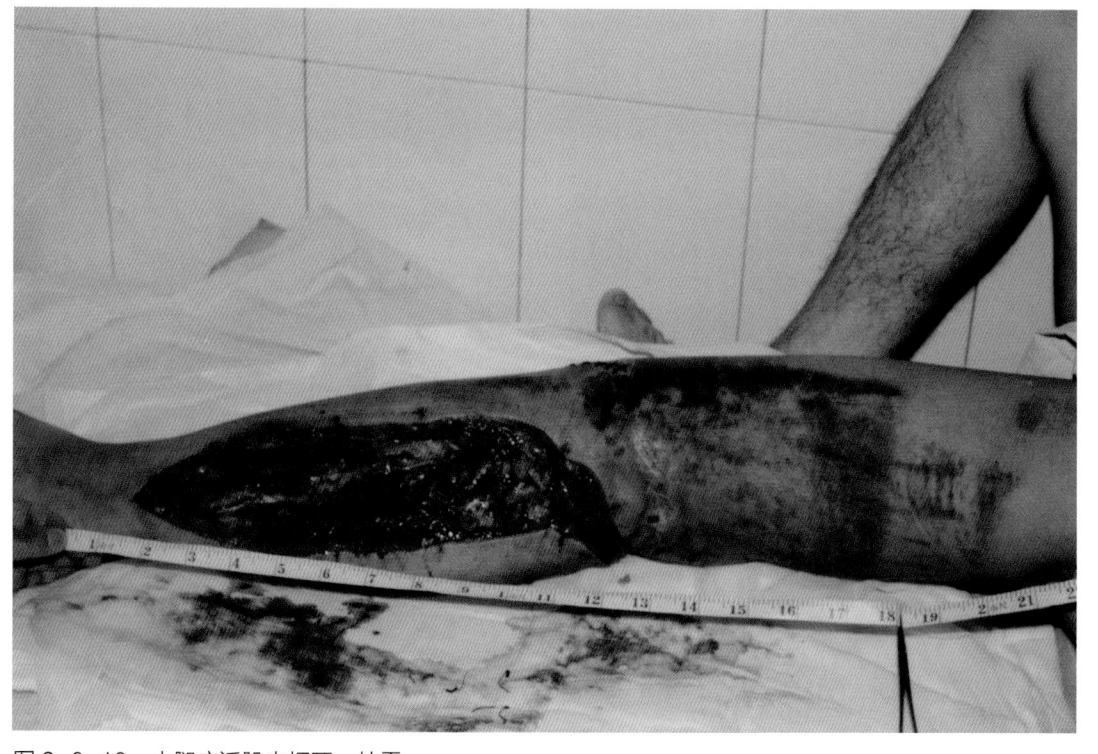

图 3-0-10　小腿广泛肌肉坏死、外露

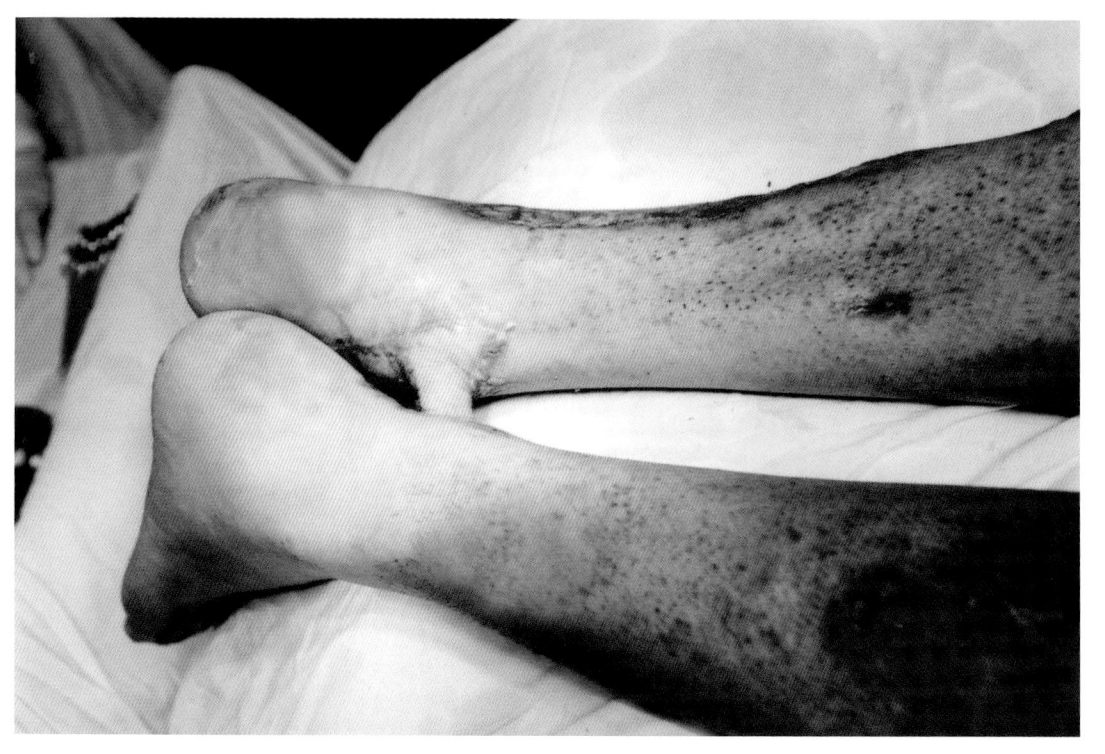

图 3-0-11　健肢胫后动脉通过桥形皮瓣向患肢供血、两肢体略有间距平行摆放

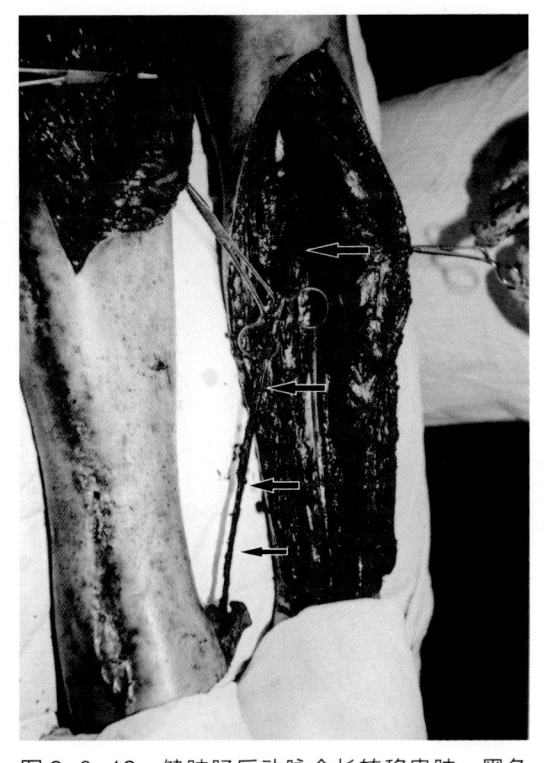

图 3-0-12 健肢胫后动脉全长转移患肢，黑色箭头显示移植的胫后动脉

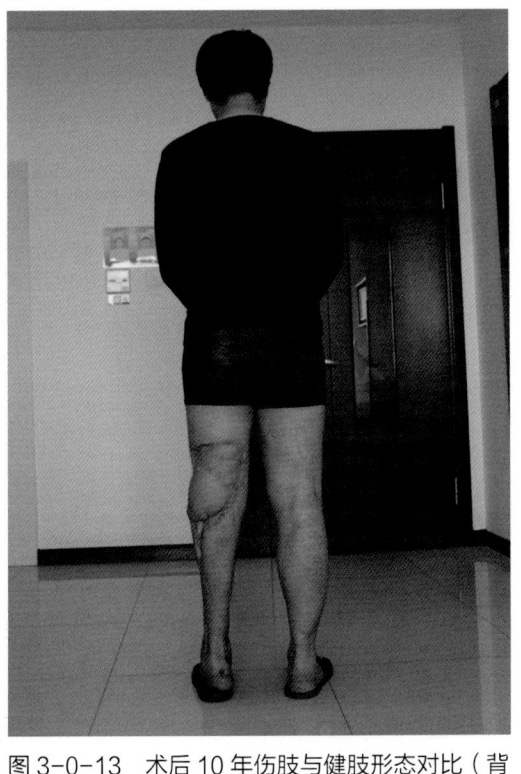

图 3-0-13 术后 10 年伤肢与健肢形态对比（背面观）

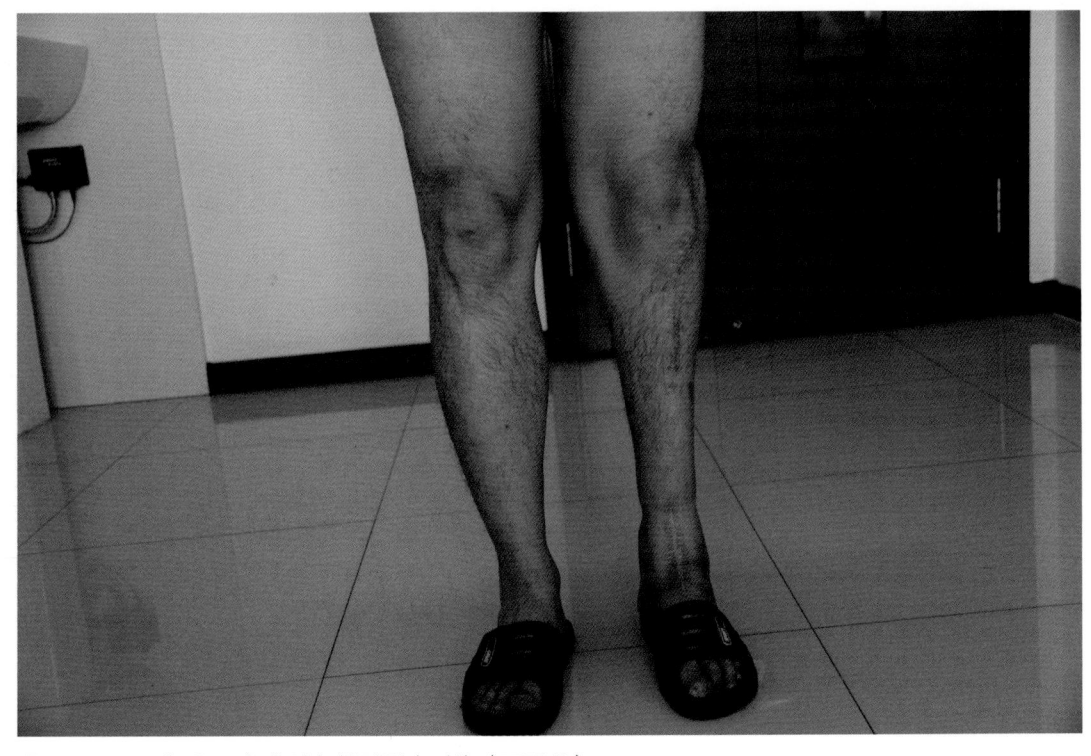

图 3-0-14 术后 10 年伤肢与健肢形态对比（正面观）

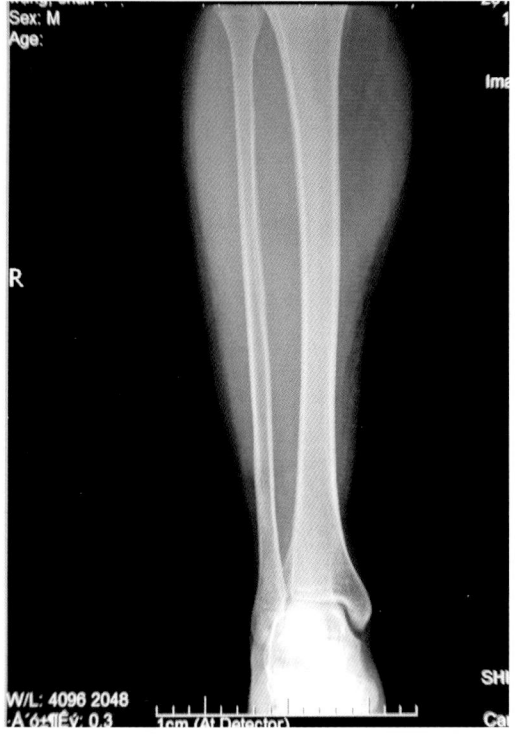

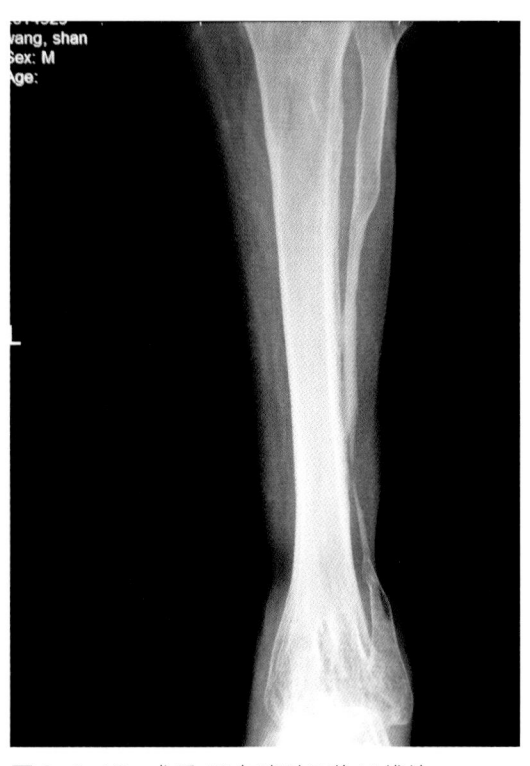

图 3-0-15　术后 10 年健肢正位 X 线片

图 3-0-16　术后 10 年患肢正位 X 线片

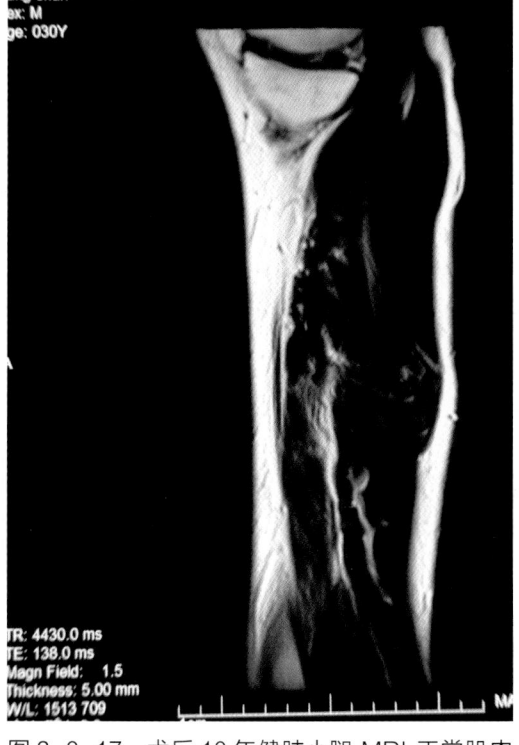

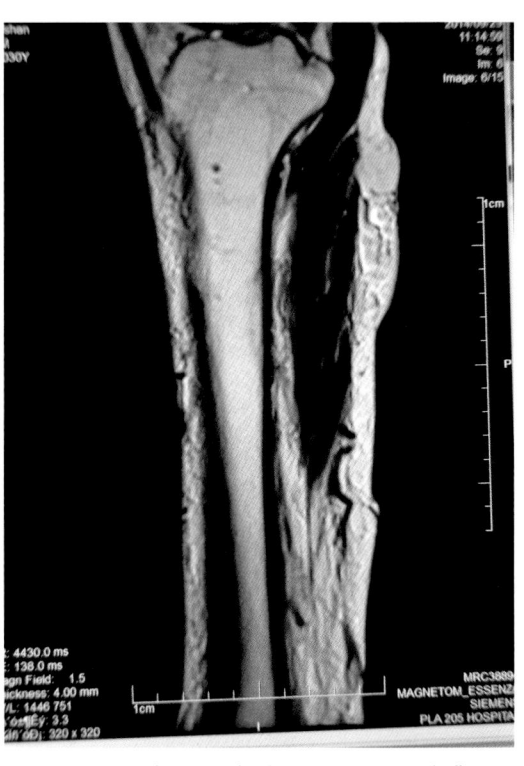

图 3-0-17　术后 10 年健肢小腿 MRI 正常肌肉显示

图 3-0-18　术后 10 年患肢 MRI 小腿除腓肠肌内侧头外、其他肌肉均缺失

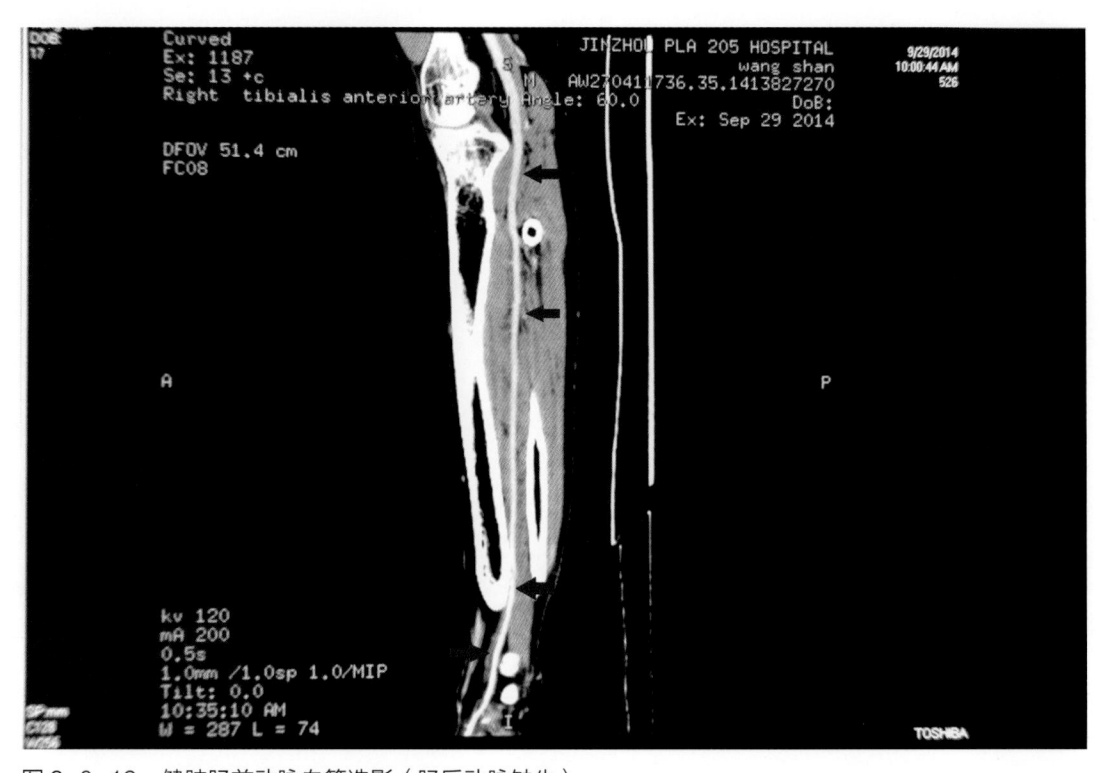

图 3-0-19　健肢胫前动脉血管造影（胫后动脉缺失）

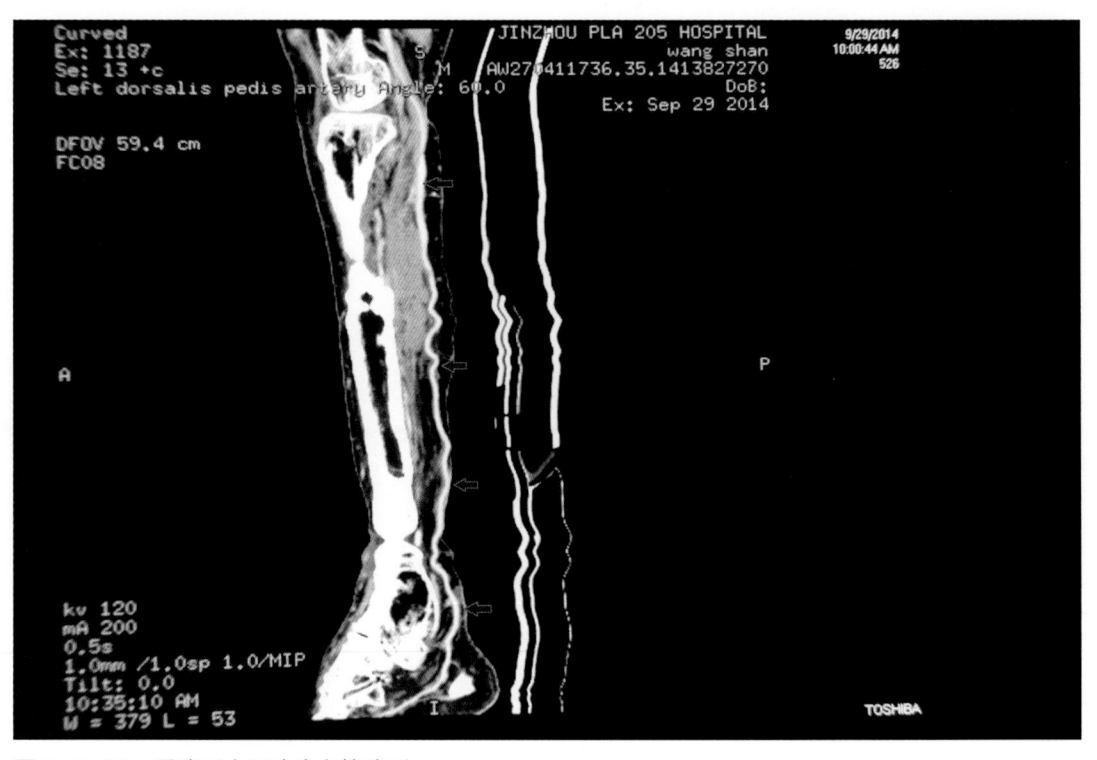

图 3-0-20　重建后小腿动脉血管造影

【病例2】

患者，男，42岁。

伤因伤情：患者驾驶摩托车与对向行驶中的汽车相撞，膝和小腿夹于其间致伤。查体：右膝和小腿上段高度肿胀，皮肤与深层组织广泛脱套，皮肤环行瘀斑形成。与健侧对比，伤足皮温略低，胫前及胫后动脉搏动可触及，肢端毛细血管反应正常。诊断为右胫骨上端开放粉碎性骨折、小腿肌肉挫裂伤、腘窝部神经血管损伤。

手术方法：急诊行骨折复位、钢板内固定、筋膜切开减张术，术后48h足温逐渐减低，足背动脉及胫后动脉搏动由减弱到触摸不清。立即再行手术探查，发现腘动静脉下行小腿分支血管栓塞，小腿肌肉大部分缺血，部分已完全坏死，为尽可能多地保留伤肢功能，进行了对明显坏死肌肉的去除，对有出血表现的肌肉，尽可能多地保留一些下来。

术后患肢肌肉缺血坏死持续进展、缺血性疼痛持续加重。出现全身发热，体温39.2℃，白细胞 13.14×10^9/L，中性粒细胞78%，红细胞 2.6×10^{12}/L，血红蛋白81g/L，总蛋白51.0g/L，白蛋白25.0g/L，谷丙转氨酶（ALT）达1365U/L。保肢治疗陷入窘境，但患者本人和家属保肢愿望强烈，坚决不同意截肢。遂采取和病例1相同方式去除腓骨和残余坏死肌肉组织，保留了腓肠肌内侧头部分肌肉组织，此时小腿皮肤筋膜和胫骨前内侧连接，而胫骨的后外侧及胫腓神经全长处于无覆盖状态。小腿筋膜面出血活跃，小腿下端胫后动脉断头管腔滴血。此时医患完成协议继续采取保留肢体治疗。

在脊神经阻滞麻醉下实施手术。于健肢设计胫后动脉顺行供血小腿内侧岛状皮瓣，皮瓣蒂选择在小腿上1/3，皮瓣远侧在内踝水平，前为胫骨内缘，后在小腿后中线内侧。由两侧向中心、由远至近进行皮瓣切取，为使皮瓣对深层组织间隙充填更好，皮瓣携带部分比目鱼肌肉组织，皮瓣轴型动脉远端低于皮瓣远侧缘3.5cm，以备与患肢胫后动脉踝上吻合，此部分血管与周围筋膜组织一同分离。将切取完毕的皮瓣交腿转位至小腿前外侧创口，皮瓣所携带的筋膜和肌肉组织覆盖胫骨的后外侧及胫腓神经，皮瓣轴型动脉的远端于胫骨下端后侧与患肢胫后动脉断头端端吻合。随着动脉血流入患足胫后动脉，同病例1一样，伤肢血供状况良好。

术后6周伤肢完全愈合后行如下步骤操作：①皮瓣断蒂，于小腿上段前侧做皮肤切口，并筋膜下潜行分离，将皮瓣血管近端经此切口带入小腿后侧筋膜层；②腘窝做S状切口，显露腘动脉及腓肠肌外侧头肌供养动脉的断头，测量皮瓣血管近端距腓肠肌外侧头肌供养动脉10cm；③于健侧大腿中下段游离切取大隐静脉12cm；④将取之大隐静脉倒置，桥接皮瓣动脉到腓肠肌肌营养动脉断头上，建立了腘动脉血经皮瓣动脉血管，营养整个伤肢的血供途径。伤后1年，行胫距关节融合术。

预后效果：随访9年，右小腿肢体无创口及组织溃疡，无疼痛不适，伤肢痛温触觉及本体感觉正常，健肢肢体功能完好。复查X线片双侧对比显示伤肢踝关节骨性融合，双侧磁共振结果显示，健肢小腿肌肉正常，患肢仅留腓肠肌内侧头少部分肌肉，伤肢血供佳。CTA 动脉血管造影显示，健肢胫前动脉完好，血供充分；伤肢重建的胫后动脉走行清晰，并形成广泛侧支循环，同健肢动脉一样成为永久性肢体动脉。患者双下肢行走自如，可负重劳动，恢复了正常生活和工作。保留肢体得到了患者的充分认可。

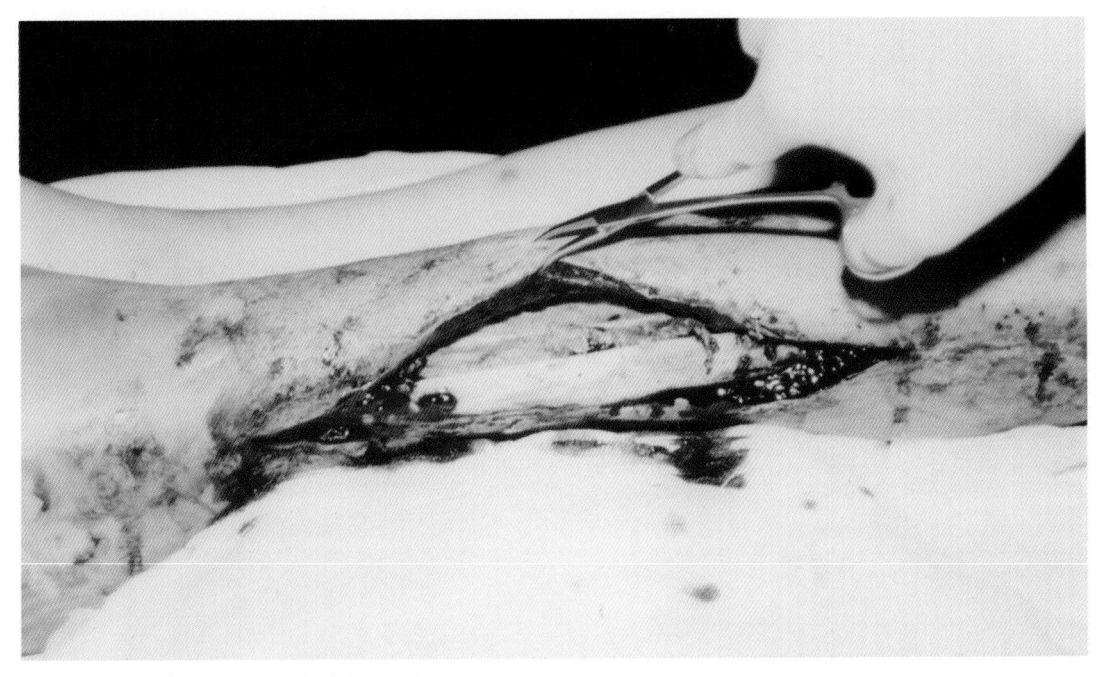

图 3-0-21　小腿肌肉、骨间膜坏死、腓骨外露

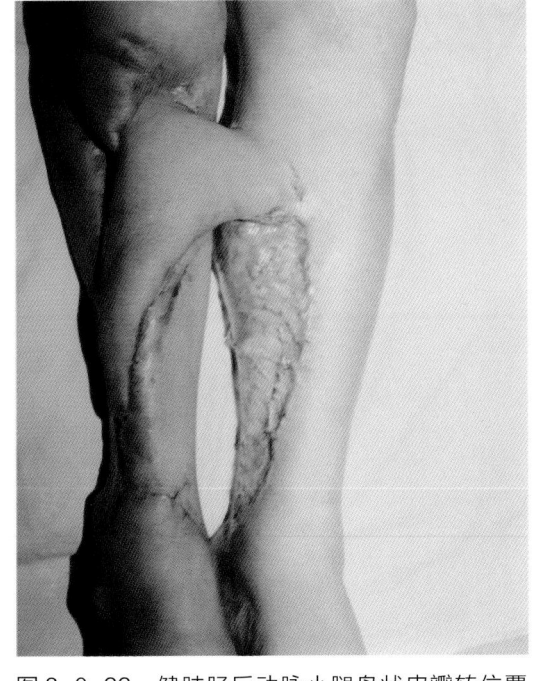

图 3-0-22　健肢胫后动脉小腿岛状皮瓣转位覆盖患肢胫骨创面

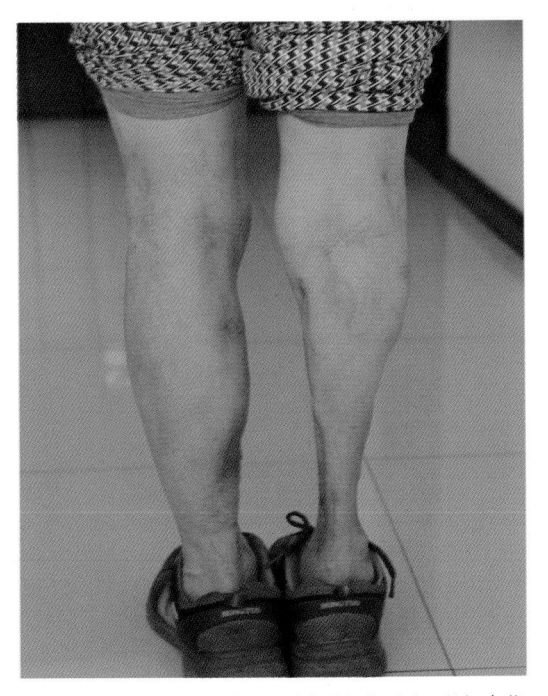

图 3-0-23　术后 9 年伤肢与健肢形态对比（背面观）

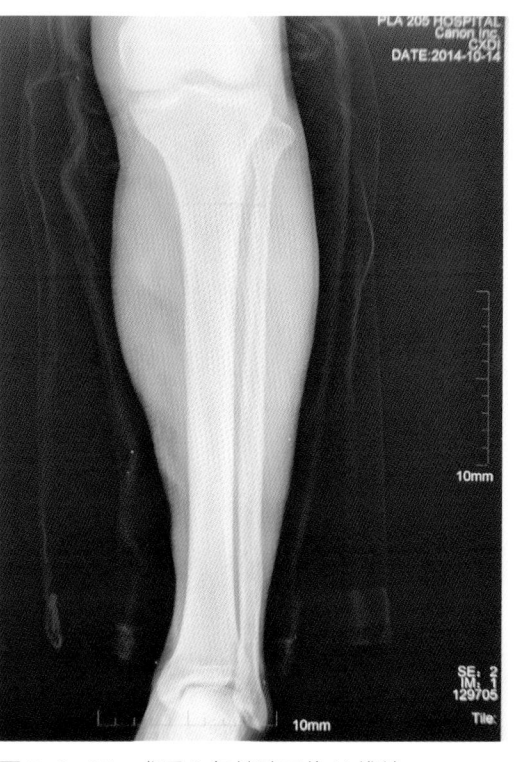

图 3-0-24 术后 9 年伤肢与健肢形态对比（正面观）

图 3-0-25 术后 9 年健肢正位 X 线片

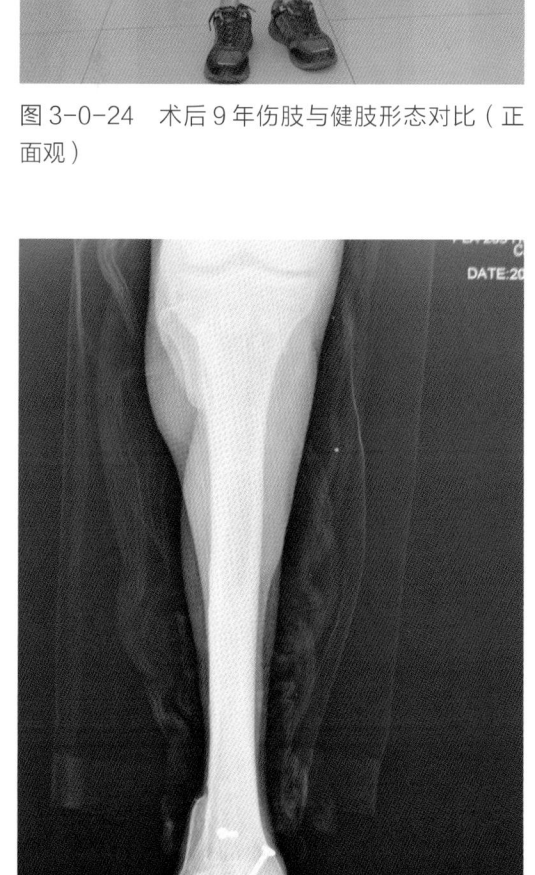

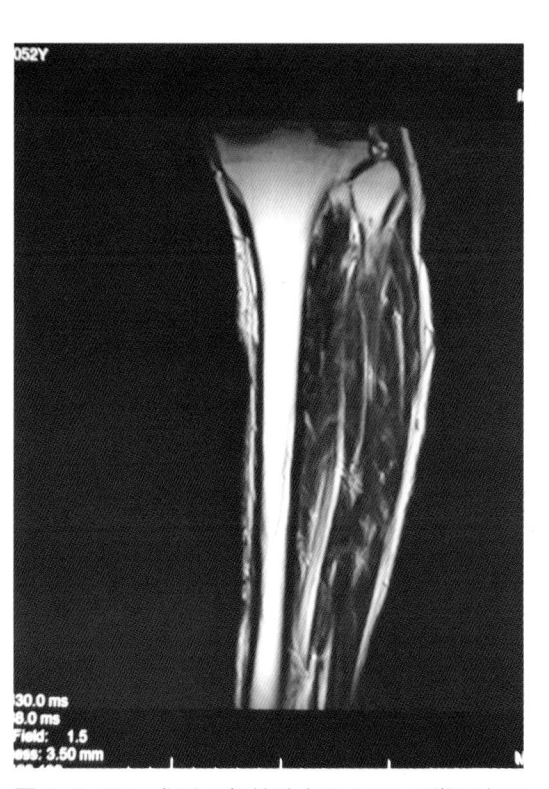

图 3-0-26 术后 9 年患肢正位 X 线片

图 3-0-27 术后 9 年健肢小腿 MRI 正常肌肉显示

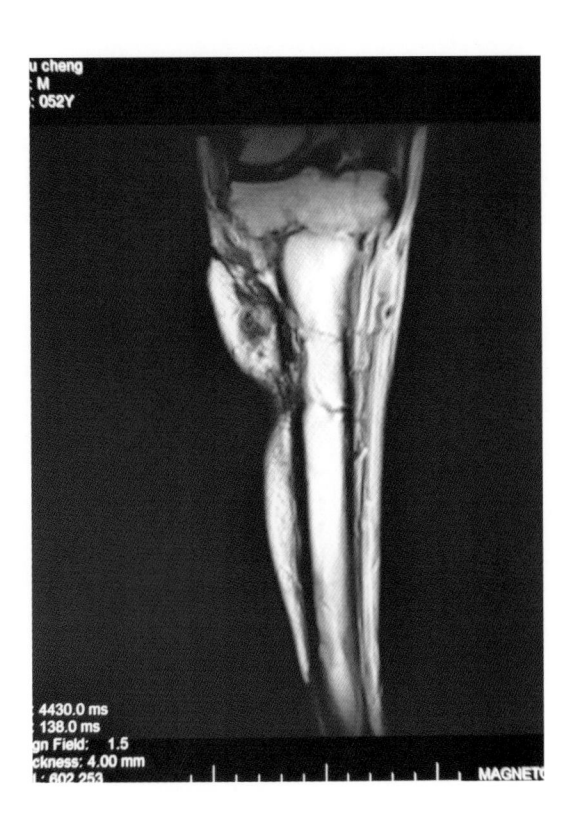

图 3-0-28　术后 9 年患肢 MRI 小腿除腓肠肌内侧头外、其他肌肉均缺失

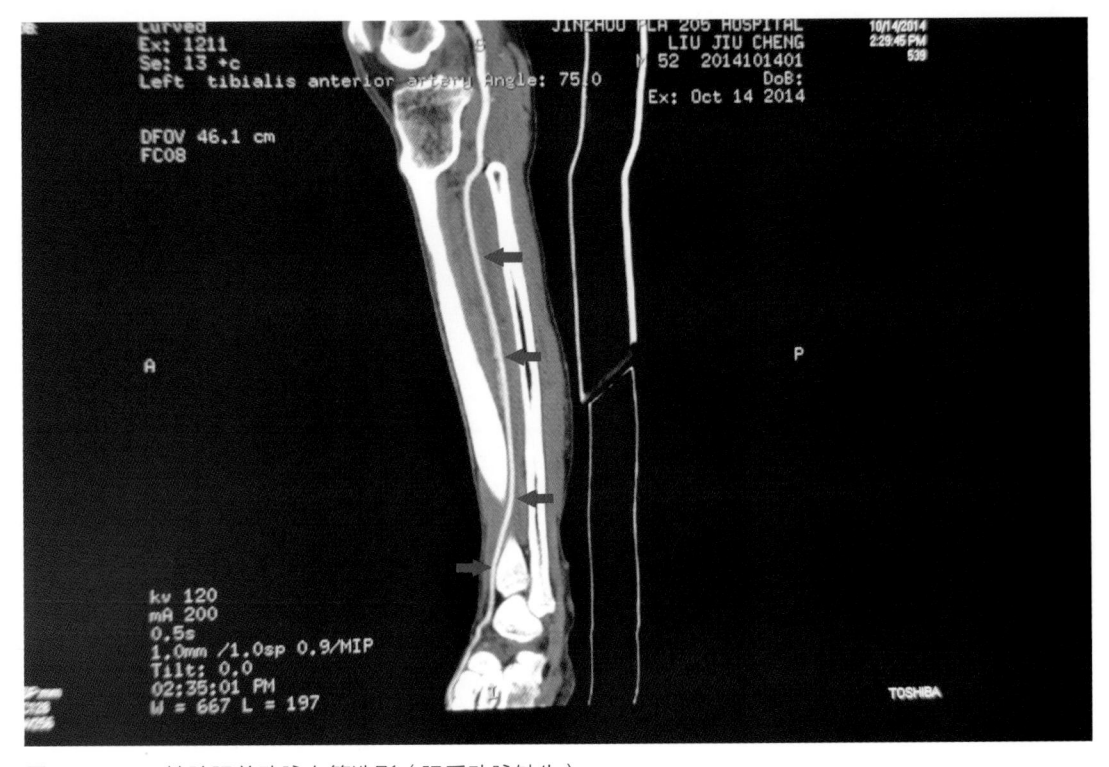

图 3-0-29　健肢胫前动脉血管造影（胫后动脉缺失）

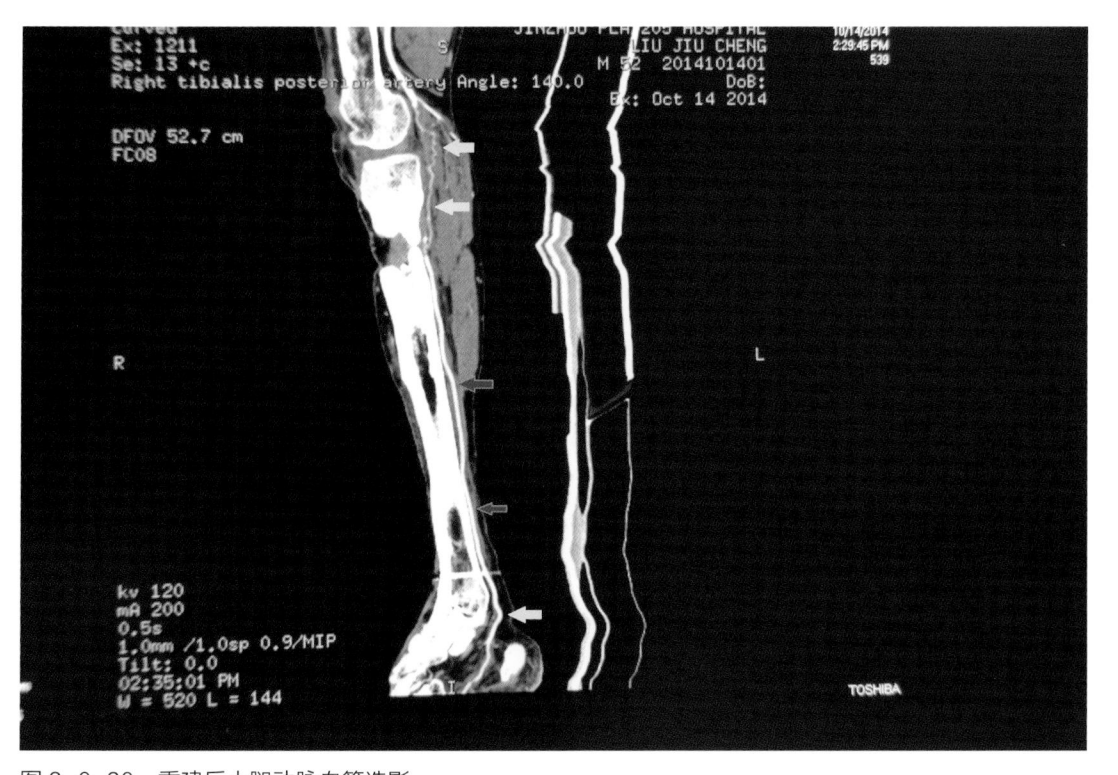

图 3-0-30　重建后小腿动脉血管造影

▶相关探讨

　　小腿受高能量暴力作用后，创伤初始其严重程度具有一定的隐匿性，医患往往无肢体坏死风险的意识，而随着治疗的深入，逐渐出现动脉闭塞、小腿肌肉广泛坏死。本组病例还并发了持续性发热、贫血、低蛋白血症、肝脏功能受损、创口不愈合及顽固性伤肢缺血性疼痛等症状和体征，继续保肢治疗将面对难以应对的风险，创伤外科医生应如何驾驭这种复杂情况，使这样重症损伤肢体得以保留并重建功能，是一项重要的临床课题。

　　本术式的要点包括：①仅留皮肤筋膜胫骨的损伤小腿选择保肢治疗；②将腓骨和失活的组织一并去除，保留胫骨、神经，有利于确保皮肤筋膜、皮瓣组织对小腿的覆盖没有无效腔；③通过血管移植桥接向足动脉供血，再经过小腿皮肤筋膜、浅静脉完成回流。

　　本组两例患者随访 9～10 年，伤肢组织营养、神经感觉、功能状况良好，充分验证了本术式的有效性，相对于截肢后安装义肢，此两例保留肢体有如下优势：①患者从心理上得到了认可，一次性保肢治疗有生之年受益。免去了截肢后佩戴义肢时肢体残端与义肢之间的磨损之苦和穿义肢的不便，以及义肢更换、维护的经济花费。②足间关节保留了弹性缓冲能力，可以充分适应各种地形。③伤肢具有完整的痛触温觉和本体感觉，这样伤肢有感觉和本体位置反馈功能，在行走运动时可根据感觉反馈进行及时调整，具有假肢所不具备的安全性。因此，这种情况下的保留肢体是任何假肢所不能比拟的。

本组两例患者均为青壮年劳动力，无论从生活到工作都对伤肢的保留有强烈的要求。我们也都在治疗的早期，通过多次手术，逐渐剪除已明确坏死的肌肉，而将有出血表现的肌肉留下来，试图多保留肌动力。随着肌肉坏死量的不断增加，无效腔扩大，残余坏死肌肉组织在液化，毒素因子吸收引发全身状况不平稳，脏器功能受损，肢体顽固性神经痛，使截肢步入绝对适应证。选择伤肢探查截肢术时，当全部去除了小腿坏死肌肉的情况下，小腿踝上胫前后动脉管腔滴血的现象，启发了我们，让我们认识到足间组织仍具有活性。我们拟定了保留伤肢皮肤筋膜包裹胫骨这一模型结构，并为其提供动脉血供支持，设想一个具有组织活性、良好神经感觉的肢体，对于促进损伤愈合，保证伤肢各类组织存活的质量以适应于未来承重和磨损。我们通过系统的保肢手段，使其成为现实。并在此基础上，我们又借鉴了小腿假肢刚性构架支撑残肢站立行走的力学原理，通过踝关节功能位融合，使足平稳着地受力。足间关节所具有的弹性缓冲能力，让患肢适合于不同地貌环境下的站立与行走。在臀、大腿正常肌动力的带动下，髋、膝关节的正常功能替代了由于小腿肌动力缺损而失去的部分灵活性。该手术方法可作为此损伤类型肢体保留与功能重建的一个术式选择，它的远期疗效已经得到患者的认可。

Faris 等曾提出腘动脉损伤合并腘窝软组织创伤或合并感染的肢体其截肢率增加。也有报道，腘动脉损伤延迟修复平均超过 14 ~ 16h，其截肢率为 15%，而 Wanger 等提出了腘动脉延迟超过 12h 修复不增加截肢危险。为此要重视腘动脉及小腿分支血管损伤修复的及时性，保证对缺血十分敏感的肌肉组织不坏死，对避免截肢具有十分重要意义。本文病例血管损伤发生在腘动脉下行小腿分支段，为迟发性动脉血栓闭塞，已发展到广泛肌肉组织坏死，一例为伤后 2 周，另一例已达伤后 10 周，在坏死肌肉组织被去除之后，却发现此时的小腿皮肤筋膜和足仍存在少量的血液循环，由此我们推断，肌间血管全部栓塞，广泛肌肉坏死，并不能表示皮肤筋膜、骨和足间组织这些对于缺血耐受相对较强的组织也同样发生坏死，为此我们实施患肢动脉血供重建，为伤肢的最终成活保留提供了选择。

在小腿动脉血管栓塞闭塞、肌肉组织已广泛坏死的情况下，小腿皮肤筋膜与足缺血而不坏死，其血供来源曾有基础解剖学研究和临床病例应用报道。腘动脉在膝部上、中、下内外侧有着广泛的分支供血，与膝降动脉、隐动脉在膝和小腿上段形成了网状连接，构成了对膝关节周围深浅层组织的血液供应，它也是胫骨内源血供的主要来源。腓肠神经、隐神经、大小隐静脉营养血管与膝周血管共同构成了小腿、足部皮肤与筋膜的血液来源。以这些血管神经为蒂的皮肤筋膜组织瓣已有广泛的临床应用，也就是这些广泛分布于皮肤筋膜的血管网络，成为延缓了小腿皮肤筋膜和足缺血而不坏死的主要因素。

我们也从胫距关节融合过程中看到了相应截骨面骨质结构正常，血供丰富，融合后骨性愈合如期实现。这也说明了骨内动脉营养是充分的，骨质存活质量良好。骨的营养一方面来源于软组织血供，另一方面是否来源于骨内滋养动脉，并由内而外的营养骨、骨膜及胫前皮肤筋膜，同时是否还营养胫骨远端组织和踝关节结构，尚有待进一步的解剖学研究来证实。

1986 年世界上首例断手异位寄养再回植手术开展以来，让许多无条件一期再植肢体保留下来，并经过康复训练而获得一定程度感觉和运动能力。交腿皮瓣直接转移，桥接游离移植在重症损伤肢体修复与再接过程中，也有过大量的临床应用报道。本组两例患者小腿血管全长栓塞，肌肉广泛缺血坏死，并发了高热、贫血、低蛋白血症及脏器功能受损，无论从全身状况，到局部伤情已不能接受更为复杂的治疗选择。我们首先通过坏死组织的去除，稳定了患者全身状况，在不增加对全身打击的原则下，通过健肢胫后动脉血向患肢转位供血，以及健肢胫后动脉供血顺行岛状皮瓣，直接带蒂转移覆盖患肢骨筋膜创面，使伤肢损伤获得了愈合，又在全身状况恢复正常和局部伤情充分稳定愈合后，完成了健肢血管向患肢转移及患肢独立血供的重建。

本组两例病例无论是健肢动脉血转移重建伤肢血供，还是患肢独立血供重建，都只吻合动脉，而不吻合伴行静脉，目的是让动脉血单方向流入患肢，避免经伴行静脉短路分流，保证了有限动脉血对患肢单独供给。本组两例 9～10 年后患肢与健肢动脉血管造影，都可看到重建后的患肢主干血管充盈，侧支血管广泛建立，单方向动脉供血的压力是否对血管侧支网络建立有促进作用，有待于进一步的经验积累。

第 4 章

巨宽型组织瓣与长段血管联合移植全头皮缺损修复术

巨大范围头皮缺损、颅骨外露、颅骨坏死，头皮功能重建治疗对于保护颅骨，治疗缺血坏死、感染的颅骨具有重要意义。但是由于此类损伤对损伤局部的组织破坏性大，不具备有局部转位皮瓣修复的条件，由于动静脉血管受损，不具备接受组织瓣移植相匹配对应吻合的血管条件，所以，重建此类型组织缺损，具有相当大的难度。我们采取肩背区巨宽型组织瓣游离移植，并自体血管桥接移植，完成了移植皮瓣供血和回流的难题，实现了巨大皮瓣移植再造全头皮。

1. 受区处理　由创周至中心，由浅至深进行扩创，病例 1 颅骨坏死范围大而深，基本去除了坏死颅骨外板，探查颞浅动脉壁完好，射血有力。病例 2 将暴露颅骨外板浅层骨质去除，以备移植皮瓣。

2. 皮瓣切取　术前按创面形态画出皮瓣体表投影，本组两例皮瓣面积各为 30cm×30cm 和 36cm×33cm，上平肩胛冈，前至腋前线，后达脊柱线，下至髂嵴。采取逆行法游离皮瓣，于腋后皱襞下切断背阔肌近端，暂时性切断大圆肌，使旋肩胛血管与胸背血管共处腋下间隙中，完成以肩胛下动、静脉为蒂巨型皮瓣的切取，修薄背阔肌，使其成为薄皮瓣，而后移位于受区。

3. 血管修复方法　病例 1 颞浅静脉细小，与肩胛下静脉口径不匹配，病例 2 创缘平面过低，无可供吻合血管，故采取血管移植桥接的方式，取大隐静脉 1 条、小隐静脉 2 条，长度均为 15cm。病例 1 肩胛下动脉与颞浅动脉吻合；大隐静脉经面颊皮下隧道桥接肩胛下静脉与颈浅静脉。病例 2 两条小隐静脉经面颊皮下隧道分别桥接于颈外静脉与肩胛下静脉和肩胛下动脉与面动脉之间。

【模型示意】

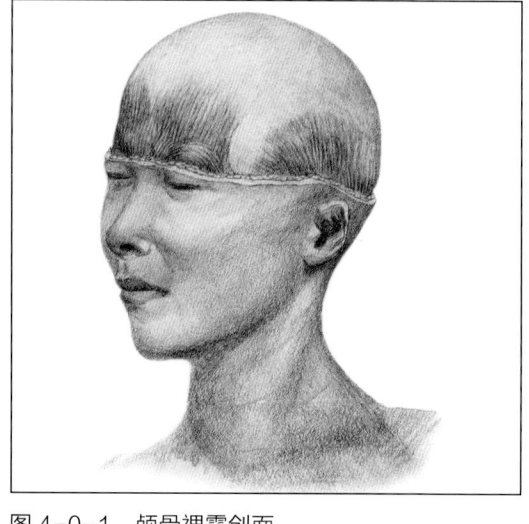

图 4-0-1　颅骨裸露创面

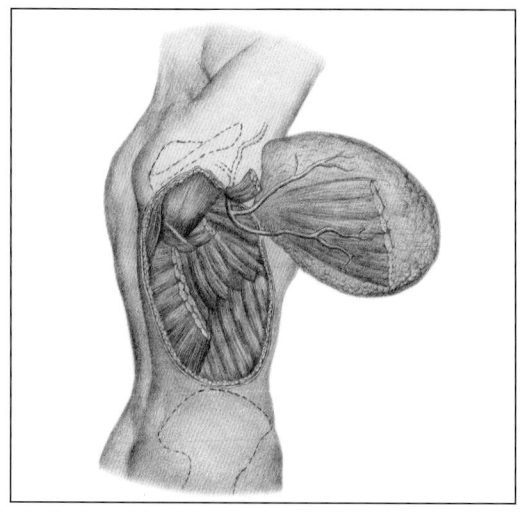

图 4-0-2　皮瓣切取示意

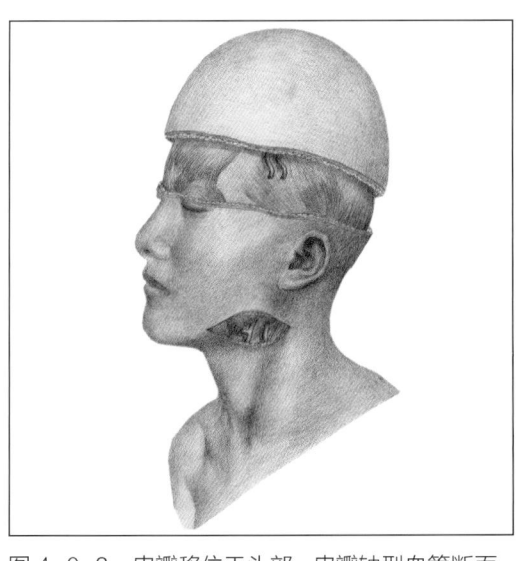

图 4-0-3 皮瓣移位于头部；皮瓣轴型血管断面；颈外静脉及面动脉显露

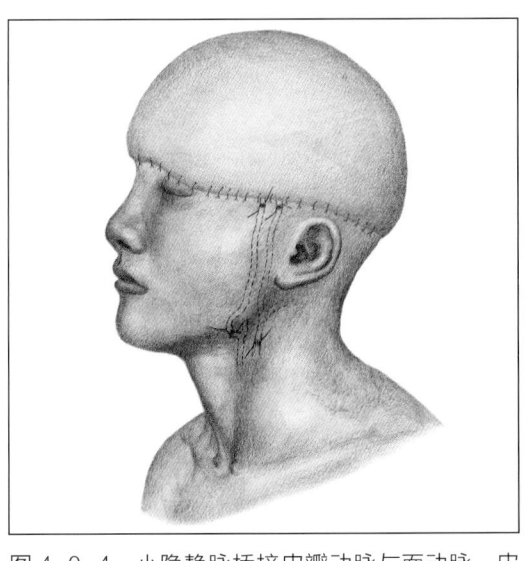

图 4-0-4 小隐静脉桥接皮瓣动脉与面动脉、皮瓣静脉与颈外静脉血管吻合；移植静脉穿行于面颊皮下隧道

【病例 1】

患者，男，32 岁。

伤因伤情：由于癫痫发作，头部被锅炉火烧伤，伤后 4 个月形成 30cm×28cm 深度颅骨坏死创面。

手术方法：选择全麻下实施手术，首先进行颅骨创面的扩创术，制成活骨与死骨交织存在的新骨创面，随后设计并切取以肩胛动脉供血的肩背、侧胸联合皮瓣 30cm×30cm，一次完善覆盖颅骨创面。皮瓣的动脉与颞浅动脉吻合，因颞浅静脉与皮瓣静脉口径匹配悬殊，故切取约 15cm 长的大隐静脉，经面颊皮下隧道带入桥接吻合于皮瓣静脉和颈外静脉上。

预后效果：皮瓣获得全部成活，治愈了大范围复杂颅骨创面。术后两次行颅骨坏死感染灶清除。随访 20 年，头皮区外形及质地满意。

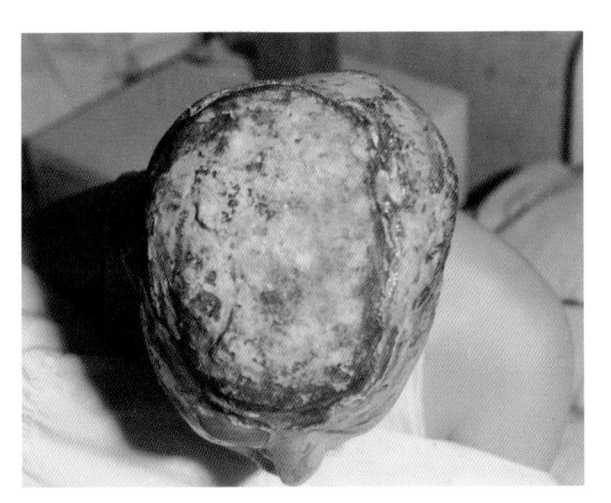

图 4-0-5 全层头皮损毁，大范围颅骨坏死

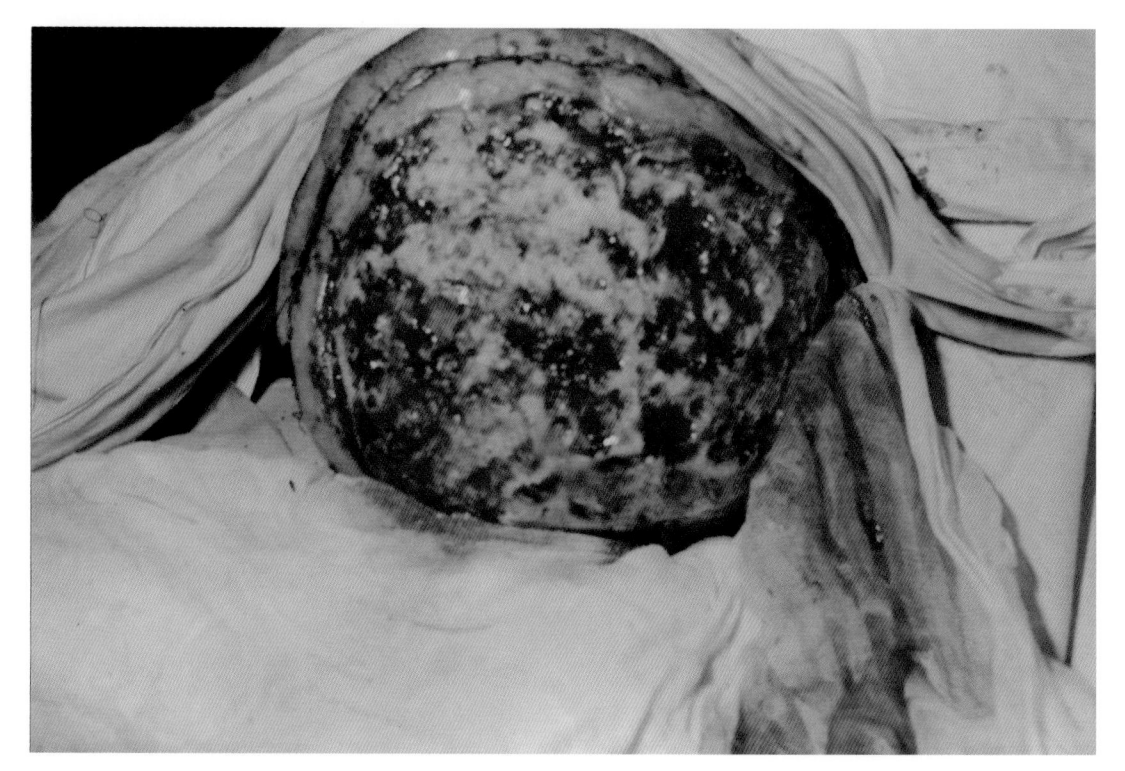

图 4-0-6　颅骨创面术中

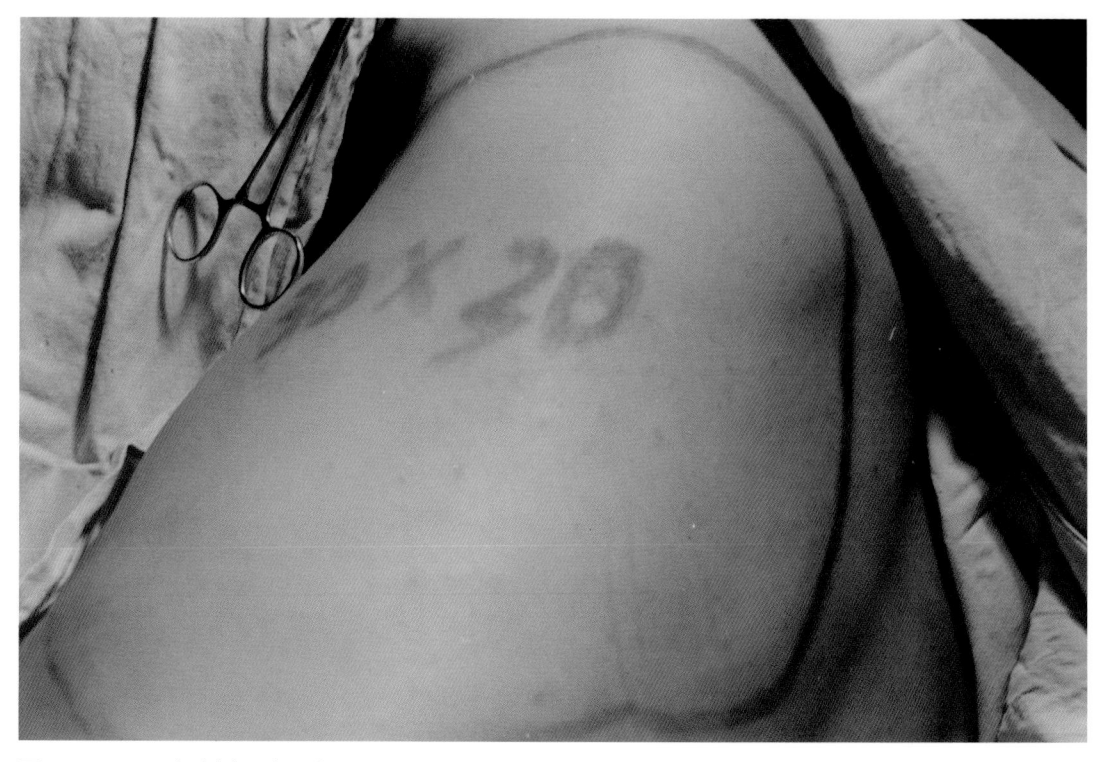

图 4-0-7　巨大皮瓣设计示意

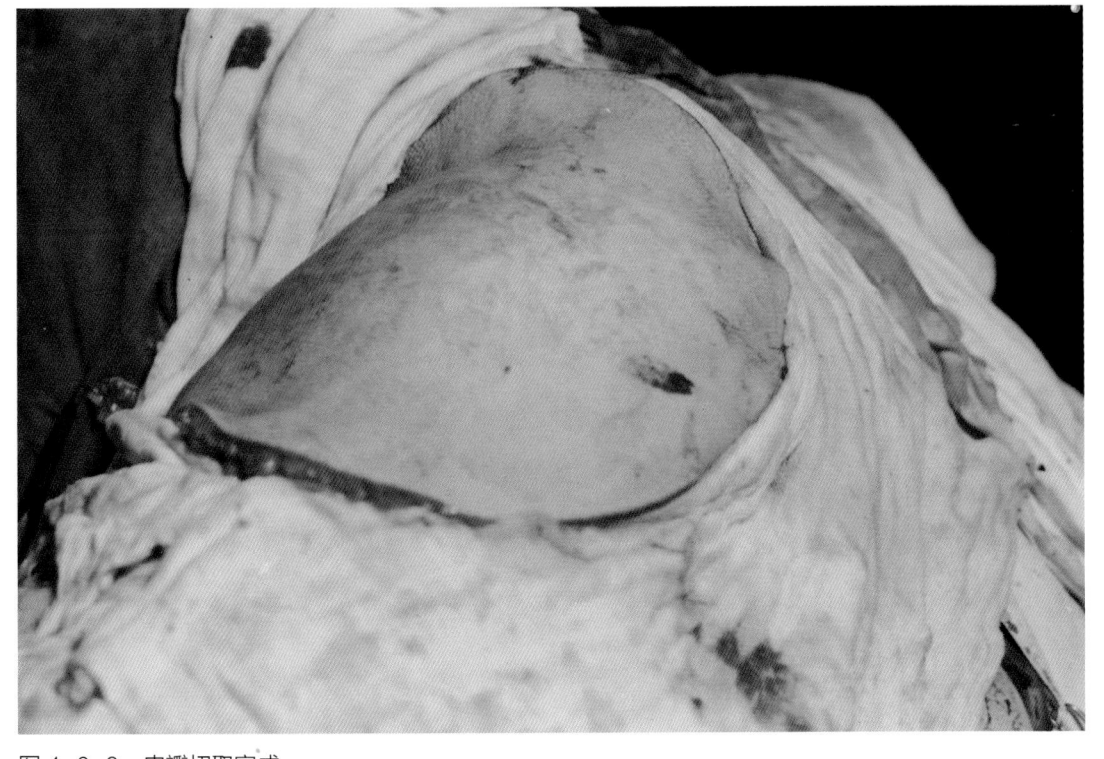

图 4-0-8　皮瓣切取完成

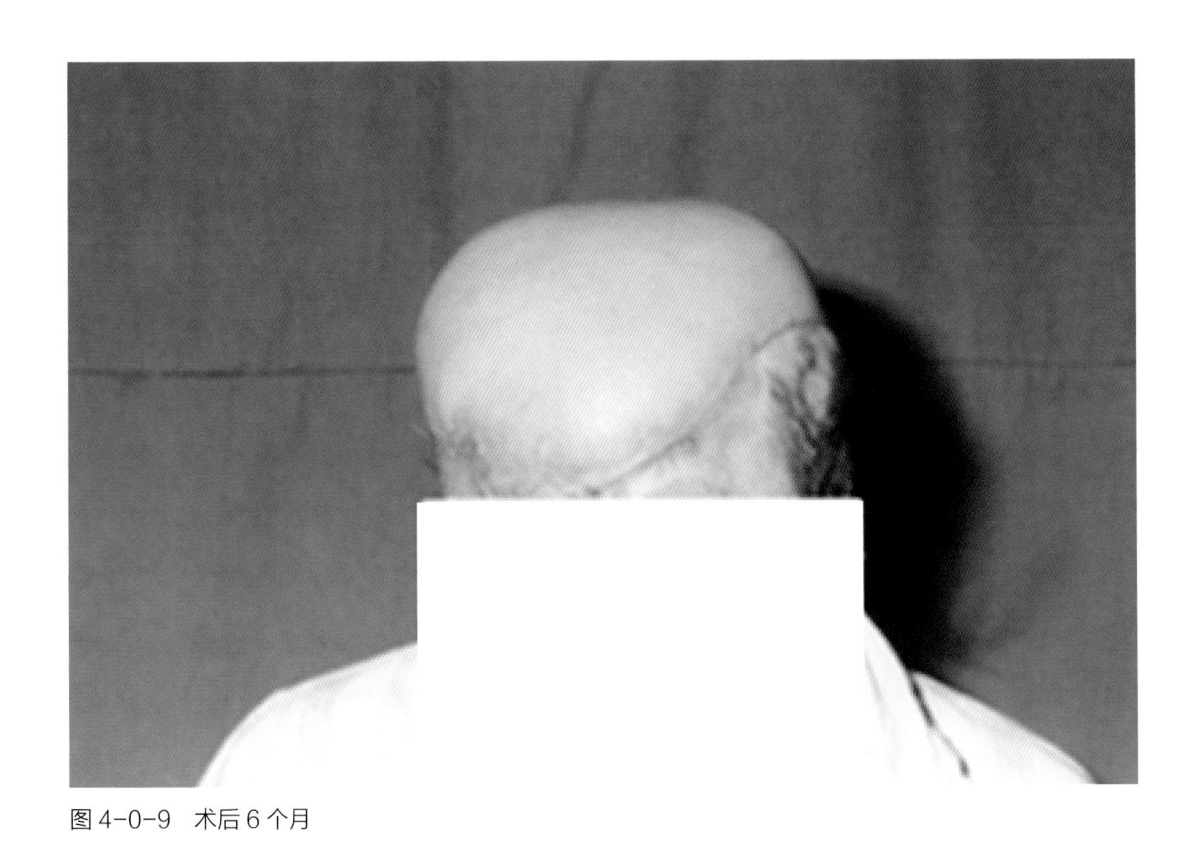

图 4-0-9　术后 6 个月

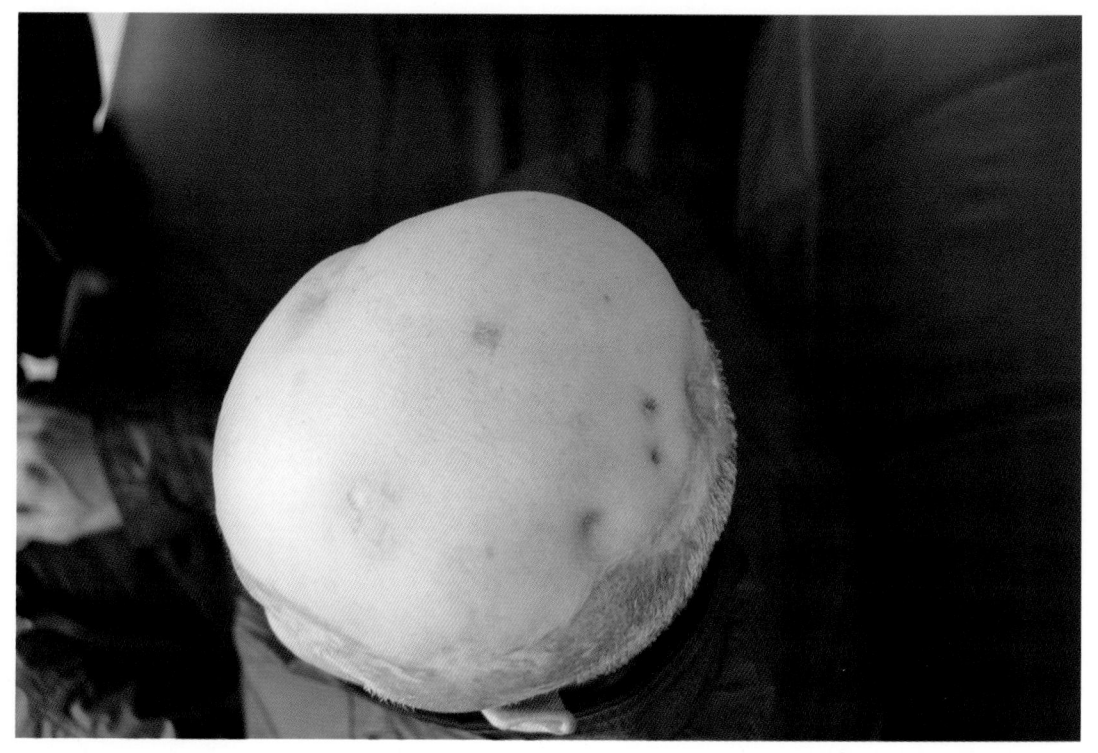

图 4-0-10　术后 20 年（上面观）

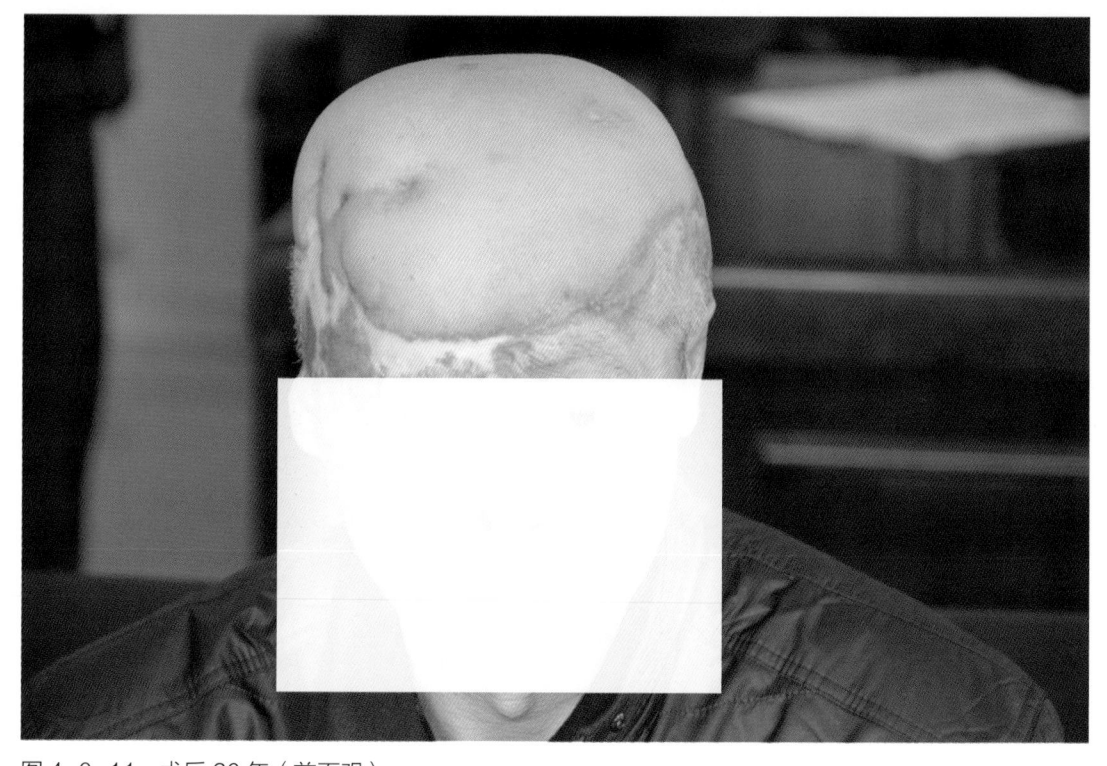

图 4-0-11　术后 20 年（前面观）

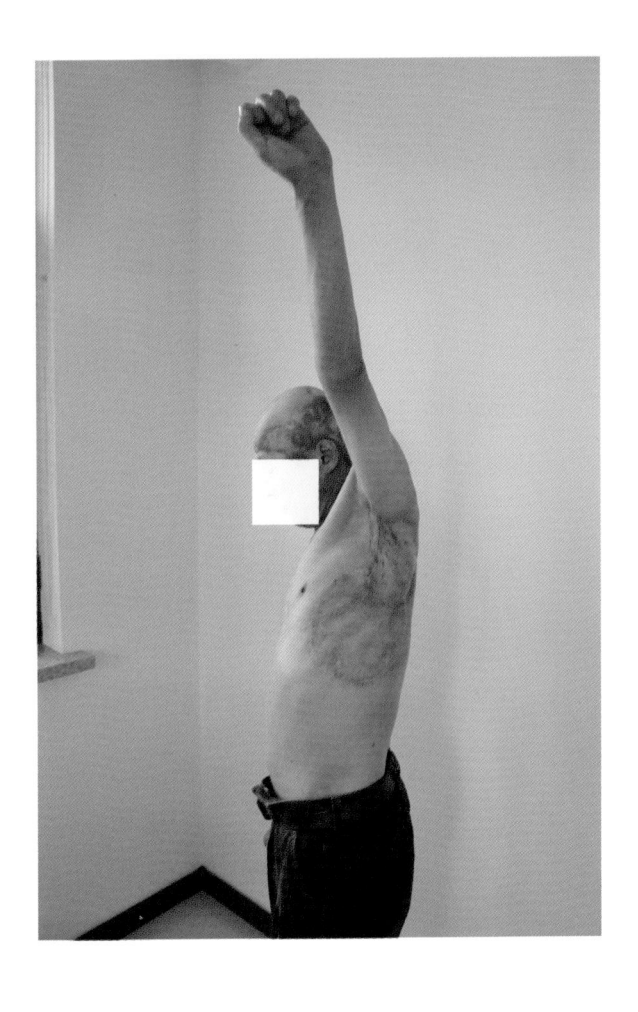

图 4-0-12　皮瓣供区

【病例 2】

患者，女，36 岁。

伤因伤情：头皮机器损毁伤。缺损范围为 40cm×38cm。

手术方法：急诊进行清创术，利用残存皮肤反取回植，未能植皮的创面以油纱覆盖。3 周后，患者全身状况稳定，植于额、颊肌处皮肤成活，此时残存颅骨创面为 35cm×32cm。于全麻下实施手术，设计并切取以肩胛下动脉为血管蒂的肩背、侧胸联合皮瓣 36cm×33cm 覆盖颅骨创面，因头皮创缘没有与皮瓣条件相近的血管可供对接，故于右颞头皮创缘向耳前、面颊制作皮下隧道与颈外静脉和面动脉显露的切口相连续，隧道宽可容纳一示指，将切取的双小腿各长约 15cm 的大隐静脉带入隧道之中，移植血管一条桥接皮瓣静脉与颈外静脉，一条桥接皮瓣动脉到面动脉上，但很快两条移植段血管均出现了血栓栓塞，随即以小隐静脉进行移植替换，恢复了皮瓣血供。

预后效果：最终皮瓣获得全部成活，治愈了大范围复杂颅骨创面。术后分 3 次进行皮瓣修薄成形，术后随访 14 年，头皮区外形及质地满意，双下肢无静脉回流不良体征。

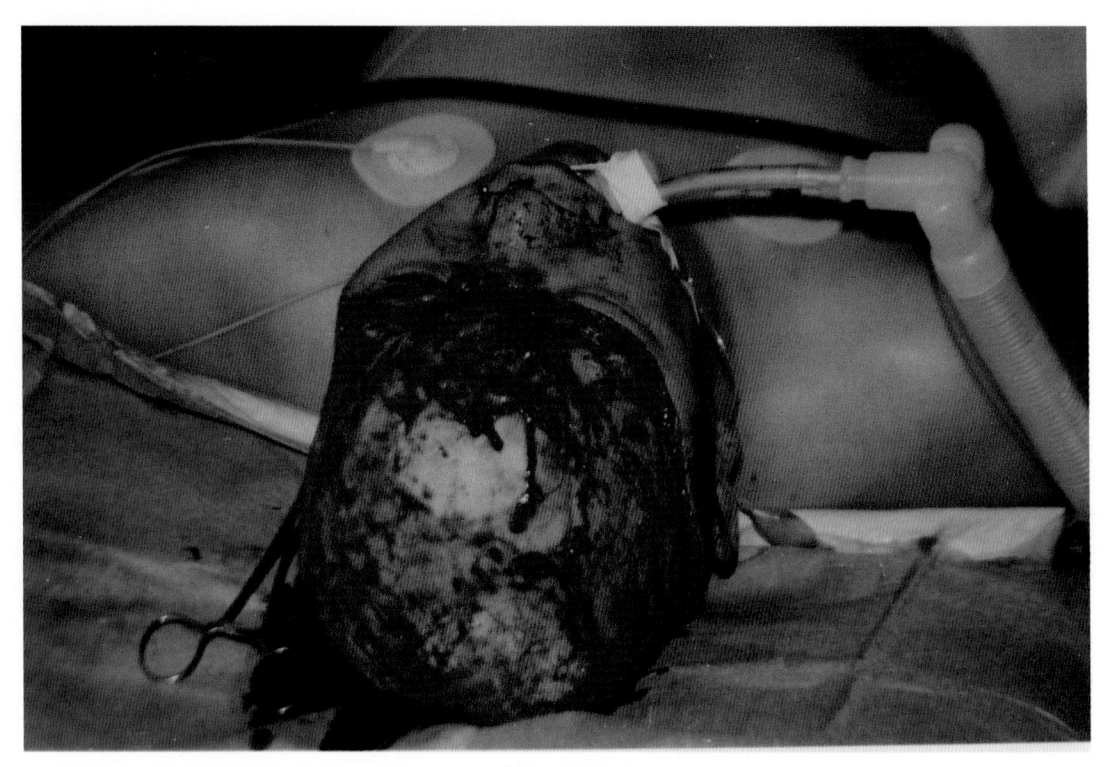

图 4-0-13　颅骨创面

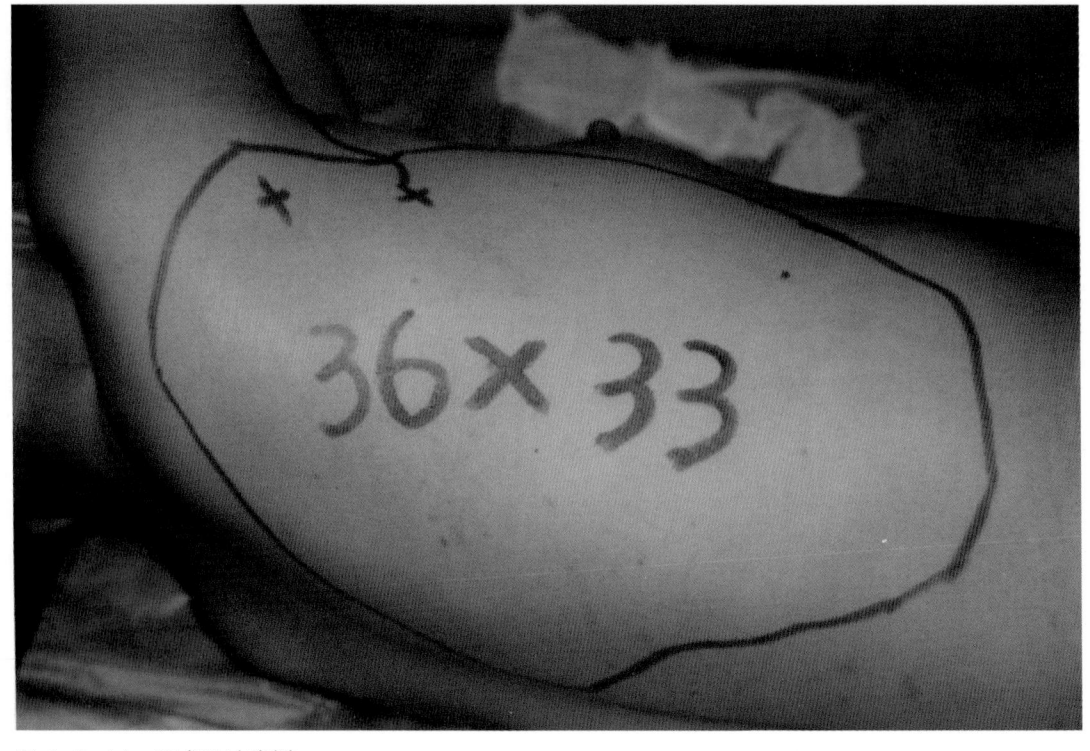

图 4-0-14　手术设计皮瓣

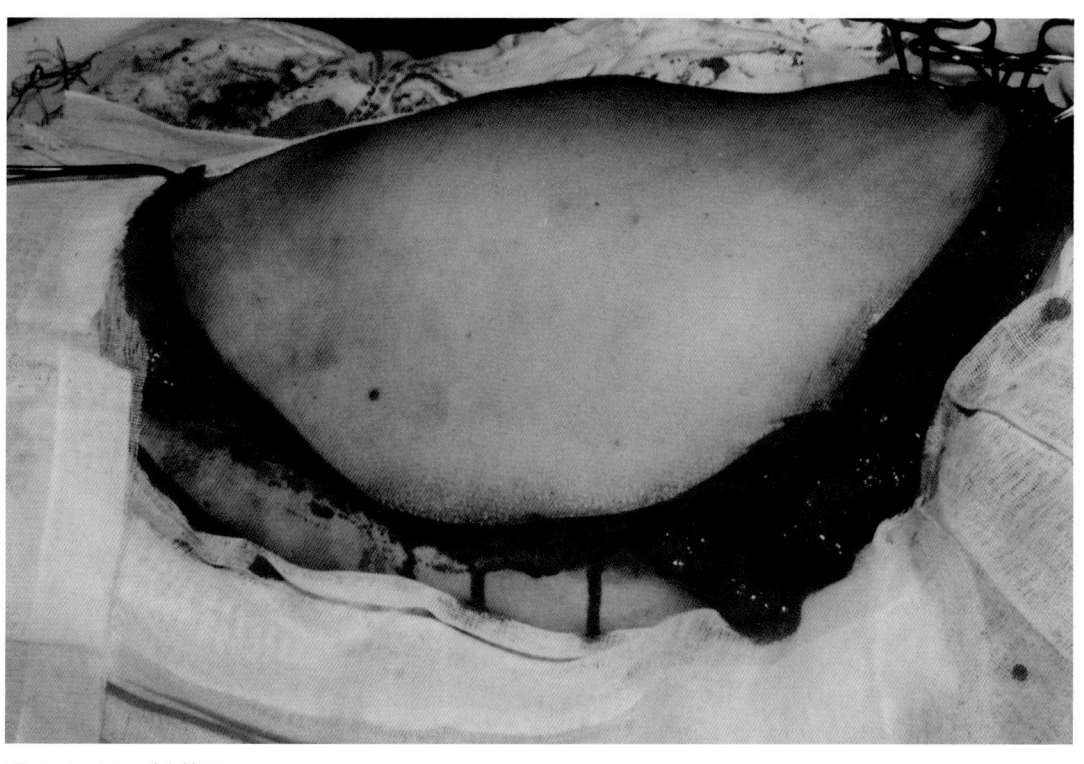

图 4-0-15　皮瓣切取

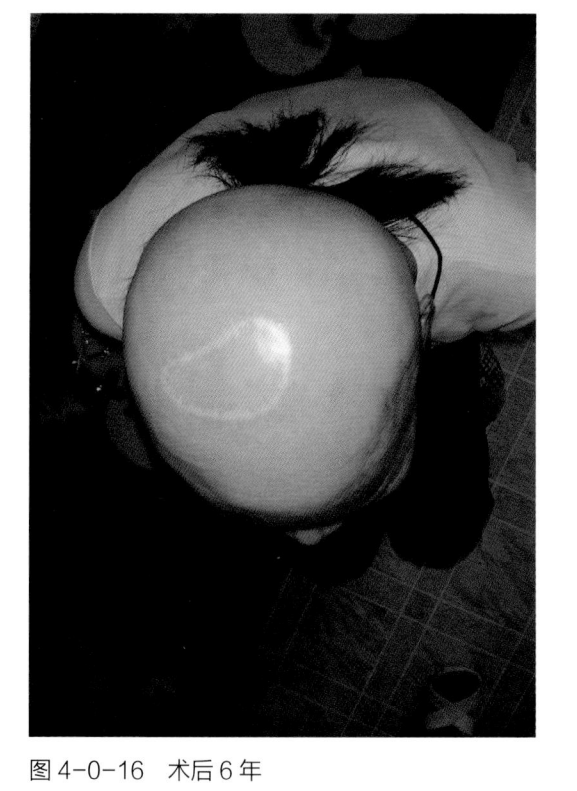

图 4-0-16　术后 6 年

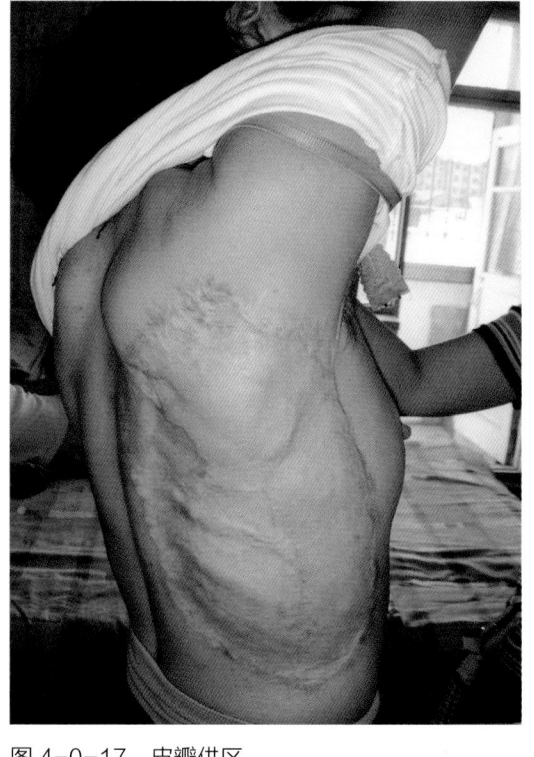

图 4-0-17　皮瓣供区

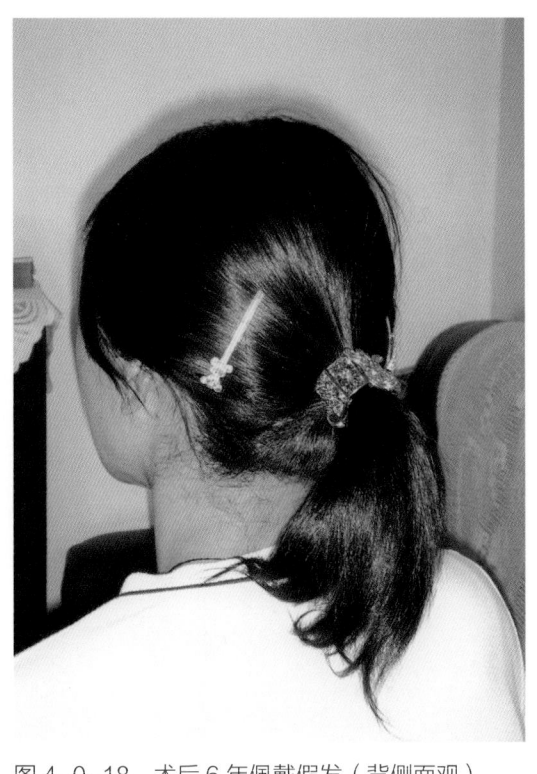

图 4-0-18　术后 6 年佩戴假发（背侧面观）

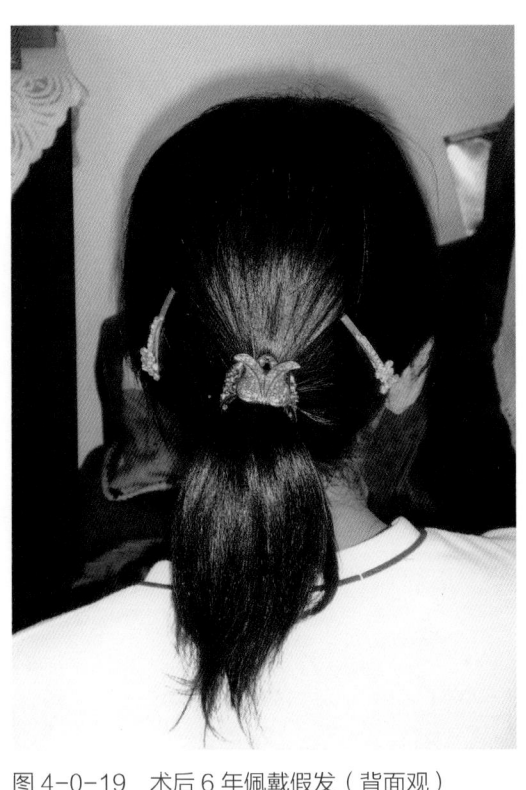

图 4-0-19　术后 6 年佩戴假发（背面观）

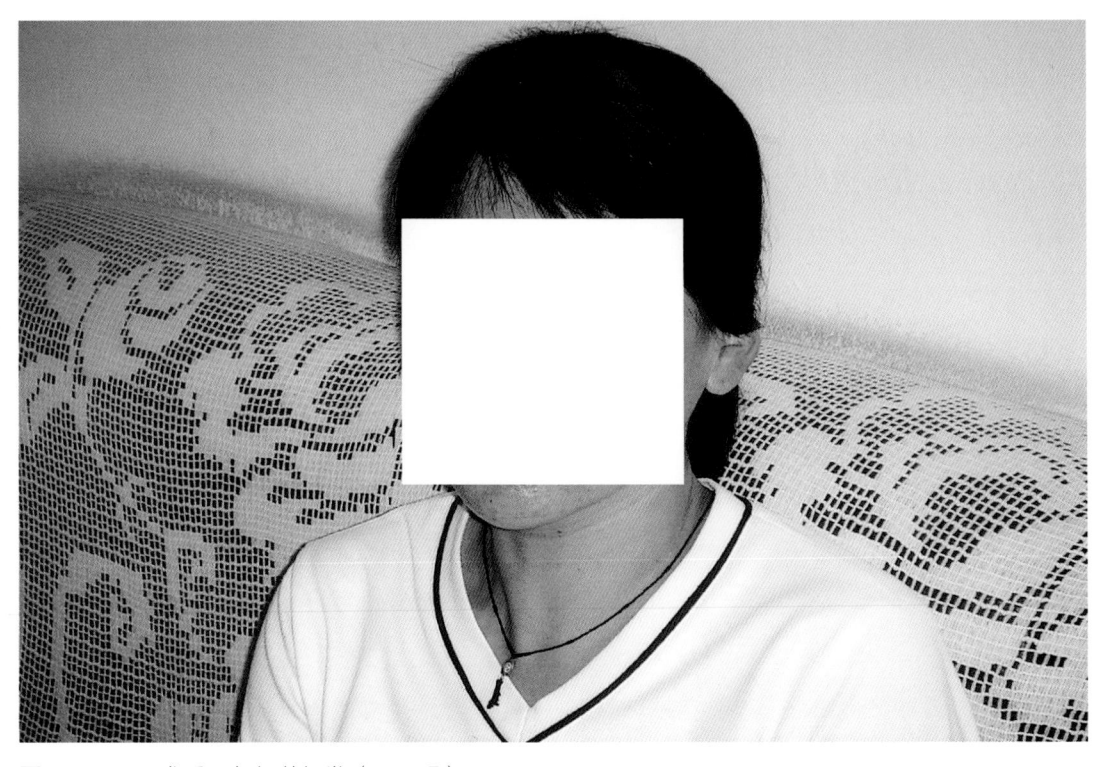

图 4-0-20　术后 6 年佩戴假发（正面观）

　　头皮是颅脑外的第一道屏障，有防护、营养颅骨、排汗、泌脂等功能。由于部位突出，是再次遭受打击的好发部位，故在全头颅软组织缺损治疗中，应提高修复质量，立足于完善头皮功能的重建。传统疗法之一是颅骨钻孔，待肉芽生长后再植以薄皮，但由于创基组织匮乏，血液循环较差，植皮区硬韧不平，加之缺乏排汗和泌脂而干燥、发痒，表皮极易破溃，往往形成慢性溃疡。大网膜联合皮肤移植修复，曾有溃疡癌变的报道。所以采取巨大皮瓣移植解决了全头颅创面一次成形覆盖，应作为理想选择。

　　1．肩胛、侧胸、背阔肌皮瓣应用解剖　肩胛皮瓣的血供来源主要为旋肩胛动脉的浅支，侧胸皮瓣为多源性血供，但其来源之一是侧背动脉发出的皮支，背阔肌的主要轴型血供为胸背动脉，如将三个皮瓣的血管蒂向近心端分离将发现它们均源于肩胛下动脉，有文献报道旋肩胛动脉和胸背动脉以肩胛下动脉共干发出者占83.3%～97%。主干下分支长，血管口径粗，即有区域性优势供血特点，同时分支间又存在着丰富的血管吻合，以此成为单叶巨长、巨宽皮瓣和分叶皮瓣的解剖学基础。如旋肩胛动脉、胸背动脉与肩胛下动脉不为共干，可通过分支血管间的端侧吻合，或分支与主干间游离血管架桥来完成。

　　2．肩胛、侧胸、背阔肌皮瓣的切取　术前以多普勒探测旋肩胛及胸背动脉的走行，划出体表投影线，以其作为皮瓣的轴线，再按轴线划出皮瓣的边界，于腋部行Z字形切开，显露腋动静脉、肩胛下动静脉，进而下行分离出旋肩胛和胸背动静脉。按设计切取皮瓣，其上界平行于肩胛冈，前为腋前线，下至髂嵴水平，后为脊柱缘。采取从周边向轴型血管的逆向法游离皮瓣，于腋后壁下切断背阔肌近端，暂时性切断大圆肌，使旋肩胛血管与胸背血管共处一瓣，至此完成了皮瓣的切取。

　　3．联合皮瓣的优点及移植时的注意事项

　　（1）肩胛下动脉供血下将肩胛、侧胸、背阔肌三个区域以一块组织瓣形式取下，修复巨大创面，作者曾报道过。主要优点：①减少了皮瓣的切取数量和吻合血管次数；②皮瓣中含有血供丰富的背阔肌，抗感染及组织愈合能力强，修薄背阔肌后，增加了有效覆盖面积，完成一次成形的效果。

　　（2）皮瓣设计时应对创面进行准确测量，以两眉间至枕骨结节半径连线1/2处确定位创面中心点，基本对应于颞浅动脉和颈外静脉方向，以此轴线为中心绘出头颅创面"样布"图形，周长略扩大，创面中心点对应胸背动脉皮肤浅出点。

　　（3）巨大皮瓣和血管联合移植修复头颅创面的方法，无疑对受区无可供血管吻合者，提供了有效治疗方法。但是，这是复杂的技术操作过程，手术难度大，对技术要求高，术者应熟悉复杂创面修复原则，同时有良好的心理素质。

　　4．颅骨创面的处理　颅骨血供丰富，自愈能力强，清创时，在去除坏死骨质同时应尽量保护骨结构，使骨创面以无血供、间生态和有血供骨交织存在。通过丰富血供的复合组织瓣覆盖，营养骨质，加速成骨和残存死骨的爬行替代，最终完成骨愈合。

5. 血管移植注意事项

（1）皮瓣成活的关键是血供畅通，选择健康血管移植桥接至关重要。健康血管应具备：①管腔充盈状况好，质地柔软，无触痛；②站立时血管无屈曲怒张；③近期内局部无穿刺输液史；④显微镜下观察血管光泽、管壁弹性好、内膜光滑以及管腔内无絮状物。以上四项缺一不可。

（2）小隐静脉的特点是位置隐蔽，管腔口径适中，弹性好，不易损伤，应视为良好的血管移植供区。

（3）从颞部经面颊至颈和下颌作皮下隧道，线路长，皮下组织致密，应保证隧道宽敞通畅，带入血管时以防扭转、成角，以保证血流通畅。

6. 血管移植桥接技术的重要作用　通过长段血管移植将颌下面动脉血输送到头部皮瓣，再以另一条血管连接皮瓣静脉到颈外静脉上，形成了完整的皮瓣血流径路，最终皮瓣获得了完全成活。手术的成功使罕见复杂病理状况一组头皮缺损创面的病例得到良好的修复和治愈，既提升了患者的生存质量，又彻底摆脱传统低质的修复与治疗手段给患者带来的痛苦和对生命带来的威胁，同时也为类似组织损伤与缺损又缺血的重症病例修复与重建提供了参考借鉴。

通过大面积组织瓣移植和长段血管桥接移植修复罕见、病理状况十分复杂的颅骨创面，术者应熟悉这类大皮瓣解剖与切取方式，不仅具备血管吻合技术，还应有能力处理血栓形成的再通、防止皮瓣坏死，以及避免颈外静脉血栓脱落回心栓塞的预防手段。本组病例在处理移植段血管静脉段血栓时，先于颈外静脉无血栓的近侧端钳夹阻断，然后再进行清栓处理。手术的教训是利用肉眼审视移植血管的健康标准，曾以内膜光滑、管壁富有弹性作为适合供体血管的标准，但缺少血管离体前的显微镜下检查这至为重要的一步，同时也忽略了该例患者院后急诊抢救曾以双下肢大隐静脉作为主要输液通路所带来的潜在医源性损伤史这一关键环节。另外，在对离体血管吻合前的处理中，虽然发现管腔内存在少量絮状物，但对其后果估价不足而勉强使用，结果是两条血管均在术中即时形成血栓，经过紧急小隐静脉移植置换，才恢复皮瓣的血液循环，险些造成皮瓣坏死。

长段移植血管的成活，发挥良好的通血能力，其另外需要注意的环节是保证血管径路的宽松、柔软且与血供良好的创基密切相关。在颞侧隧道入口区周围常有病变炎性组织和瘢痕组织存在，血管吻合口尤其回避与营养状况差的组织直接接触。如同时需进行两条血管移植，应尽量缩短离体血管再通血的时间，做到吻合一条切取一条，离体血管做到以肝素盐水即刻冲洗，避免管腔内残血凝集。同时还要保持面颊皮下隧道内血管不扭曲，不紧张，注意隧道引流，防止血肿对移植血管的压迫。

· 病 例 启 示 ·

火器伤所致的组织缺损创面，大而深，除显性的组织损伤缺损、坏死表现外，还有处于损伤、缺血、间生态改变的组织。及时有效的扩创、引流和组织瓣移植，保护组织结构，修复原发伤,避免发生继发性损害,促进新生愈合,是一个系统的工程。

第二节
足负重区深度冻伤组织坏死的显微清创与组织修复

严寒条件下户外驻留时间过久，可造成足严重冻伤，重者引起足深层组织坏死，而实际组织损伤、间生态改变的范围往往要大于显性组织坏死的界面，如果只是去除显性坏死组织，而所保留的组织损伤界面又没有愈合能力，则将会导致首次手术失败，保留的界面会加深、扩大、甚至继发感染，加重局部组织的病理损害。我们利用显微镜的放大作用，对损伤区域各类组织的损伤性质做进一步的辨认，并在此基础上实施清创术，使有愈合能力和接受组织修复愈合能力的受区组织得到充分保留，提升伤肢组织损伤修复和愈合的能力。

1. 清创术　均选择硬膜外阻滞麻醉，经过常规刷洗和消毒处理之后，先肉眼下完成大体组织清创，从正常与坏死组织界面开始，由近至远，切除坏死和感染液化组织，去除了干性坏死的足趾，用 3% 过氧化氢溶液和生理盐水清洗创面，而后开始于 10× 显微镜下对损伤创面做进一步清创处理。彻底去除坏死组织，保留出血活跃、无血栓、弹性和光泽度良好的组织，其中也包括已损伤但却具有活性的间生态组织。在骨的清创处理过程中，以骨、骨膜与带有血供的筋膜和肌肉组织密切相连，骨与骨膜色泽正常，松质骨网眼渗血作为其应保留骨性长度的标准，咬除明显死骨。

2. 皮瓣的设计与切取

（1）腓动脉逆行岛状皮瓣：术前用多普勒超声探测仪探测腓动脉走行及其皮肤穿支的分布，按照足跟创面的形状、大小，于小腿中上段外侧肌间隙轴线画出所需皮瓣的图形，两皮瓣的面积均为 12cm×10cm，按照皮瓣的画线进行游离切取腓动脉逆行岛状皮瓣。在腓骨小头下 10cm 处结扎腓动脉近端，游离切取皮瓣的过程中，注意保持皮瓣、深筋膜和部分腓骨肌肌袖与腓动脉及其皮肤穿支几位一体，一同向外踝逆向游离。血管蒂的旋转点位于外踝上 8cm，从此旋转点向足跟创面作切开并作皮下分离，形成腓动脉皮瓣蒂的明隧道，皮瓣蒂经此"隧道"将皮瓣转至足跟创面，一次完善创面的覆盖。皮瓣供区和"隧道"表面以大腿取中厚皮植入修复。

（2）小腿内侧逆行岛状皮瓣：通过多普勒超声探测仪于小腿内侧肌间隙标记胫后动脉走行及其皮肤穿支的浅出点，根据前足创面的形状和大小，设计切取逆行岛状皮瓣，皮瓣蒂旋转点位于内踝，皮瓣蒂保留 2cm 宽皮肤。于足内侧缘作切开并进行锐性分离，形成皮瓣蒂的径路。于此水平在比目鱼肌和屈趾长肌间沟内找到胫后动静脉，予以结扎切断。从皮瓣的前后两侧向肌间沟方向会师分离，注意皮瓣与深筋膜和主轴血管及其皮肤穿支密切连接分离，由近至远，向内踝方向逆行分离。皮瓣经足内侧蒂径路转移至前足创面，完善覆盖前足创面，皮瓣蒂部保留的皮肤与皮瓣瓣蒂径路创缘直接缝合，皮瓣供区通过大腿取中厚皮覆盖。

【病例1】

患者，男，54岁。

伤因伤情：冻伤导致双足跟软组织深度坏死，伤后3周入我院。

手术方法：切除坏死软组织痂皮，咬除浅层跟骨骨质，分别于双侧小腿设计并切取腓动脉逆行岛状皮瓣转位修复跟骨创面。

预后效果：术后3周皮瓣与受区创面愈合。

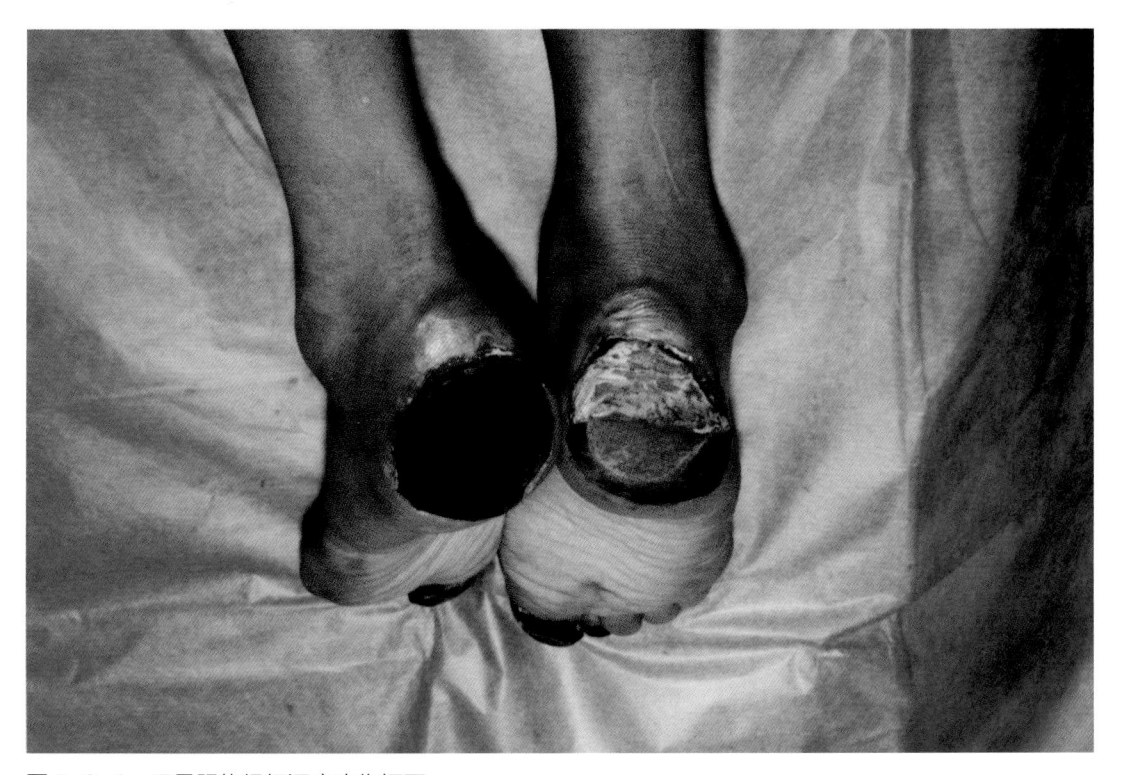

图 5-2-1 双足跟软组织深度冻伤坏死

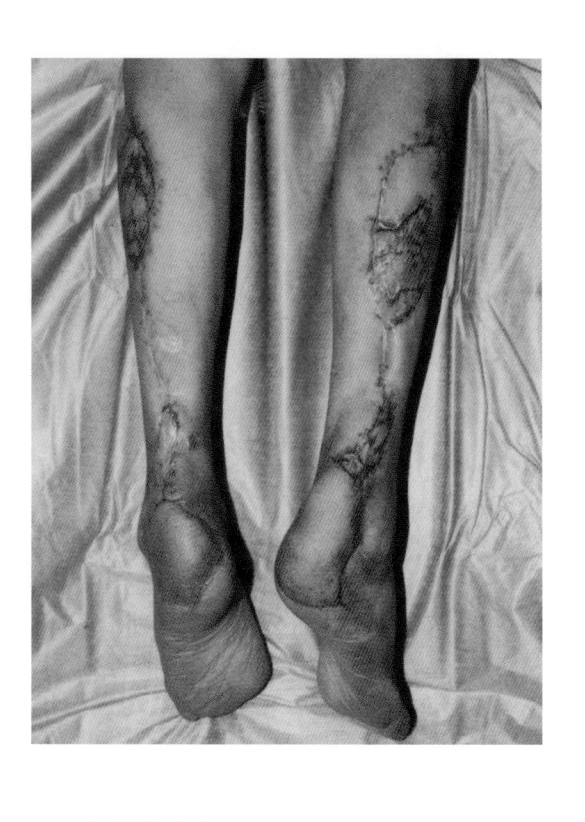

图 5-2-2　皮瓣受供区愈合情况

【病例2】

患者，男，58岁。

伤因伤情：双足冻伤致前足不同截面干性坏死，伤后2周入院。

手术方法：左足行坏死足趾去除，残端修复。右足保留跖骨近侧1/3，小腿内侧胫后动脉逆行岛状皮瓣修复右足残端骨创面。

预后效果：术后3周伤足治愈。

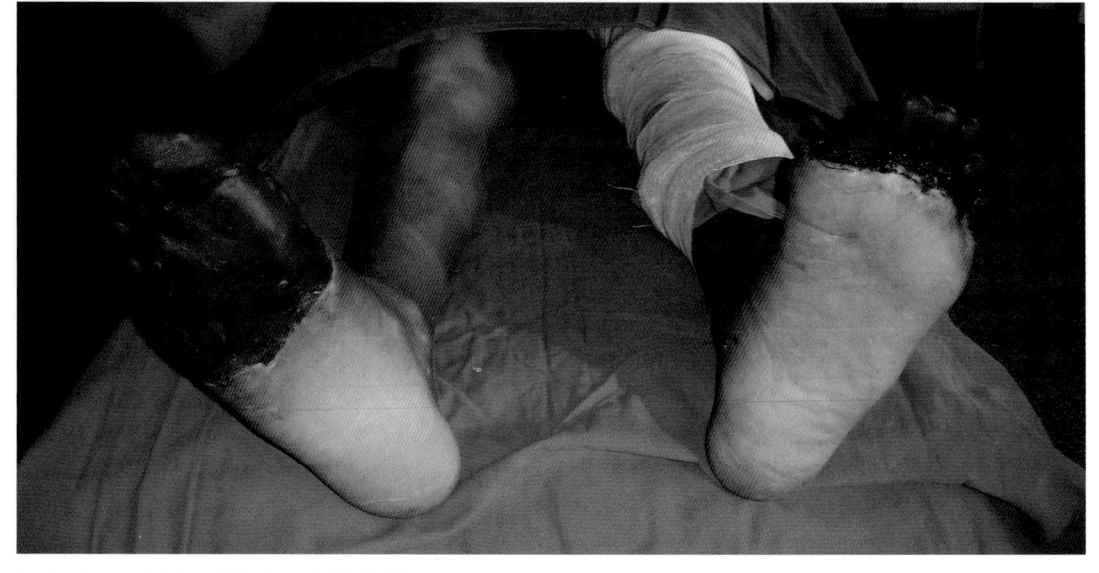

图 5-2-3　双前足组织坏死（掌侧观）

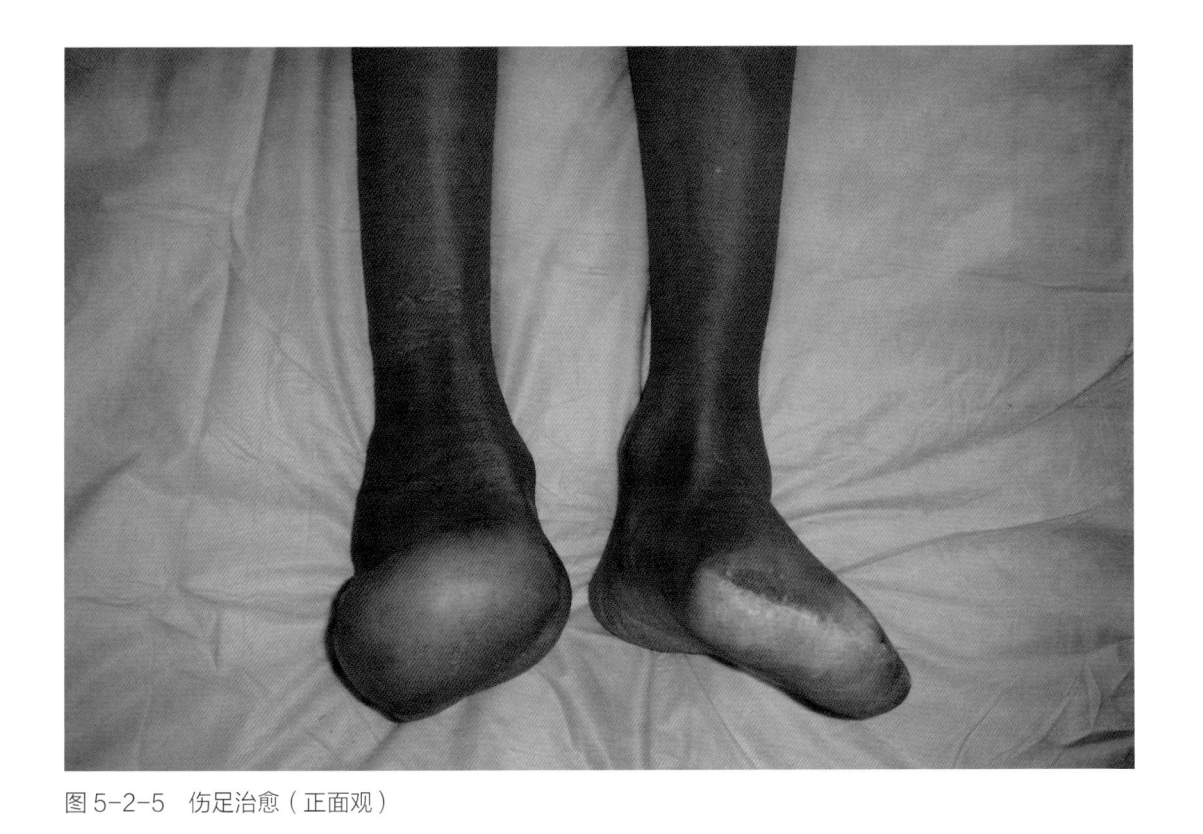

图 5-2-4　双前足组织坏死（背侧观）

图 5-2-5　伤足治愈（正面观）

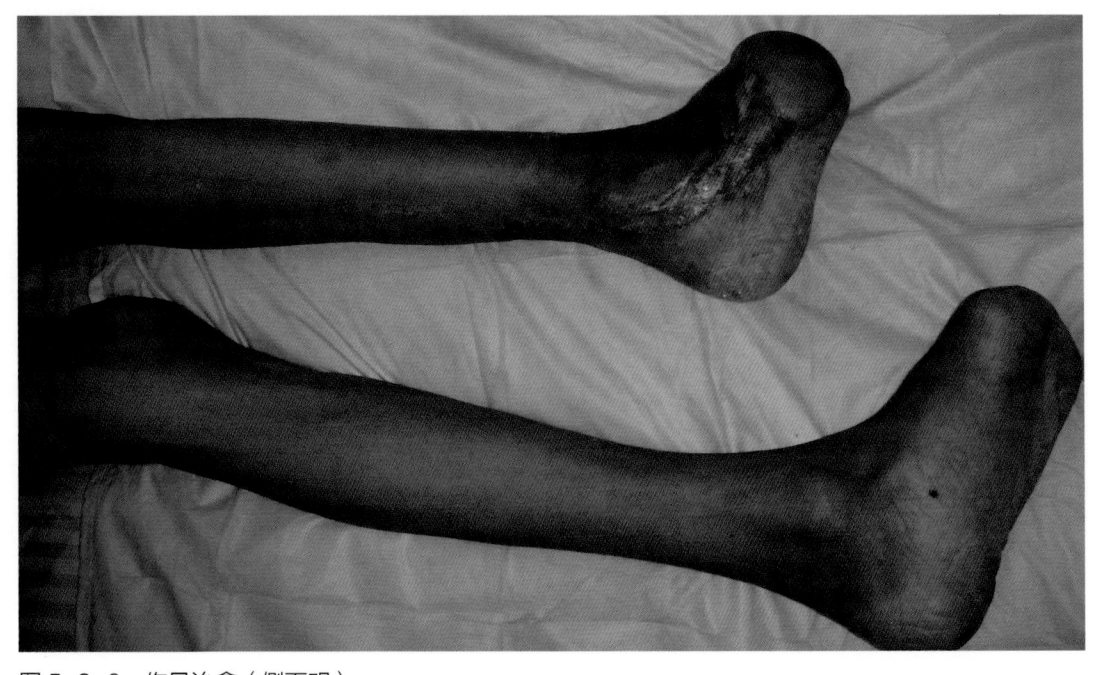

图 5-2-6　伤足治愈（侧面观）

【病例 3】

患者，男，42 岁。

伤因伤情：冻伤致左前足坏死，伤后 1 周入院。

手术方法：行坏死组织去除，保留跖骨全长，小腿内侧胫后动脉逆行岛状皮瓣修复左足裸露骨创面。

预后效果：术后 5 周伤足治愈。

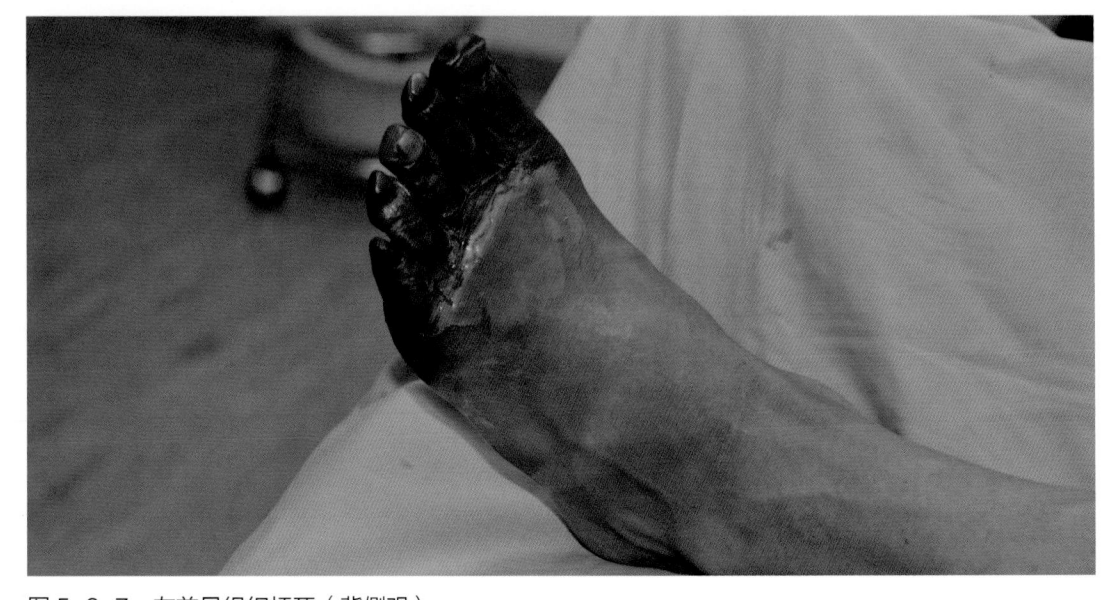

图 5-2-7　左前足组织坏死（背侧观）

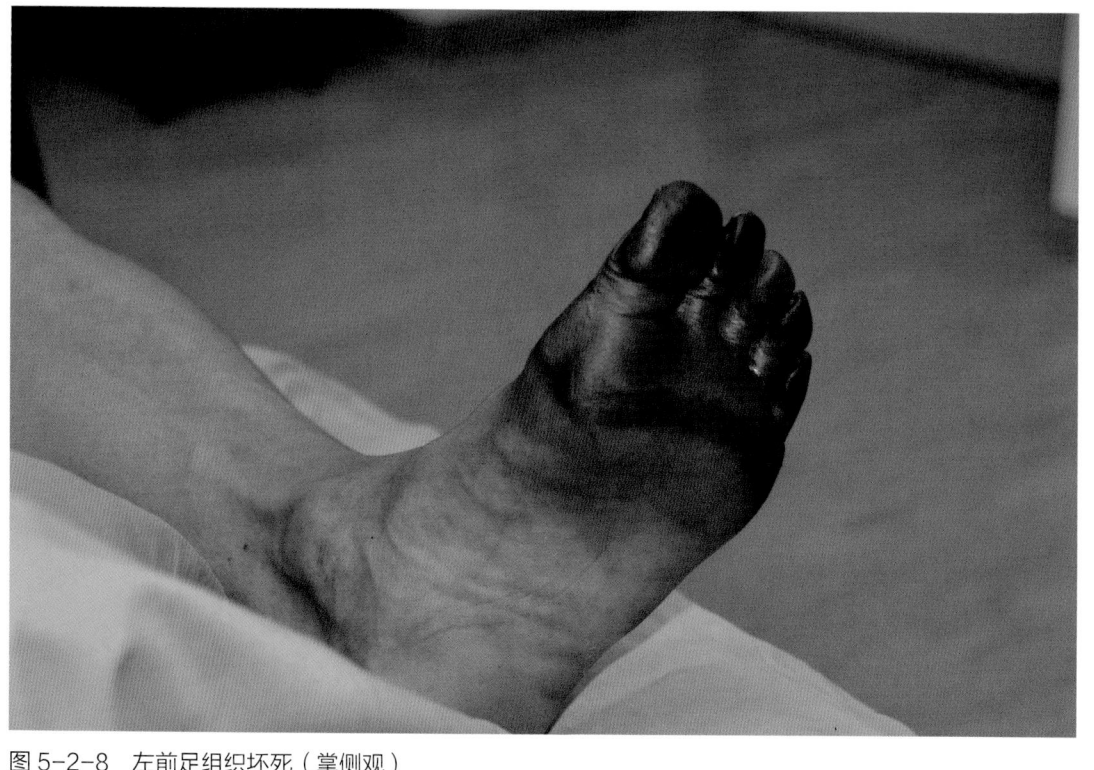

图 5-2-8 左前足组织坏死（掌侧观）

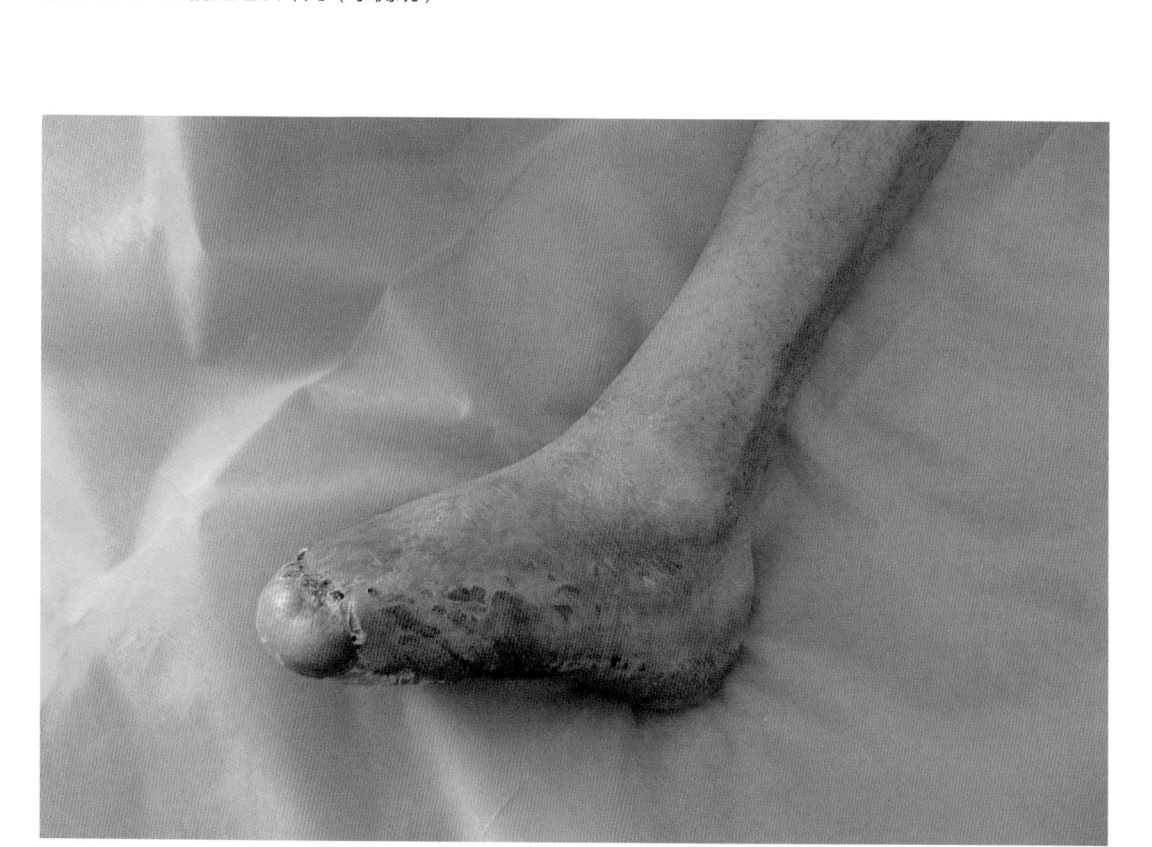

图 5-2-9 伤足治愈（外侧面观）

239

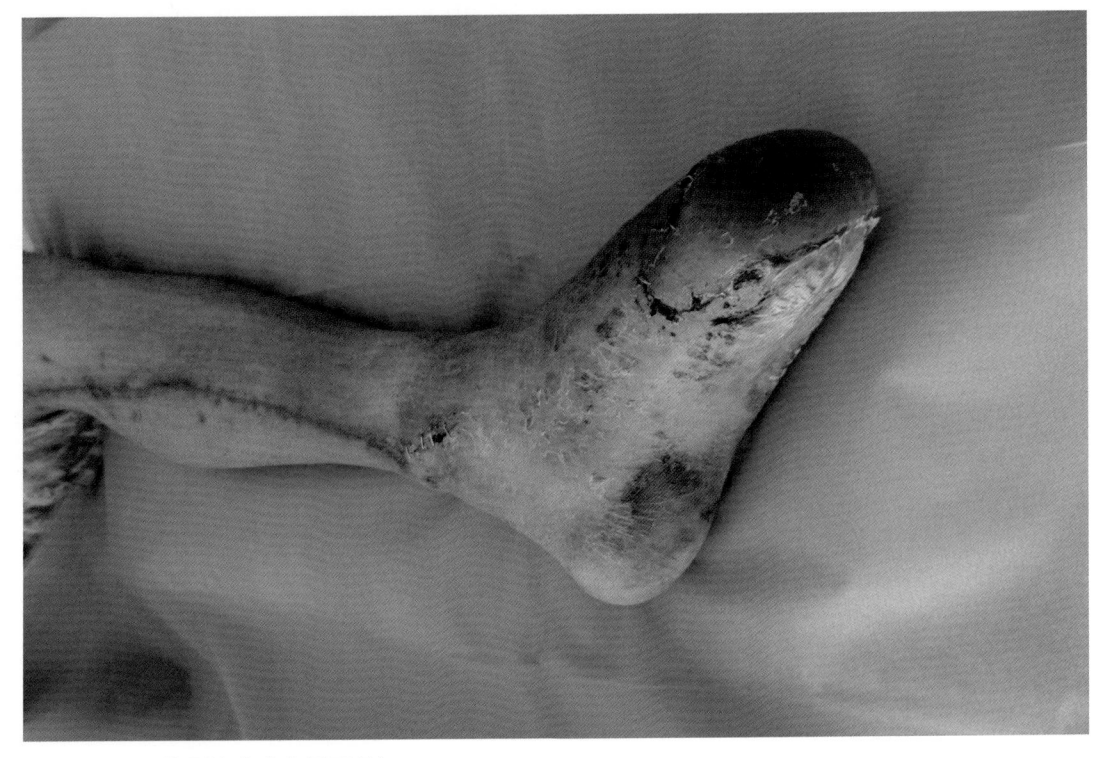

图 5-2-10　伤足治愈（内侧面观）

• 病 例 启 示 •

　　1. 深度冻伤给机体造成的损伤不仅表现在组织损伤深浅的差异，而且还表现在损伤范围的大小变化上，其共同构成了立体性损伤，可继发感染，甚至在肢端形成坏疽。重度冻伤累及组织较多，手术切除时很难用肉眼分辨坏死界限，难免因残留坏死组织而继发组织溶解或感染，影响伤口愈合，引起切口裂开，导致断蒂后皮肤远端伤口长期不愈合。三、四度冻伤为重度组织超微结构损伤，主要损伤的是肌肉和骨组织。手术的要点是去除已坏死的组织，保留有生机的组织。足跟与距骨是足负重主要的受力点，稳定行走的支持点，因此也是手术修复的重点。通过肉眼和显微镜下两道清创手术的环节，实现了毫米水平下的组织分辨。有效地识别哪些组织已经坏死，应予以去除，哪些组织虽已损伤但仍具有活性，是可以保留的。由于提高了清创质量，损伤界面所保留的组织有自行愈合或与移植组织瓣直接愈合的能力。无论是接受组织瓣移植或是残端短缩缝合，这一标准都是提高一期治愈水平的主要条件。

　　2. 对于深度冻伤的治疗，容易将注意力锁定在处理干性或湿性坏死界面上，而实际坏死的范围远远大于这些表象，它只是完全坏死与组织损伤的界面，为此，在果断的损伤界面扩创处理之后，选择什么样的组织瓣最适合冻伤创面治愈修复是又一个实际问题。我们的体会是首选动脉供血组织瓣为宜，它可以为损伤界面提供持续性、充足的动脉血供和丰富的组织营养，为损伤组织尽快恢复良好的生存状态和修复能力创造条件。腓动脉和胫后动脉逆向供血的轴型岛状皮瓣血管变异小、方便切取、安全可靠、组织营养状况良好，且具有对损伤部位持续稳定营养支持的效果。我们也曾采用交腿皮瓣转移修复深度冻伤创面，但在实施断蒂手术之后，出现了皮瓣与坏死界面之间分离不愈合的现象。为此，我们认为能够提供持续而充足血液供应的组织瓣，才是深度冻伤组织修复组织瓣选择的一个主要的参考条件。冻伤足在接受组织瓣移植术后早期出现患足的软组织肿胀明显，浆液渗出多，我们采取患肢抬高固定可逐渐改善症状。由于采用的是直接动脉供养、血量充足的皮瓣，故均未表现出皮瓣血供不良。而我们在临床实践中，也曾采取过隐神经营养血管和小隐静脉联合供养皮瓣修复足创面时，抬高肢体出现皮瓣供血不足的表现。

3. 严重冻伤不仅会造成足体组织的坏死，同时也会造成机体内环境的紊乱和多系统功能的改变，进而产生严重的后果。冻伤首先损伤微血管内皮细胞，正常生理状态下血管内皮细胞的主要特征之一是防止血小板凝集，但在内皮细胞受损时，这种平衡被破坏，引起血小板聚集和黏附、诱导凝血机制启动、血栓形成和血管完整性丧失，同时伤足正常组织与潜在损伤组织之间界限不十分明确的情况下，选择游离皮瓣要慎重。一旦选择了游离皮瓣移植，血管吻合口应尽可能远离伤足损伤区域，还应随时监测全身血凝状况。

第三节
放射性损伤组织缺损的修复

由放射性损伤所引发的组织坏死，随着永久性溃疡和瘢痕化的形成，反复并发感染，逐渐腐蚀深部组织结构，加重局部的病理损害。由于损伤范围广、界限不清，损伤区域组织愈合能力差，所以其修复治疗难度大。患者往往经历比较漫长的治疗过程后，仍难以被治愈，痛苦难耐，陷入极度恐惧之中。我们经治了两例10年以上反复治疗无果的临床病例。

【病例1】

患者，女，60岁。

伤因伤情：于1998年和2001年先后确诊左、右侧乳癌并腋下淋巴结转移，分别经历了乳腺区和腋下区域包括淋巴血管组织在内的"扫荡"手术，切口愈合后，前胸和腋区都采取了 ^{60}Co-γ 射线照射治疗，在第二个疗程放射治疗之后，导致胸前广泛区域内皮肤色泽发暗、变薄、变硬，伴随奇痒，抓破后形成溃疡灶，随着继发感染，病灶与病灶相互融合成片，胸肋骨外露出，继而很快变黄，形成骨坏死。患者骨痛难忍，需长期口服镇痛药缓解疼痛，陷入痛苦和恐惧之中。入院查体：整个前胸似"搓衣板"外观，上至胸锁关节，下至剑突，以右侧多胸肋关节为中心，周围为血供不良的贴骨皮肤、贴骨瘢痕相交织，中心区溃烂，胸肋骨外露，溃疡周边微隆起，似浅"火山口"外观，病变中心以外广泛区域皮肤色素沉着。双侧腋窝和腋下分别遗留15cm长切口瘢痕。胸背动脉和旋肩胛动脉多普勒血流探测仪未检出。

手术方法：全麻下实施手术，切除变性、营养不良和溃烂的组织，咬除坏死胸肋骨浅层，形成新鲜骨创面，同时对已有感染的3、4胸肋关节进行扩创和清理，再以过氧化氢溶液和生理盐水进行冲洗，此时创面范围达20cm×16cm。于右侧腹部设计带蒂转位皮瓣，以右季肋和侧胸（剑突水平）作为皮瓣蒂旋转轴心，以此轴心与腹白线右侧耻骨结节上3cm连线画皮瓣的中轴线和皮瓣形态，皮瓣大小为22cm×18cm。按画线游离切取皮瓣，当切至近腋前线肋缘时，做附加切口，使皮瓣蒂切口连入胸部创面，沿皮下向腹中线方向分离近3cm，再切断筋膜层增加蒂筋膜切取宽度，从腹肌腱膜、肋骨骨膜和肋间肌膜浅层将蒂筋膜向腋前线剥离，尽量使蒂筋膜舒展，避免皮瓣转位拐点处形成紧张性皱褶而影响皮瓣的血供。取毕皮瓣将其转移至胸前创面上，一次性完善覆盖创面并与创周做间断缝合。术中见皮瓣血液循环良好，供皮瓣区经过皮下去脂实现了直接缝合。术后胸壁右侧半损伤区与皮瓣愈合良好，只是皮瓣远端约2cm宽皮肤坏死，再次手术切除坏死皮缘，对皮瓣侧进行松解，皮瓣与对侧创缘对边缝合，术后发现皮瓣对侧创缘逐渐皱缩，皮肤与骨之间潜行分离形成间隙，最终创口完全裂开、扩大。之后先以传统创面处理手段，去腐生肌和冷红光照射等方法促进组织新生和愈合，力图通过改善创基营养，实现促进创面愈合的目的，但均未能奏效，很快胸骨前侧坏死骨创面扩大至 9cm×7cm。最终以带蒂左前臂桡动脉逆行岛状皮瓣修复治愈。

预后效果：术后 6 周皮瓣与创面愈合。术后随访两年，胸壁无任何不适感，皮瓣覆盖区质地好，无功能受限。

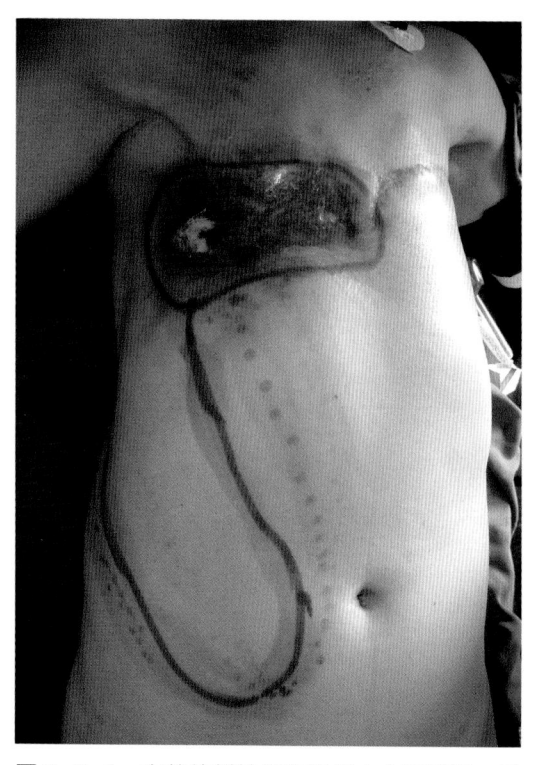

图 5-3-1　胸前放射性损伤组织中心区溃烂、骨创面感染。右侧腹部带蒂转位皮瓣设计图形

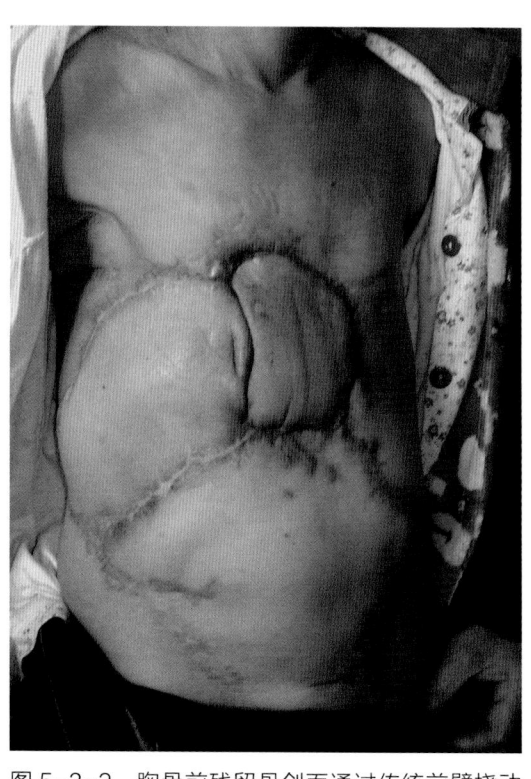

图 5-3-2　胸骨前残留骨创面通过传统前臂桡动脉逆行岛状皮瓣交胸转位修复治愈（断蒂后 6 周）

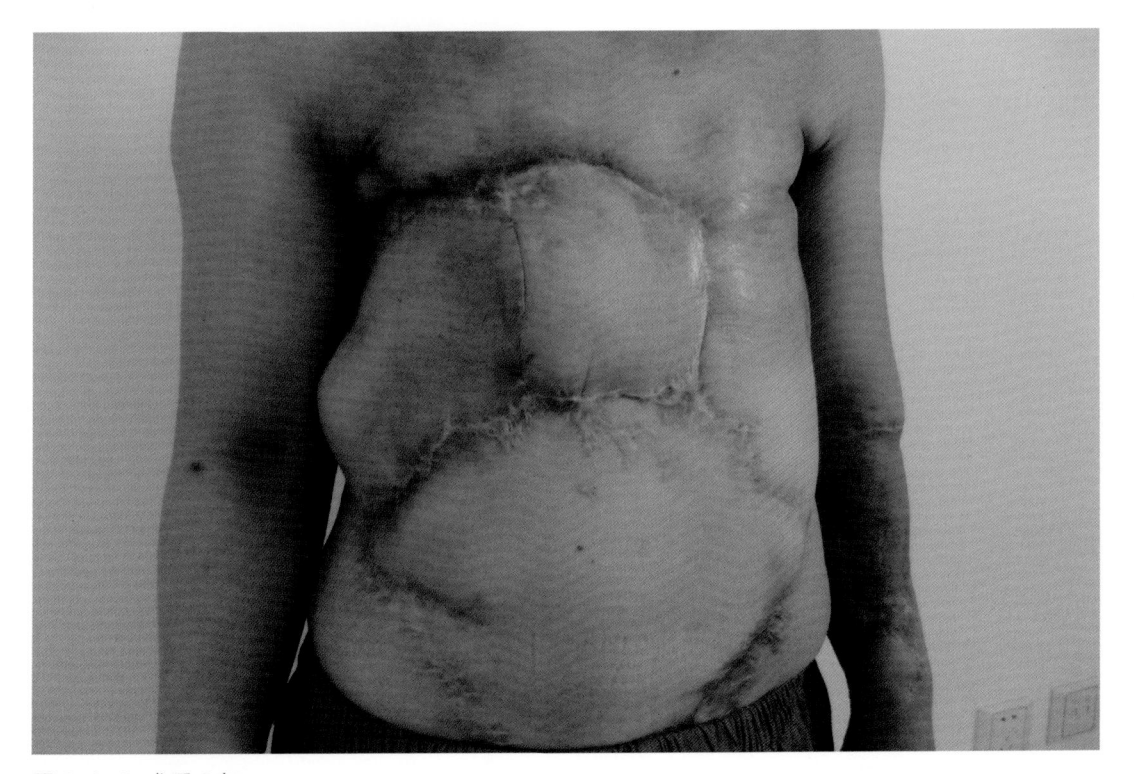

图 5-3-3 术后 2 年

· 病例启示 ·

　　放射性损伤是一种潜在的永久性损伤，病损局部以进行性血供障碍为主要病理特点，难以期望有健康组织和新生血管长入，因局部纤维化严重易招致术后并发症。在对此类损伤施术过程中，病变切除范围要足够大，手术时要尽量将受照射区域中萎缩、变薄、有色素改变的损伤组织全部切除，并且至少要超出损伤边缘 1～2cm，这是因为，在受照射区域内，无论是溃疡中心还是其他组织其受照射剂量是一致的，虽然创面有时可以暂时愈合，但当遇到刺激后可再次形成溃疡。切记，创缘血供不良是植入皮或皮瓣不愈合的重要并发症。

　　病例 1 放射性损伤源于双侧乳癌根治手术后的两年间先后两个疗程的 ^{60}Co-γ 放射治疗，其受损范围之广、程度之重，实属罕见。损伤胸壁组织缺血萎陷、失去弹性，患者伴有明显紧箍感，硬韧的胸壁组织极易破损，而且在一定程度限制了胸式呼吸，所以重建修复绝非单纯治疗溃疡病变本身，而是要重点放在改造胸壁损伤区变性缺血性组织的覆盖之上，从根本上治愈再发性溃疡，消除奇痒和缺血性骨痛。通过富有弹性的复合组织置换已失去弹性的胸壁组织，解除呼吸运动的窘迫感，也可促使

• 病例启示 •

在乳癌根治术后放疗区发生腋部广泛性组织损伤和瘢痕溃疡 11 年的病例中，由于未能选择正确的治疗方法致使创面久治不愈、瘢痕化。伤后 8 年发生迟发性臂丛神经嵌压损伤，上肢肌动力麻痹，皮肤神经感觉障碍，刺激性神经痛，肩部抬举受限，伤肢失去了生活与劳动能力，患者陷入痛苦和恐惧之中。通过腋部病变组织的有效去除，解除了腋部神经和血管受压，在通过含有丰富动脉血供的岛状背阔肌肌皮瓣修复，创面得到一次性治愈。术后 3 个月，患肢刺激性神经痛彻底消失，肢体逐渐恢复了皮肤感觉，术后 8 个月除手内肌功能仍未恢复外，屈伸肘及前臂屈伸肌肌力得到明显改善。

受病例 2 的启示，我们体会到，腋部肿瘤根治术之后的过量放疗所造成的组织损伤具有广而深的特点，但又由于腋部皮肤松弛，早期溃疡周围组织并不表现出紧张和挛缩状态，让缺少经验的医生麻痹，而选择了一般外伤组织溃疡的治疗理念和治疗方法，治疗过程中还会误将皮肤溃疡灶的一度缩小看作是治疗有效，故而长此以往，其结果正如本病例所载，延误了宝贵的治疗时机，以 11 年腋部溃疡不能愈合和迟发性臂丛神经损伤、伤肢部分肌动力丧失和神经感觉障碍为代价，困扰着患者。

这种腋部放射性组织损伤瘢痕化并溃疡，呈现出表面挛缩，瘢痕与深层组织分离的特点，形成了外口小、内腔大"烧瓶"状特征。瘢痕下引流不畅、炎性物质蓄积，导致瘢痕化程度加重，臂丛神经受压、神经传导受阻，进而引发肢体的神经感觉和运动障碍。

深度的腋部放射性损伤早期虽然没有臂丛神经和腋动静脉血管损伤症状，但在此病例继发性损伤的手术过程中我们看到，神经血管已被致密的瘢痕组织包裹，界限不清，难以分离，说明它们也同样遭受了损伤，提醒我们无论在伤后的早期组织清创或是在后期处理继发性损伤和组织修复手术中均应十分重视保护这些重要组织结构，防止副损伤，我们在处理血管鞘粘连的时候，在其外周保留了薄层纤维组织，目的在于防止损伤段血管的破裂出血。但损伤周边区域的组织扩创应切至正常组织界面，防止伤口不愈合和皮瓣与创缘裂开等并发症的发生。我们在对臂丛神经和血管鞘嵌压受损中心区松解时，于 10× 显微镜引导下进行，提高了手术操作的精度，避免了副损伤。由于腋部放射性损伤的长期迁延不愈而导致肩关节处于非功能位僵硬状态，全麻手术应是最佳的矫正时机，在完全无痛下，我们通过瘢痕组织松解，循序渐进加大肩外展运动的幅度，术时取得了理想的功能角度，术后采用外展支具固定 3 周，在皮瓣与创面完全愈合时进行主动的功能练习，最终获得良好的功能效果。

第四节
高压电肢体损伤与组织缺损修复治疗

肢体因高压电流直接或间接作用可以引发严重的组织结构的损伤、损毁，保肢治疗需经历复杂的过程，需及时有效地处理原发伤，避免继发性损伤，实现有效覆盖，利用组织瓣对组织缺损的修复，来改善局部营养，促进组织愈合。同时利用组织瓣的轴型动脉连接肢体动脉缺损，也是整个伤肢的血供改善或重建新的动脉血供的一个主要的手段。损伤组织的完善愈合，具有良好血供是二期功能重建的基础条件。

【病例1】

患者，男，6 岁。

伤因伤情：右手、腕、前臂屈侧高压电烧伤，经外院一期行坏死组织去除、腹部皮瓣修复，创面治愈，伤后 6 周收入我科。入院时检查，右腕屈侧皮瓣愈合，手掌植皮愈合，伤肢无屈腕、屈指能力，手掌侧神经感觉消失。

手术方法：取手掌经腕至前臂联合切口，探查显露发现屈指肌、屈腕肌肌腱及尺神经、正中神经、尺桡动静脉缺损。以趾长伸肌腱游离移植修复屈拇、屈指肌腱缺损，腓肠神经移植修复尺、正中神经缺损。设计并切取脐旁岛状皮瓣修复虎口、手掌及腕部创面。

预后效果：术后皮瓣与受区一期愈合。术后 5 年手掌和手指恢复了触痛觉，手内肌功能无恢复，伤肢具有屈指、屈腕和持物功能。

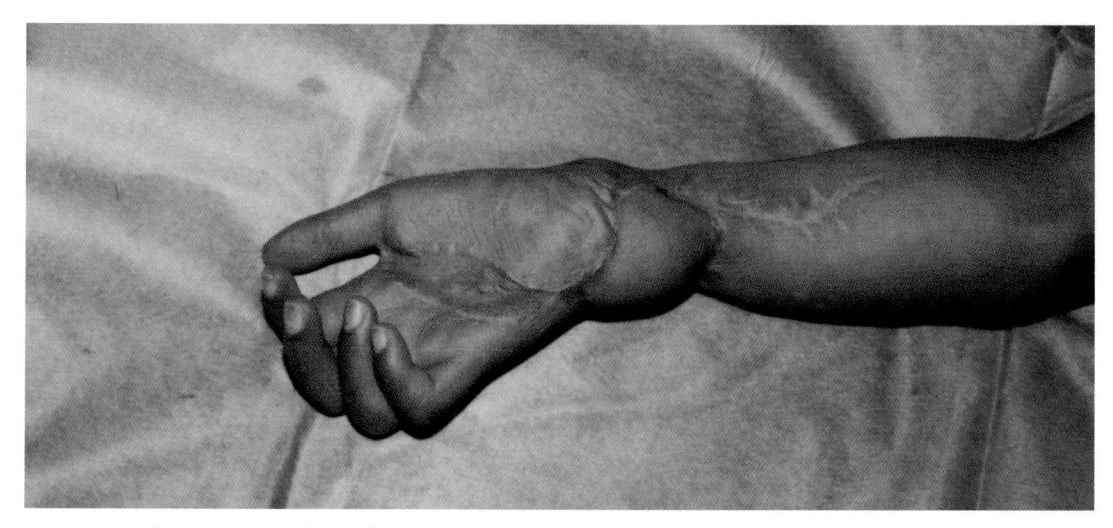

图 5-4-1　伤肢功能重建前（单纯创面皮瓣覆盖修复）

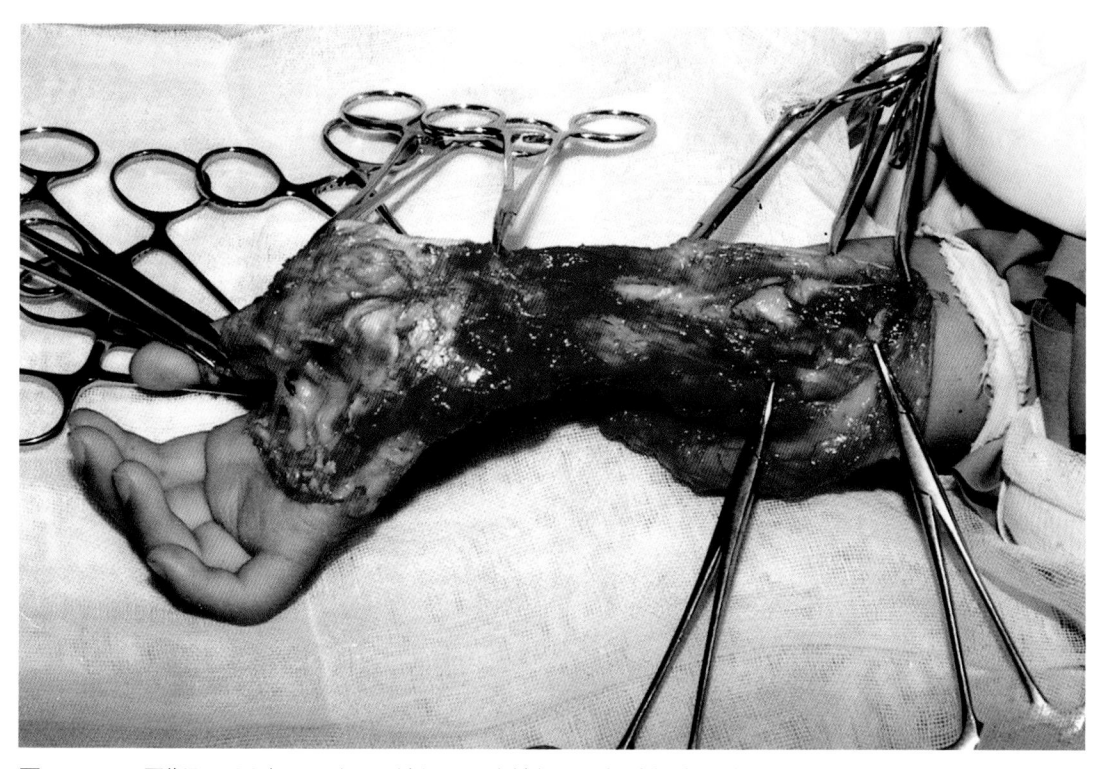

图 5-4-2　屈指肌、屈腕肌肌腱及尺神经、正中神经、尺桡动静脉均缺损

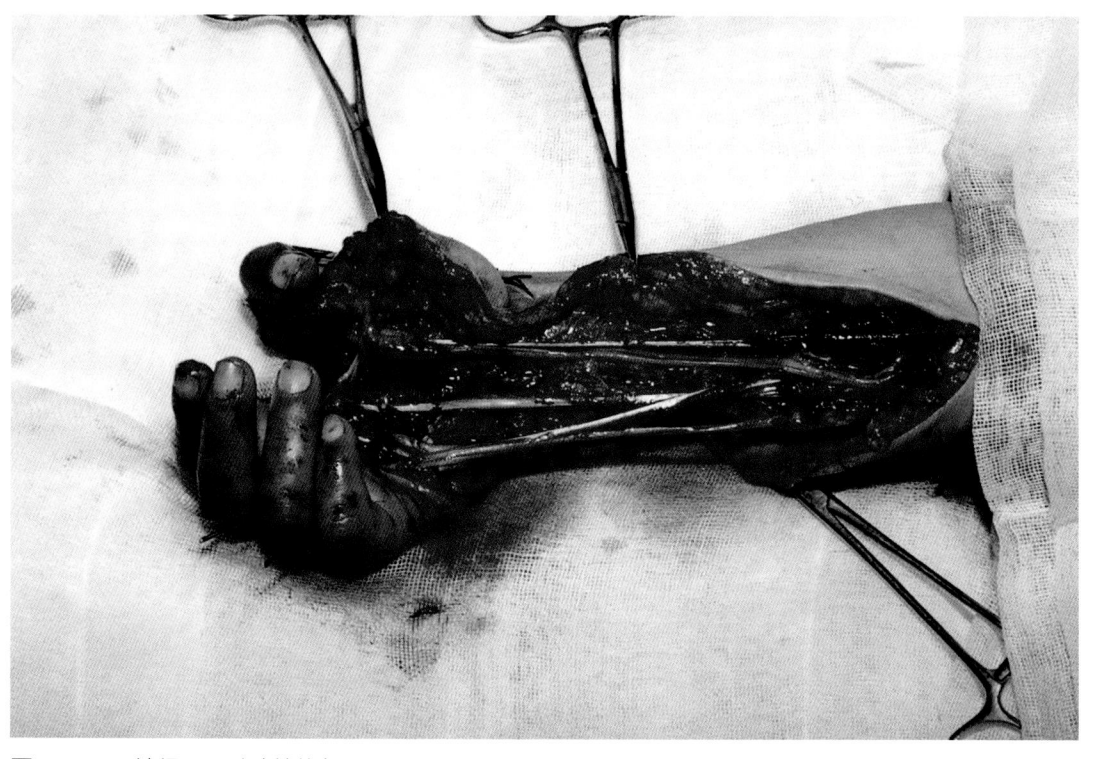

图 5-4-3　神经、肌腱移植修复

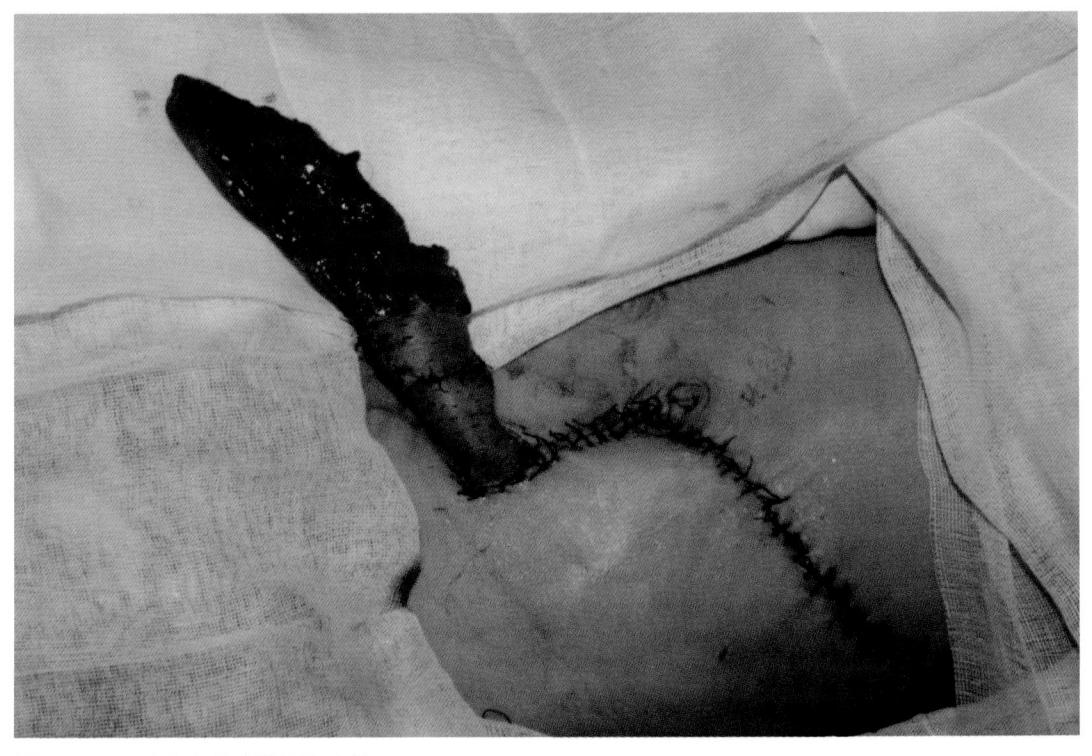

图 5-4-4　脐旁岛状皮瓣切取完毕

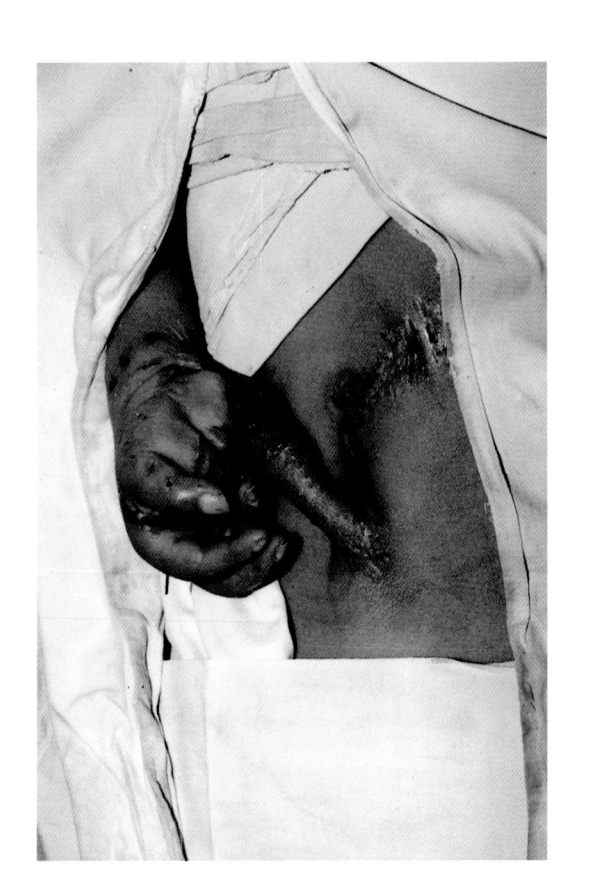

图 5-4-5　脐旁岛状皮瓣修复虎口、手掌及腕部
创面

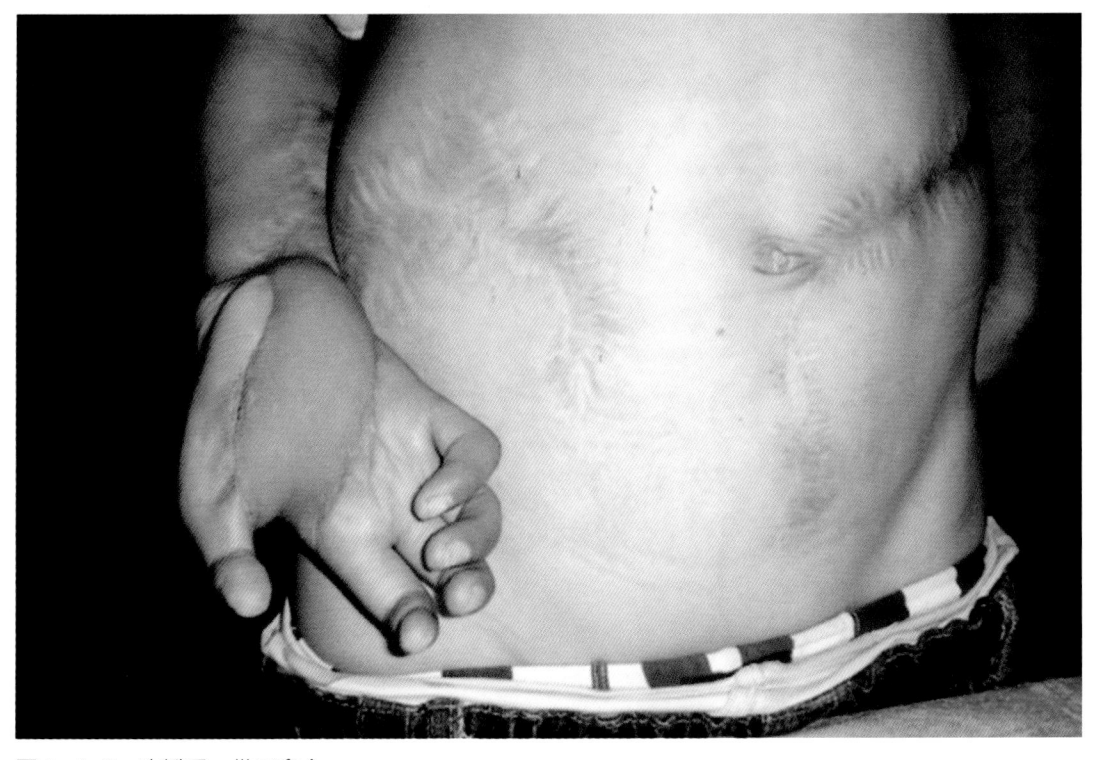

图 5-4-6　皮瓣受、供区愈合

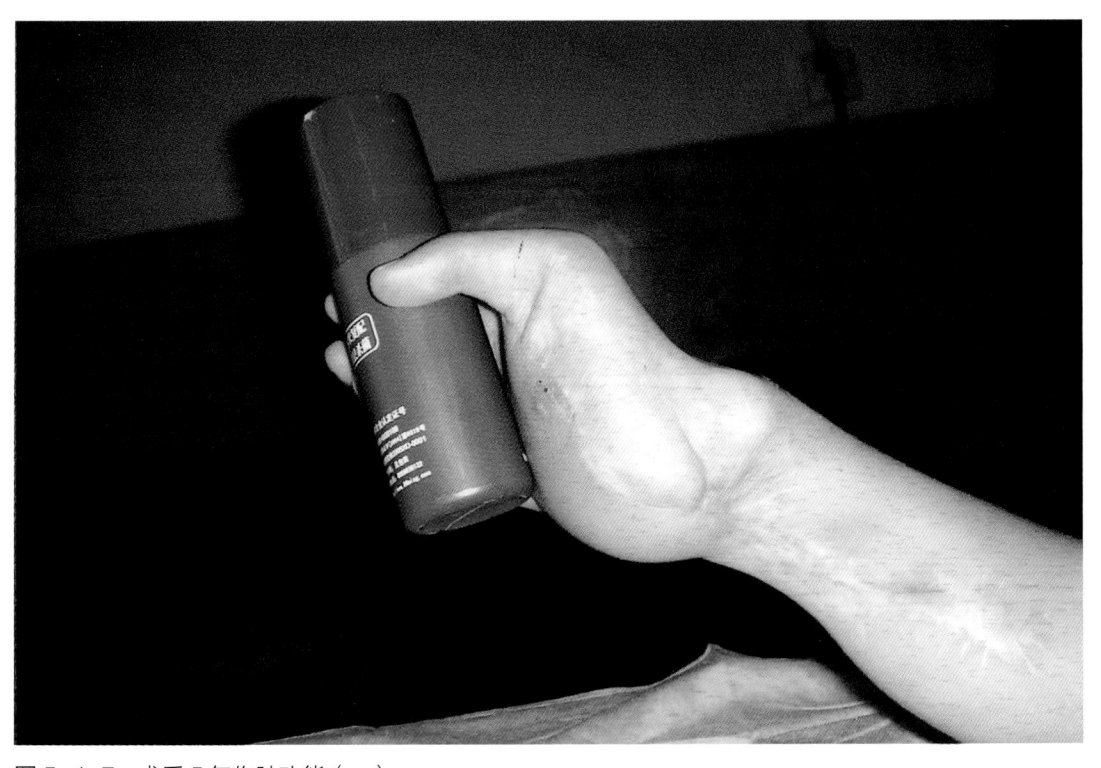

图 5-4-7　术后 5 年伤肢功能（一）

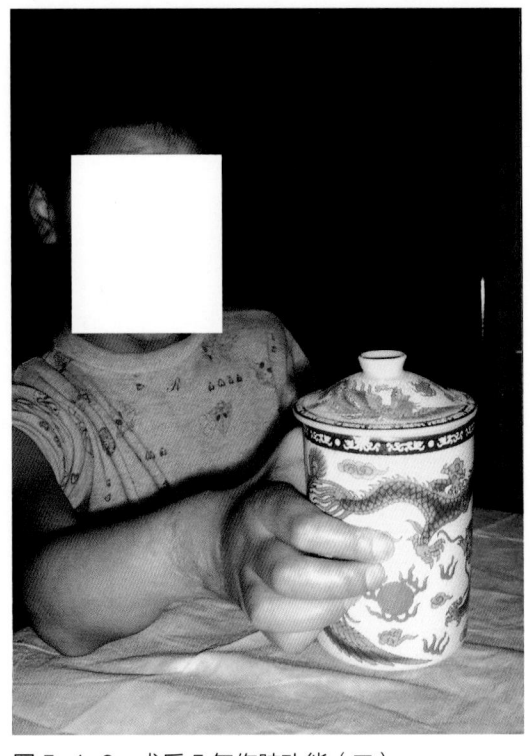

图 5-4-8　术后 5 年伤肢功能（二）

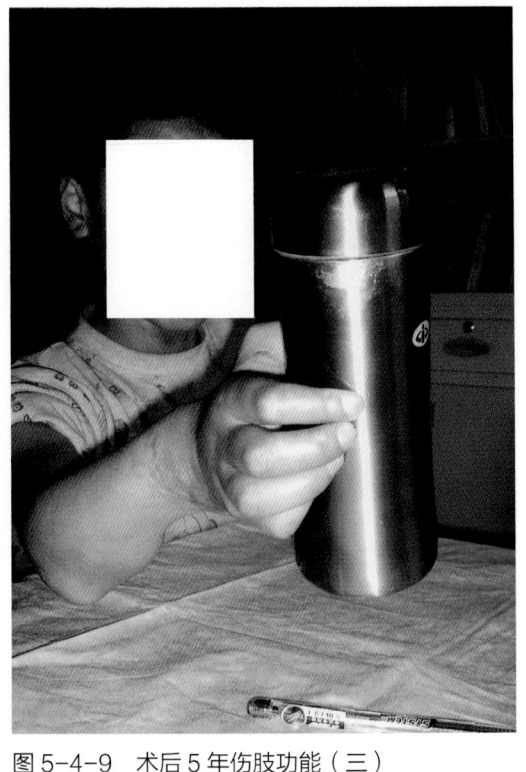

图 5-4-9　术后 5 年伤肢功能（三）

【病例 2】

患者，男，41 岁。

伤因伤情：左手、腕、前臂屈侧高压电烧伤，经外院一期行坏死组织去除、腹部皮瓣修复，创面治愈，伤后 6 周收入我科。入院时检查，左腕屈侧皮瓣修复愈合，伤肢无屈腕、屈指能力，手掌侧神经感觉消失。

手术方法：术中发现屈指肌、屈腕肌肌腱及尺神经、正中神经、尺动静脉缺损。以半腱肌肌腱游离移植修复屈拇、屈指肌腱缺损，腓肠神经移植修复尺、正中神经缺损，小隐静脉移植桥接修复尺动脉缺损。

预后效果：术后切口一期愈合。术后 1 年手掌和手指恢复了触痛觉，手内肌功能无恢复，因移植肌腱与腱经过通路粘连、前臂肌动力不足，致使屈指功能仅有部分恢复，但具有与健手间助力功能。

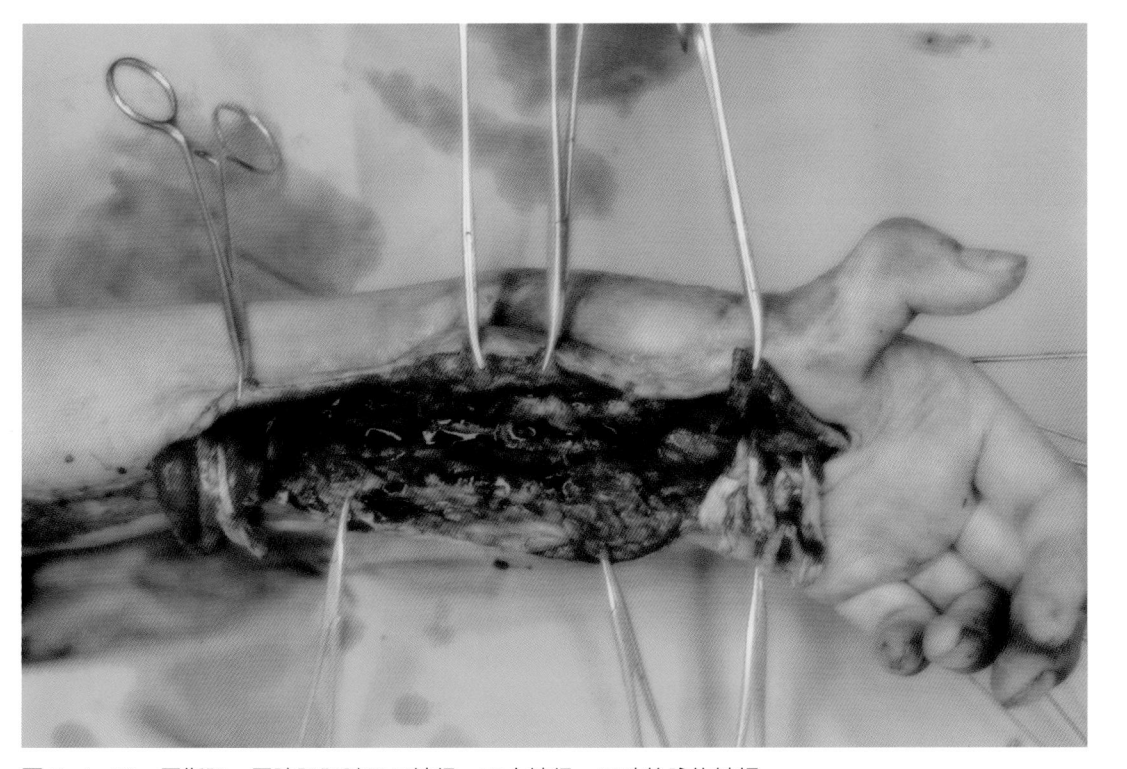

图 5-4-10　屈指肌、屈腕肌肌腱及尺神经、正中神经、尺动静脉均缺损

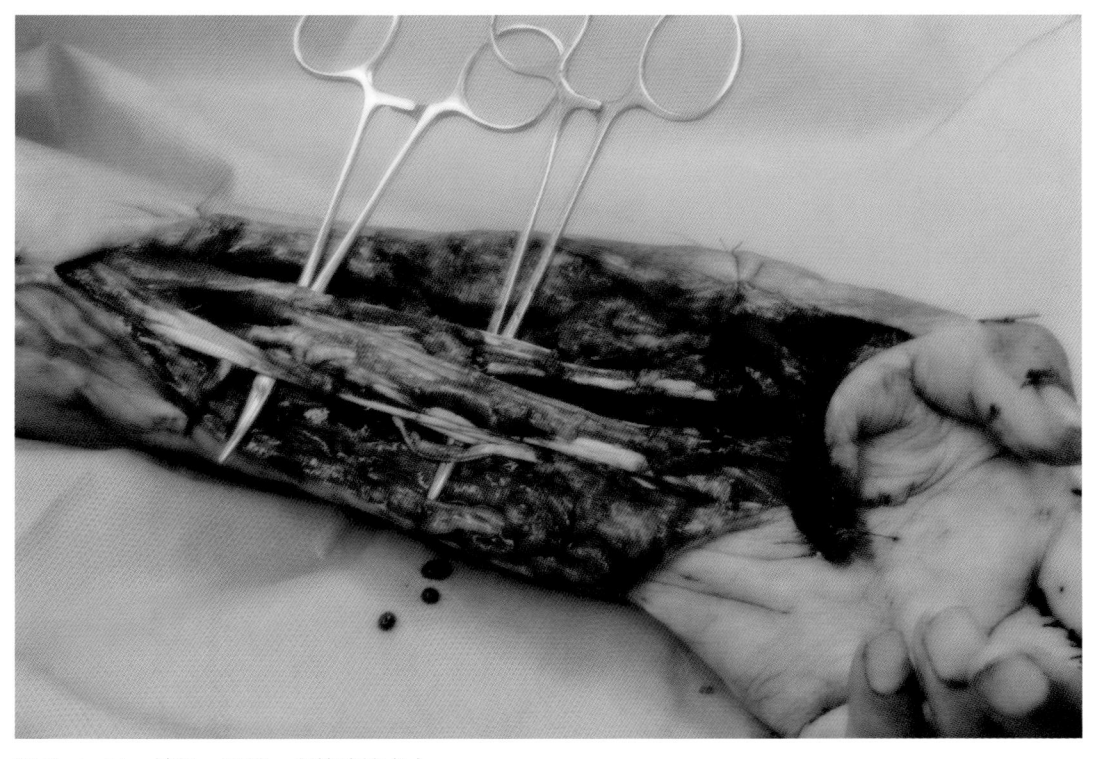

图 5-4-11　神经、肌腱、血管移植术中

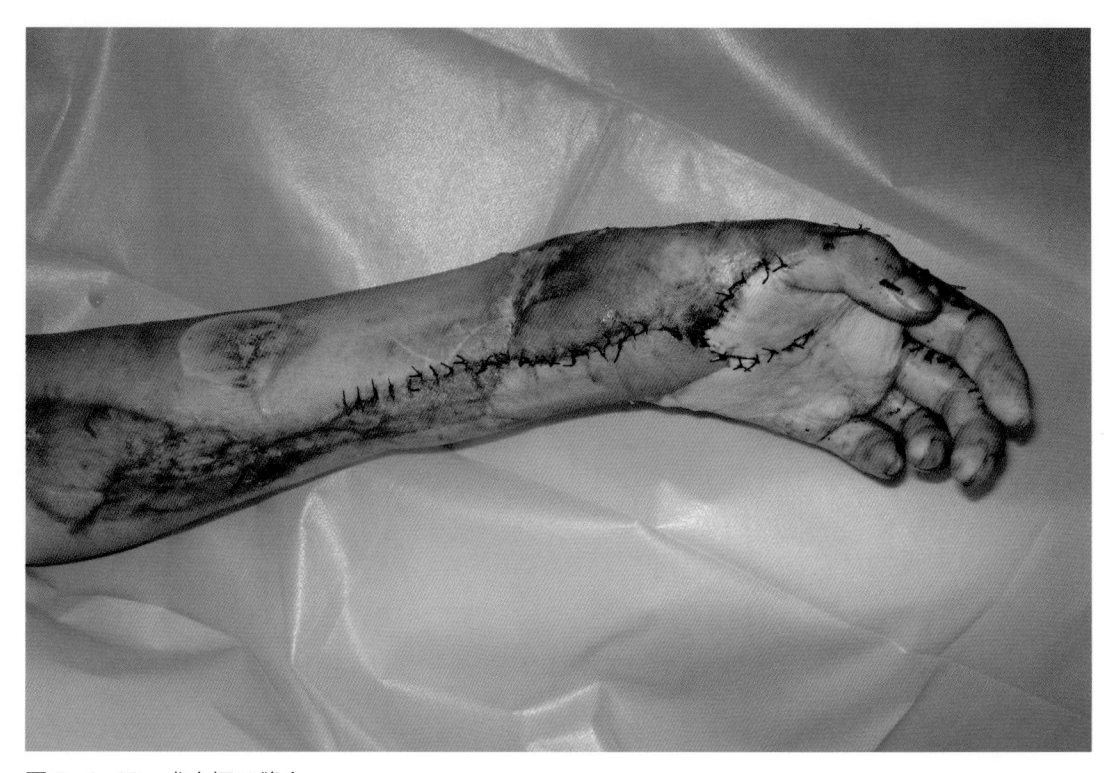

图 5-4-12 术中切口缝合

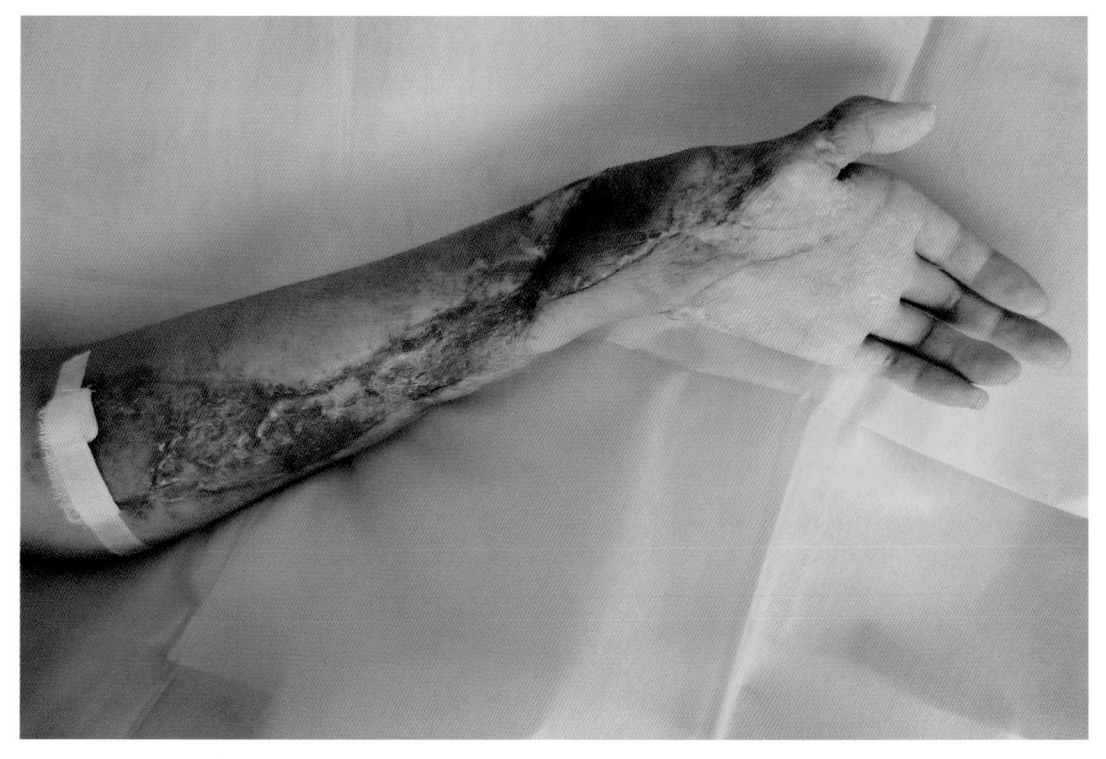

图 5-4-13 伤肢愈后

256

【病例3】

患者，男，43岁。

伤因伤情：左手掌、腕部及前臂屈侧 30kV 高压电烧伤，大范围软组织坏死、缺损，前臂肌肉及腱性组织损伤，大鱼际肌部分缺损，尺、桡动脉长段闭塞，手部呈明显缺血表现。

手术方法：急诊行清创术，去除坏死组织，以小隐静脉游离移植桥接修复尺动脉缺损，同时切取背阔肌皮瓣游离移植修复手掌、腕部及前臂创面，皮瓣动脉与桡动脉近侧断端吻合，皮瓣静脉与头静脉吻合。

预后效果：术后皮瓣与受区创面一期愈合。术后3个月失去随访。

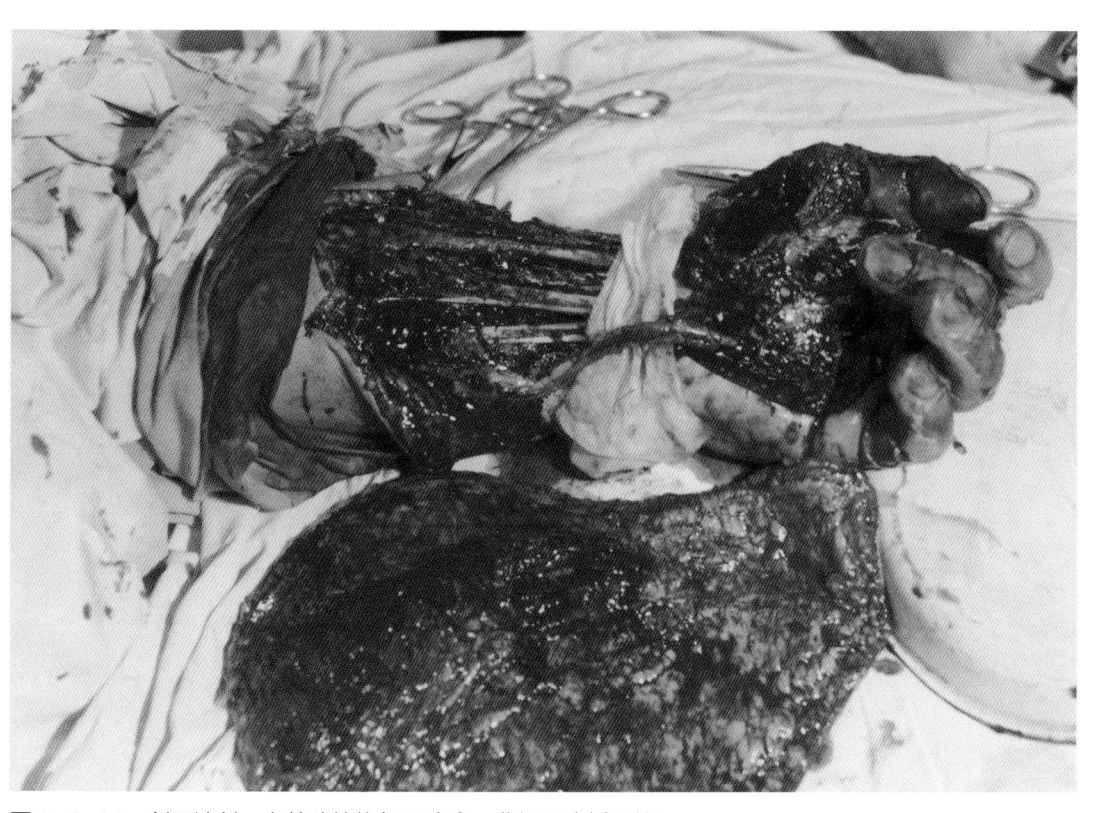

图 5-4-14 创面清创，血管移植修复尺动脉，背阔肌皮瓣取毕

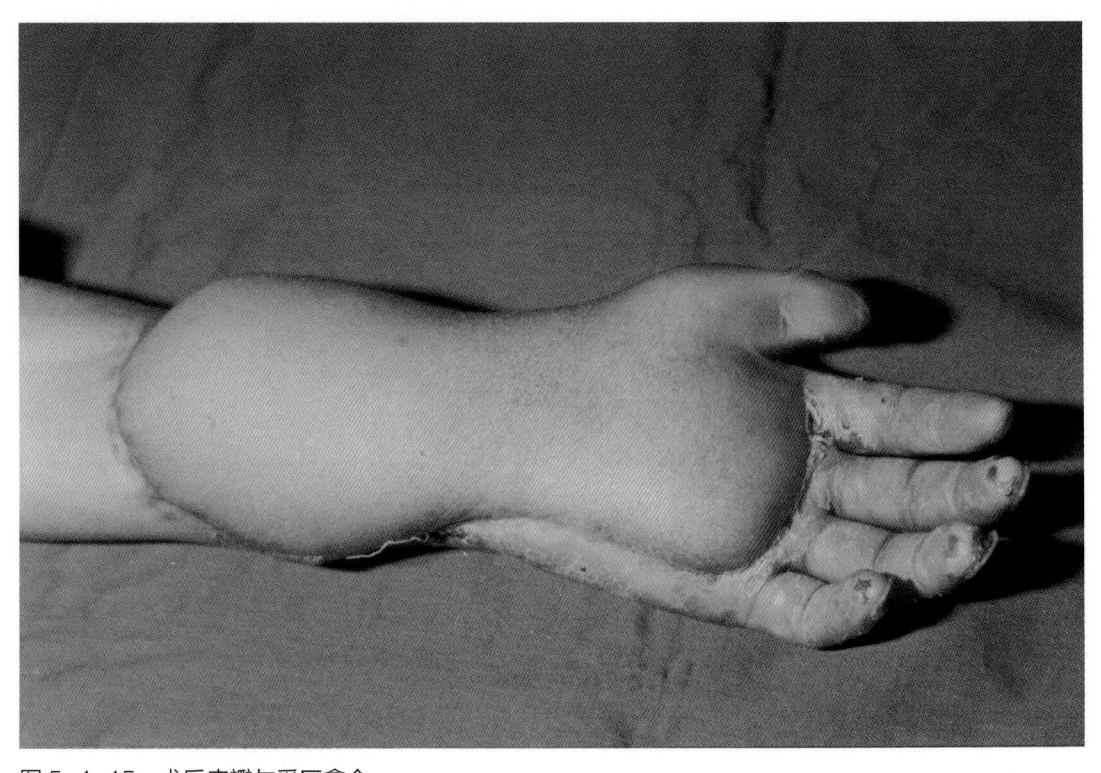

图 5-4-15　术后皮瓣与受区愈合

【病例4】

患者，男，36岁。

伤因伤情：右腕部及前臂屈侧 30kV 高压电烧伤，形成以腕掌侧为中心大部环形软组织坏死、缺损，前臂屈侧腱性结构仅残留桡侧屈腕肌。尺、桡动脉长段缺损，尺、正中神经缺损，伤手血供微弱。

手术方法：急诊行清创术，去除坏死组织，切取带部分腓肠肌和比目鱼肌的小腿内侧皮瓣游离移植修复创面，皮瓣动脉桥接吻合尺动脉缺损。

预后效果：术后 8 周伤肢皮瓣与受区愈合，手部血供状况良好。后期失去随访。

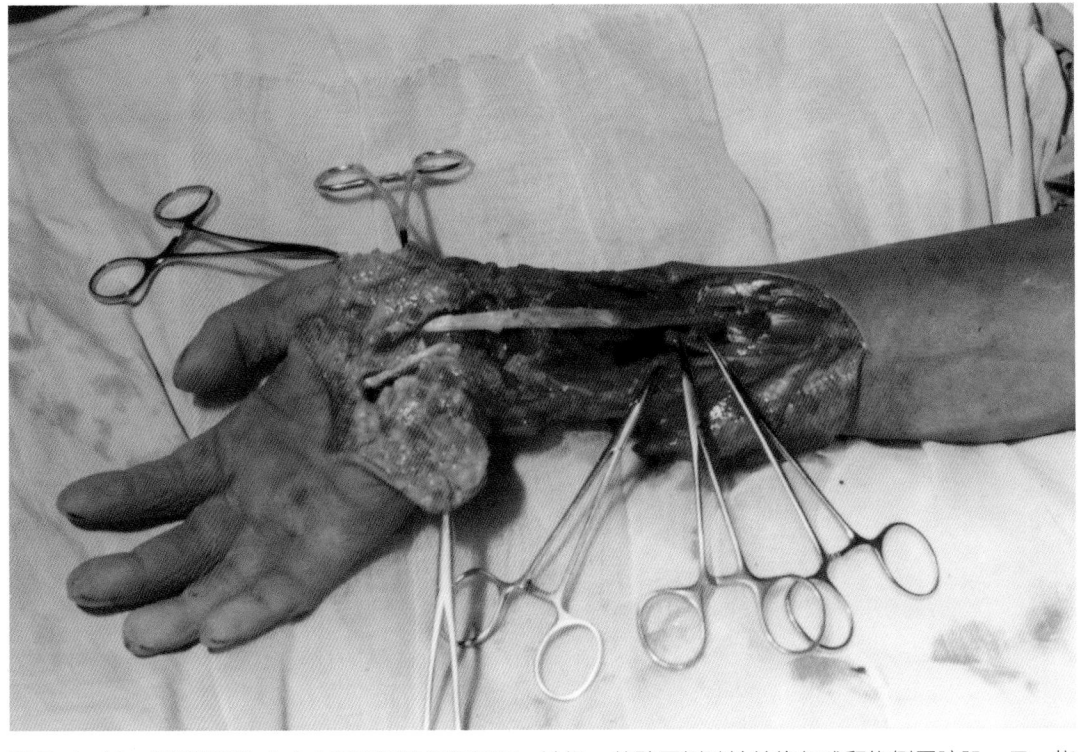

图 5-4-16　以腕掌侧为中心大部环形软组织坏死、缺损，前臂屈侧腱性结构仅残留桡侧屈腕肌，尺、桡动脉长段缺损，尺、正中神经缺损

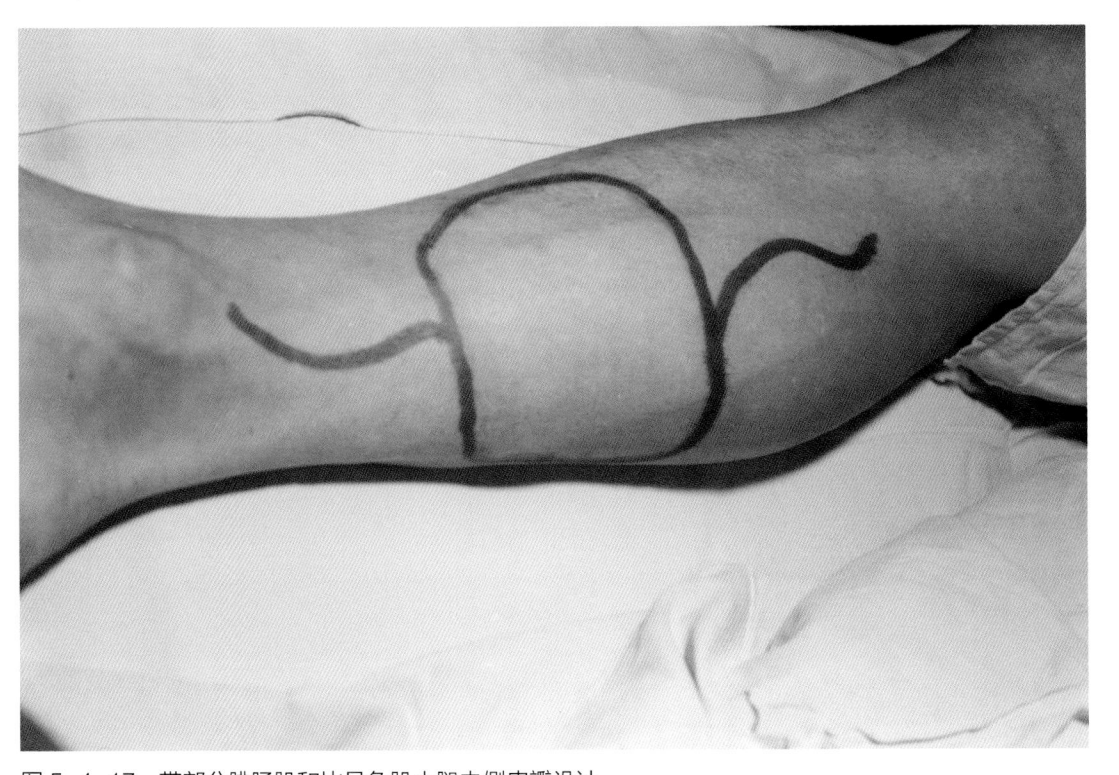

图 5-4-17　带部分腓肠肌和比目鱼肌小腿内侧皮瓣设计

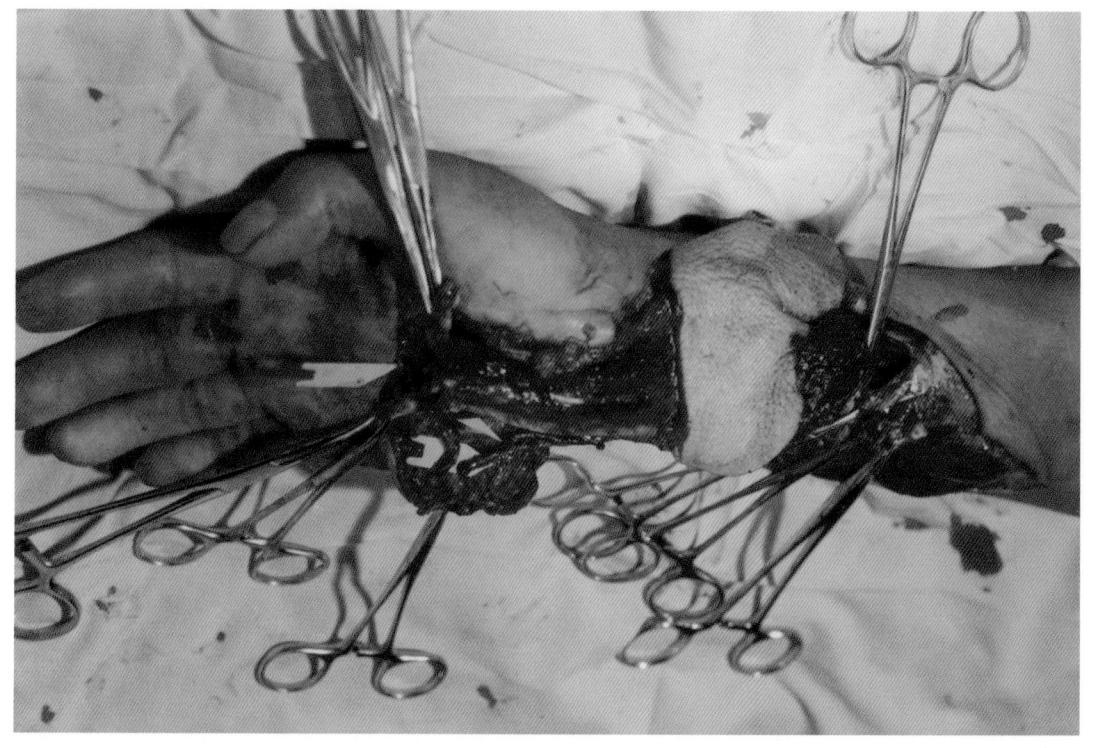

图 5-4-18　皮瓣游离移植覆盖创面，皮瓣动脉桥接吻合尺动脉缺损

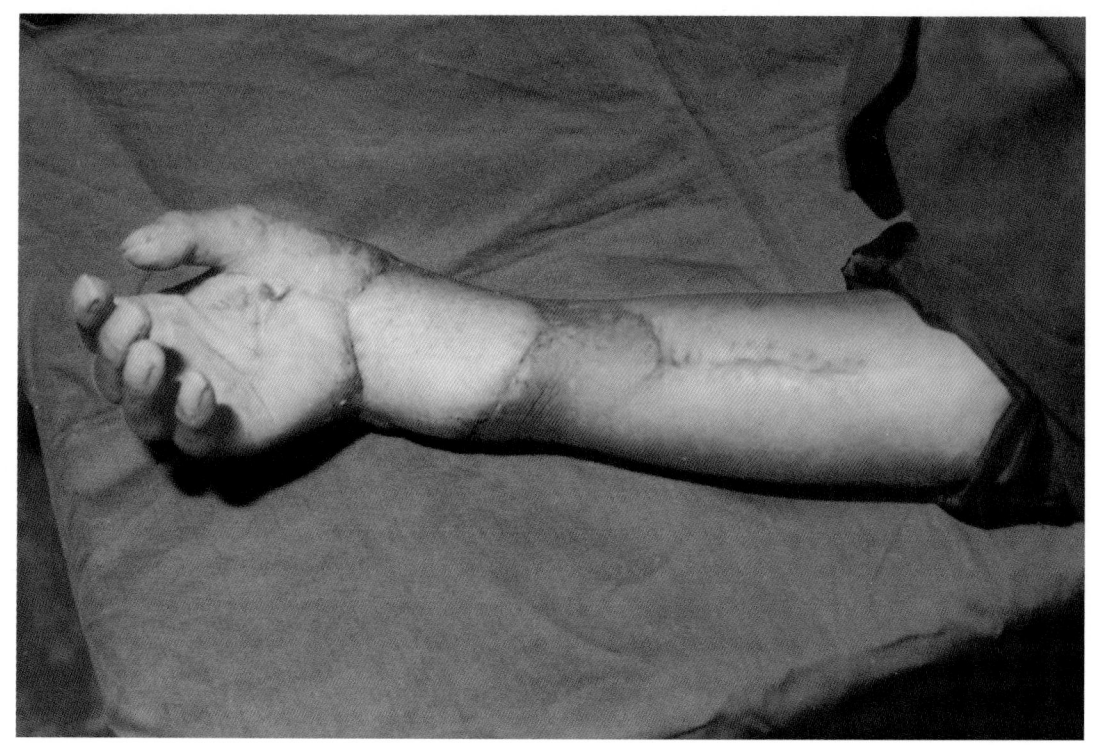

图 5-4-19　术后皮瓣与受区愈合

【病例5】

患者，男，31岁。

伤因伤情：高压电烧伤致左手、腕、前臂大范围软组织深度损伤、坏死。

手术方法：急诊行清创、坏死组织去除，带蒂脐旁岛状皮瓣修复创面。

预后效果：术后皮瓣全部成活，并与创面直接愈合。术后8周伤肢遗留0.7cm直径浅层软组织创面。

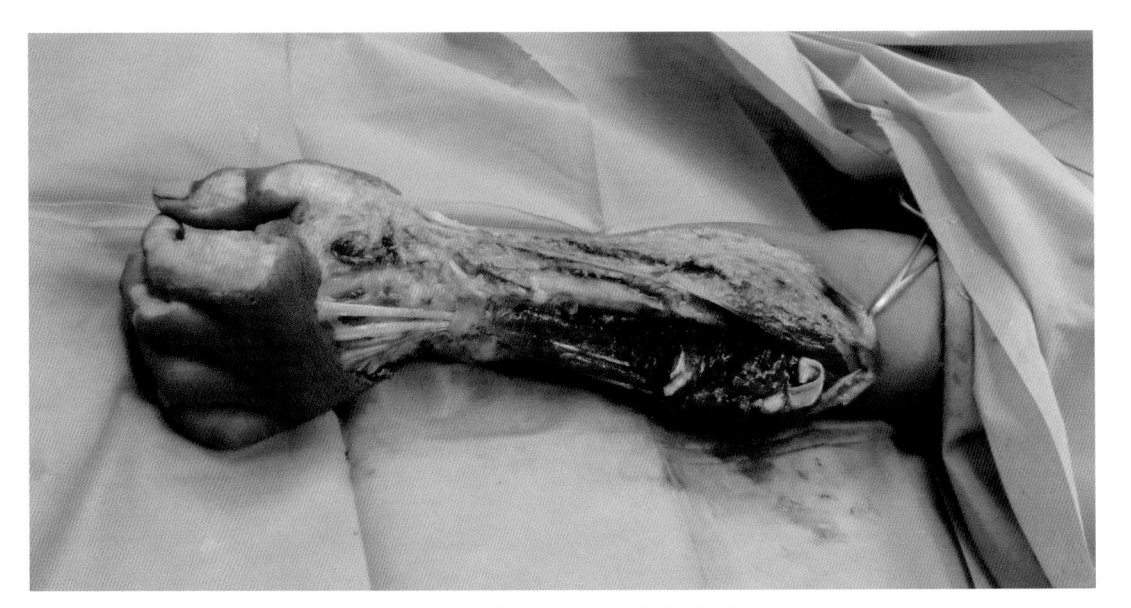

图 5-4-20　左手、腕、前臂大范围软组织深度损伤、坏死（背侧观）

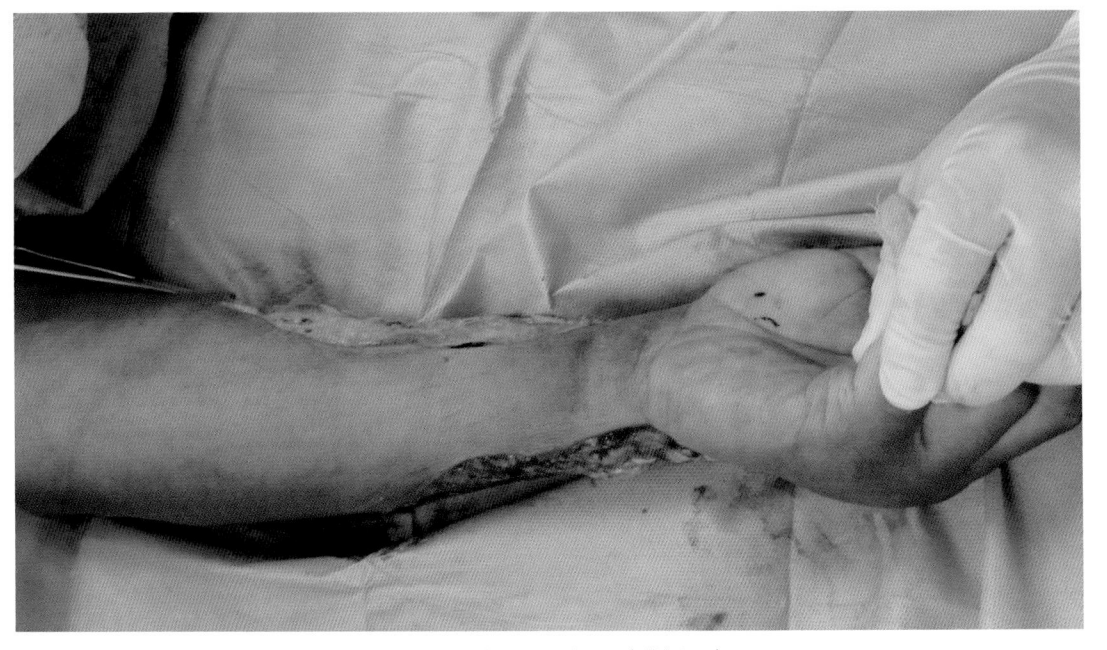

图 5-4-21　左手、腕、前臂大范围软组织深度损伤、坏死（掌侧观）

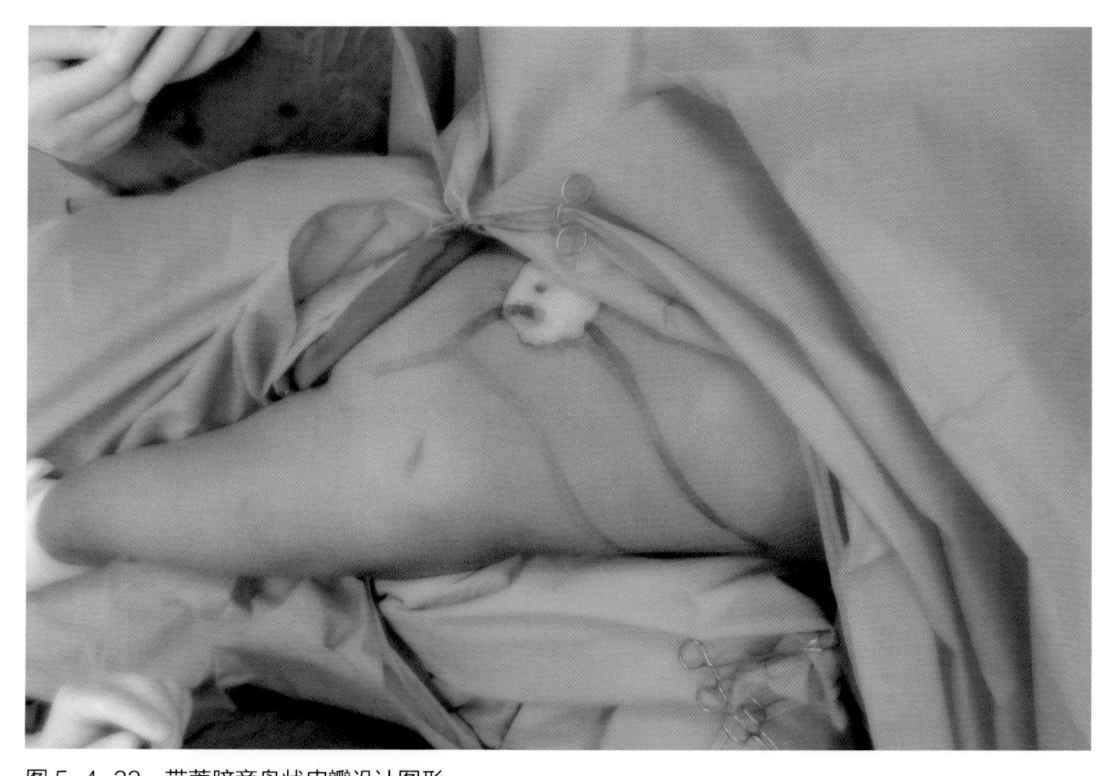

图 5-4-22　带蒂脐旁岛状皮瓣设计图形

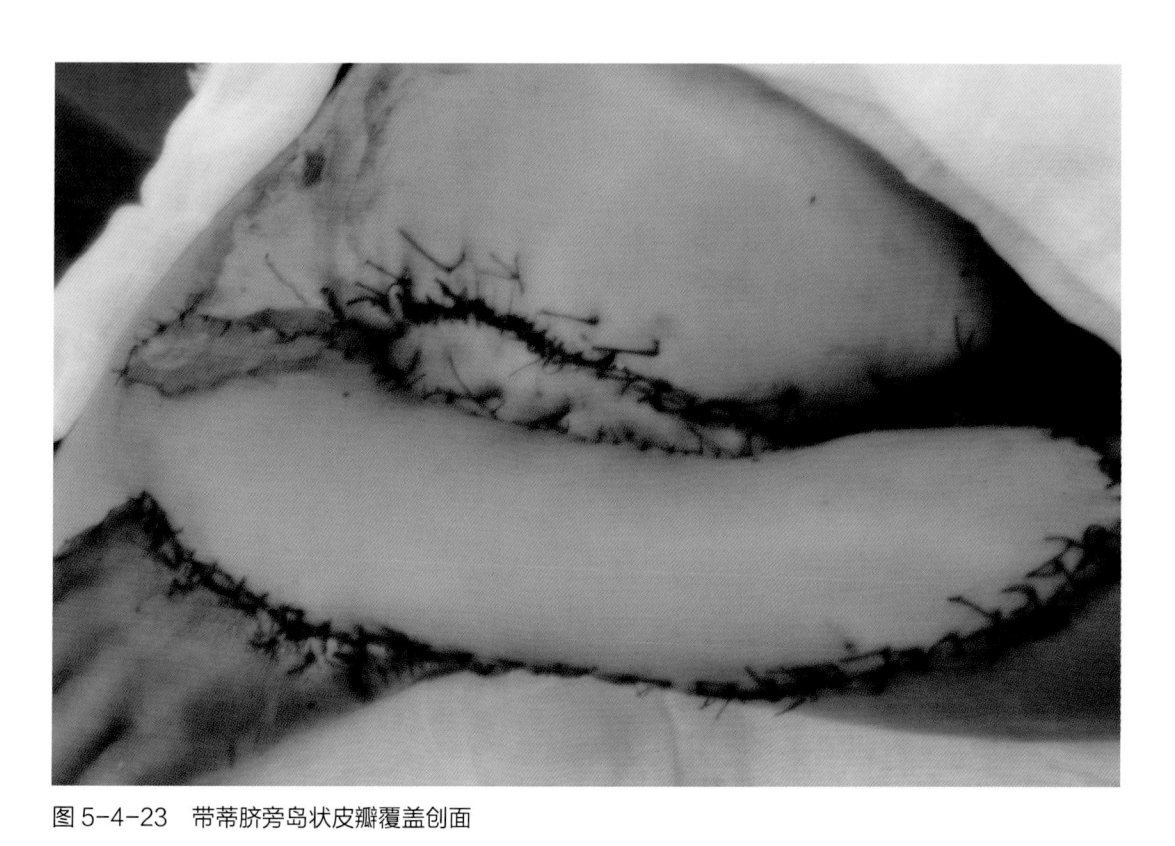

图 5-4-23　带蒂脐旁岛状皮瓣覆盖创面

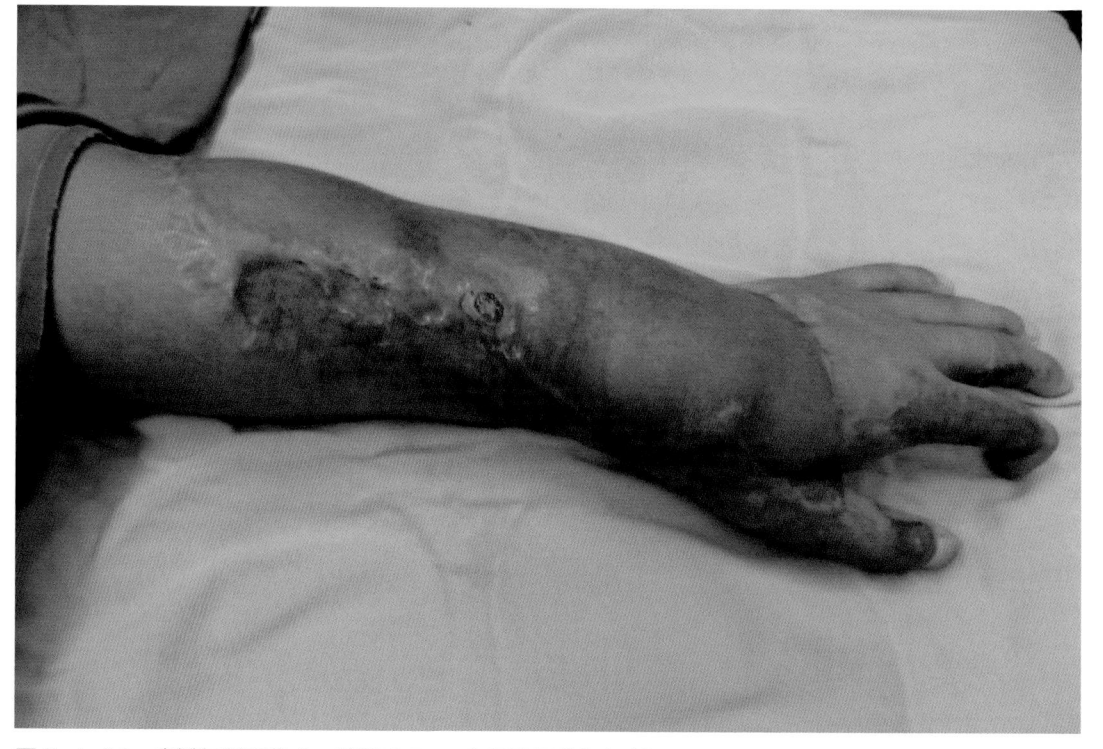

图 5-4-24　皮瓣与创面愈合，遗留 0.7cm 直径浅层软组织创面

· 病例启示 ·

1. 肢体高压电损伤，急诊实施清创手术时，应去除坏死组织，充分间隙减张，消除继发性损害因素，然后通过血供丰富的组织瓣移植修复，及时完善受区覆盖，保护损伤组织，令皮瓣与受区直接愈合，这是重要组织结构早期重建修复的基础。

2. 高压电损害了伤肢局部组织供血，同时也破坏肢体的动脉供血，利用组织瓣与创面的修复治愈，组织瓣可以从外部营养受区局部。肢体动脉供血的重建，能从深层带动整个肢体的组织修复愈合。

3. 重要组织结构的重建修复应选择在局部软组织稳定愈合基础上，手术分离过程避免损害已有的血供基础。

第五节
全手热压伤的治疗

手被导热的机器滚压或冲压在狭窄的空间内，压力和热源双重损害，导致手损伤重。早期通过去除坏死组织，充分的筋膜松解，让损伤组织的张力及时得到释放，减轻缺血，恢复组织活性，避免继发性损害因素，应是此类损伤治疗的重要环节。

【病例1】

患者，男，26岁。

伤因伤情：右手因机械热压伤收入院。入院查体见，右手背、示、中、环、小指背皮肤筋膜坏死，手掌及伤指高度肿胀，指端发绀。

手术方法：急诊行清创术，去除坏死皮肤和浅筋膜组织，深筋膜切开减张，使骨间肌和腱性组织张力缓解，全手血供状况改善。设计腹壁下动脉供血脐旁岛状皮瓣修复手背和多指背创面。

预后效果：术后移植的组织瓣和受区组织一次性愈合。术后曾两次进行皮瓣修薄处理，伤手功能及外形逐渐恢复良好。

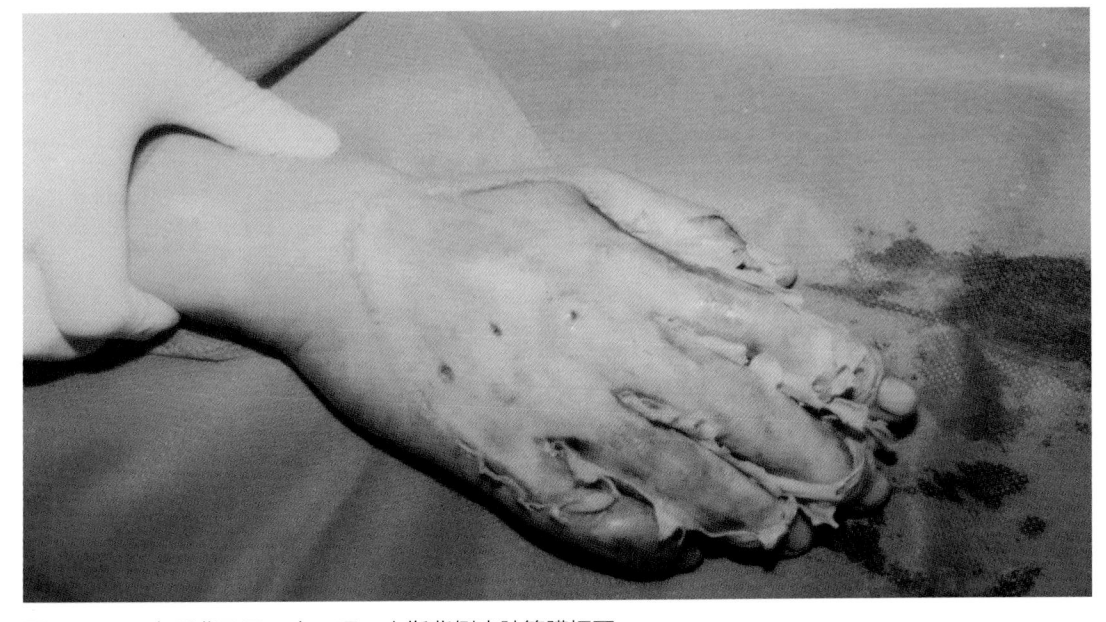

图 5-5-1　右手背及示、中、环、小指背侧皮肤筋膜坏死

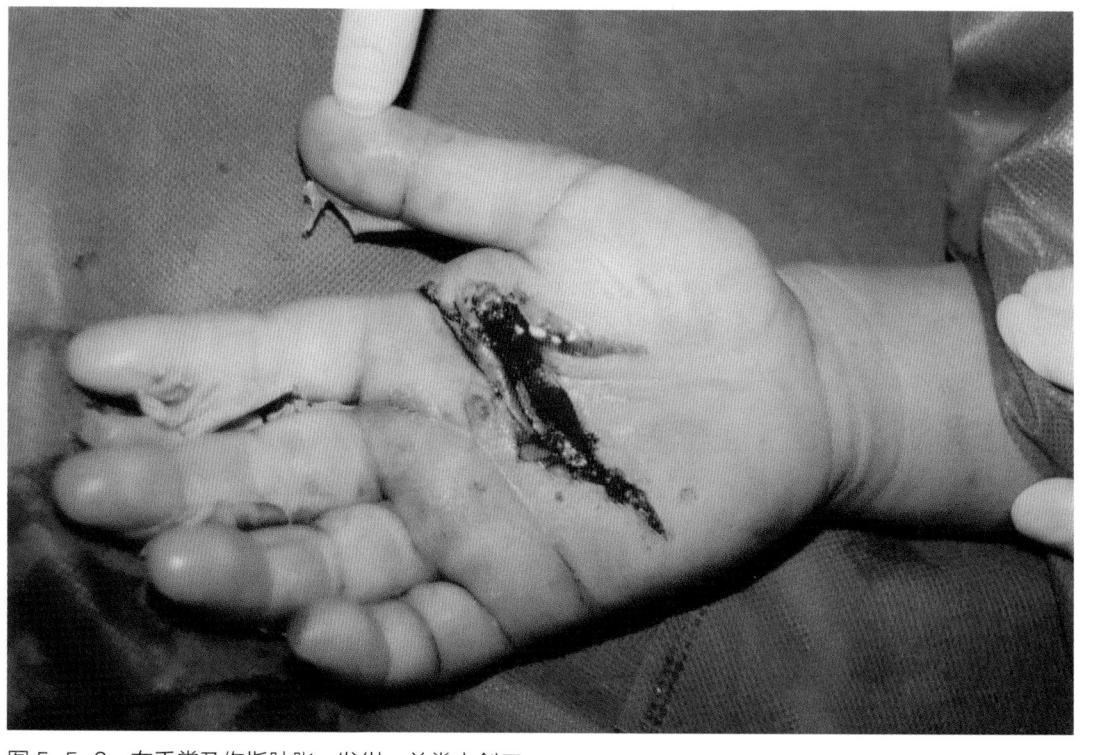

图 5-5-2 右手掌及伤指肿胀、发绀，并掌中创口

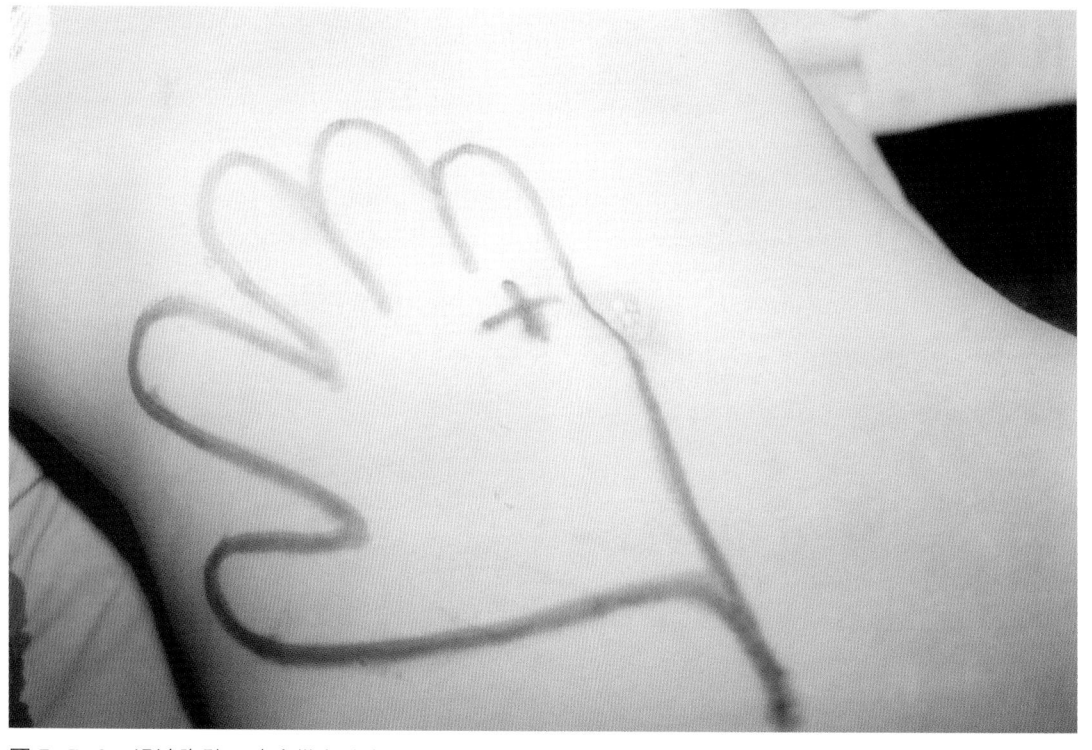

图 5-5-3 设计腹壁下动脉供血脐旁岛状皮瓣图形

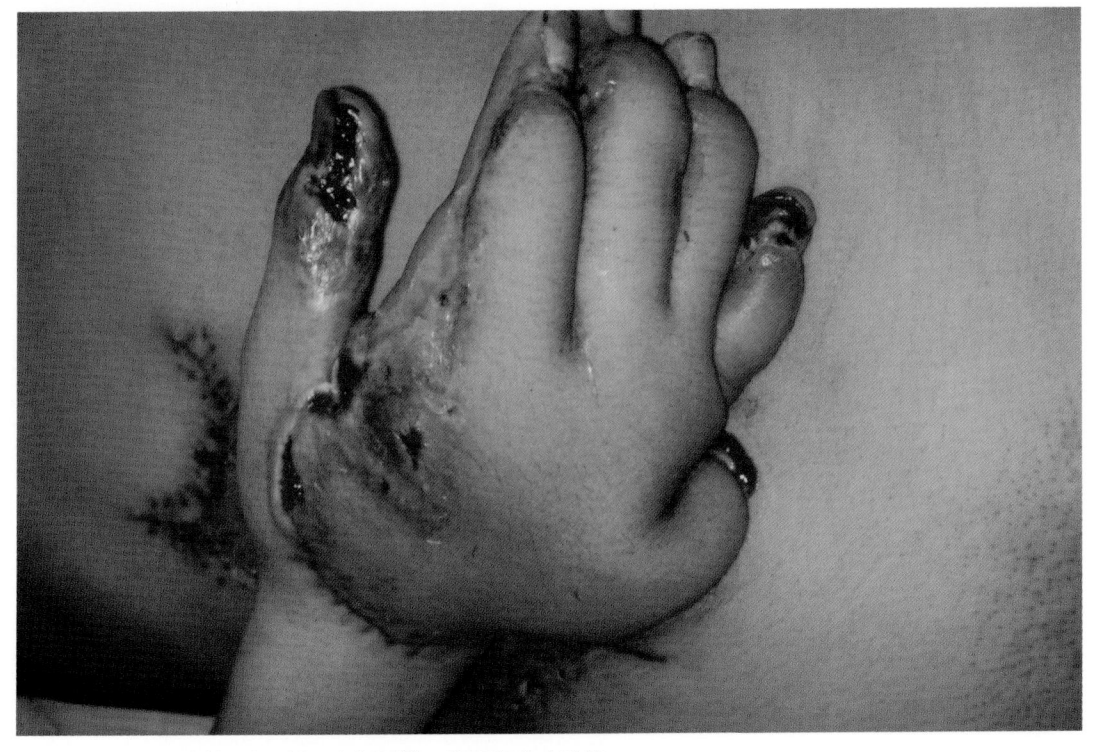

图 5-5-4　组织瓣与受区创面大部覆盖，伤手仍高度肿胀

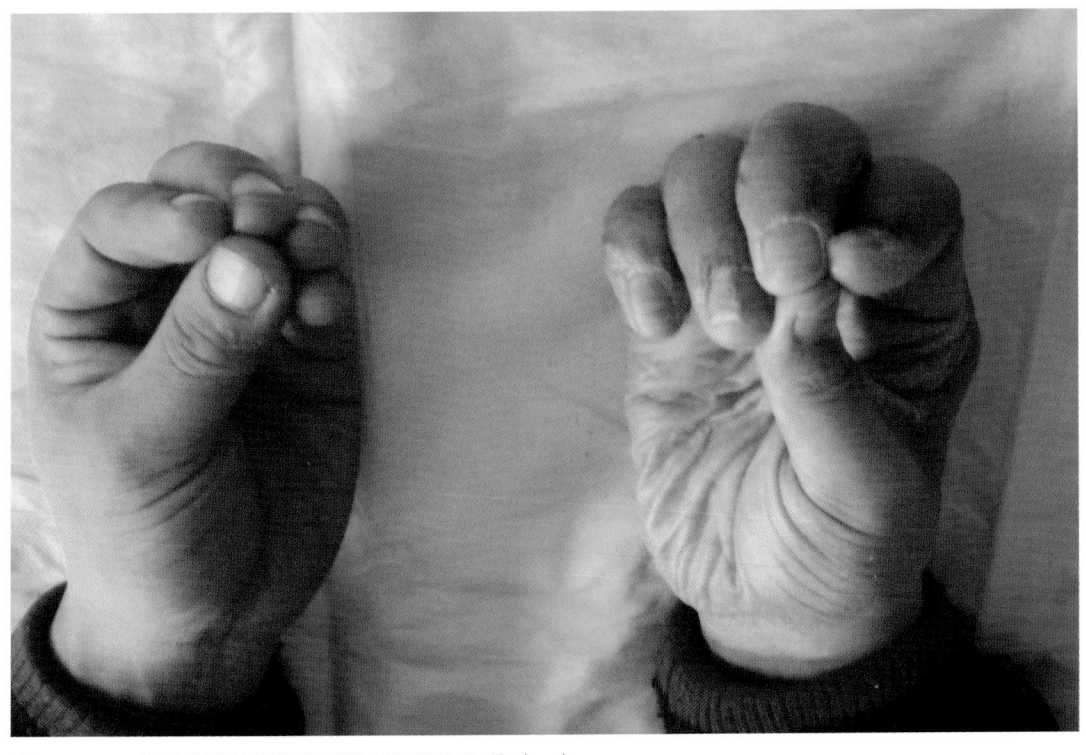

图 5-5-5　经过皮瓣修薄处理后伤手外形和功能（一）

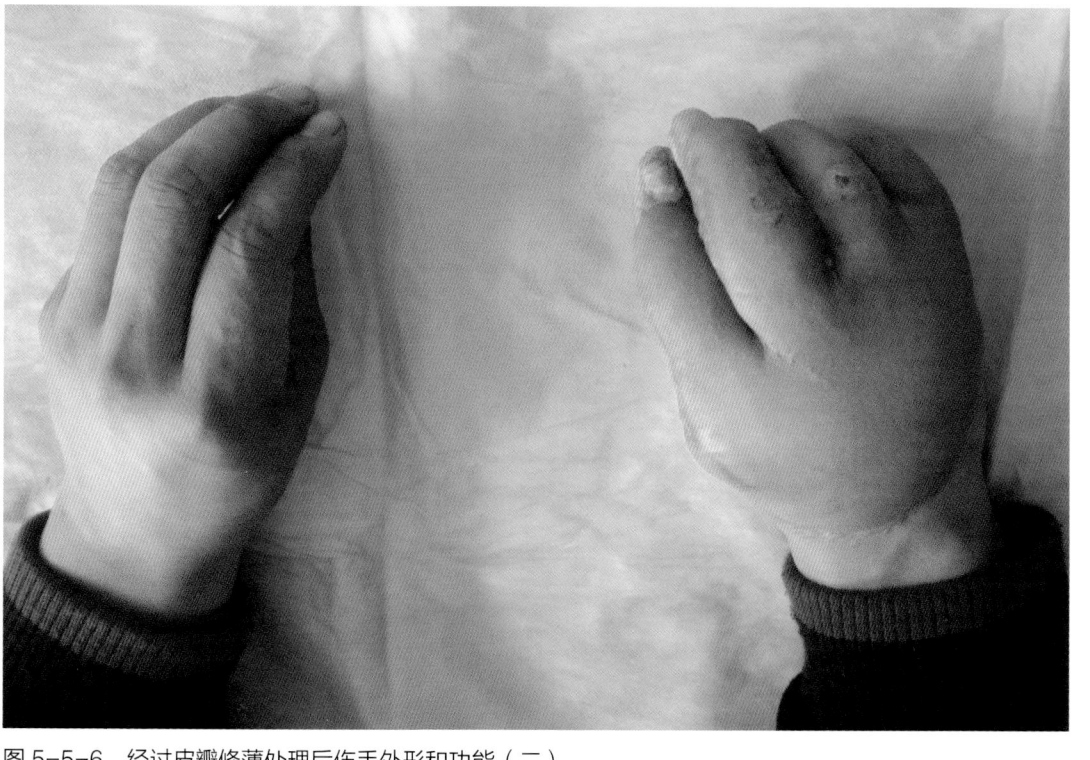

图 5-5-6 经过皮瓣修薄处理后伤手外形和功能（二）

【病例 2】

患者，男，20 岁。

伤因伤情：左前臂、腕掌和手指机器热压伤，伤后早期入外院，曾进行前臂创面游离植皮，对手部损伤采取保守换药治疗。伤后半个月入我院时，以腕掌为中心，软组织广泛性溃烂、缺损，部分掌骨和腕骨间屈背侧贯通。

手术方法：入科后对患者采取两次创面扩创，换药、吸附引流，患肢支持固定等治疗。经此治疗 3 天，进行腹部皮瓣修复。

预后效果：术后 8 周，皮瓣与受区愈合，伤手成活。术后 1 年，手指指间关节较僵，屈曲活动明显受限。

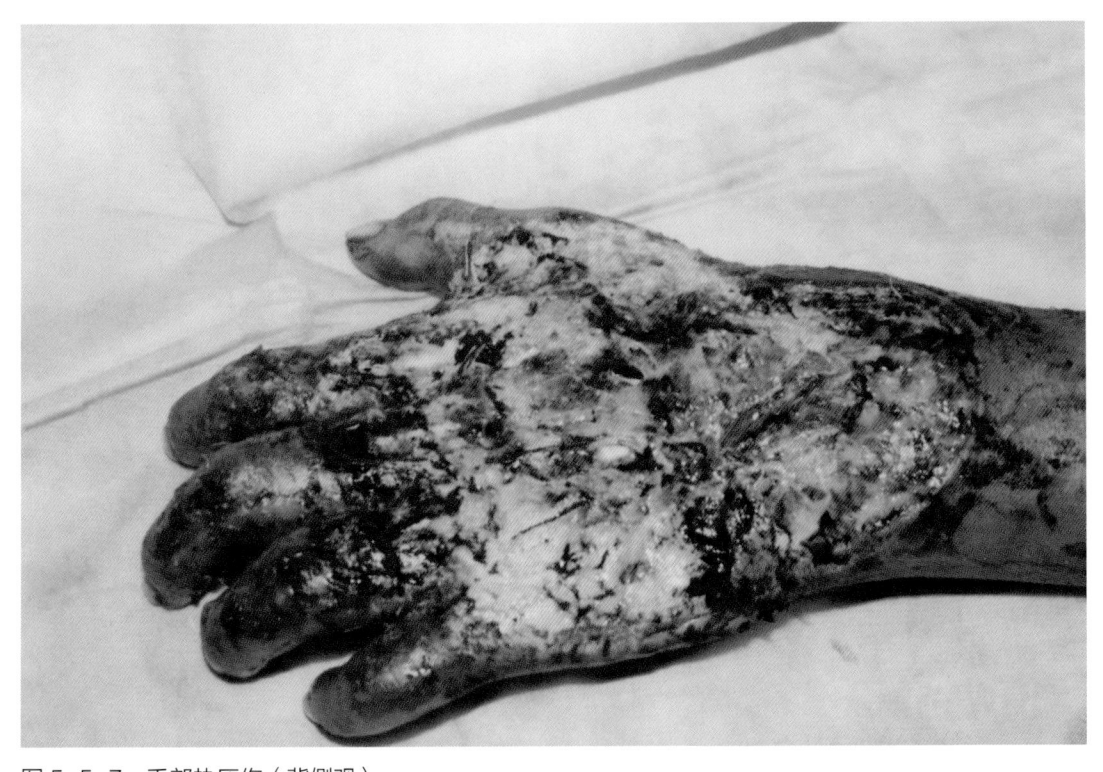

图 5-5-7　手部热压伤（背侧观）

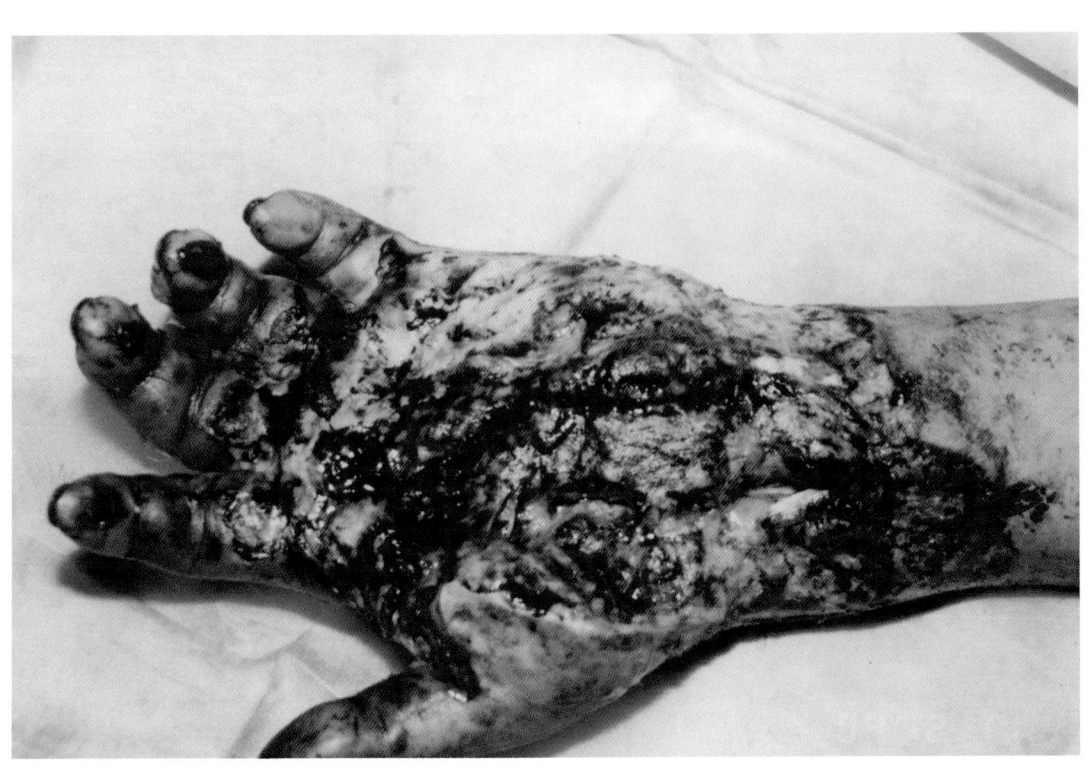

图 5-5-8　手部热压伤（掌侧观）

【病例1】

患者，男，19 岁。

伤因伤情：机器绞伤致左手示、中、环、小指软组织套状缺损伤，示、中、环、小指近节、中节环形骨肌腱裸露。

手术方法：急诊行清创术，分指状态下将伤指分别置入腹壁筋膜浅层，手指与腹壁缝合固定。4 周伤手移出腹部，腹壁皮瓣与手指背侧和侧方愈合。同时根据手指屈侧创面的状况，设计并切取足背、多趾背、趾蹼联合皮瓣游离移植修复手指屈侧创面，皮瓣动脉与桡动脉深支、皮瓣静脉与桡静脉、大隐静脉与头静脉、皮瓣神经与桡神经浅支吻合。

预后效果：术后皮瓣与受区一次性愈合。术后 3 个月行手指及指蹼皮瓣区成形术。术后 10 年以上随访，伤指功能状况好。

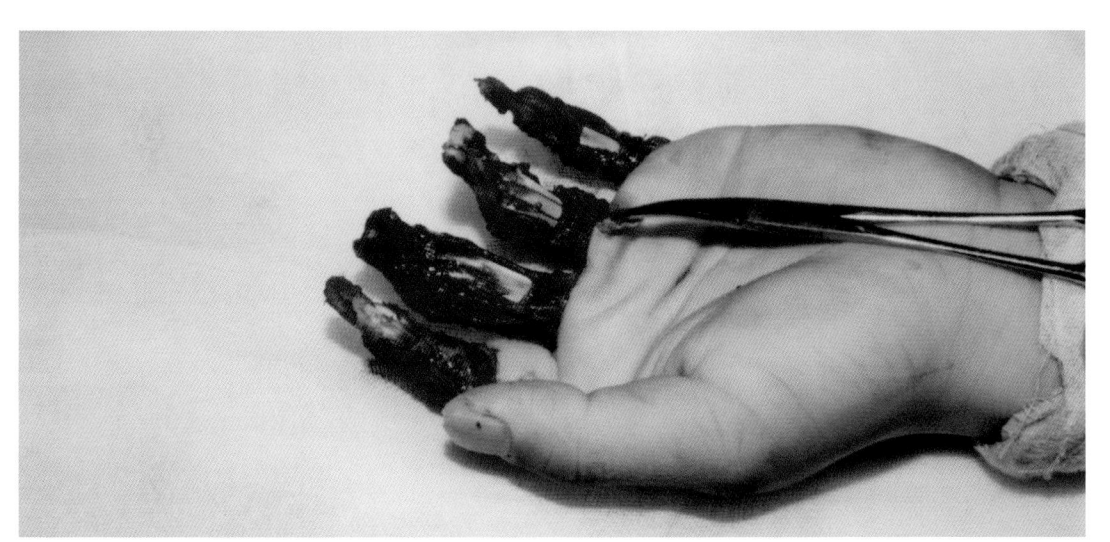

图 6-1-1 左手示、中、环、小指套状软组织缺损伤（掌侧观）

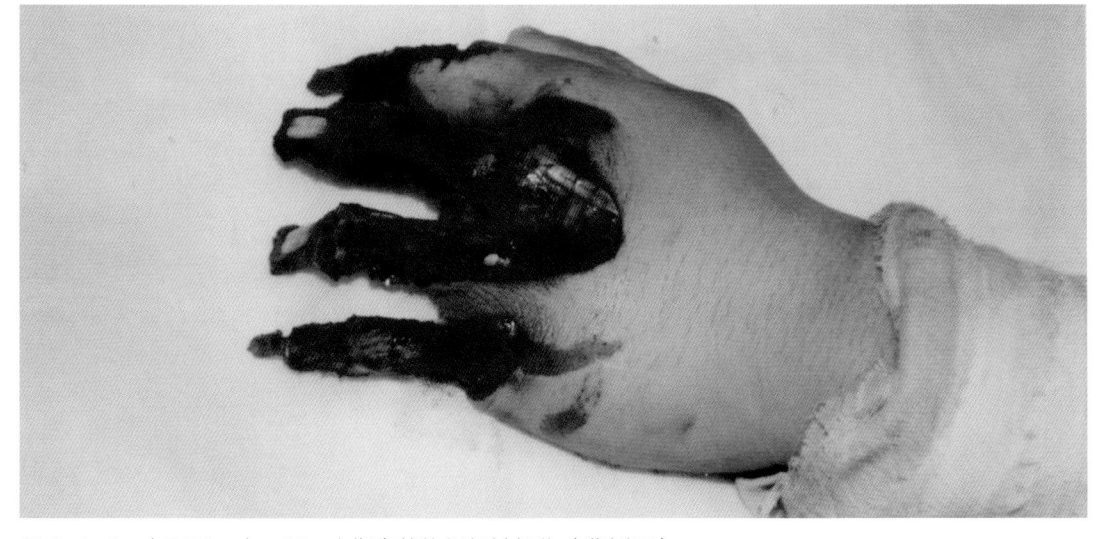

图 6-1-2 左手示、中、环、小指套状软组织缺损伤（背侧观）

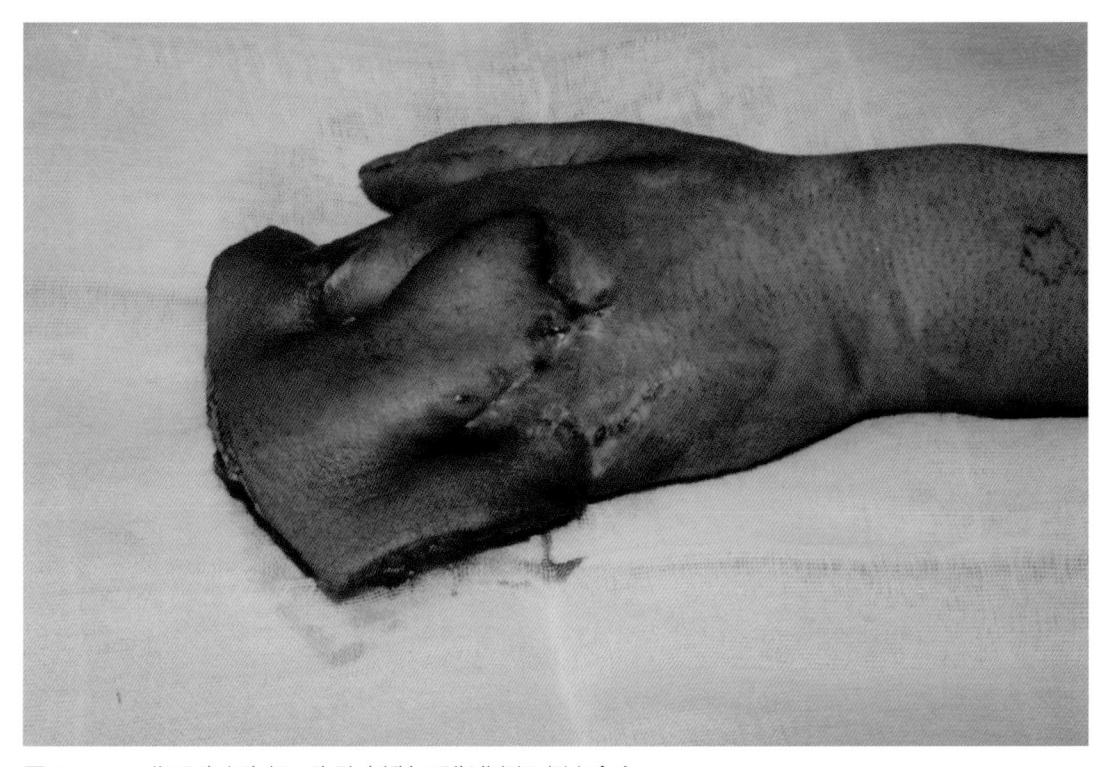

图 6-1-3　伤手移出腹部，腹壁皮瓣与手指背侧和侧方愈合

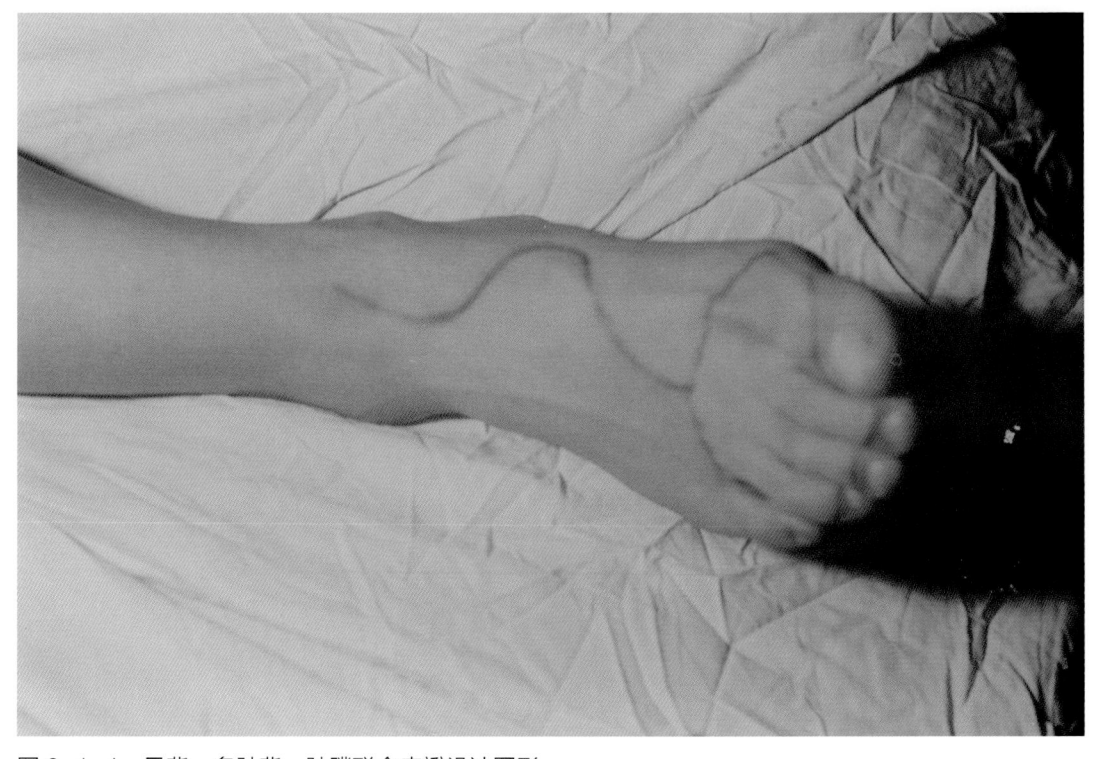

图 6-1-4　足背、多趾背、趾蹼联合皮瓣设计图形

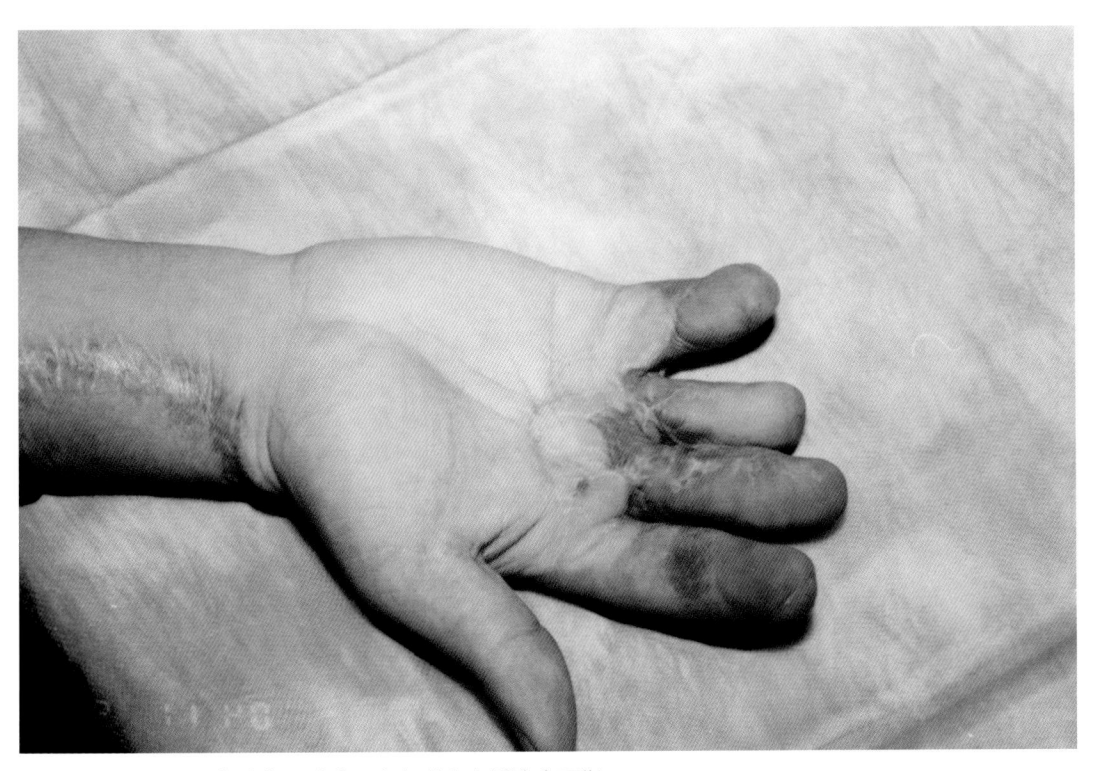

图 6-1-5　足背、多趾背、趾蹼、腹部联合皮瓣治愈手指

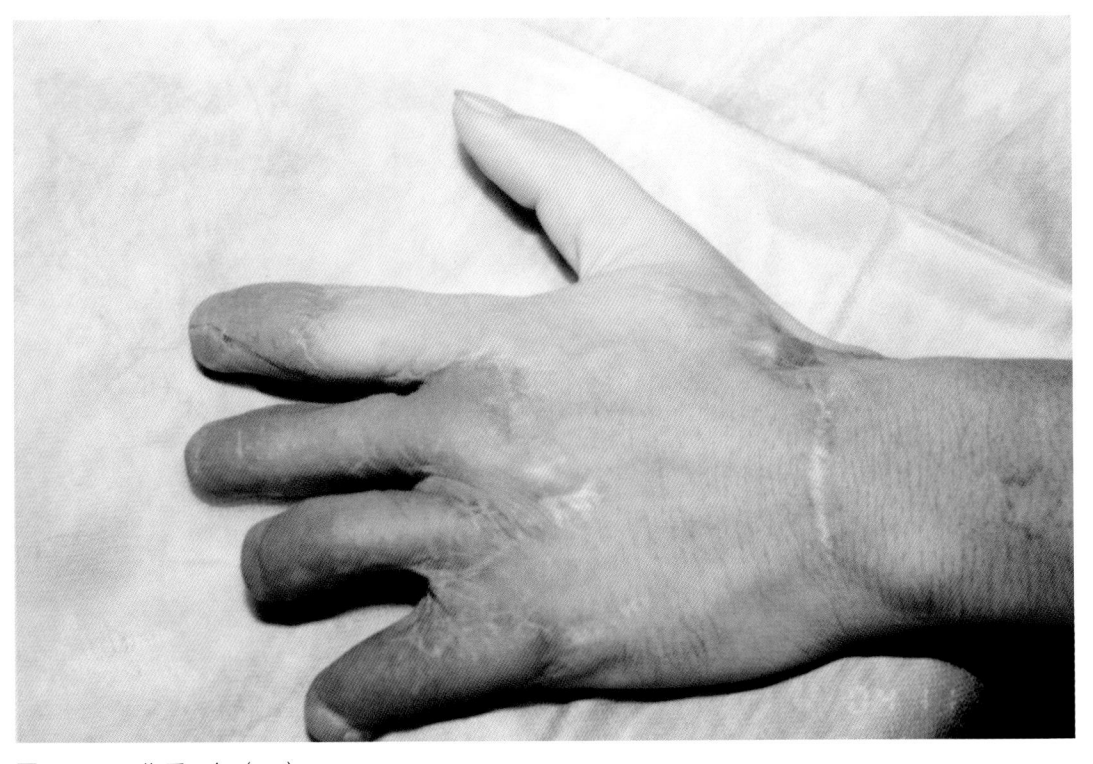

图 6-1-6　伤后 5 年（一）

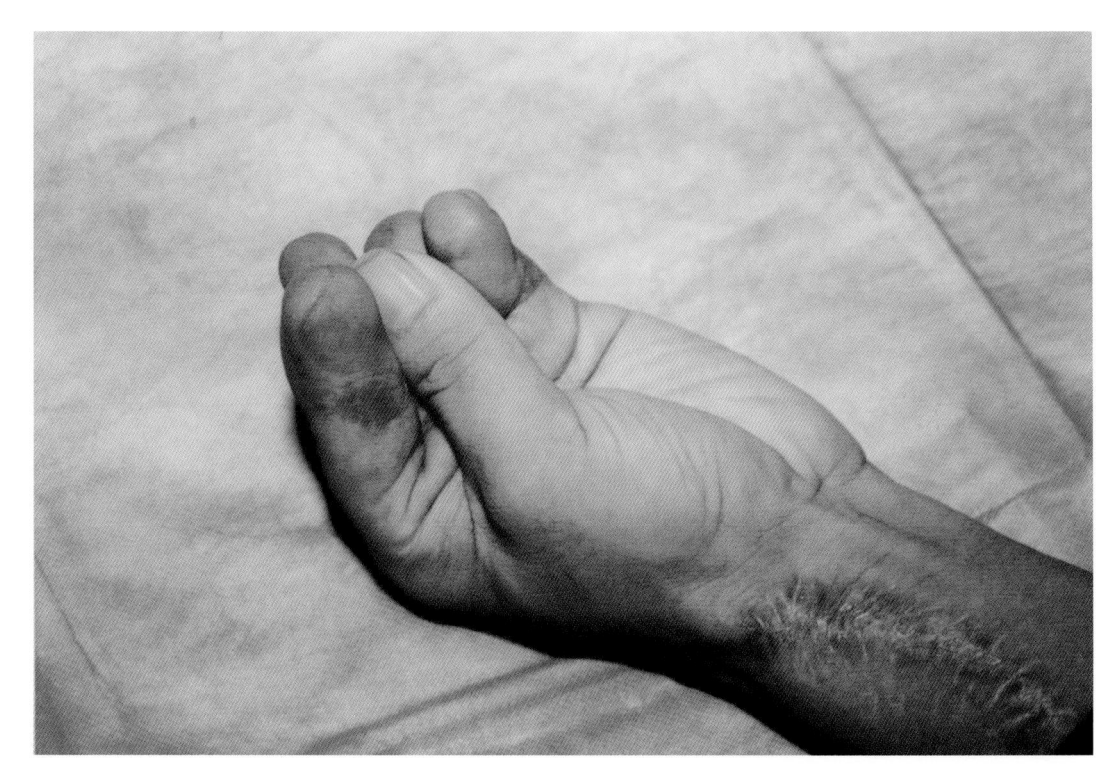

图 6-1-7　伤后 5 年（二）

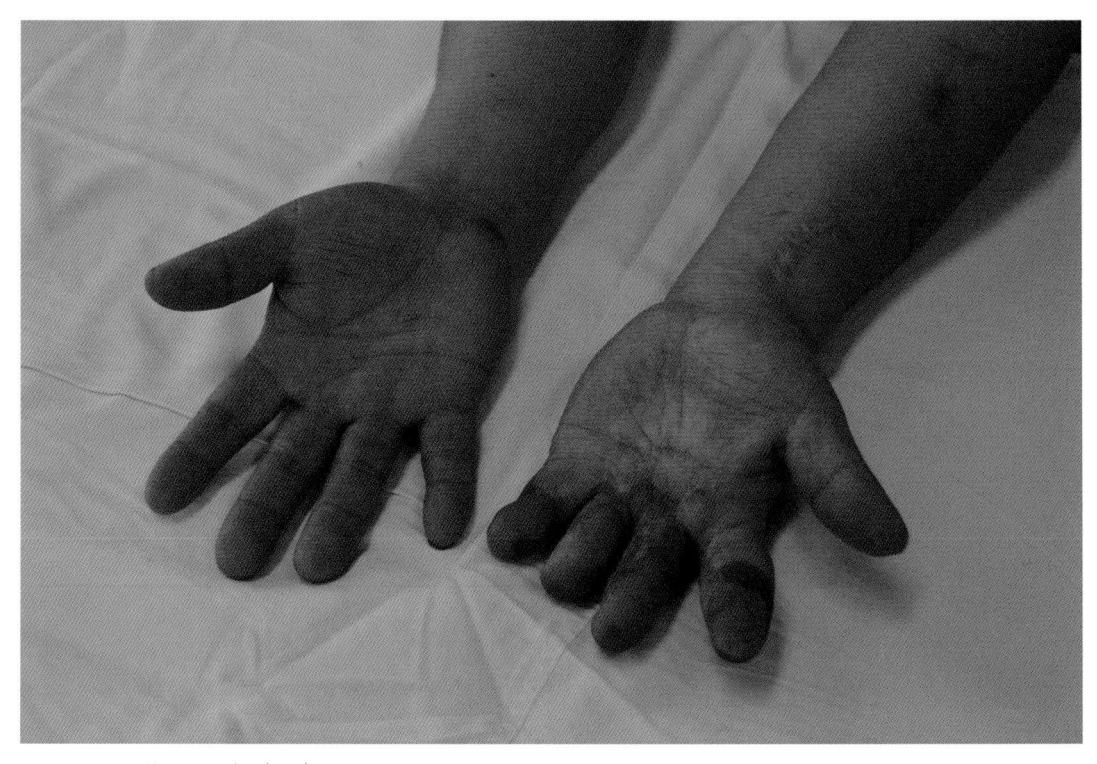

图 6-1-8　伤后 10 年（一）

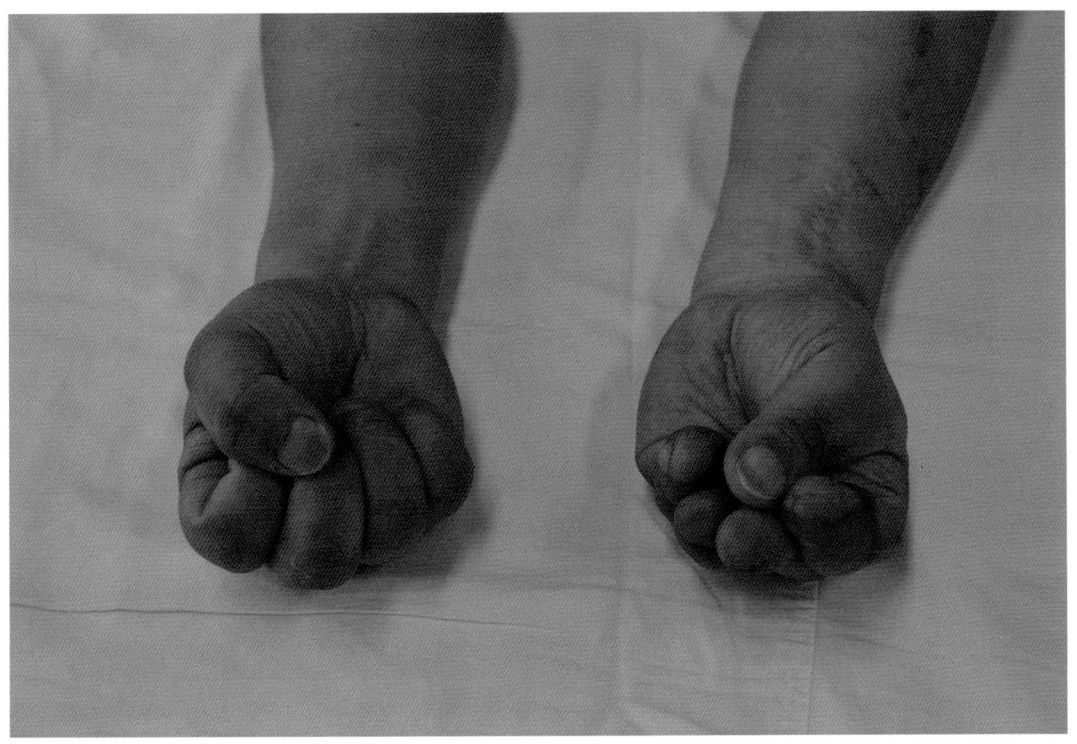

图 6-1-9　伤后 10 年（二）

【病例 2】

患者，女，33 岁。

伤因伤情：机器绞伤致全手及腕软组织套状缺损伤。从腕上经掌至示、中、环、小指软组织深层缺损。肌肉、肌腱及腱周组织、掌浅弓血管损伤。示、中、环、小指从指间关节不同平面缺损，伤指从掌指关节以远形成环形骨、肌腱创面。

手术方法：急诊行清创术，分指状态下将伤指分别置入腹壁筋膜浅层，手指与腹壁缝合固定。术后 4 周伤手移出腹部，腹壁皮瓣与手指背侧和侧方愈合。同时根据手指屈侧创面的状况，设计并切取足背、多趾背、趾蹼联合皮瓣游离移植修复手指屈侧创面，皮瓣动脉与桡动脉深支、皮瓣静脉与桡静脉、大隐静脉与头静脉、皮瓣神经与桡神经浅支吻合。

预后效果：术后皮瓣与受区一次性愈合，共进行 3 次伤手皮瓣、手指成形术。术后连续 10 年随访，伤手功能状况好。

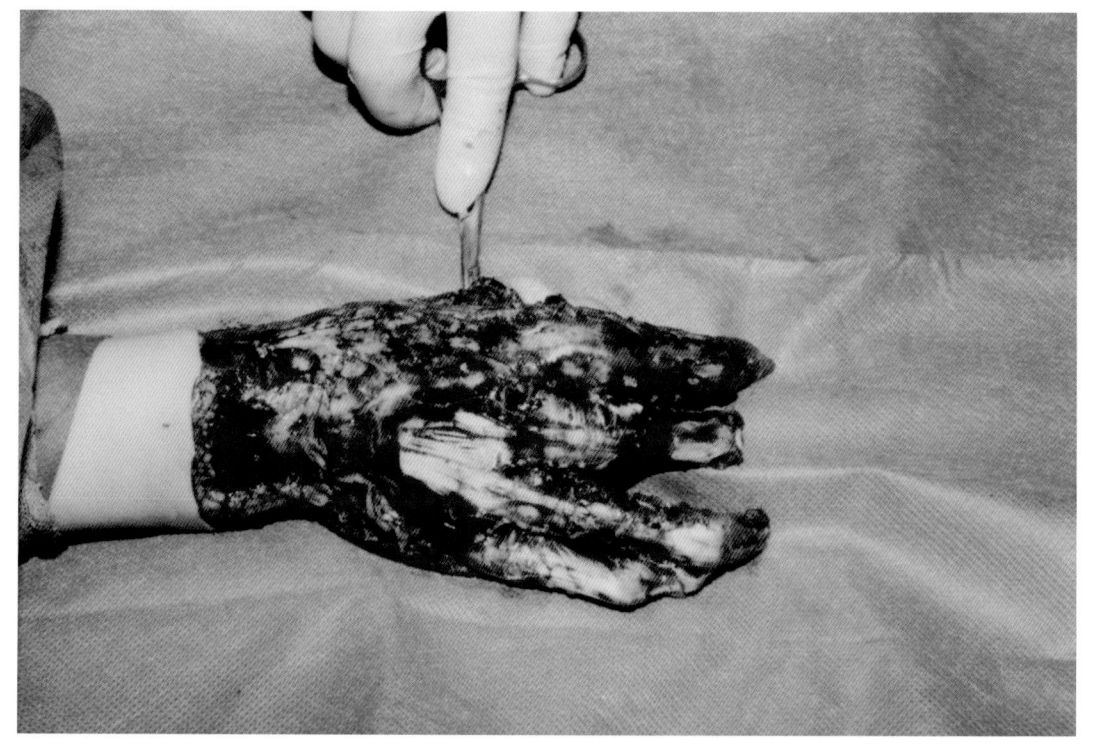

图6-1-10　腕上经掌至示、中、环、小指软组织深层缺损（背侧观）

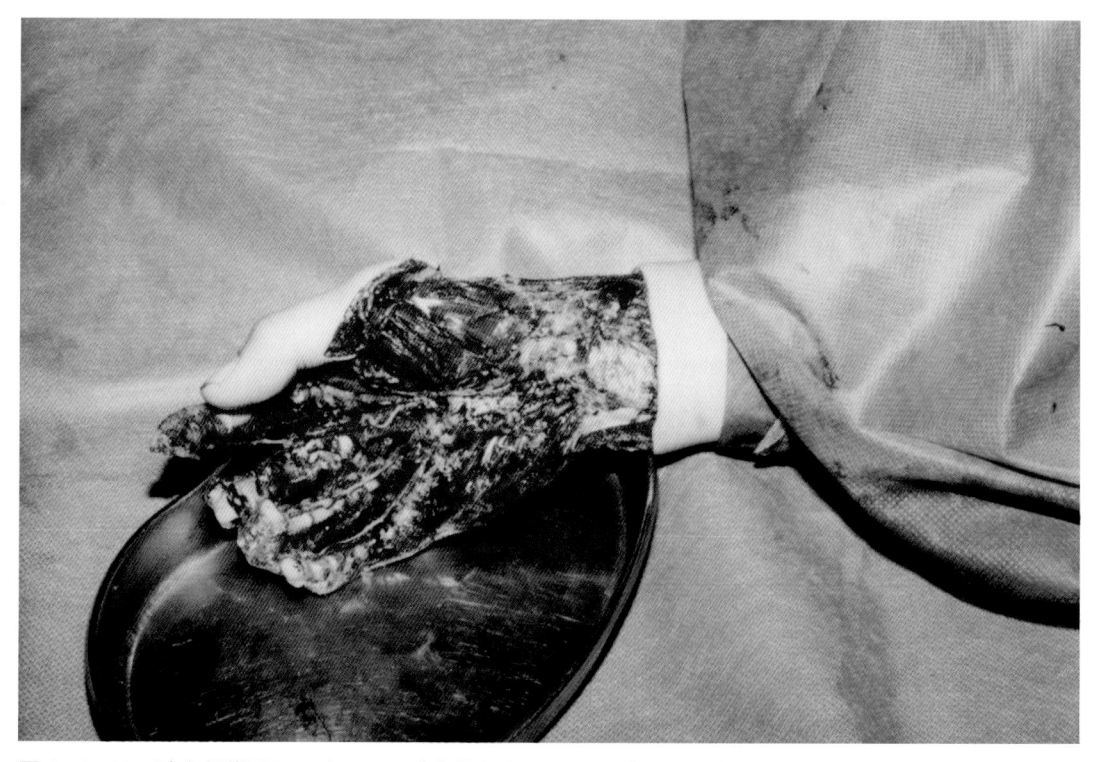

图6-1-11　腕上经掌至示、中、环、小指软组织深层缺损（掌侧观）

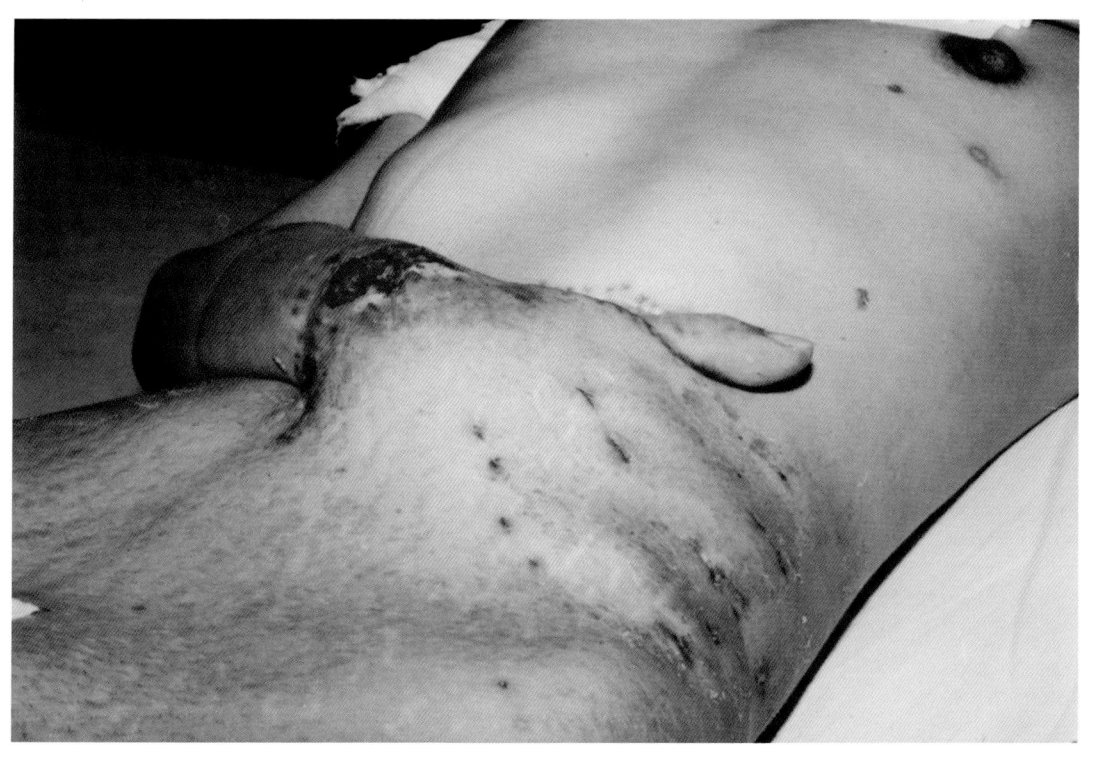

图6-1-12 分指状态下将伤指分别置入腹壁筋膜浅层

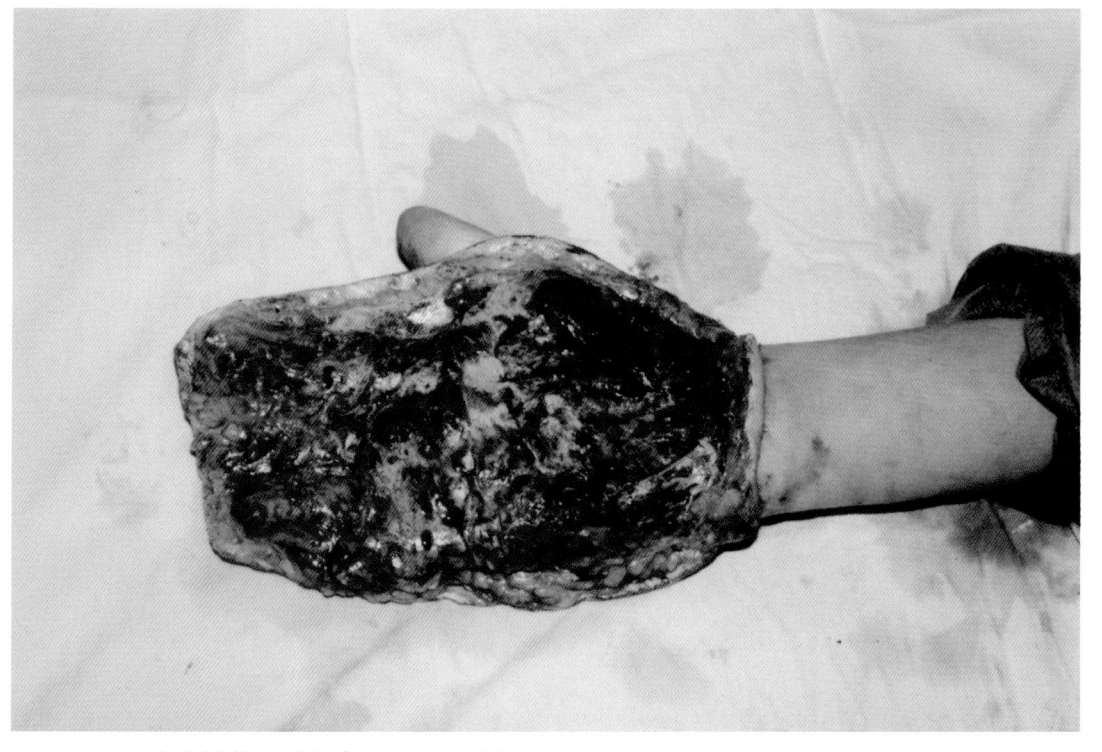

图6-1-13 腹壁皮瓣与手背侧愈合，遗留手掌侧创面

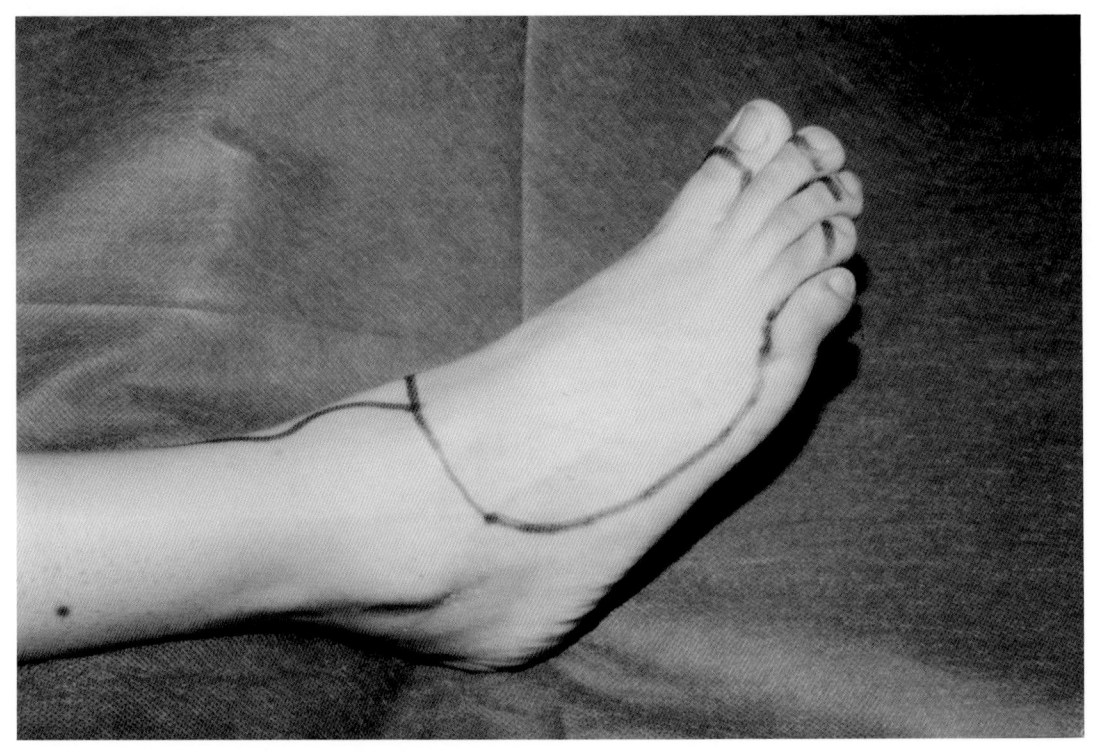

图 6-1-14 足背、多趾背、趾蹼联合皮瓣设计图形

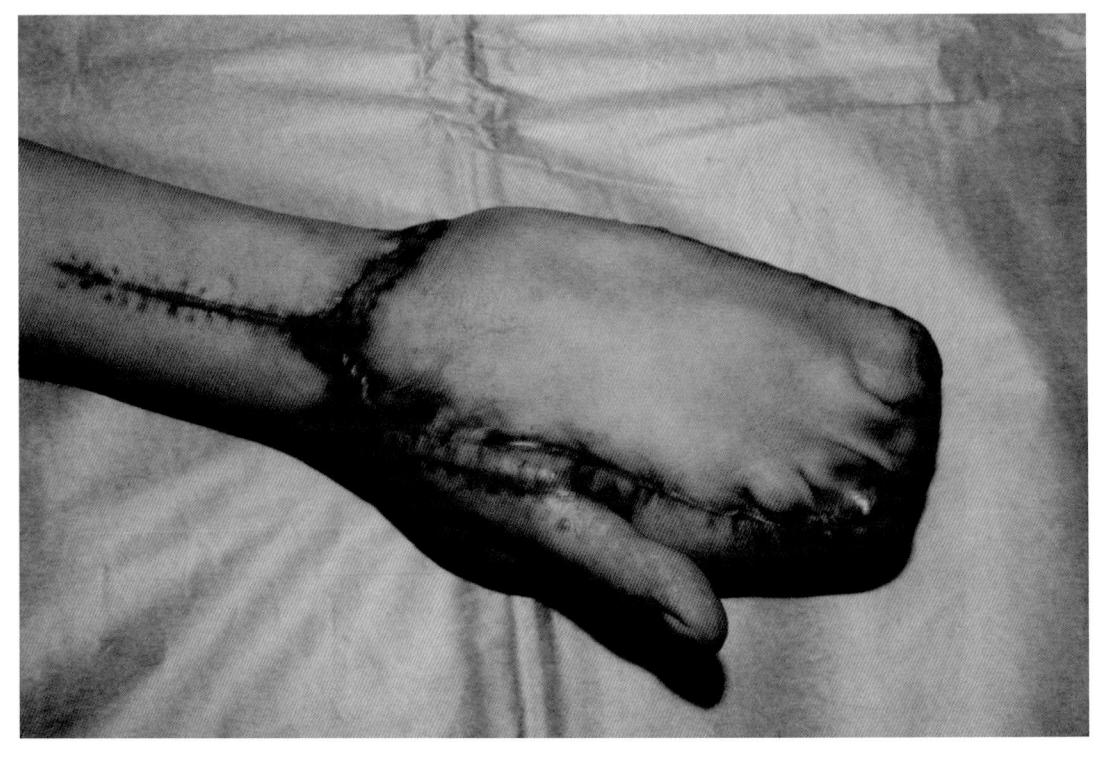

图 6-1-15 足背、多趾背、趾蹼、腹部联合皮瓣修复伤手掌侧创面

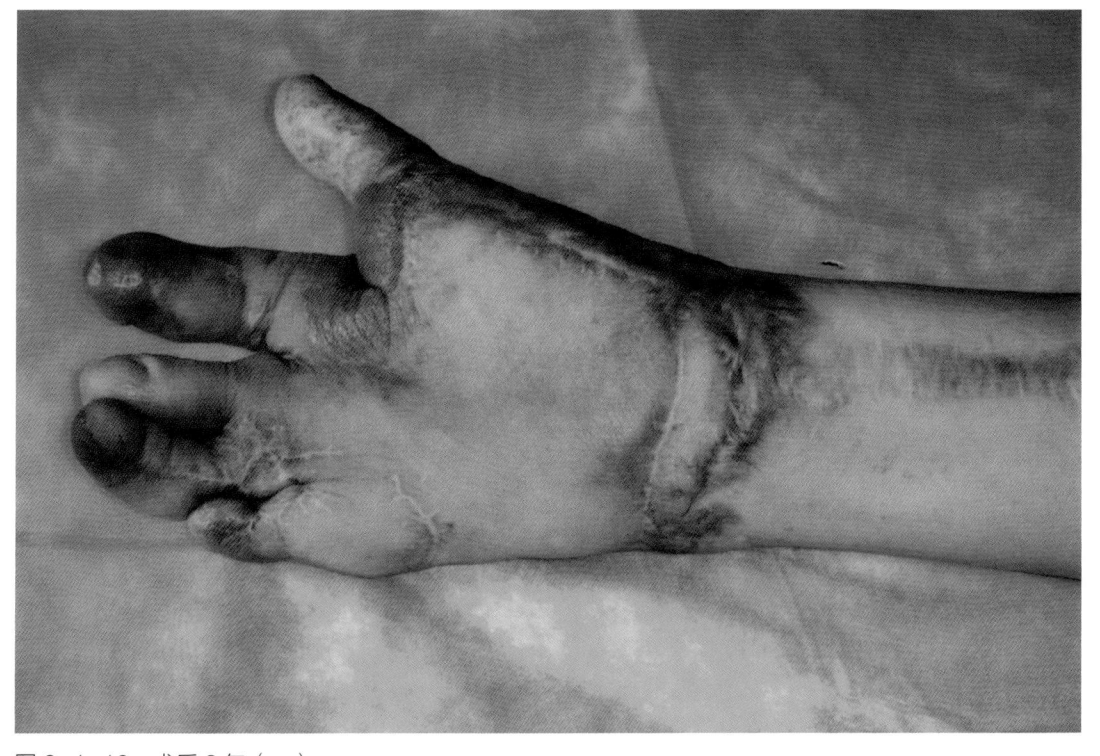

图 6-1-16　术后 3 年（一）

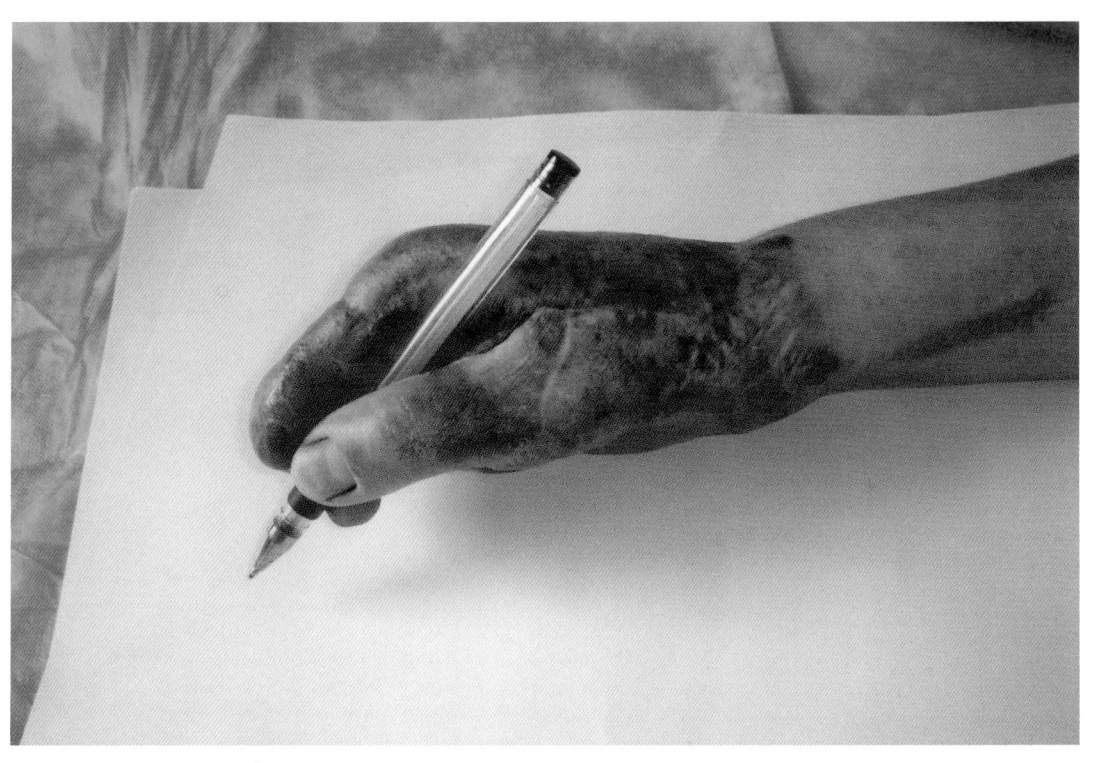

图 6-1-17　术后 3 年（二）

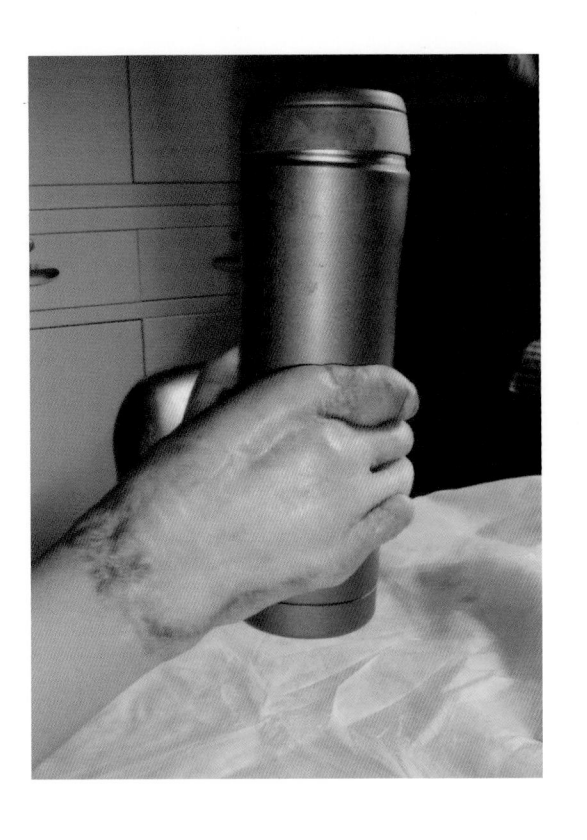

图6-1-18 术后3年（三）

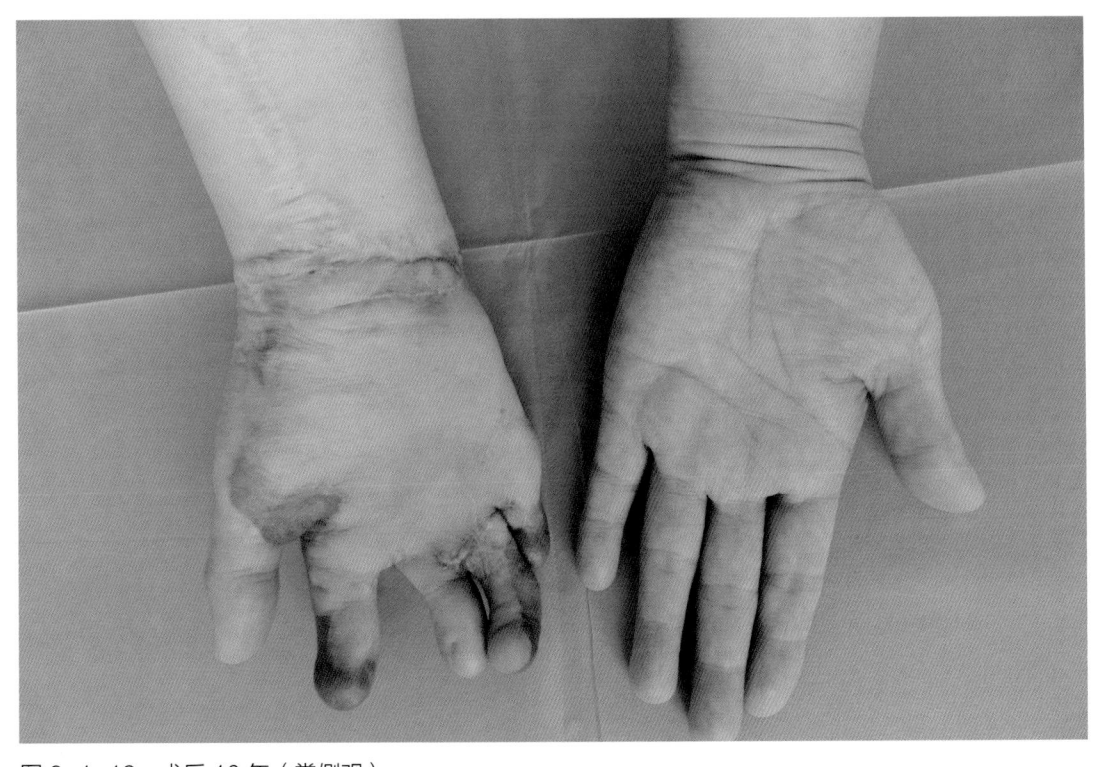

图6-1-19 术后10年（掌侧观）

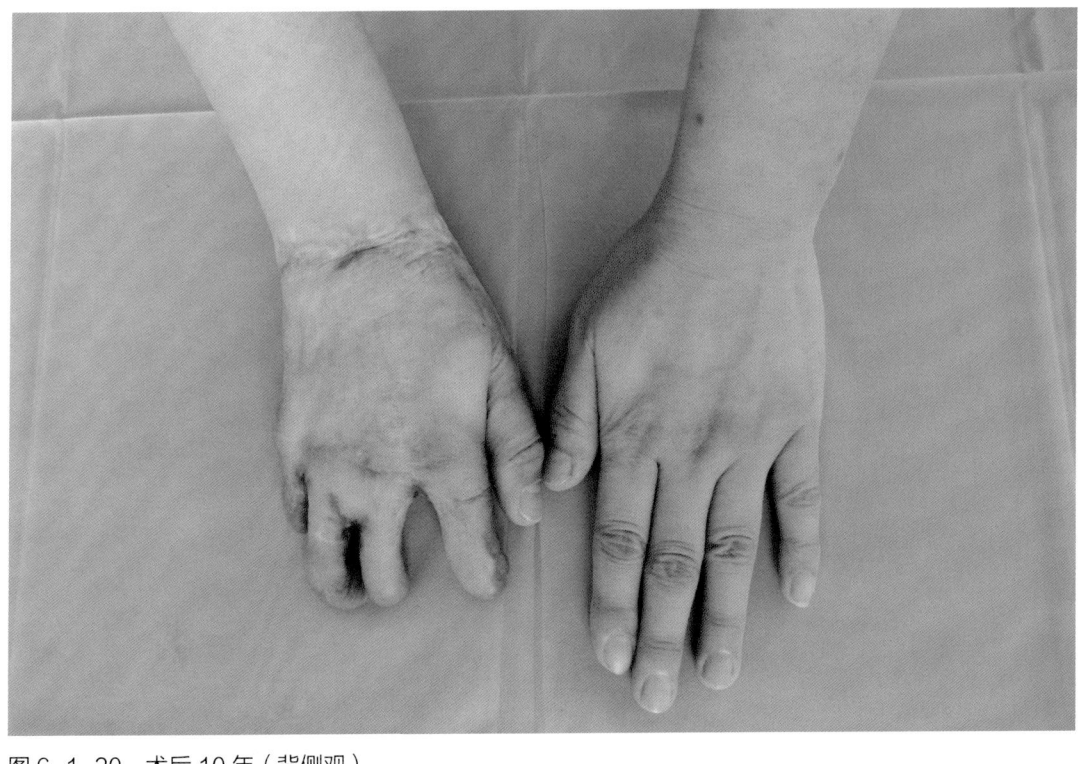

图 6-1-20　术后 10 年（背侧观）

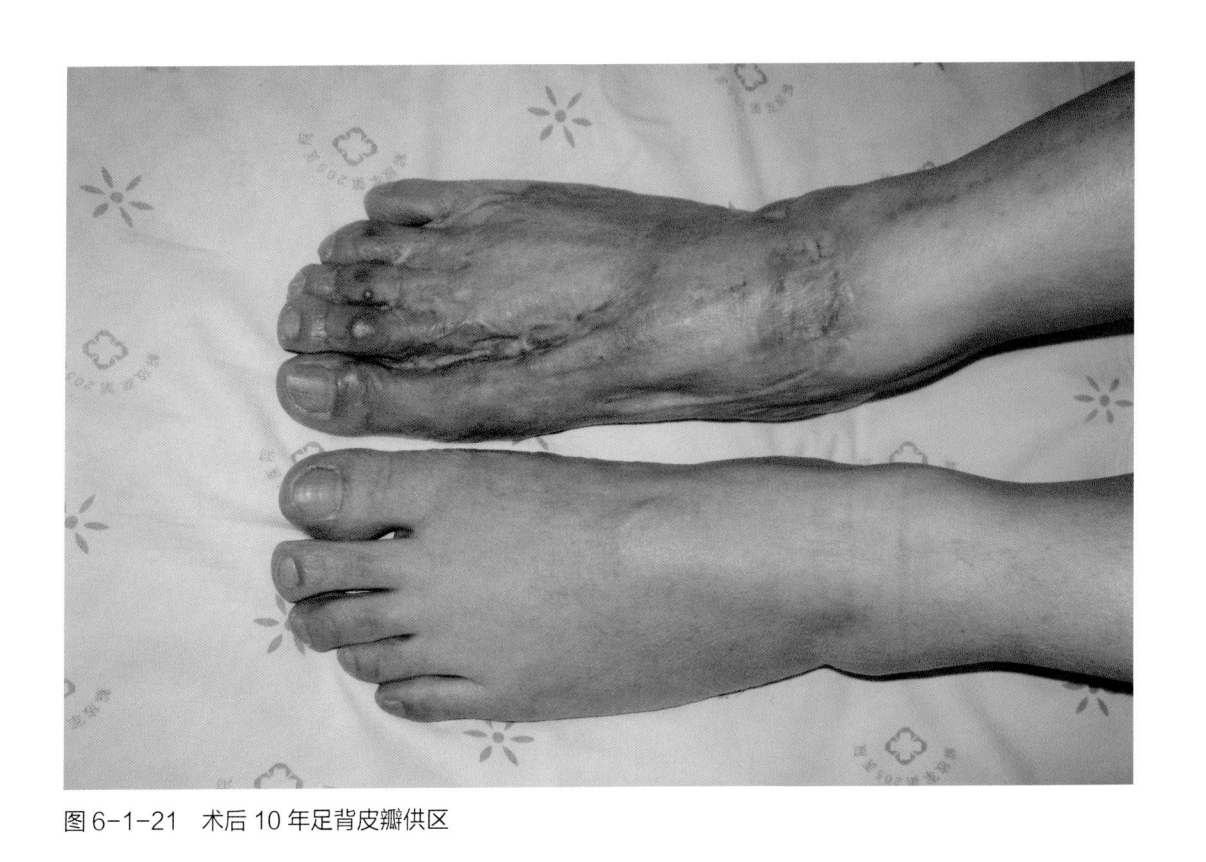

图 6-1-21　术后 10 年足背皮瓣供区

【病例3】

患者，男，20岁。

伤因伤情：机器绞伤致右手示、中、环指软组织套状缺损伤，伤指环形骨、肌腱裸露。

手术方法：急诊行清创术，分指状态下将伤指分别置入腹壁筋膜浅层，手指与腹壁缝合固定。术后4周伤手移出腹部，腹壁皮瓣与手指背侧和侧方愈合。同时根据手指屈侧创面的状况，设计并切取足背、多趾背、趾蹼联合皮瓣游离移植修复手指屈侧创面，皮瓣动脉与桡动脉深支、皮瓣静脉与桡静脉、大隐静脉与头静脉、皮瓣神经与桡神经浅支吻合。

预后效果：术后皮瓣与受区一次性愈合。术后3个月行伤手皮瓣区成形术。术后4年随访，伤指功能状况好。

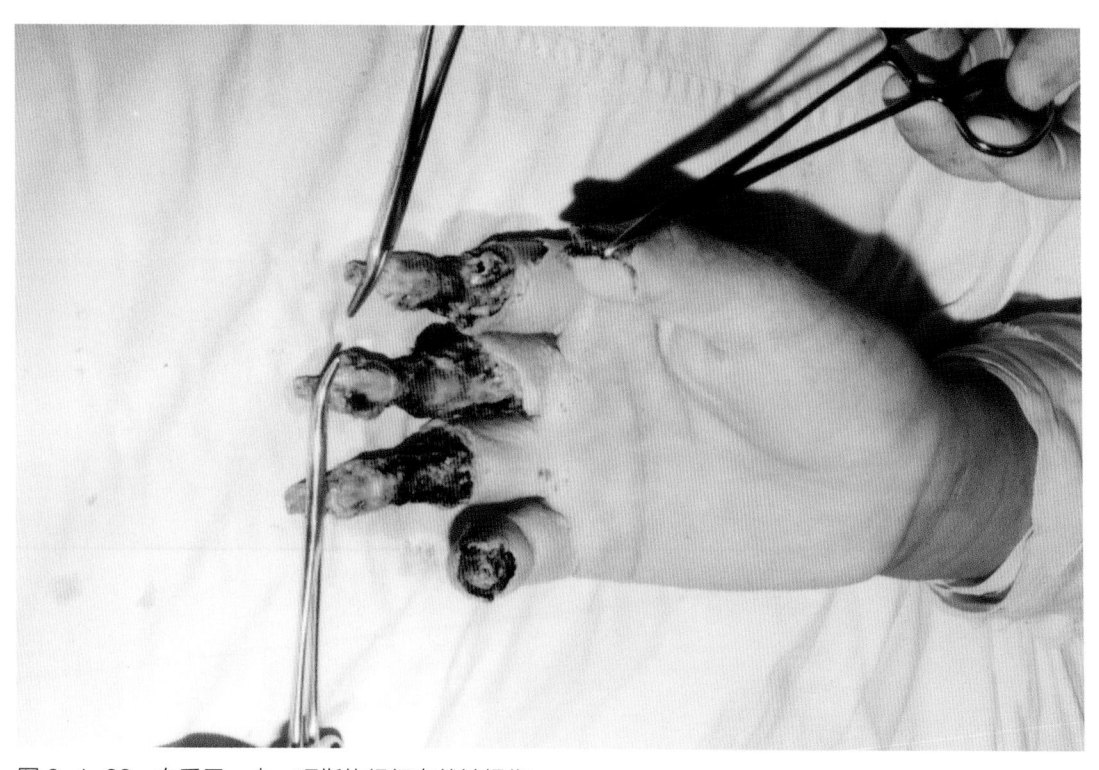

图6-1-22　右手示、中、环指软组织套状缺损伤

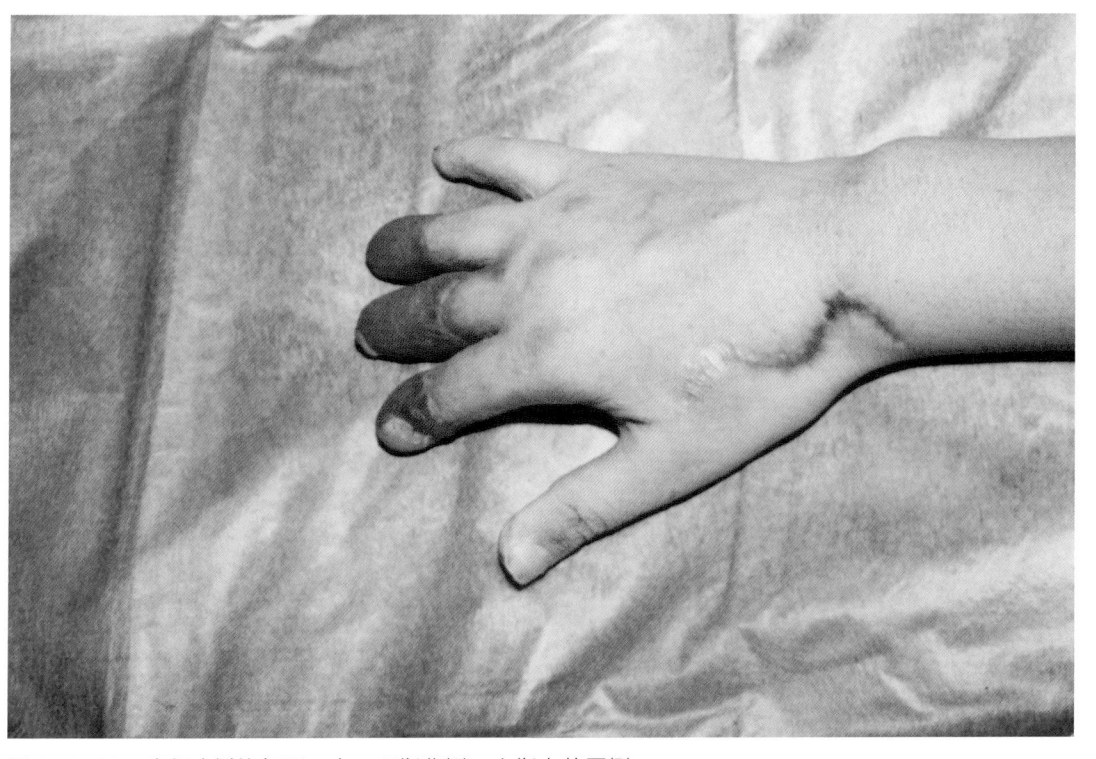

图 6-1-23　腹部皮瓣修复示、中、环指背侧、小指末节屈侧

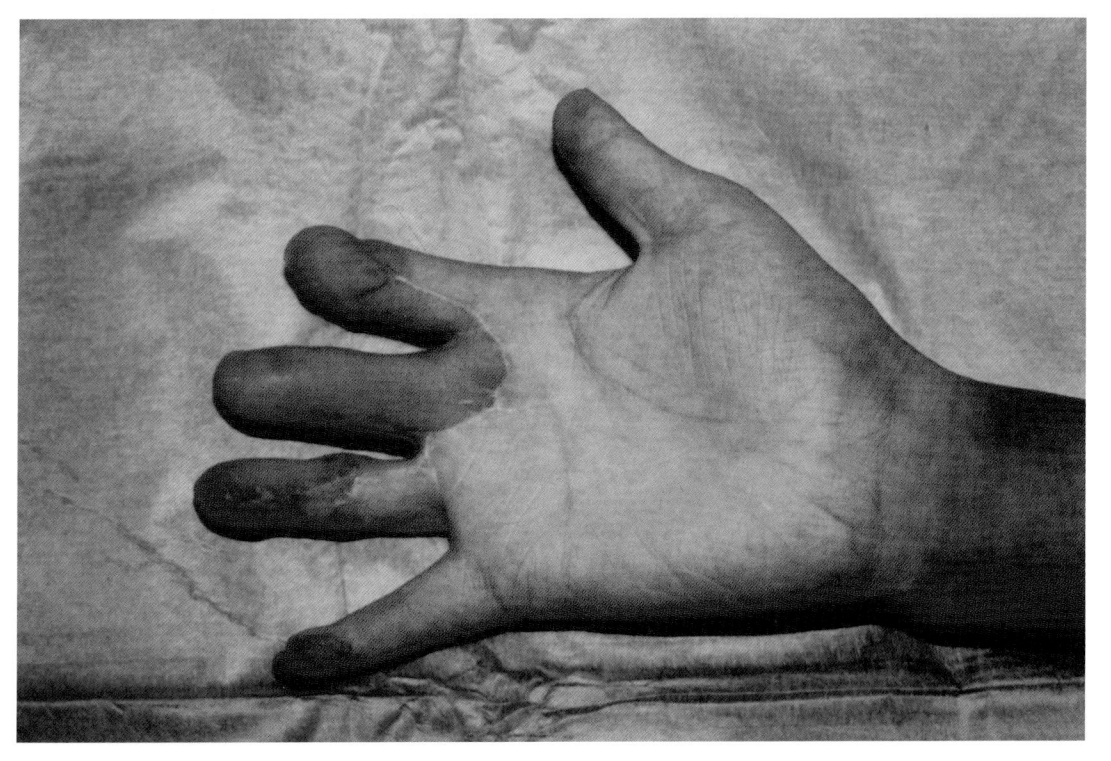

图 6-1-24　足趾、足背皮瓣游离移植修复示、中、环指屈侧

285

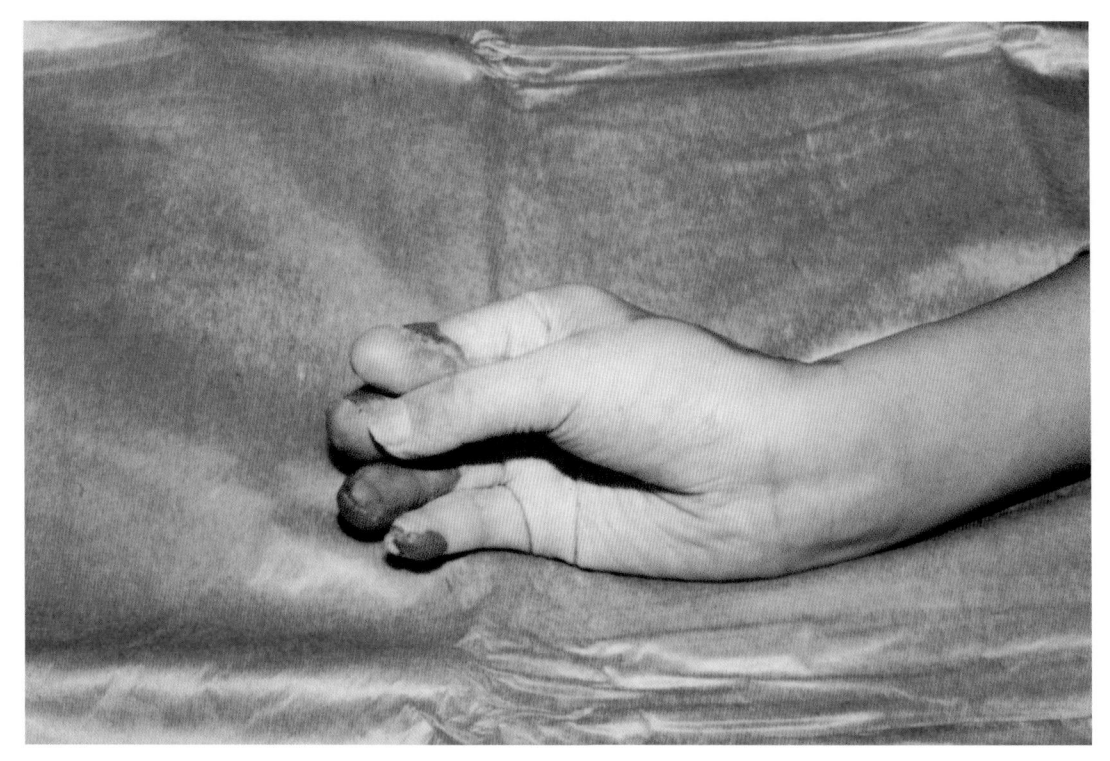

图 6-1-25　术后 3 年（一）

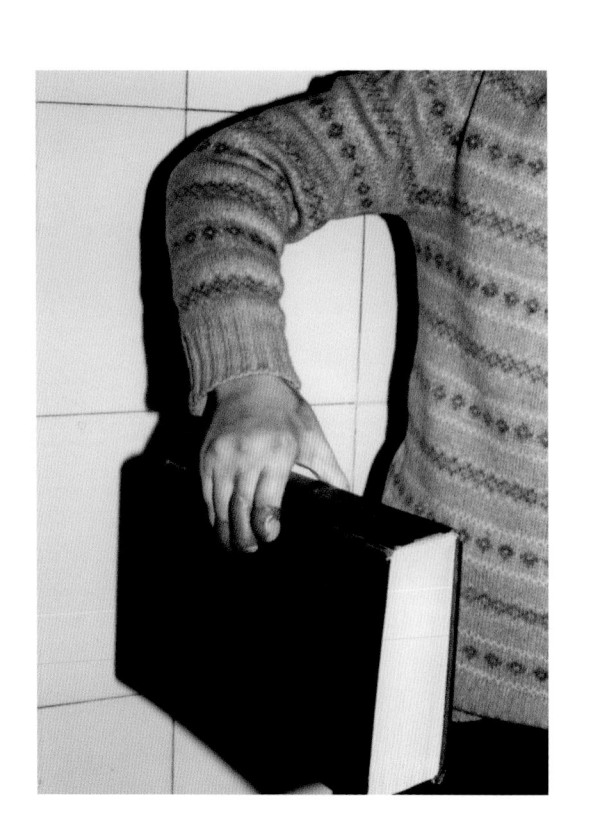

图 6-1-26　术后 3 年（二）

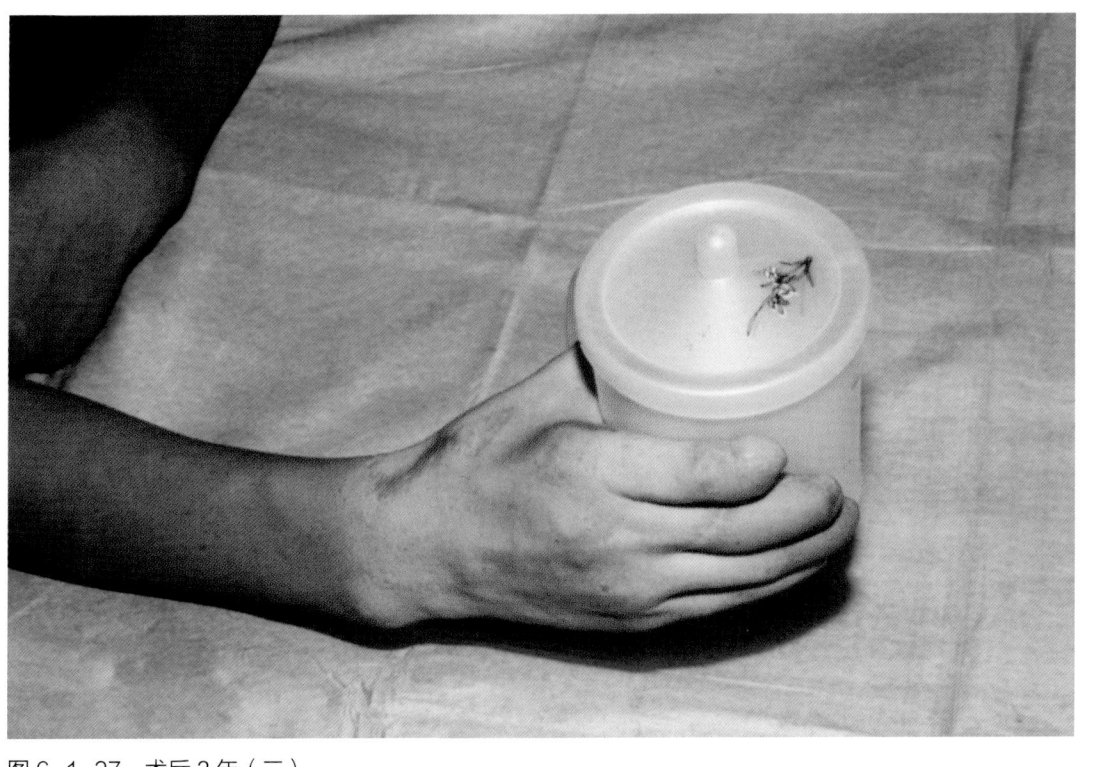

图 6-1-27 术后 3 年（三）

【病例 4】

患者，女，19 岁。

伤因伤情：机器绞伤致右手示、中、环指软组织套状缺损伤，腹部皮管修复术后 3 个月入院，外形臃肿，伤指远端发暗、发凉并残端溃疡。

手术方法：切除示、中指尖端及背侧原植入皮瓣组织，设计并切取第 2、第 3 足趾趾甲、趾背、足背联合皮瓣游离移植修复创面。术后皮瓣与受区一次性愈合。

预后效果：术后半年伤指形体已实现"瘦身"，伤指血供及神经感觉良好。

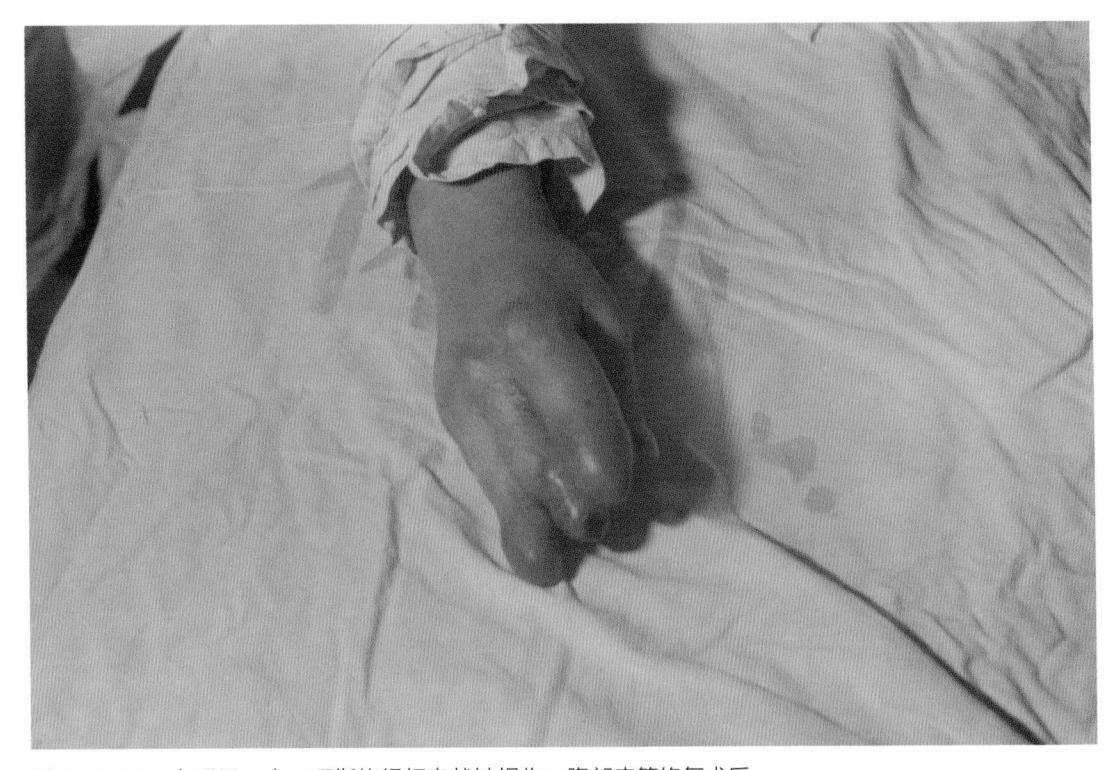

图 6-1-28　右手示、中、环指软组织套状缺损伤，腹部皮管修复术后

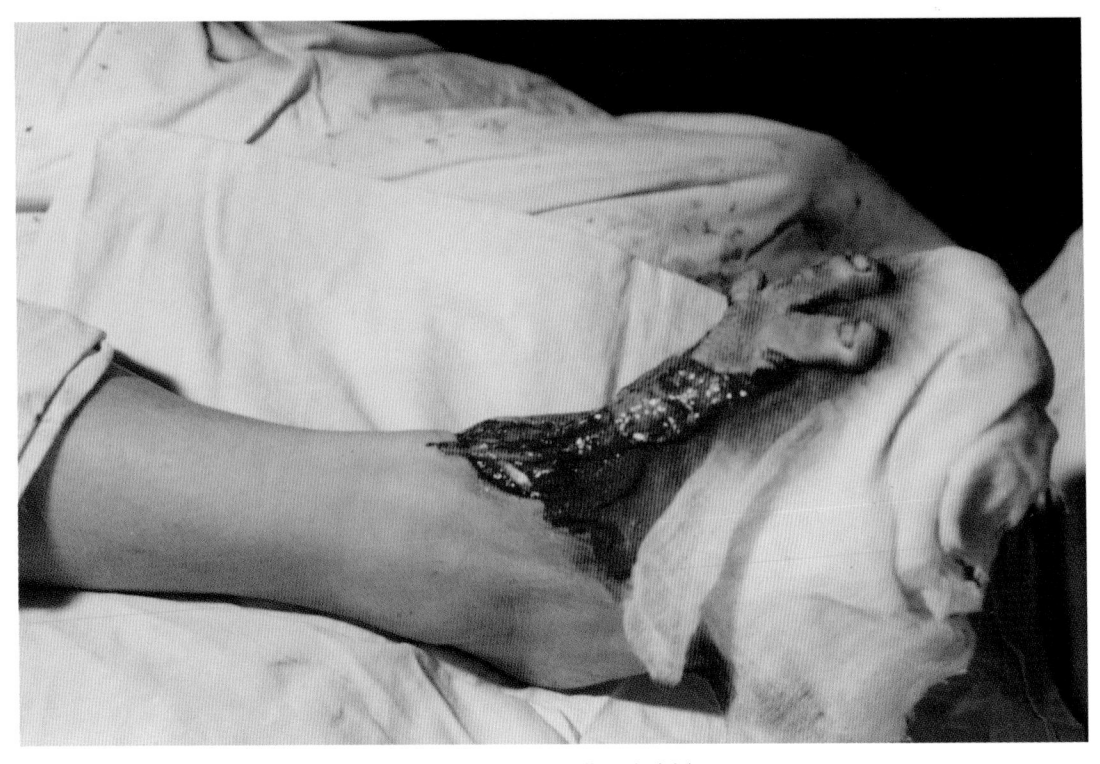

图 6-1-29　设计切取第 2、第 3 足趾趾甲、趾背、足背联合皮瓣

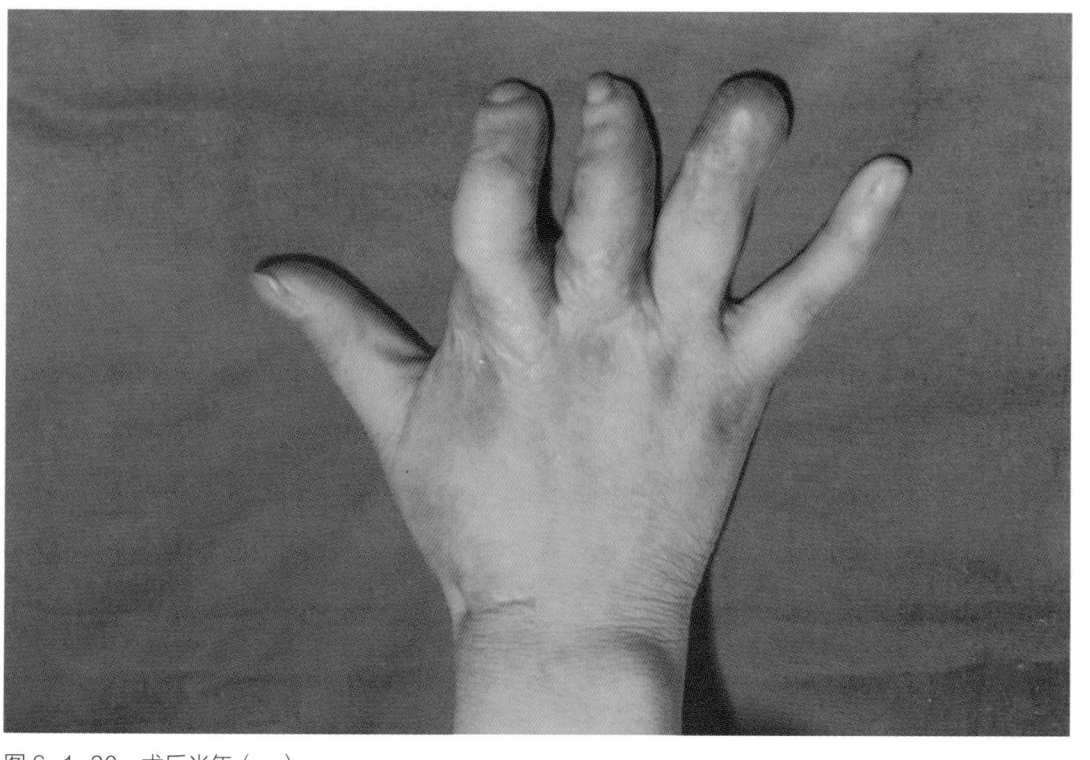

图 6-1-30　术后半年（一）

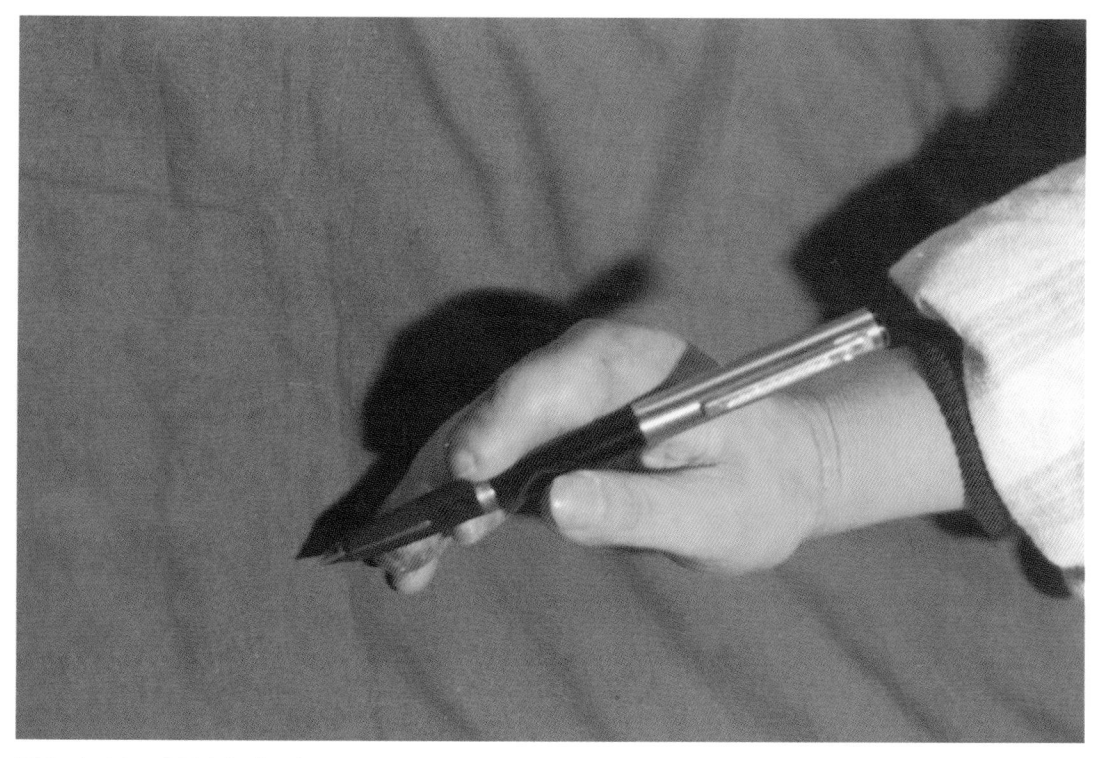

图 6-1-31　术后半年（二）

【病例5】

患者，女，6岁。

伤因伤情：机器绞伤致左手中、环指软组织套状缺损伤，伤指环形骨肌腱裸露。

手术方法：急诊行清创术，分指状态下将伤指分别置入腹壁筋膜浅层，手指与腹壁缝合固定。术后4周伤手移出腹部，腹壁皮瓣与手指背侧和侧方愈合。同时根据手指屈侧创面的状况，设计并切取足背、趾背、趾蹼联合皮瓣游离移植修复中、环指屈侧创面，皮瓣动脉与桡动脉深支、皮瓣静脉与桡静脉、大隐静脉与头静脉、皮瓣神经与桡神经浅支吻合。

预后效果：术后皮瓣与受区一次性愈合。术后3个月行伤手皮瓣区成形术。术后3年随访，伤指功能状况好。

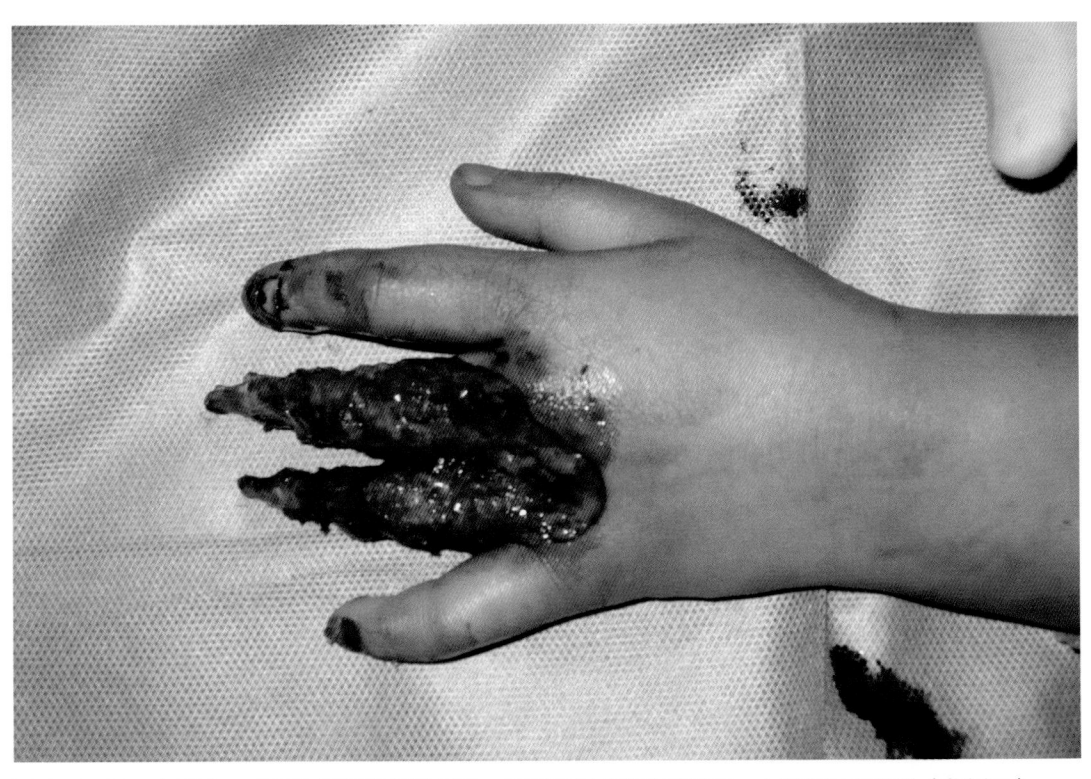

图6-1-32　左手中、环指软组织套状缺损伤，远侧指间关节连接损伤，末节指骨无血供（背侧观）

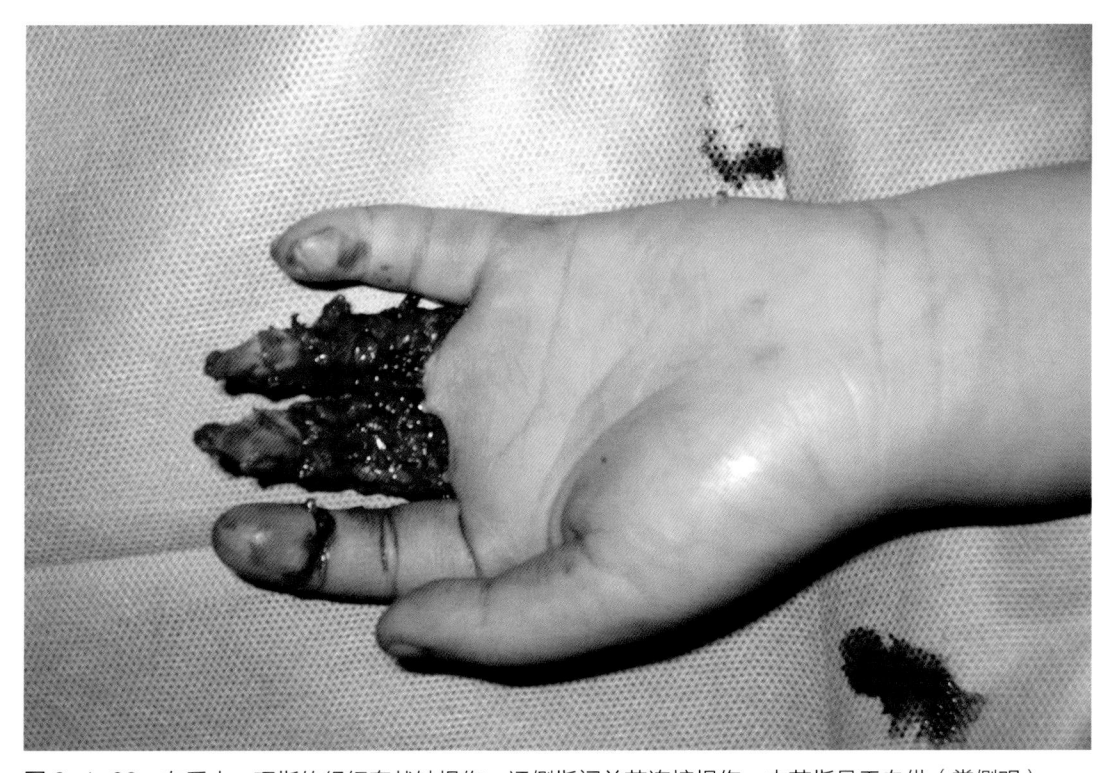

图 6-1-33　左手中、环指软组织套状缺损伤，远侧指间关节连接损伤，末节指骨无血供（掌侧观）

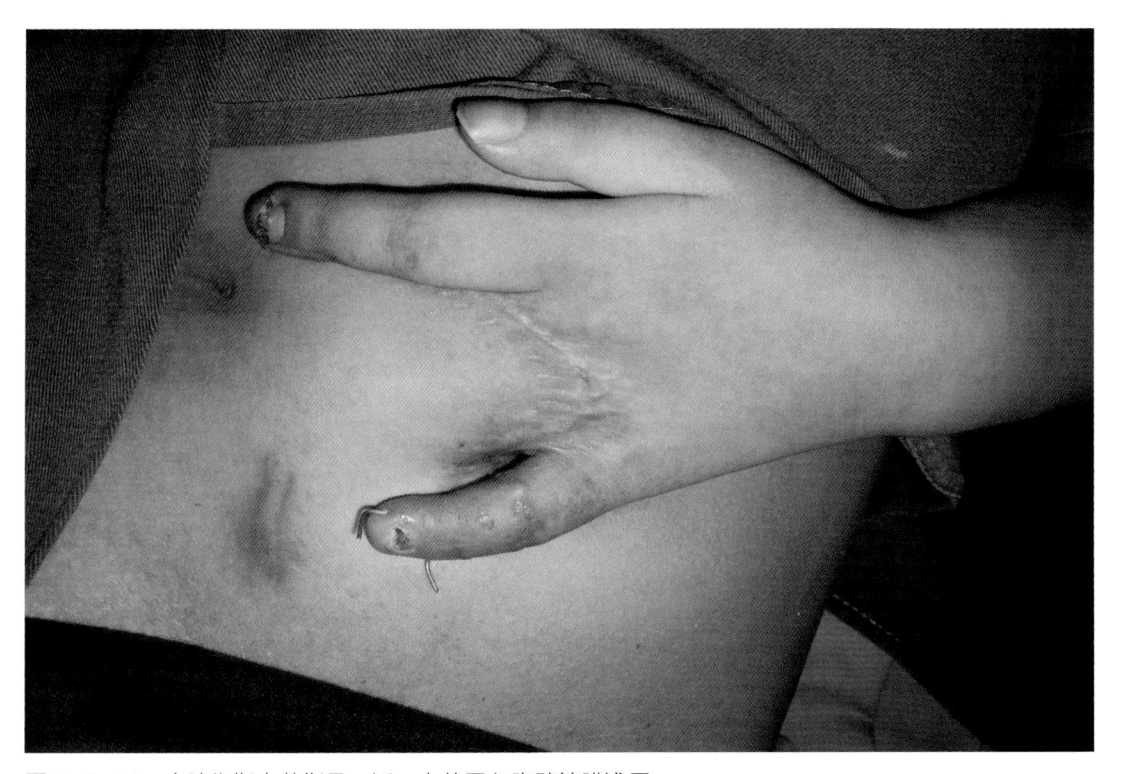

图 6-1-34　去除伤指末节指骨，近、中节置入腹壁筋膜浅层

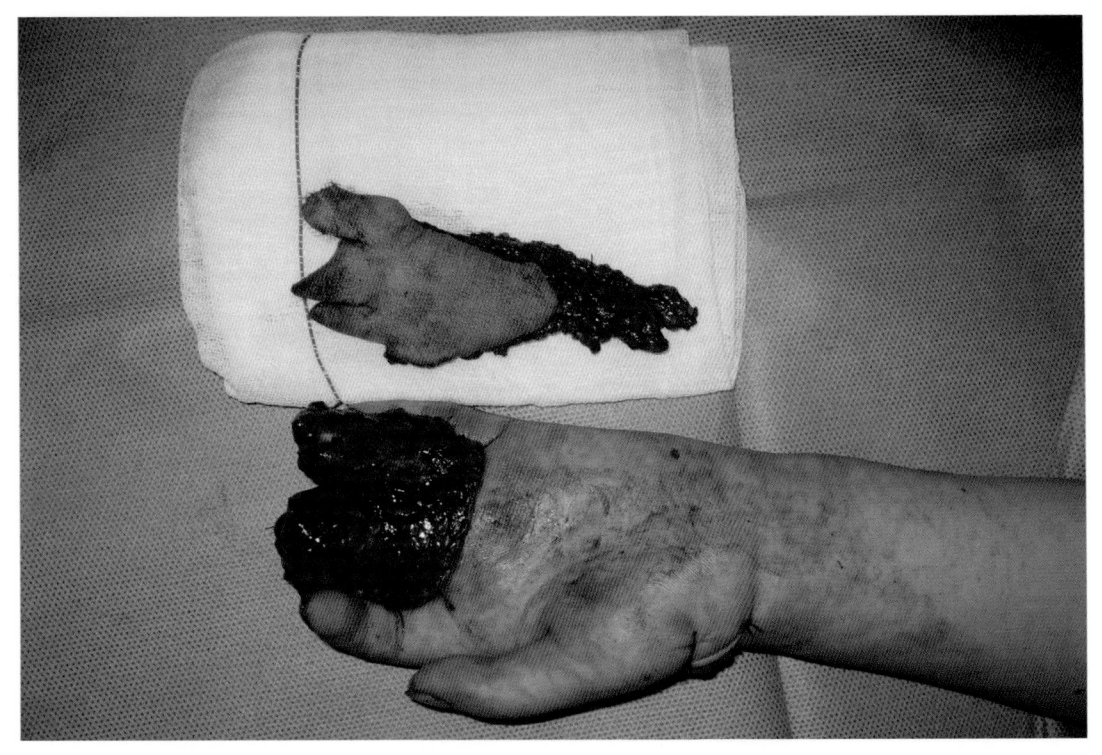

图 6-1-35　腹部皮瓣与伤指背侧愈合，设计并切取足背、趾背、趾蹼联合皮瓣

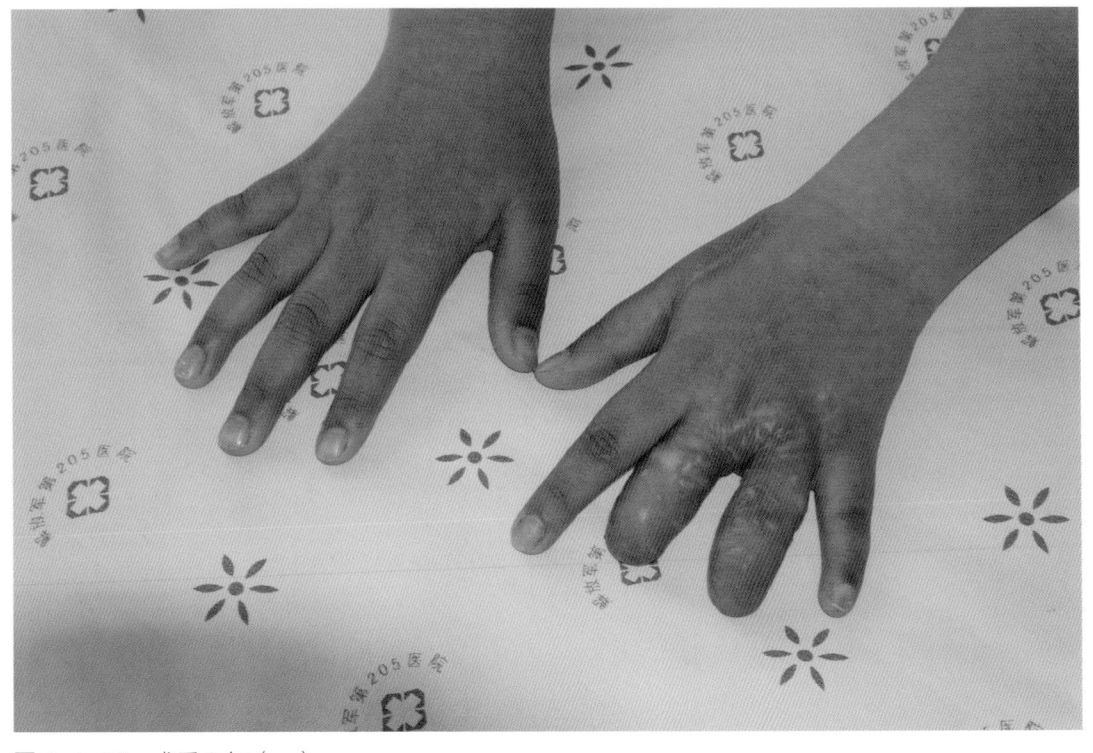

图 6-1-36　术后 3 年（一）

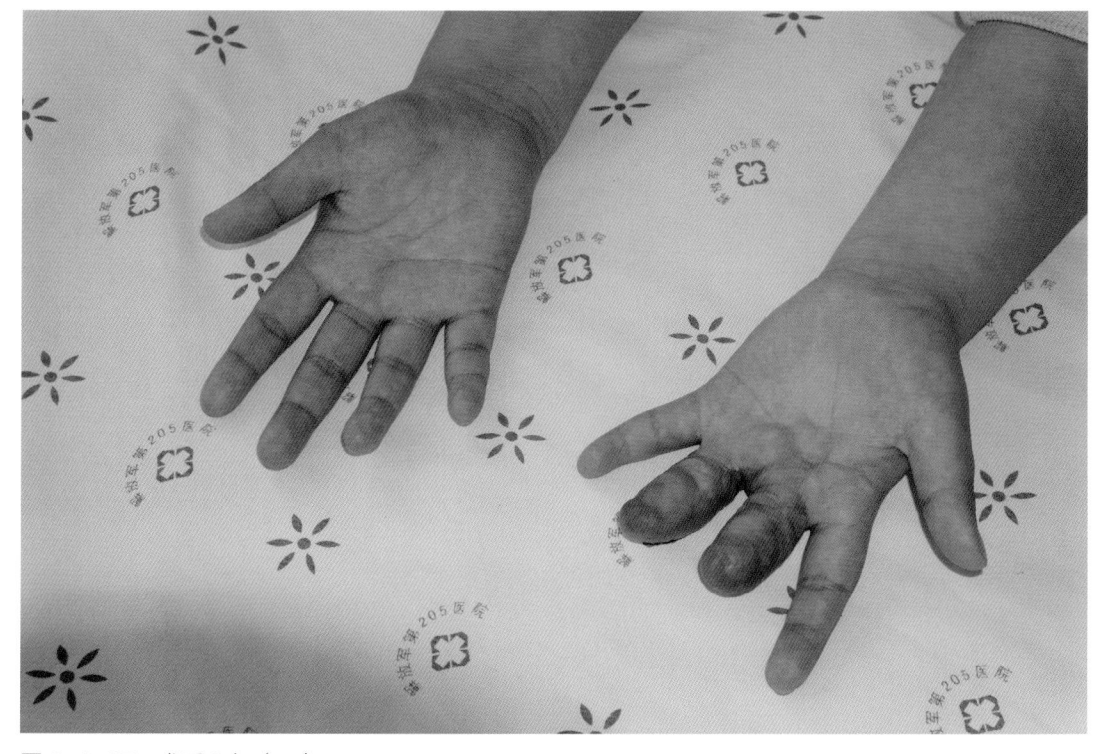

图6-1-37 术后3年（二）

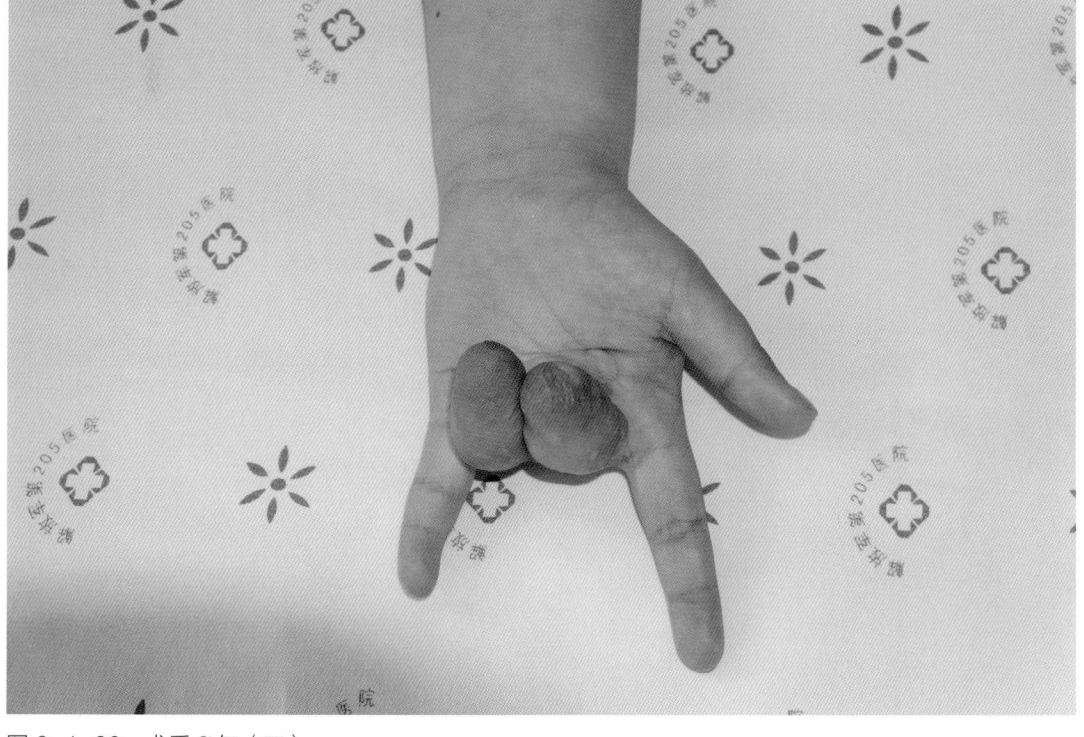

图6-1-38 术后3年（三）

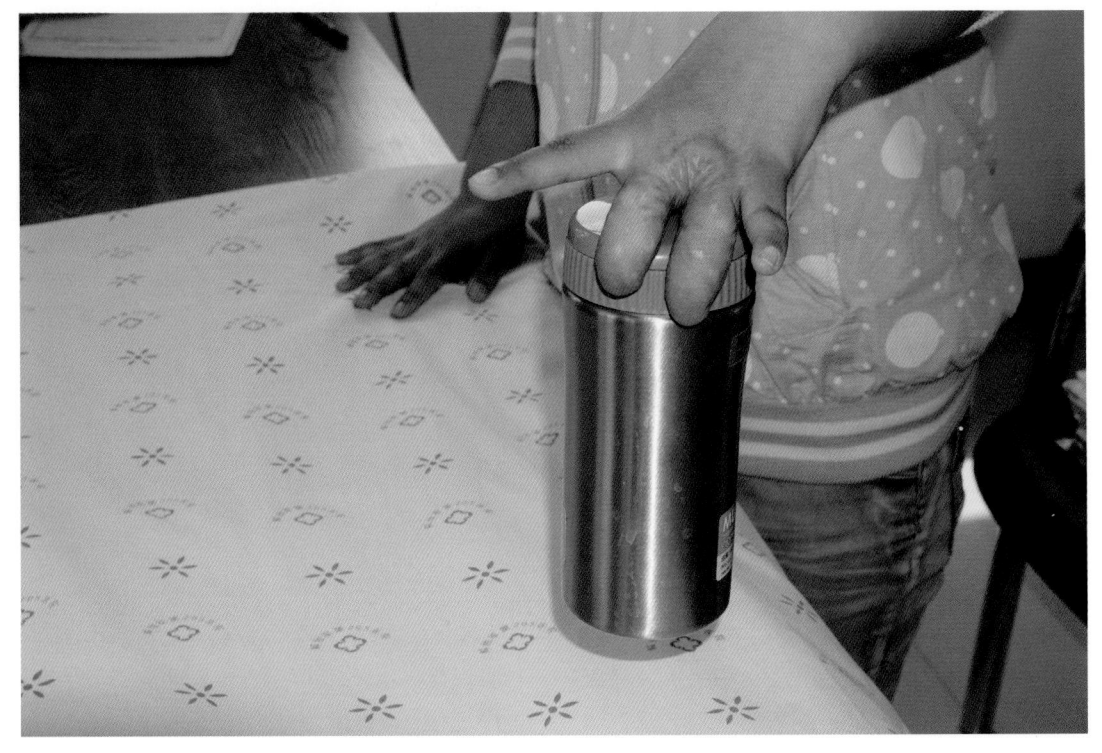

图 6-1-39　术后 3 年（四）

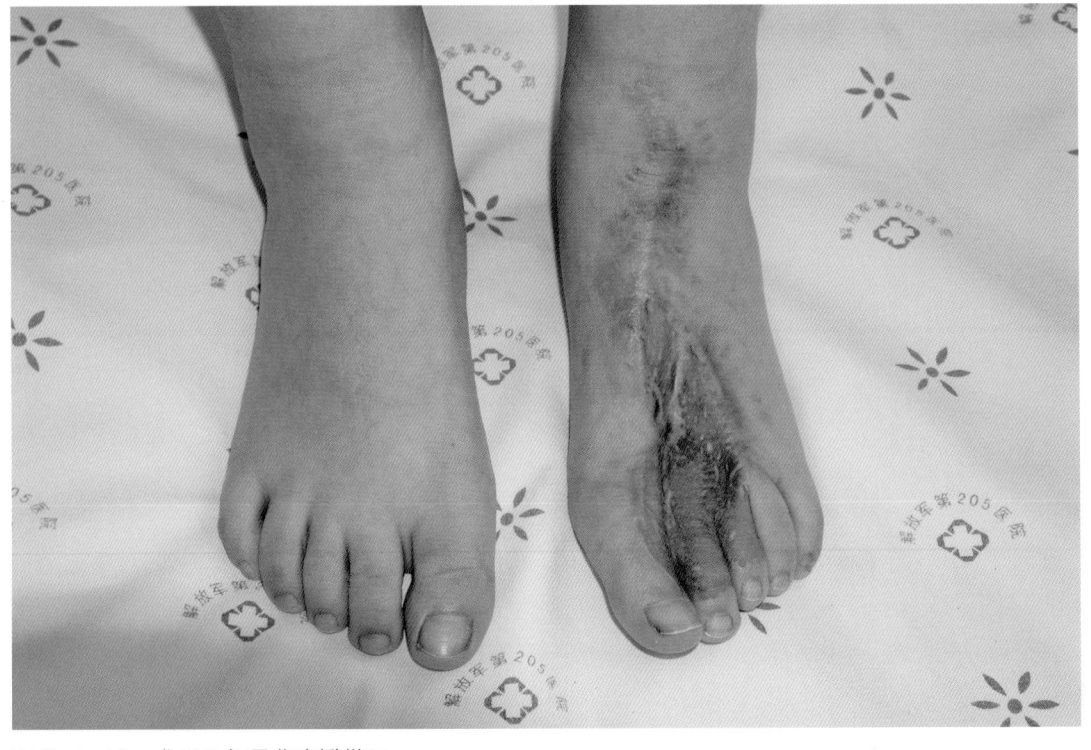

图 6-1-40　术后 3 年足背皮瓣供区

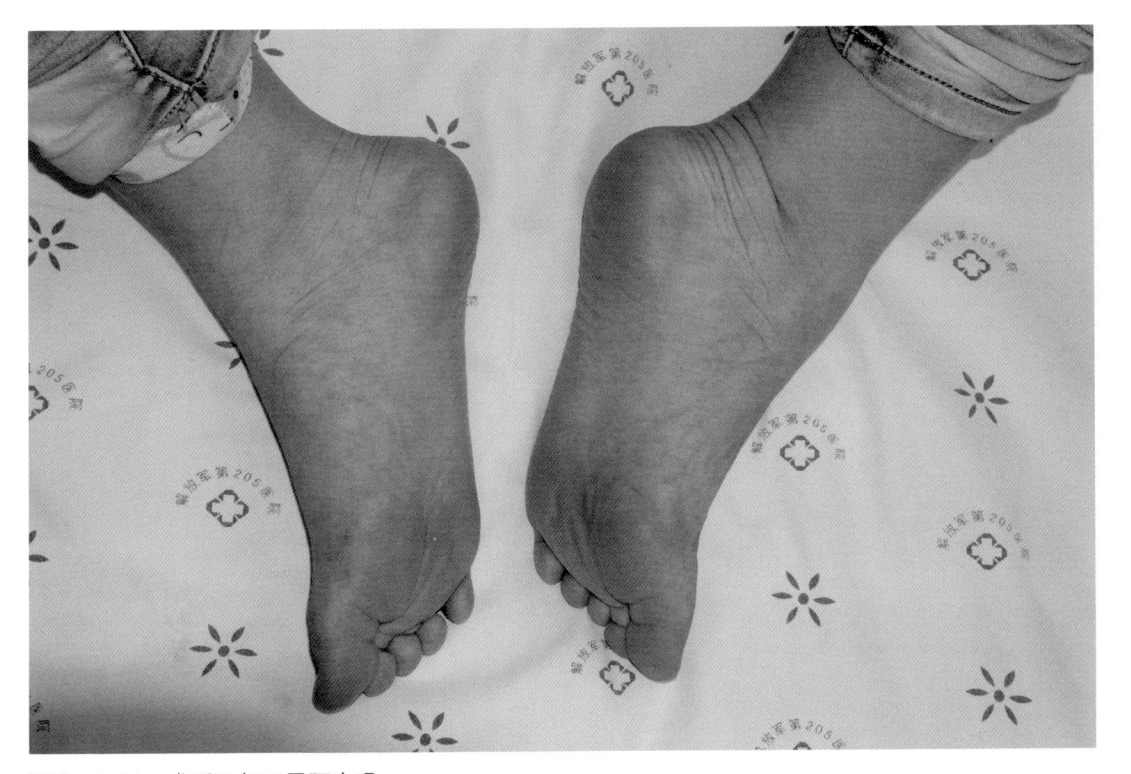

图 6-1-41 术后 3 年双足跖底观

【病例 6】

患者，男，11 岁。

伤因伤情：右手爆炸伤术后手掌及多指瘢痕屈曲挛缩并溃疡入院。

手术方法：切除挛缩瘢痕及溃疡，手指屈曲畸形矫正到伸直、分指位，创面深达损伤肌腱浅层。设计并切取多趾背、趾蹼、足背联合皮瓣游离移植修复创面。

预后效果：皮瓣与受区一期愈合，术后 3 个月皮瓣区出现了神经感觉，术后 1 年皮瓣区触痛觉、温度觉恢复。术后 3 年随访，皮瓣质地柔软、手指舒展，皮瓣与手指同步发育增宽、增长，神经感觉Ⅳ级。

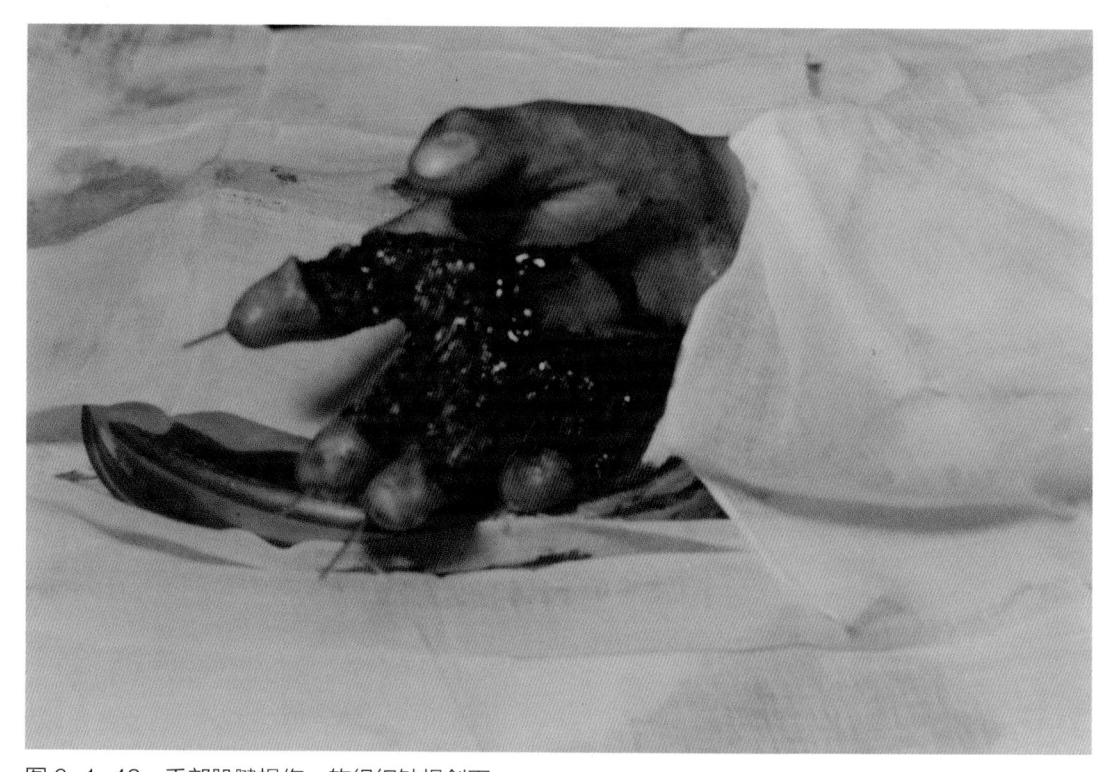

图 6-1-42　手部肌腱损伤、软组织缺损创面

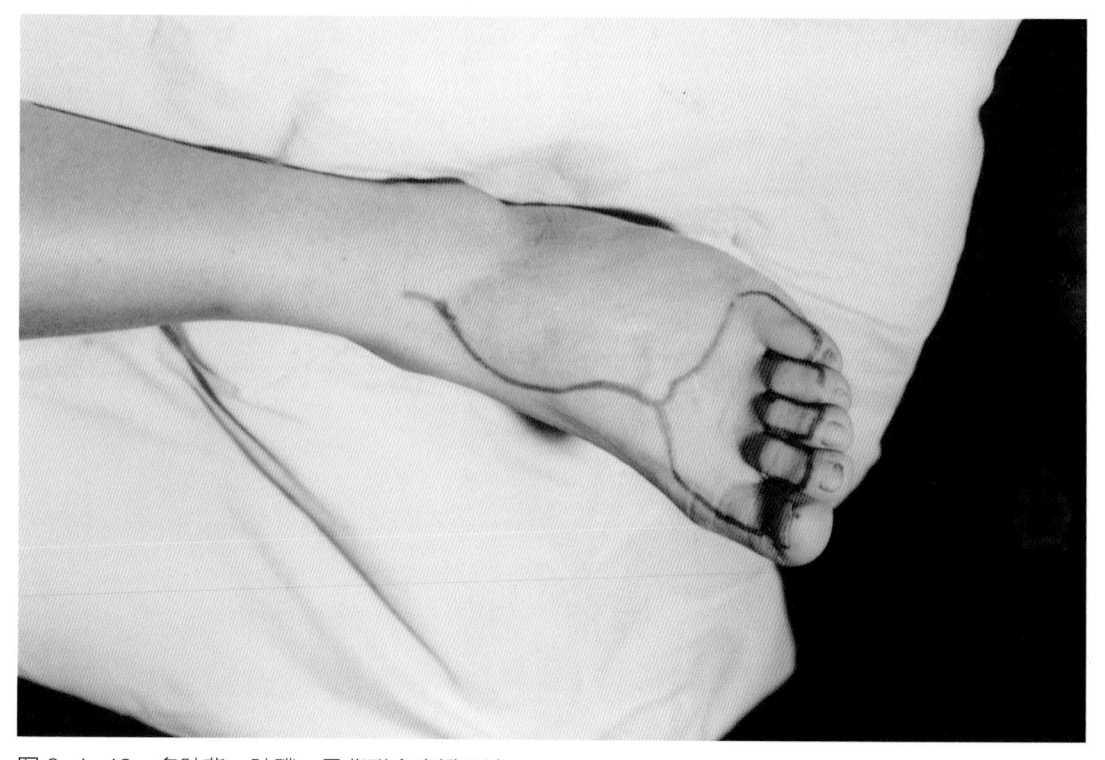

图 6-1-43　多趾背、趾蹼、足背联合皮瓣设计

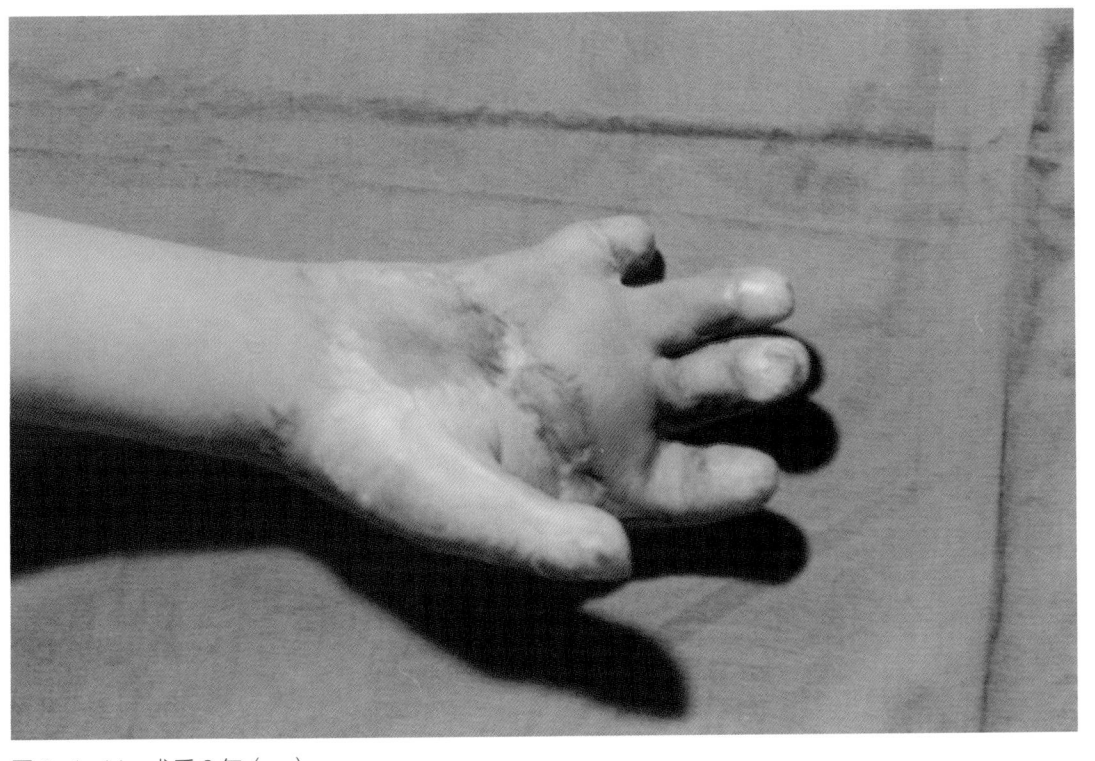

图 6-1-44　术后 3 年（一）

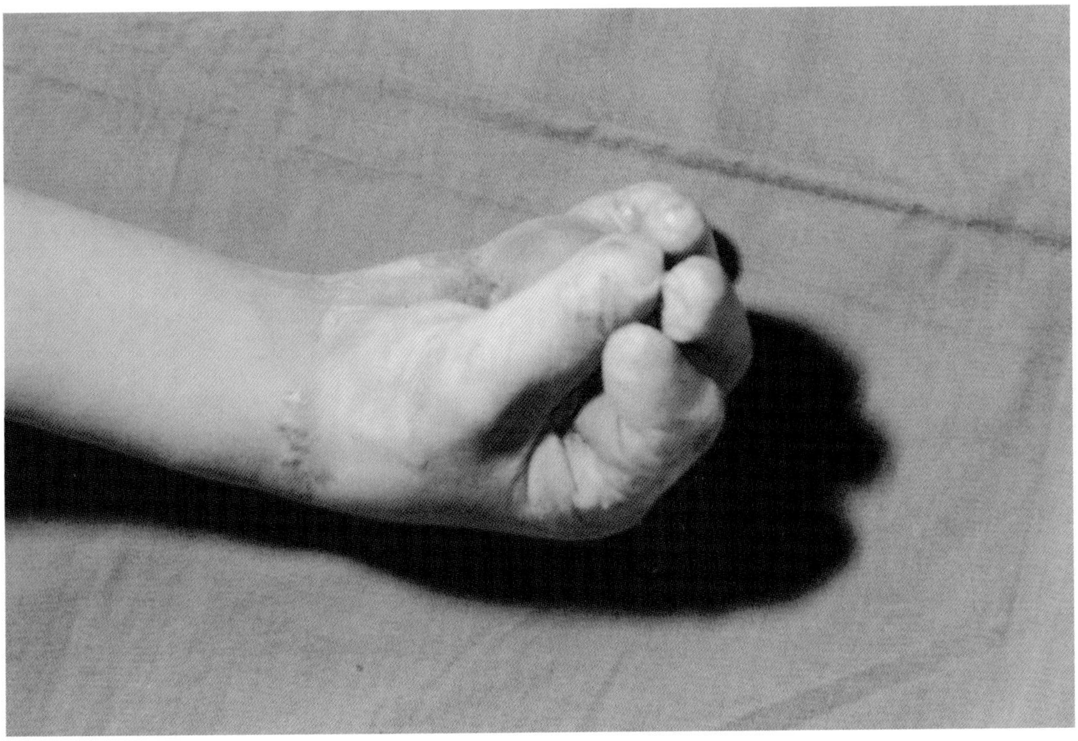

图 6-1-45　术后 3 年（二）

• 病 例 启 示 •

多指脱套伤治疗起来往往比较棘手。选择修复的组织瓣应具备为损伤脱套手指提供持续的血供和神经营养，质地良好，富有弹性，耐磨有感觉等特性，目前尚缺乏有效的修复方法。我们采取腹壁浅层筋膜皮瓣联合足背、趾背、趾蹼皮瓣修复多指脱套伤获得了理想的临床结果。

我们将脱套手指一期置入腹壁筋膜浅层，手指两侧与腹壁皮肤至腹肌腱膜与腹肌腱膜垂直缝合，稳定了手指背、侧面与腹壁皮肤筋膜的紧密贴合，皮瓣呈大部环形包绕手指，指与指间距自然形成。由于皮瓣厚度适合于手指，无须再次修薄成形。腹部皮瓣柔软舒展，利于手指的屈伸活动。当腹部皮瓣与伤指愈合且与腹壁分离时，以吻合足背动静脉、腓浅神经的多趾背、趾蹼、足背联合皮瓣修复屈侧，使伤指的环面始终处于良好的组织营养状况下。

将趾蹼和趾背皮瓣一并切取目的是，除增加对手指创面有效覆盖之外，且利用任意皮瓣的以增加皮瓣的宽度换取皮瓣供血长度的增加的理念，联合切取趾蹼、趾侧方、趾背侧皮瓣，能为趾背远端提供更多的侧支血供，足背皮瓣的血向末端输注更远，趾背皮瓣对手指的覆盖更长，营养效果更好。本组病例将腓浅神经与皮瓣一并切取并与桡神经浅支进行了吻合，术后 1 年趾背皮瓣区神经感觉恢复到了 Ⅲ～Ⅳ 级。

以足背动静脉为蒂的组织皮瓣的临床应用方式已为时较久。由于牺牲了一条主要的向足供血动脉，加之皮瓣供区以植入皮覆盖，使足背缺少了弹性，临床已慎为使用。本组病例又将趾蹼和趾背皮瓣与足背皮瓣一并切取，增加了足部创伤，我们的具体应对方式是切取皮瓣的深度在伸趾肌腱腱膜的浅层，保持足趾中立、充分分趾位中厚皮植入固定，可以减少或者是避免日后植入皮挛缩现象的发生。

本术式的主要优点如下。

1. 所用皮瓣的厚度一次使用于手指，无须修薄，保证了皮瓣对手指骨肌腱的持续性的营养支持。

2. 腹部皮瓣供给面积充裕，质地柔软舒展，修复手指背侧大部环形组织缺损。足背侧皮瓣与手指结构和功能相似，但供给面积有限，故用来修复手指的屈侧，使组织资源得到合理的应用。吻合血管神经的足背侧皮瓣不仅血供充足，且能有效地重建神经感觉。

3. 手指侧方利用多 Z 字成形术，使两类型皮瓣相互长入成形，外观自然合体，呈现张柔相济的特点，利于手指的灵活运动。

4. 通过显微镜下进行伤指组织损伤状况的识别，保护骨与肌腱外周有生机的组织，并修复筋膜组织中断裂的指固有动脉，提升受伤指体血液供应平面。

第二节
尺桡动脉腕上网状血管为轴前臂内侧逆行岛状皮瓣

【病例】

患者，男，45 岁。

伤因伤情：高压电致右前臂形成以腕尺侧屈面为中心深度烧伤创面，尺神经损伤，尺动、静脉长段损伤闭塞。

手术方法：一期坏死组织去除，保留尺神经。以腕上尺桡动脉间网状侧支供血为轴，设计并切取尺动脉前臂近端岛状皮瓣逆行转位移植修复创面。

预后效果：受供区创面一次性愈合。此手术的优点为利用尺桡动脉腕上网状血管供血，设计了轴型动脉供血皮瓣。

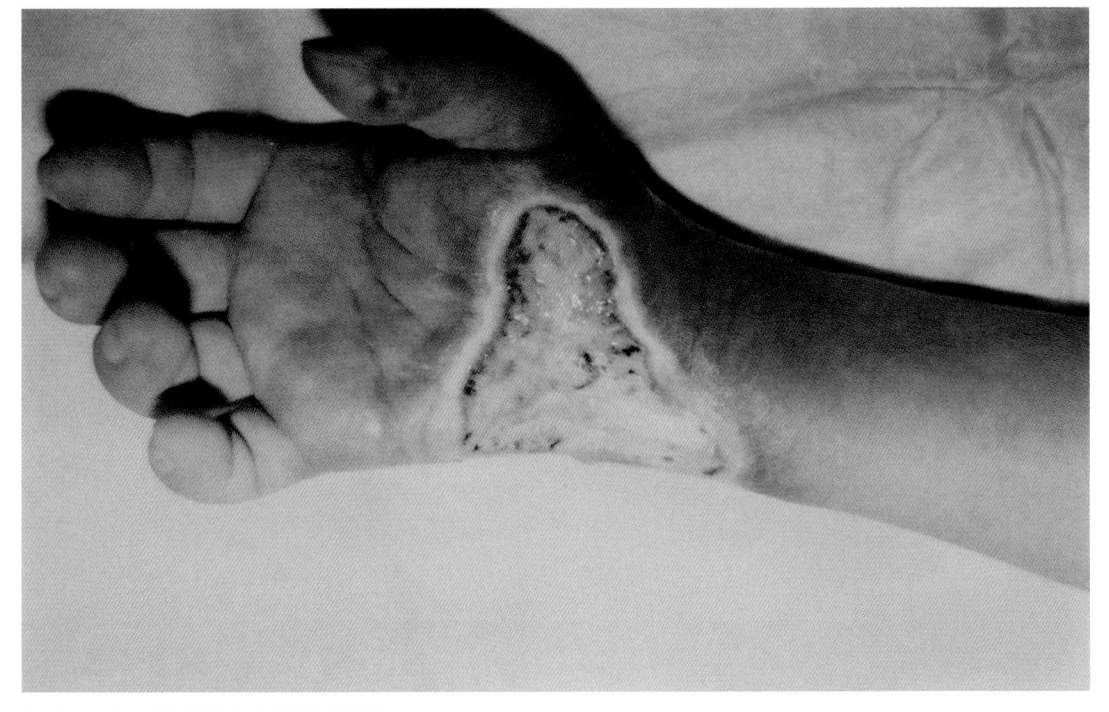

图 6-2-1　腕尺侧屈面深度烧伤创面

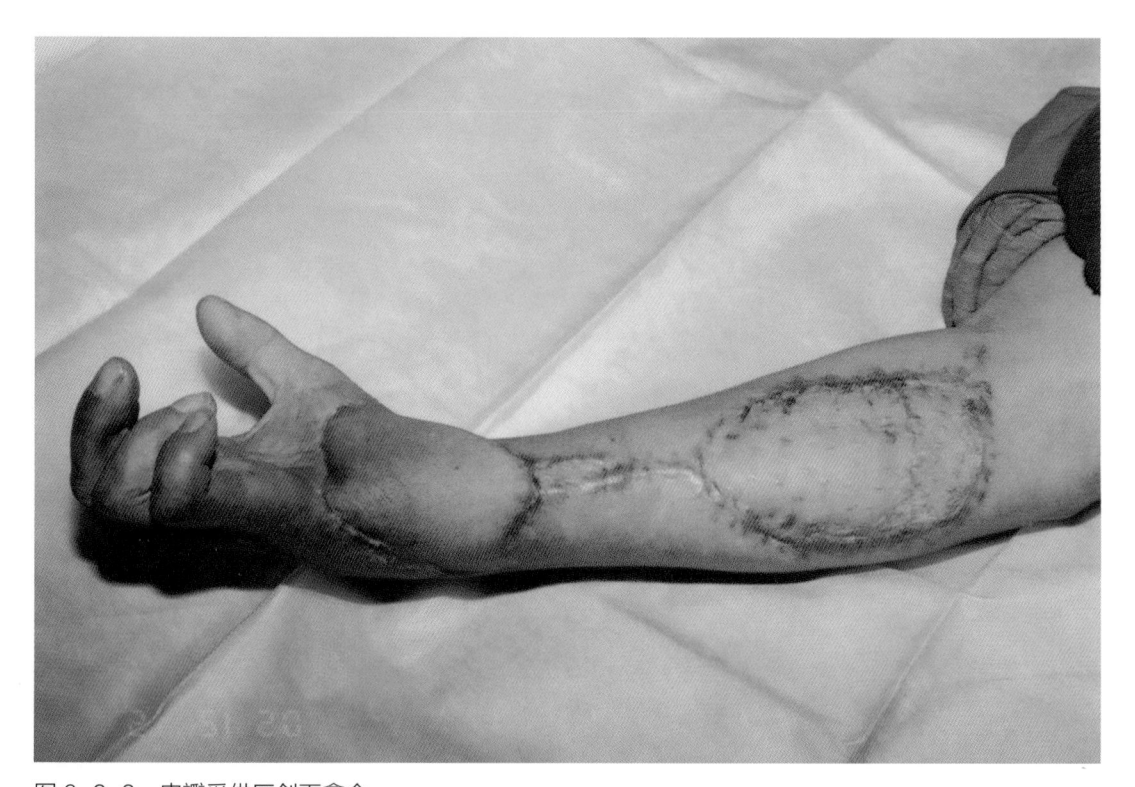

图 6-2-2　皮瓣受供区创面愈合

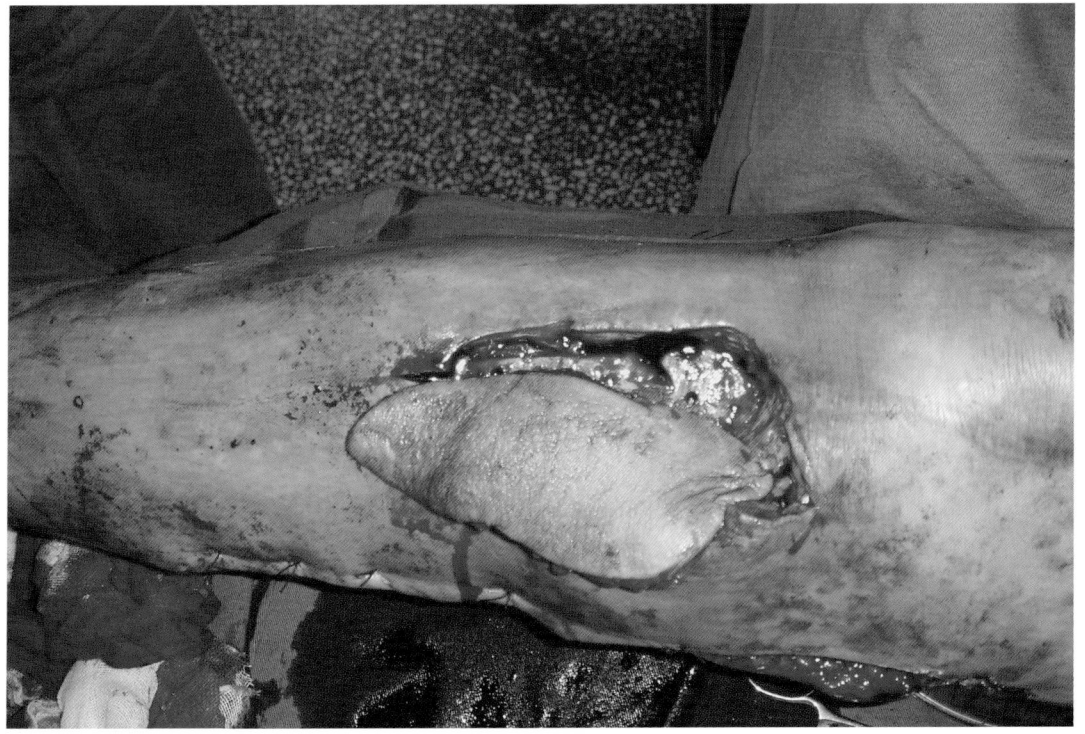

图 6-4-4　肌皮瓣转位于受区

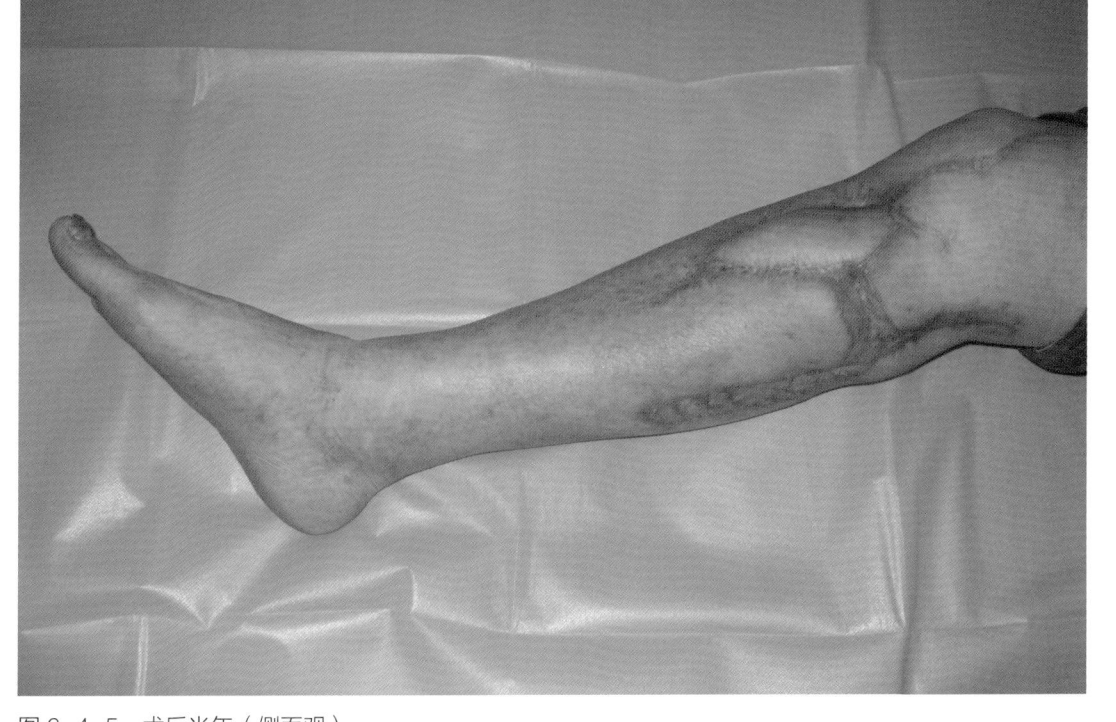

图 6-4-5　术后半年（侧面观）

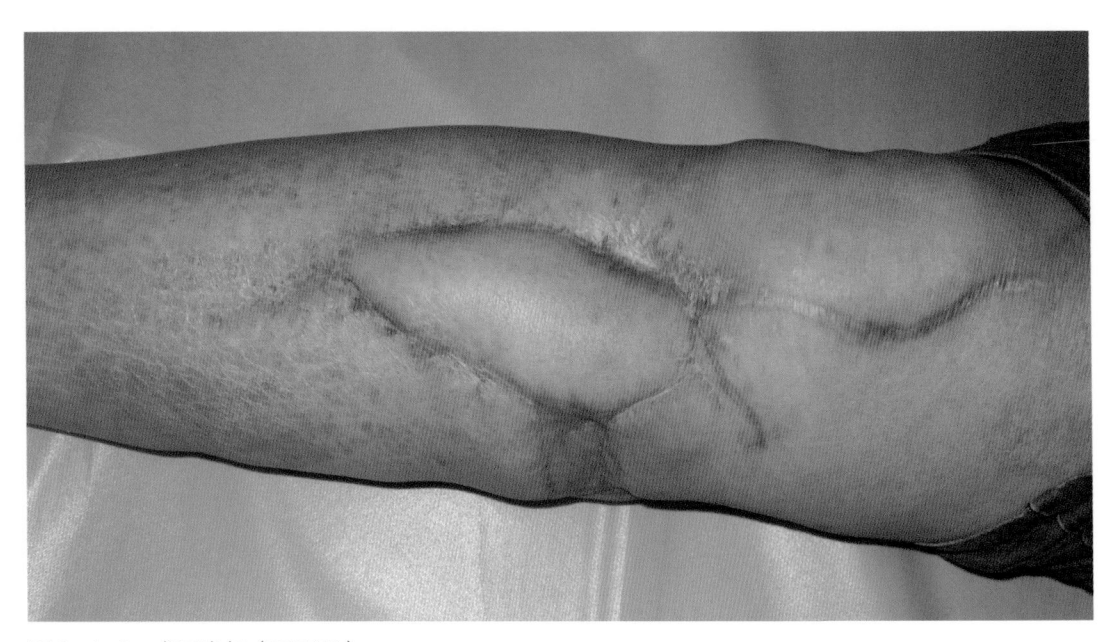

图 6-4-6　术后半年（正面观）

【病例 2】

患者，女，37 岁。

伤因伤情：外伤后右小腿软组织缺损、骨外露、骨感染。半年后入我院。

手术方法：术中骨创面 11cm×6.0cm，设计去蒂部肌肉、腓肠肌动静脉及分支肌皮瓣修复骨创面。

预后效果：术后受供区创面均一期愈合。术后随访半年，炎症无复发。

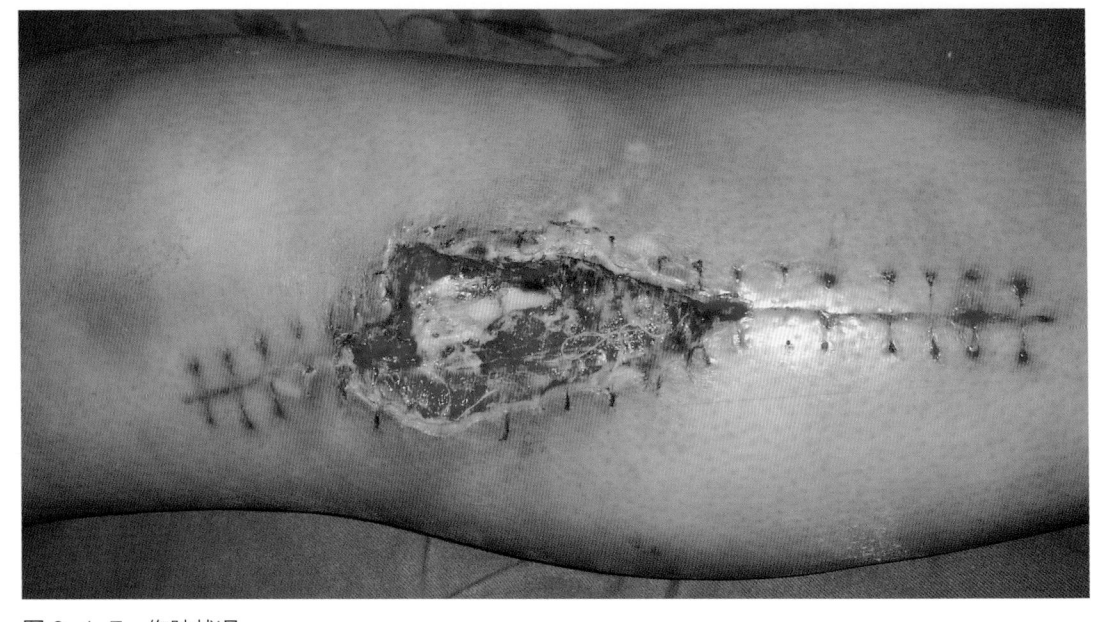

图 6-4-7　伤肢状况

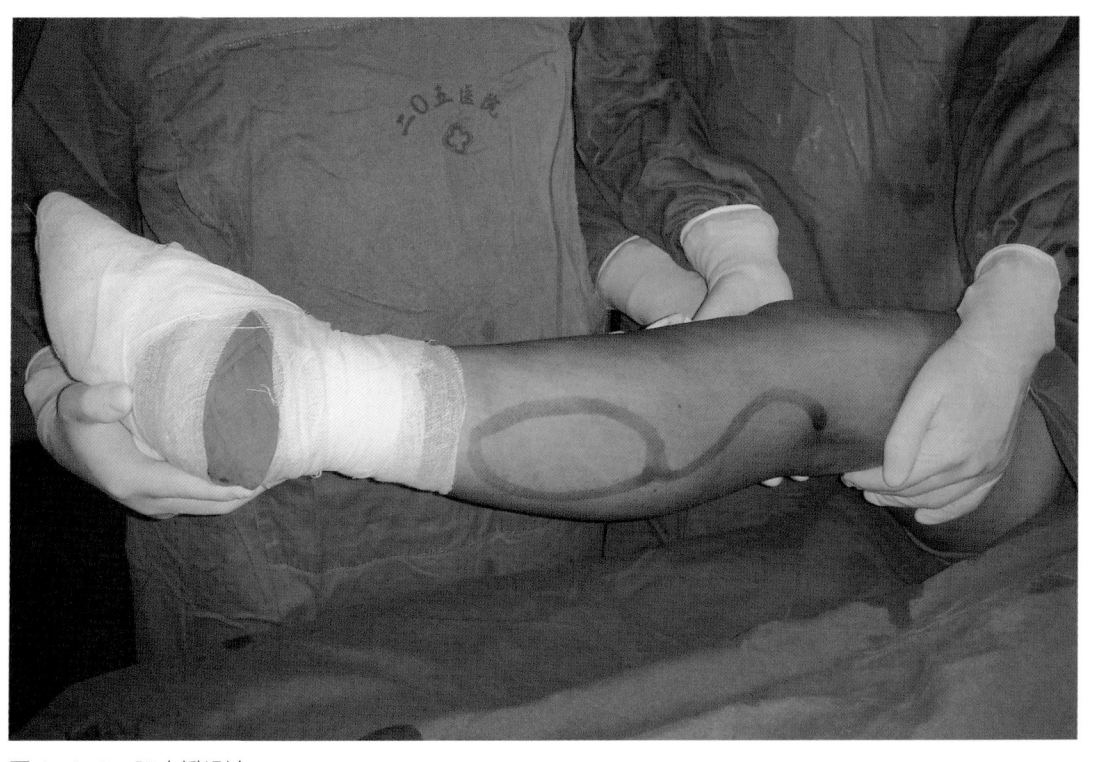

图 6-4-8　肌皮瓣设计

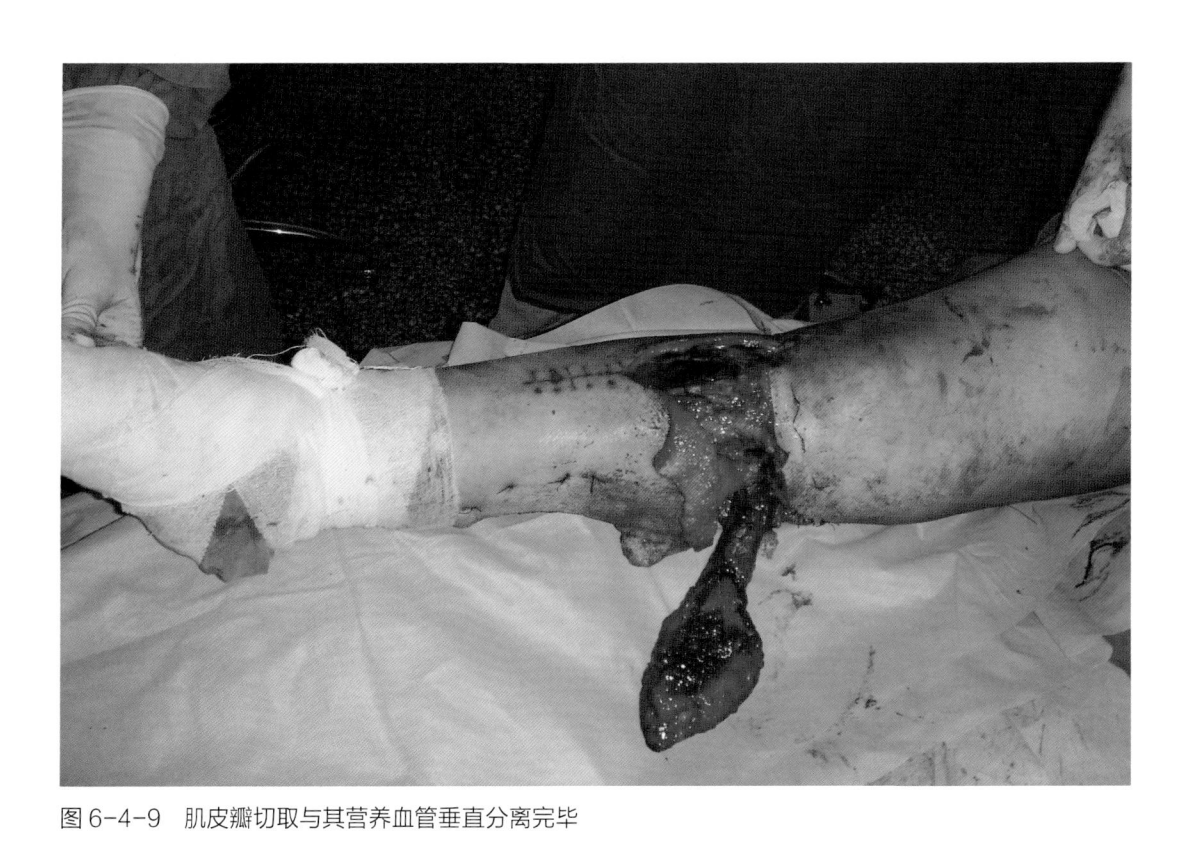

图 6-4-9　肌皮瓣切取与其营养血管垂直分离完毕

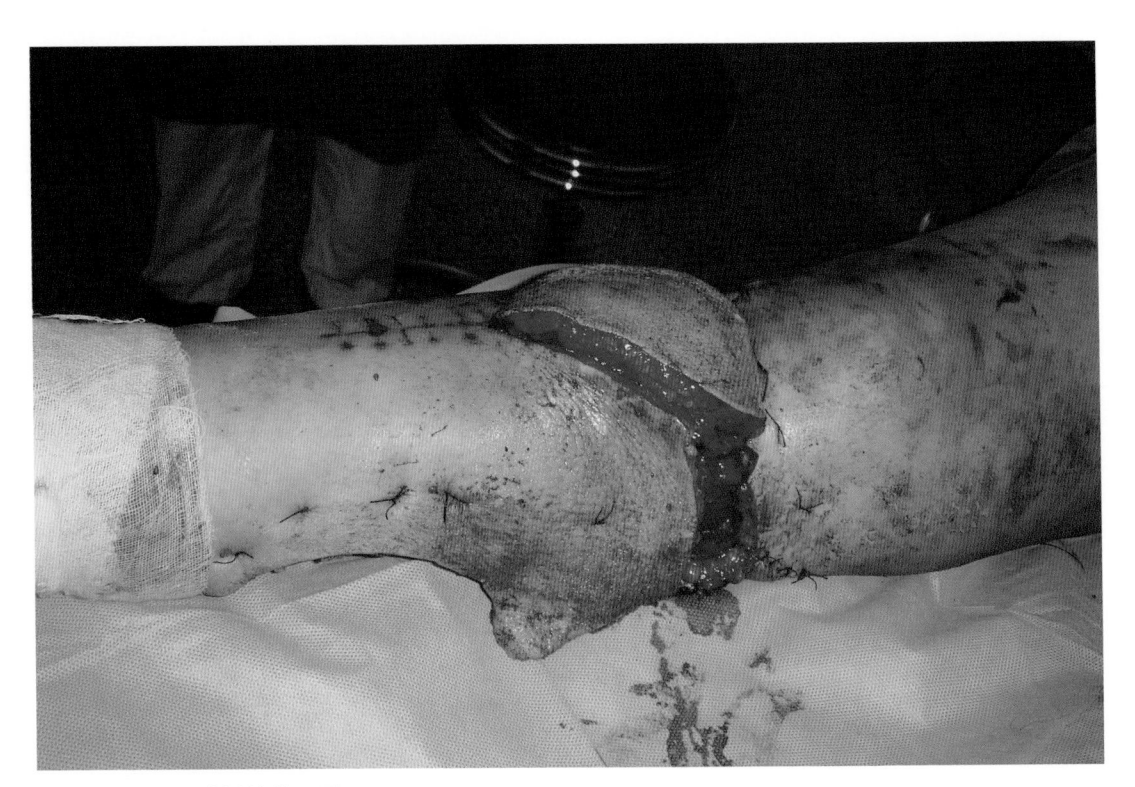

图 6-4-10　肌皮瓣转位于受区

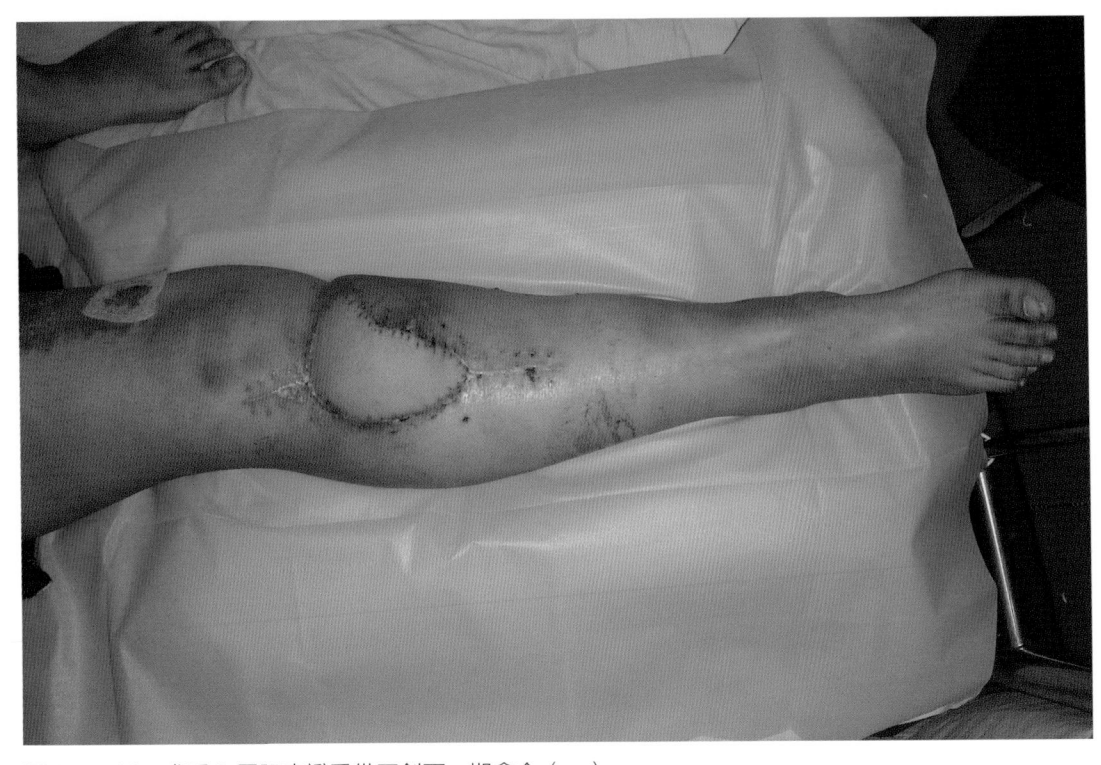

图 6-4-11　术后 3 周肌皮瓣受供区创面一期愈合（一）

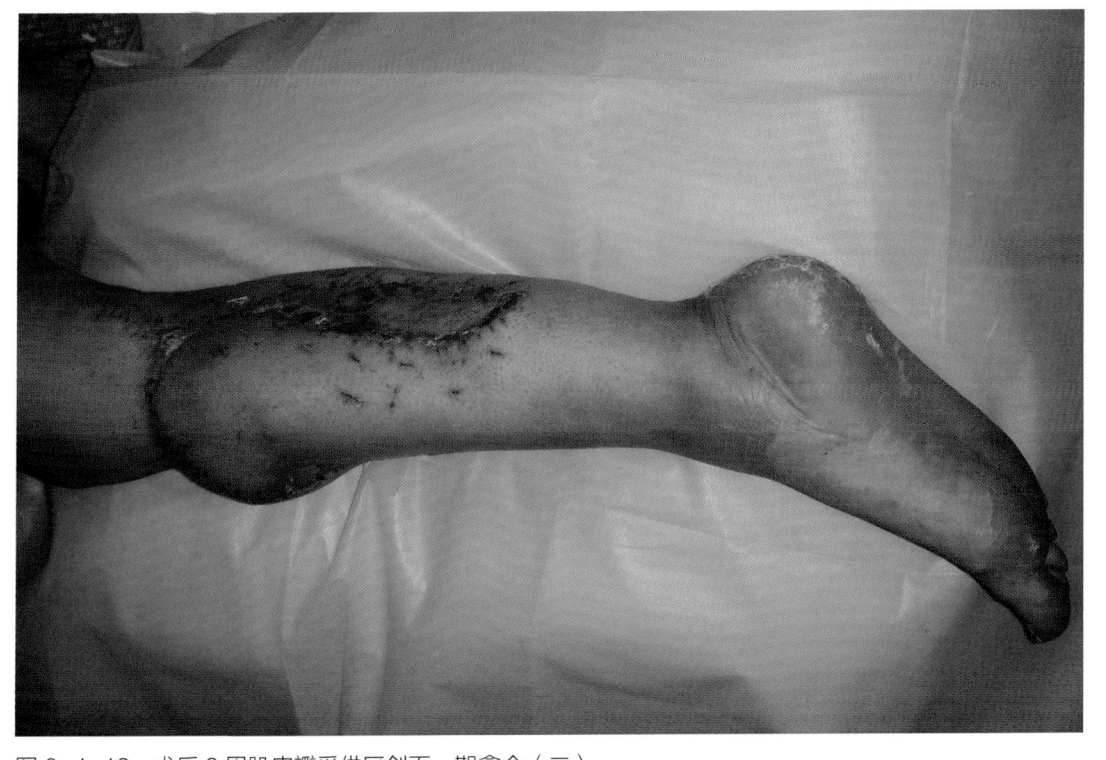

图 6-4-12 术后 3 周肌皮瓣受供区创面一期愈合（二）

• 病例启示 •

1. 腓肠肌肌皮瓣转移术，因肌腹肥厚影响了皮瓣的旋转范围，适应证受到了一定程度的限制。选择此手术除肌皮瓣供区外，还要增加蒂部植皮用量，且局部外形隆突。

2. 去蒂部肌肉、腓肠肌动脉及分支肌皮瓣转移术，术前用多普勒超声血流仪对该肌肉血管主干及分支走行的线路进行描记、画线，此轴线向远侧与组织瓣中心线对接，并依此画出皮瓣应取的大小、范围。术中首先切开显露肌皮瓣主轴血管和分支的起始部，并将其从肌肉中分离出来。如需延长蒂部的长度，则需要在显微镜下实施操作，在保证向皮瓣主要供血分支不受损伤前提下，分离与皮瓣供血无关的肌肉连接和血管分支。供皮瓣区通过植皮修复，而整个蒂部通路可直接缝合，外观平整。皮瓣与受区转移的交汇点可以经皮下隧道或开放转移。

3. 腓肠肌除轴型营养血供外，也有外周血供。故仅将固有肌营养动脉取下，并不能导致该肌肉的缺血坏死。

第五节
前臂骨间背侧逆行筋膜岛状皮瓣

【病例】

患者，女，37 岁。

伤因伤情：因右手伤后感染入院。手背形成骨肌腱创面。

手术方法：经一期扩创，前臂骨间背侧筋膜岛状皮瓣逆行转位修复手背创面。

预后效果：伤手获得一次性治愈。

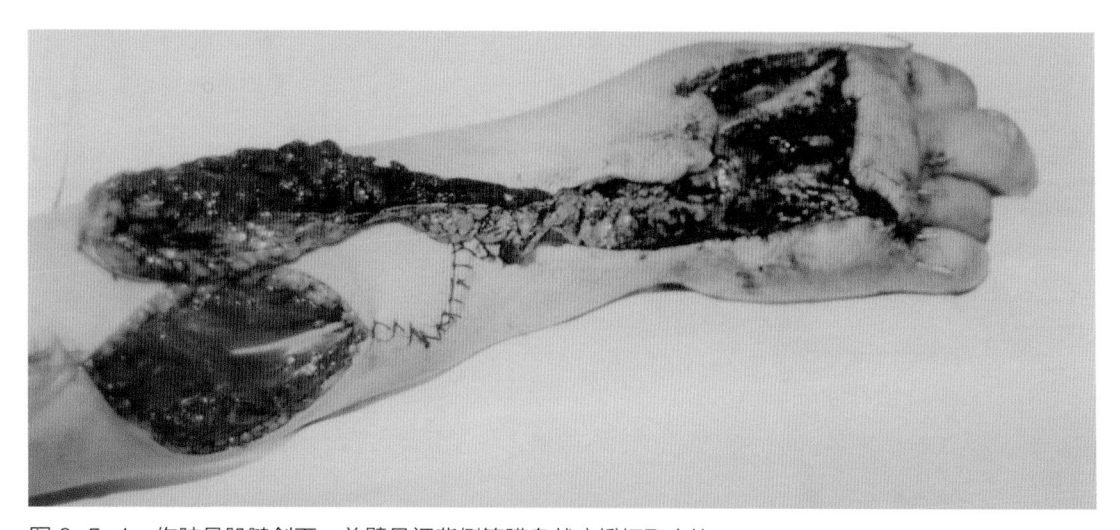

图 6-5-1　伤肢骨肌腱创面、前臂骨间背侧筋膜岛状皮瓣切取完毕

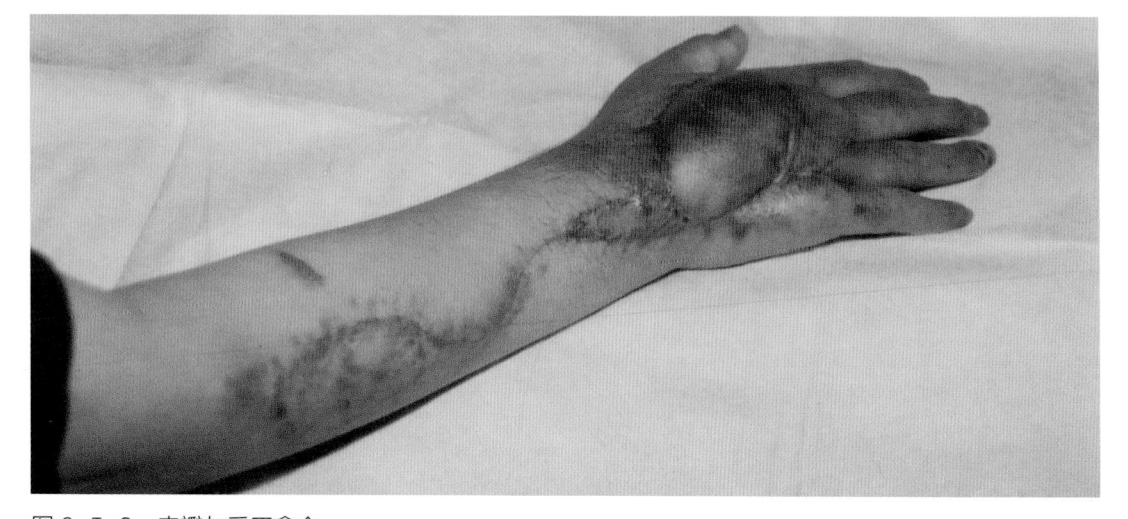

图 6-5-2　皮瓣与受区愈合

第六节
上臂下段桡侧肌间营养血管供血皮瓣

【病例】

患者，男，42岁。

伤因伤情：以右手背外伤后感染、软组织缺损、骨肌腱损伤入院。

手术方法：行创面清创术，一期上臂下段桡侧肌间营养血管供血皮瓣游离移植修复创面。

预后效果：术后4周皮瓣与创面愈合。

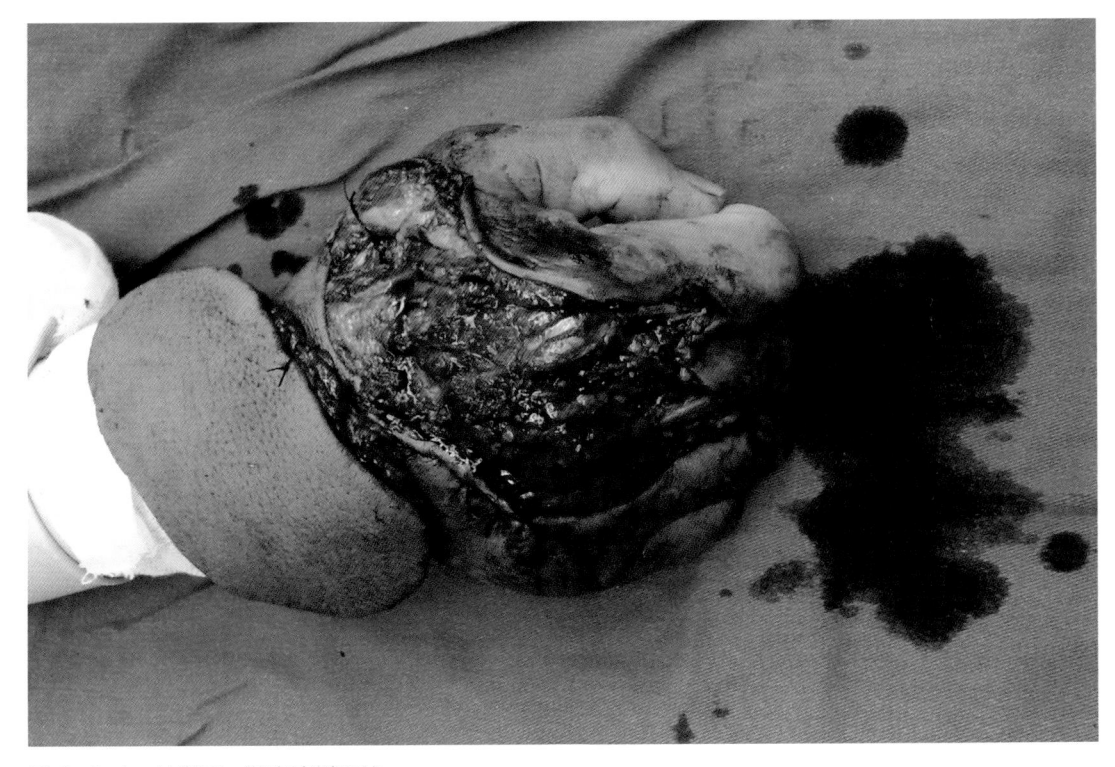

图6-6-1 扩创后，游离皮瓣取毕

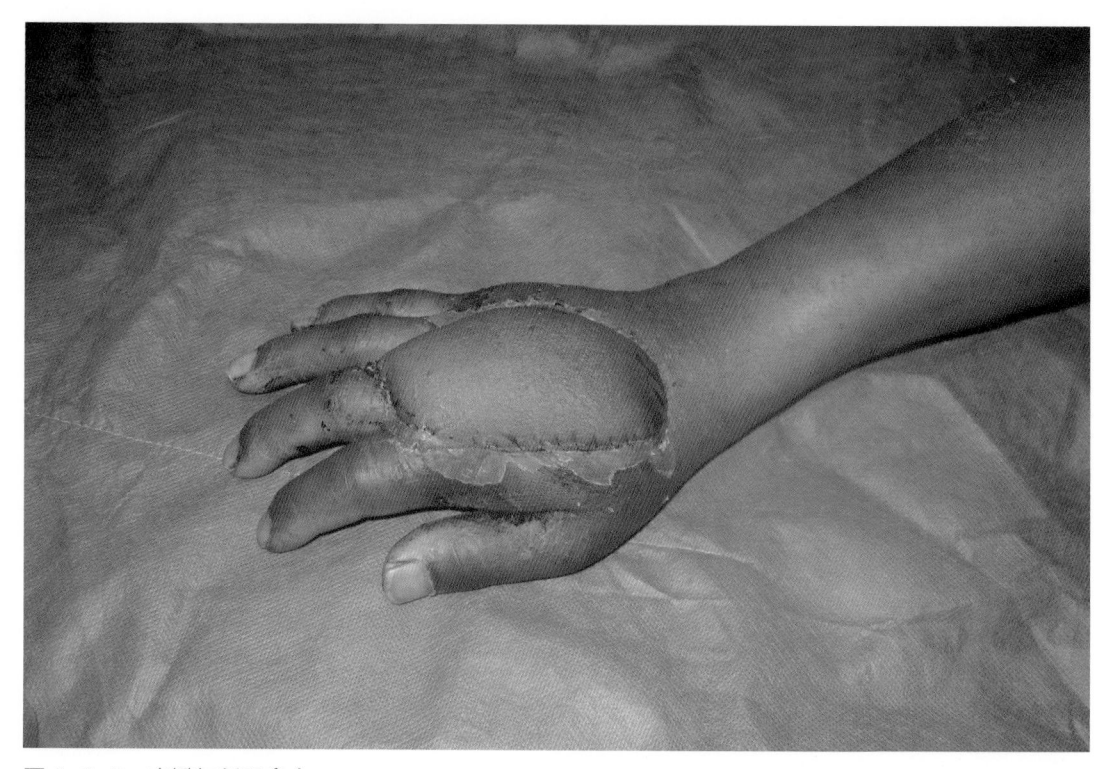

图 6-6-2　皮瓣与创面愈合

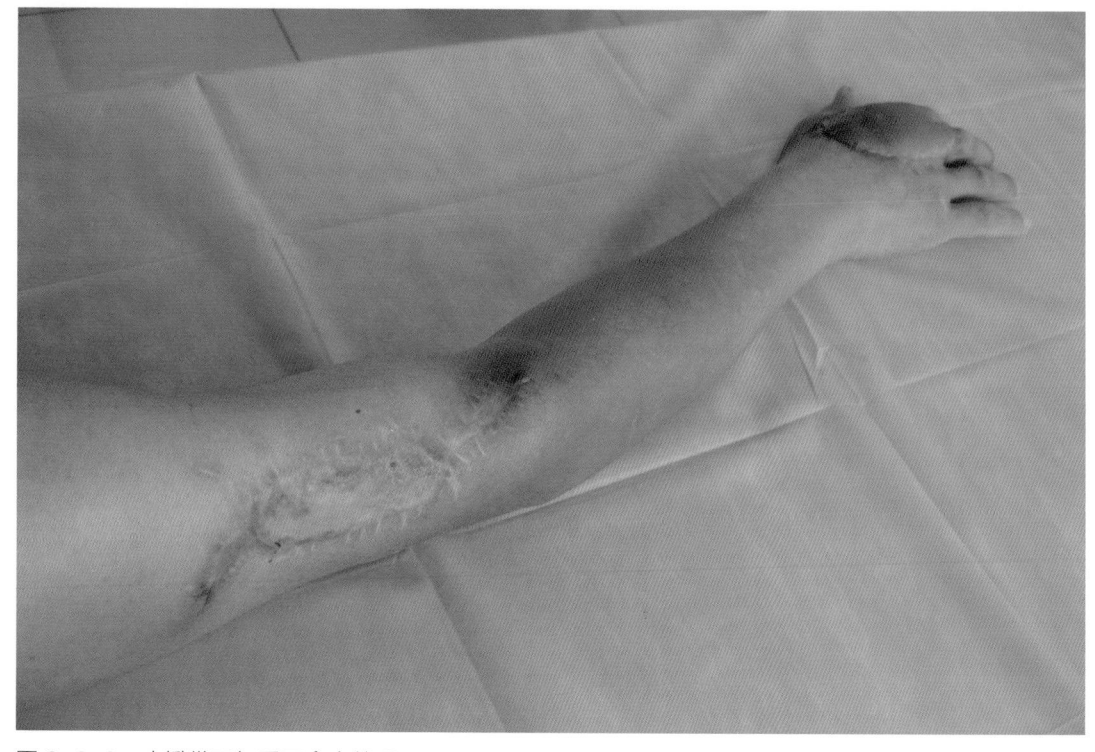

图 6-6-3　皮瓣供区与受区愈合状况

第七节
腹壁下动脉供血脐旁皮瓣

【病例1】

患者，男，51岁。

伤因伤情：左足外伤后前足复合组织缺损。

手术方法：清创术后，同时设计并切取以腹壁下动脉供血的脐旁皮瓣游离移植修复创面。

预后效果：术后3周皮瓣与创面愈合。

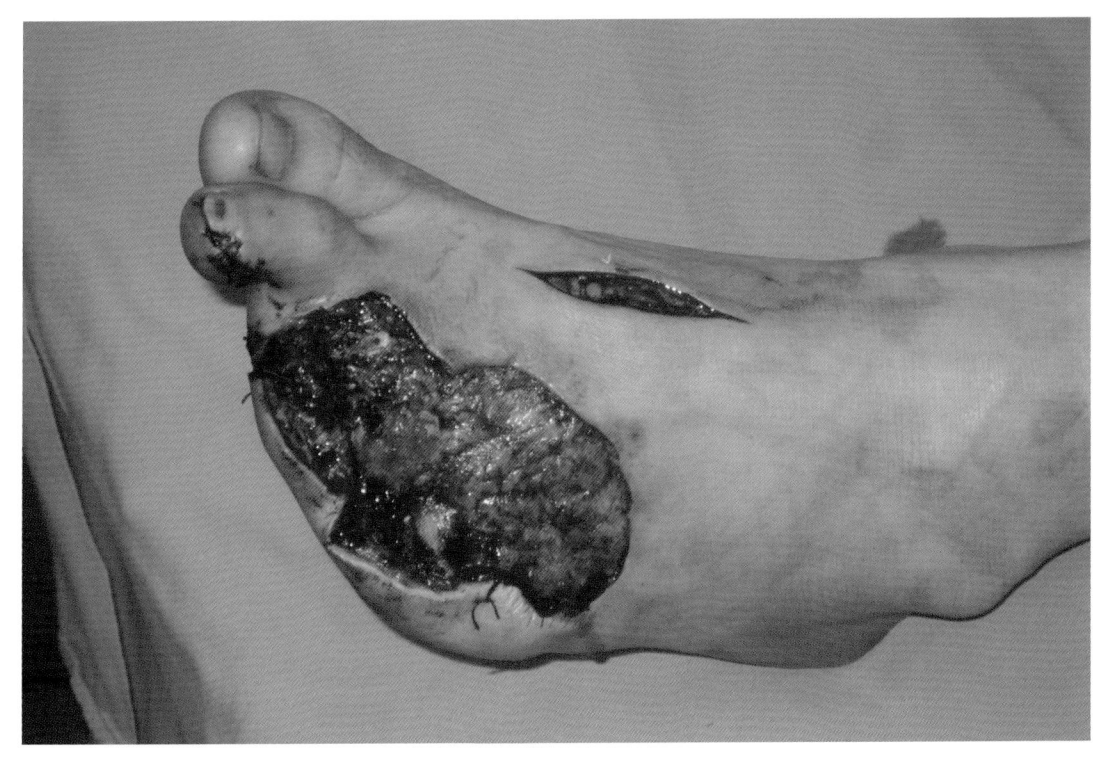

图6-7-1 伤足跖骨残端断面及软组织缺损

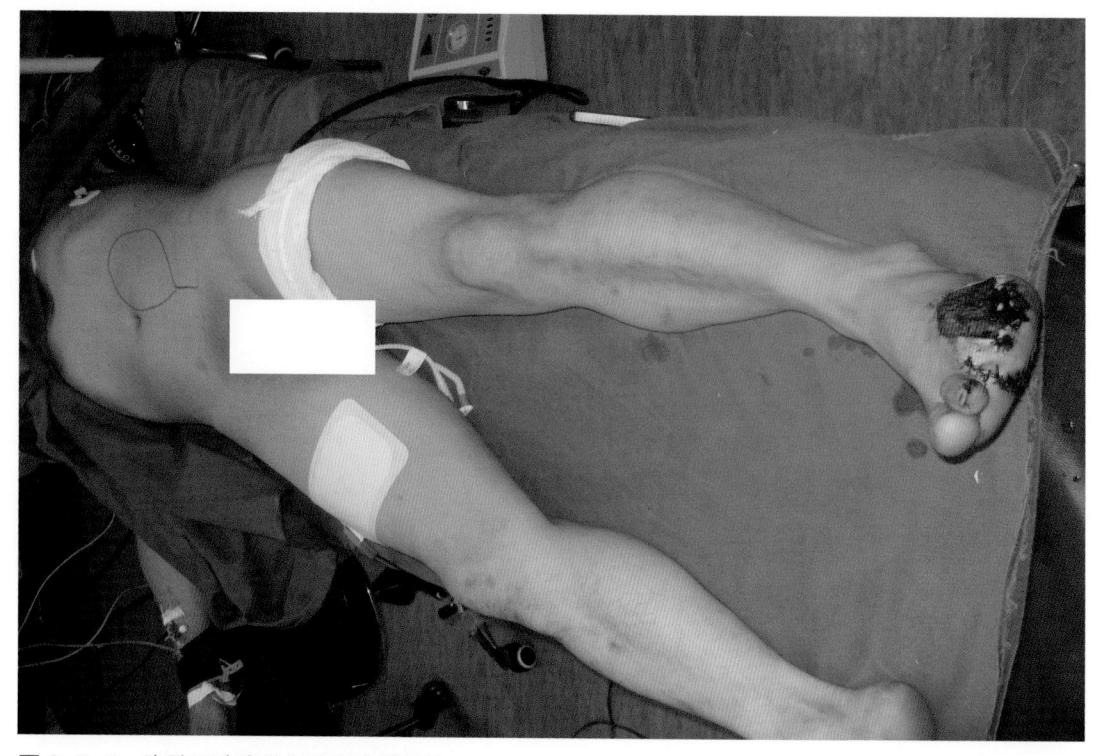

图 6-7-2　腹壁下动脉供血脐旁皮瓣设计

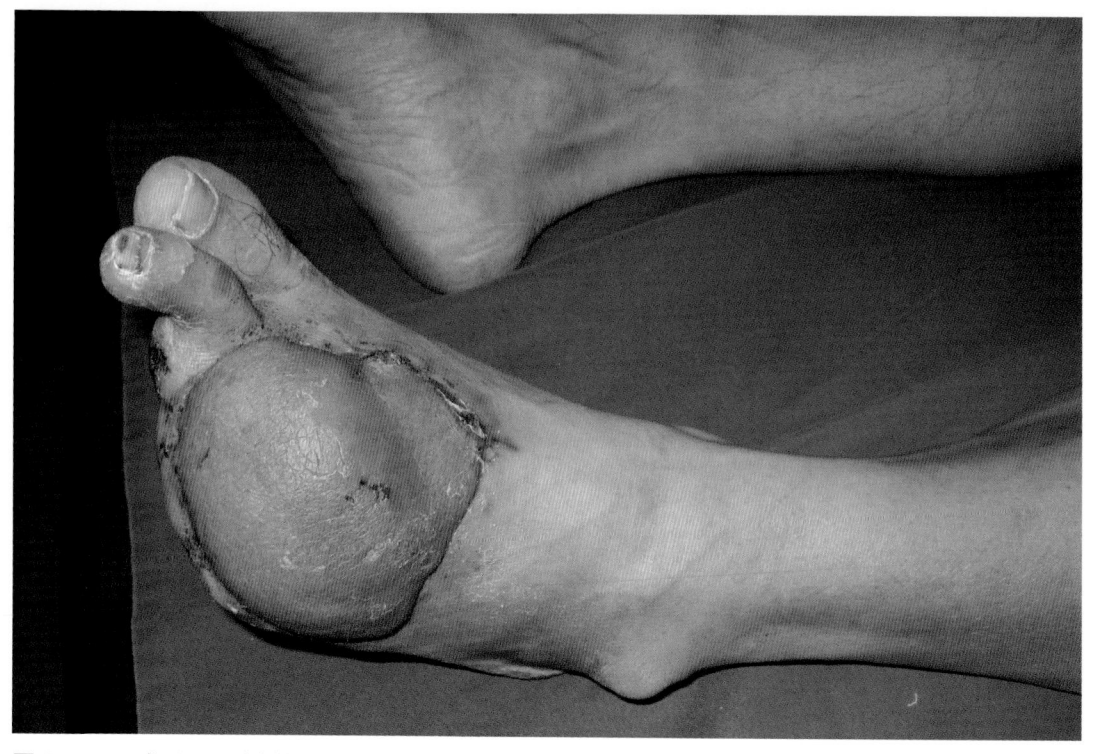

图 6-7-3　术后 3 周皮瓣与创面愈合、拆除缝线

【病例 2】

患者，男，10 岁。

伤因伤情：左手多指及手掌高压电烧伤致复合组织缺损。左手掌远侧，拇、小指屈侧部分软组织全层坏死，中、环指全长骨肌腱烧损创面。

手术方法：急诊行清创术，同时设计并切取腹壁下动脉供血脐旁岛状分叶皮瓣移植修复伤手创面。

预后效果：术后 4 周皮瓣与创面愈合后断蒂。

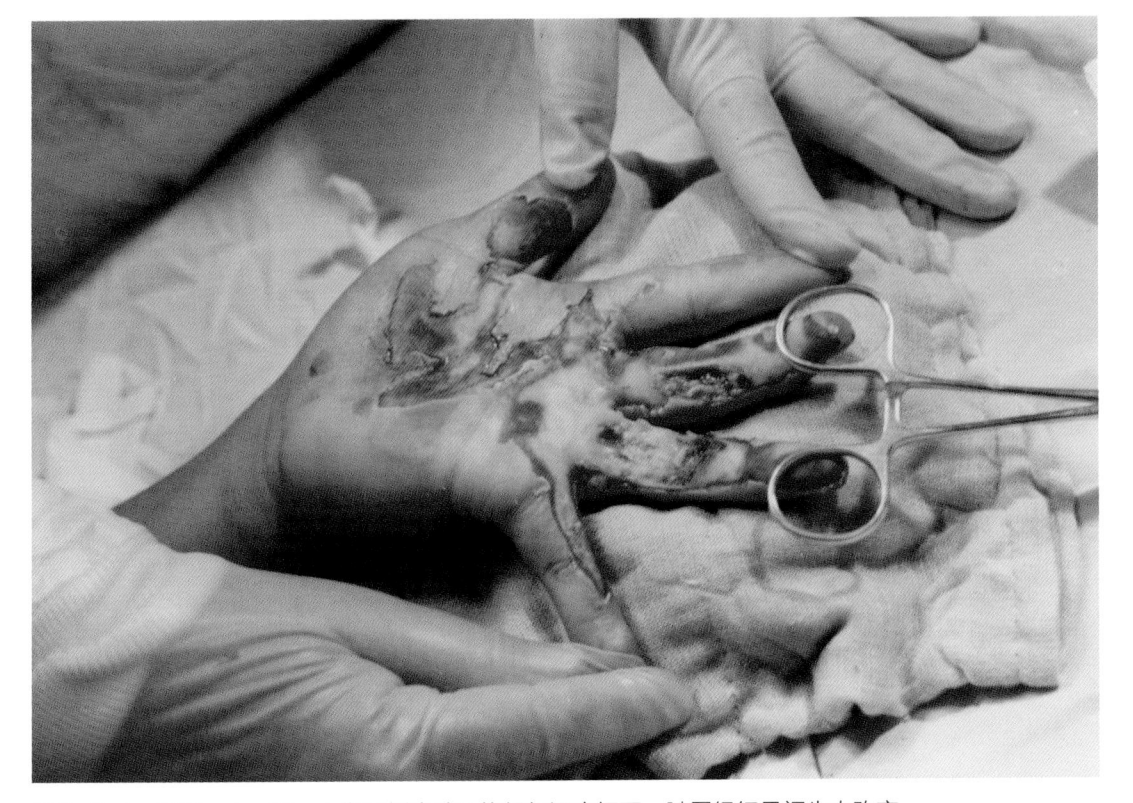

图 6-7-4　手掌、中、环、小指屈侧皮肤及软组织深度坏死，腱周组织呈间生态改变

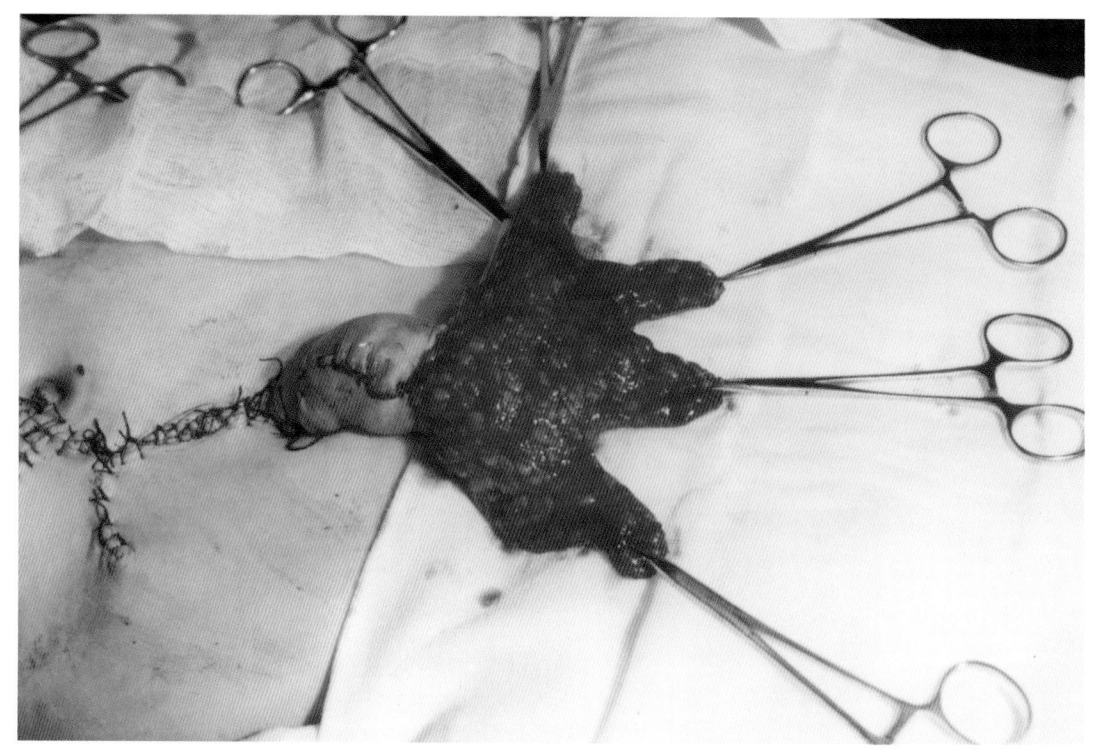

图 6-7-5　腹壁下动脉供血脐旁岛状分叶皮瓣切取完毕（内侧观）

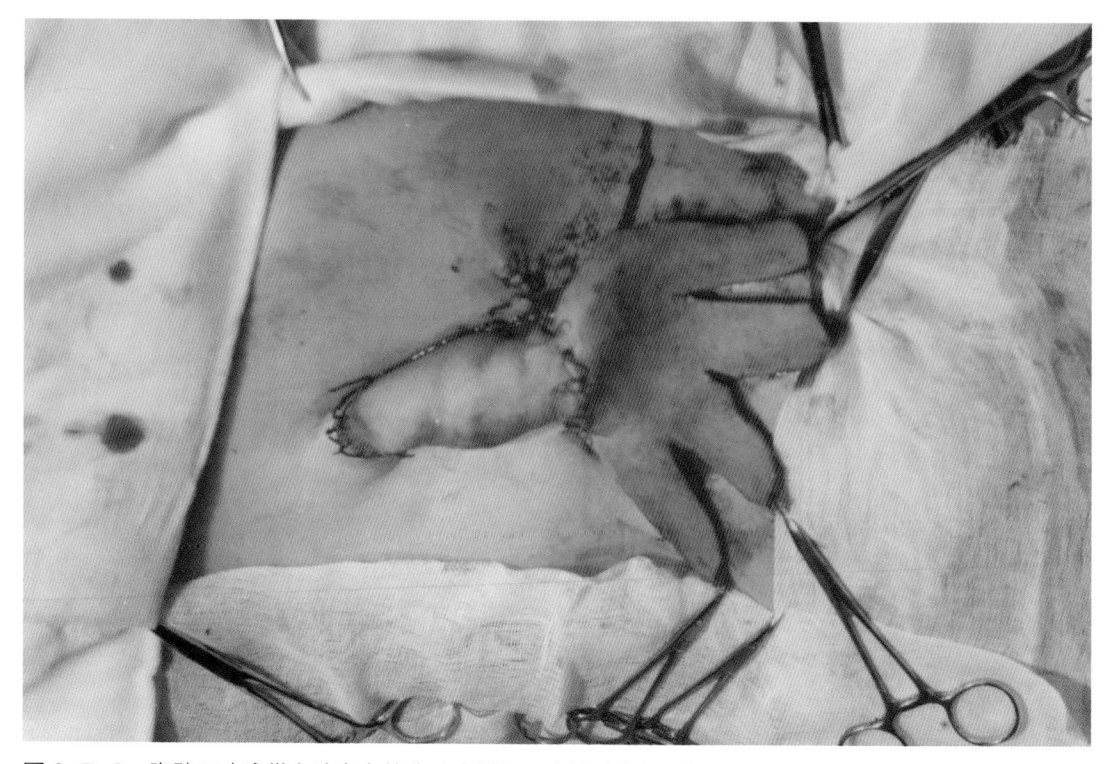

图 6-7-6　腹壁下动脉供血脐旁岛状分叶皮瓣切取完毕（背侧观）

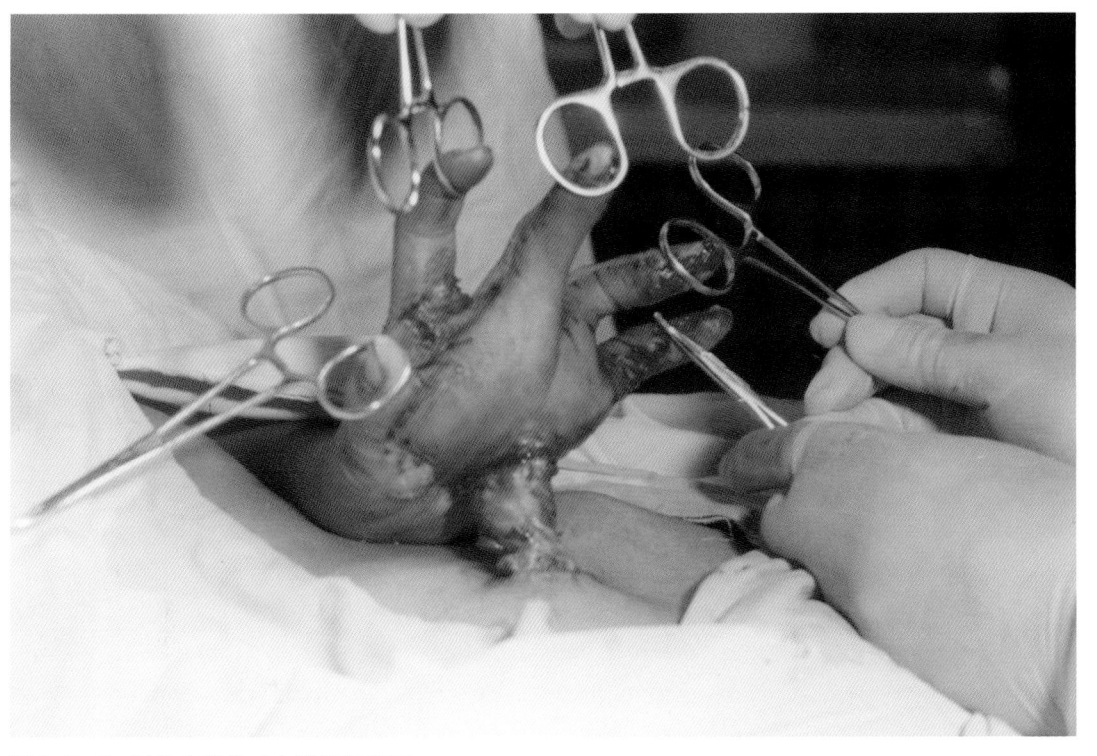

图 6-7-7　脐旁岛状分叶皮瓣修复创面

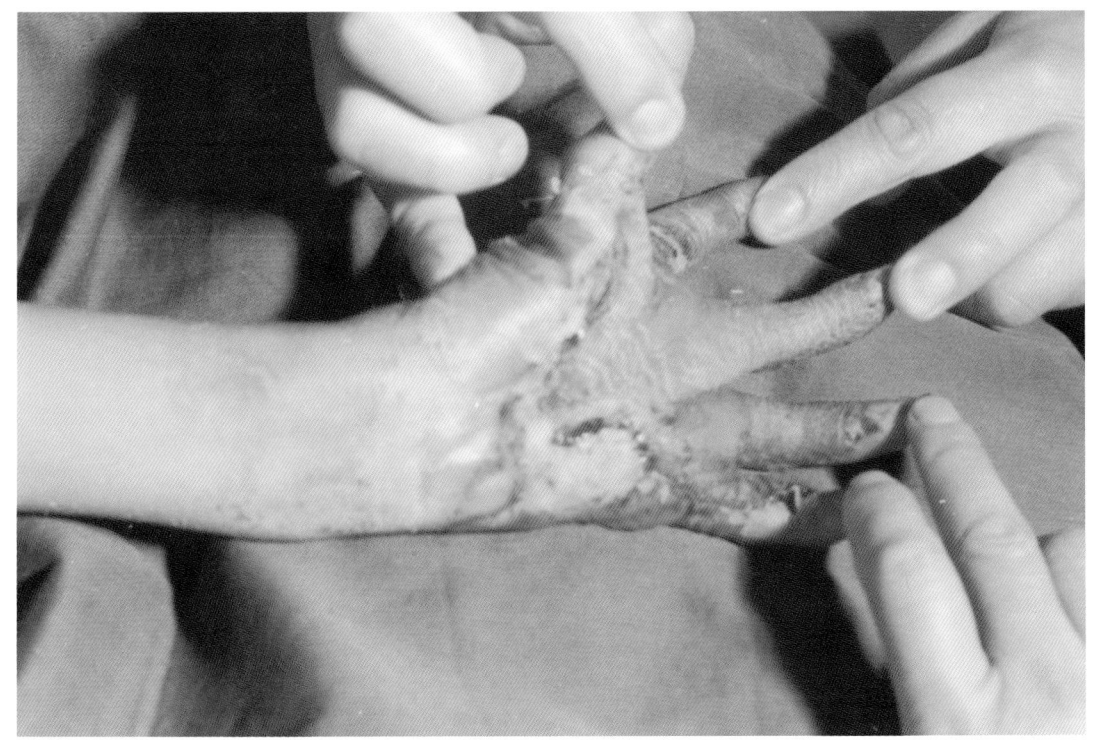

图 6-7-8　术后 1 个月皮瓣断蒂，皮瓣与受区愈合

【病例 3】

患者，男，34 岁。

伤因伤情：高压电烧伤致以右腕周为中心的环形复合性组织缺损，肌腱长段损伤，处于游离、缺血状态。

手术方法：急诊行清创术，同时设计并切取腹壁下动脉供血脐旁双叶岛状皮瓣修复腕部创面。

预后效果：皮瓣与受区一次性愈合。

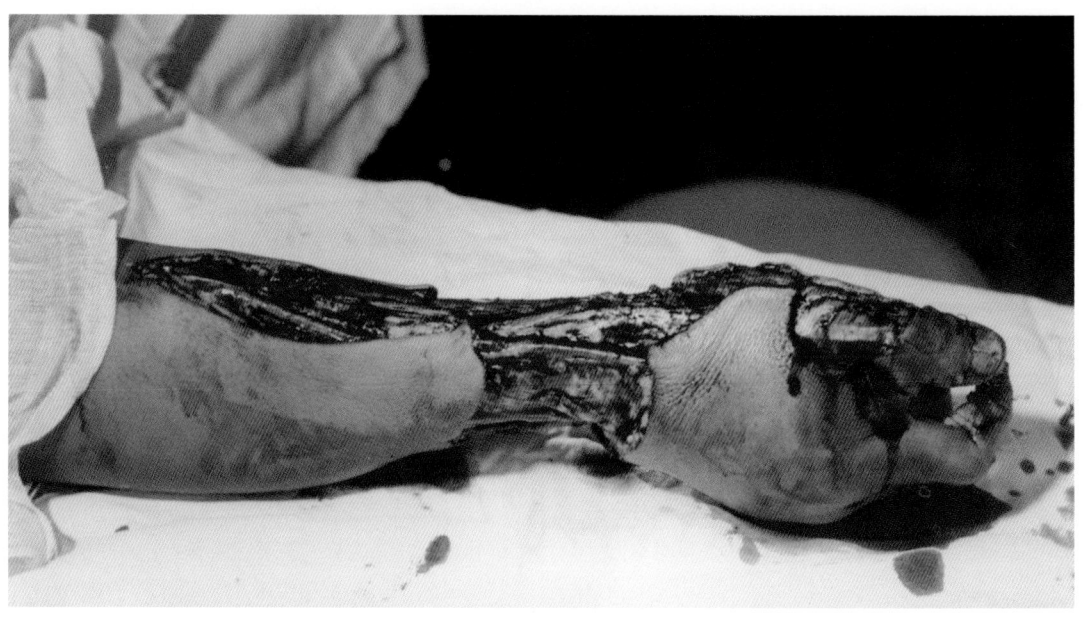

图 6-7-9　右腕周为中心环形复合性缺损，腱性组织裸露

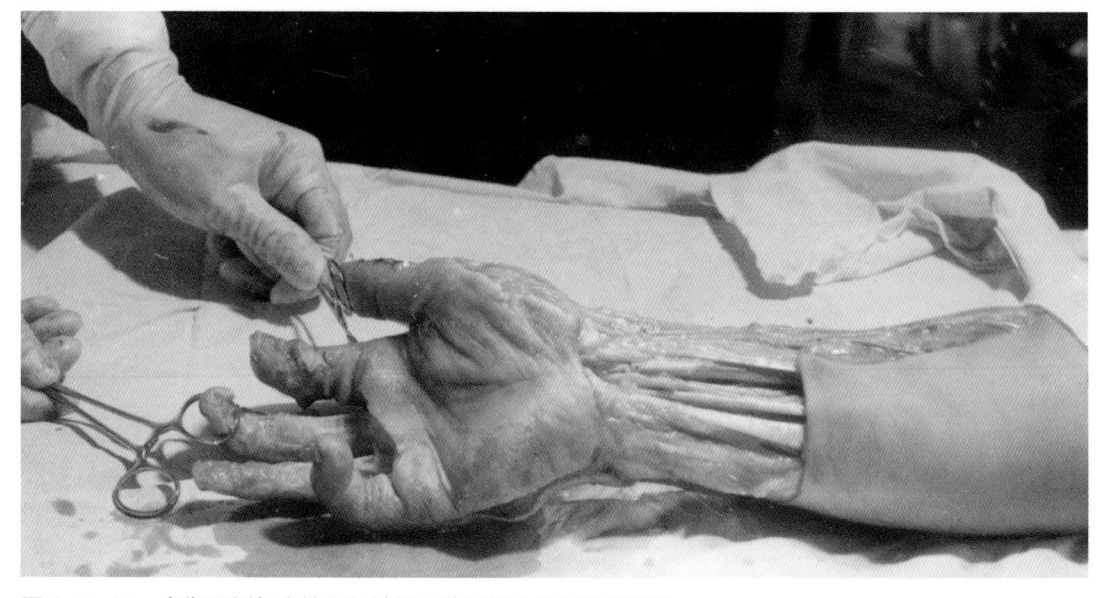

图 6-7-10　多指屈侧复合性组织缺损及腕屈侧全部屈肌腱裸露

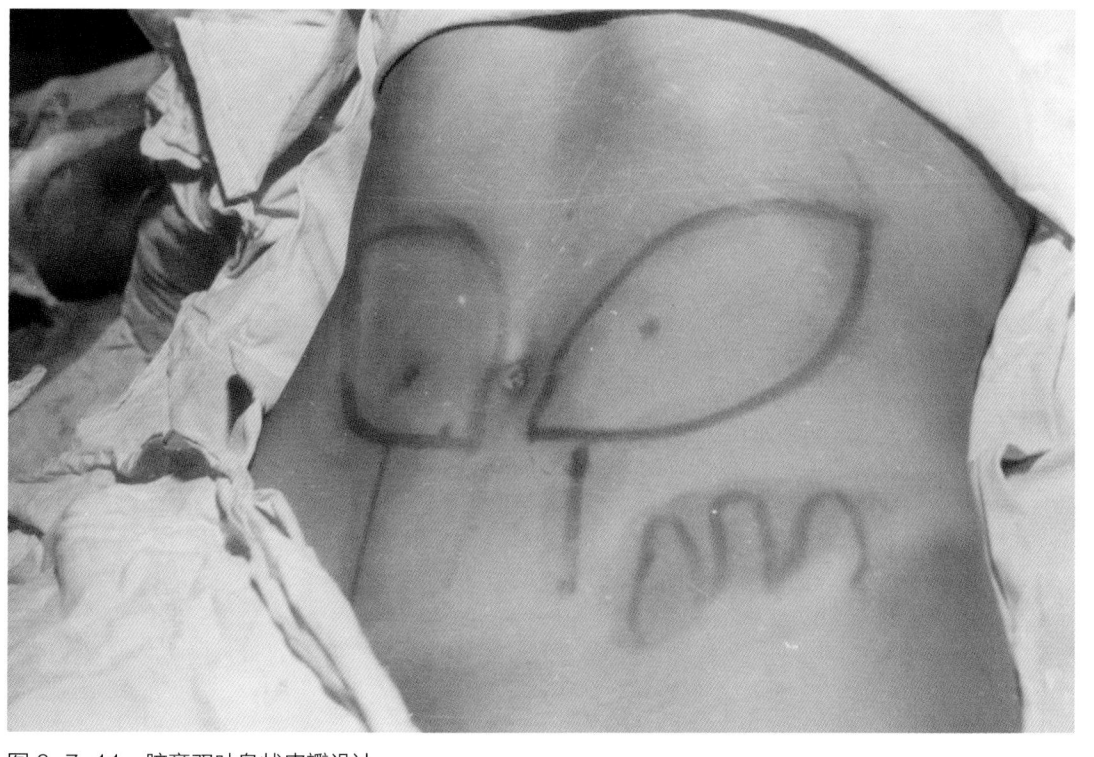

图 6-7-11　脐旁双叶岛状皮瓣设计

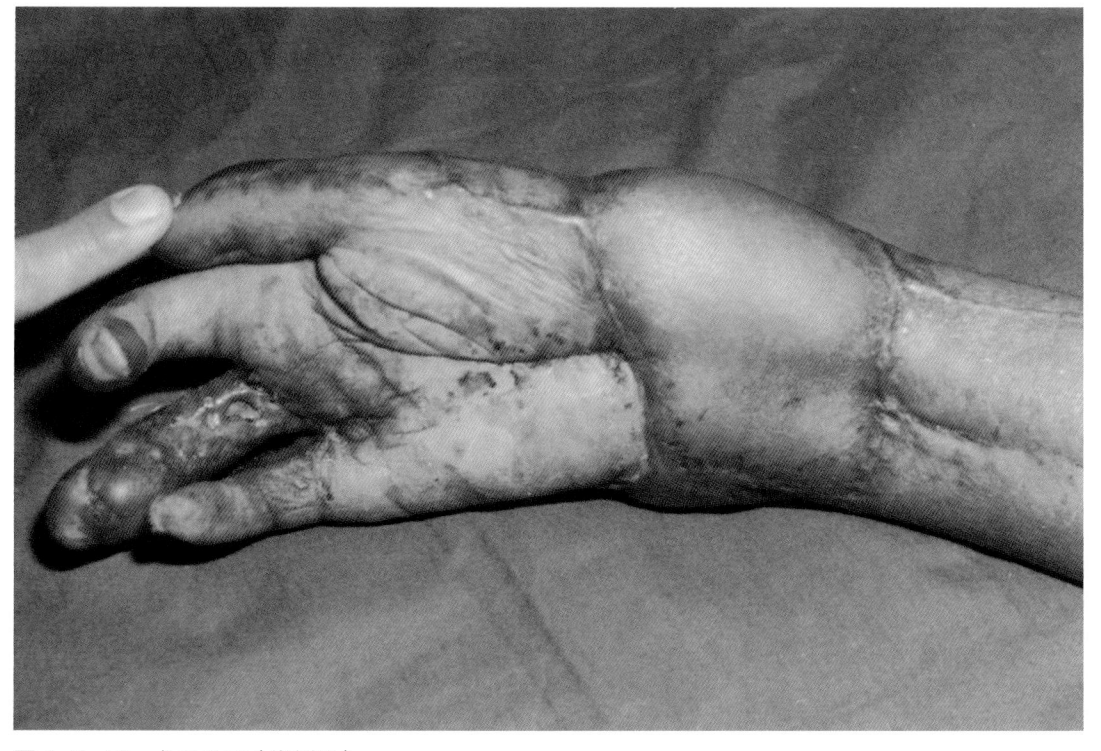

图 6-7-12　术后 8 周（掌侧观）

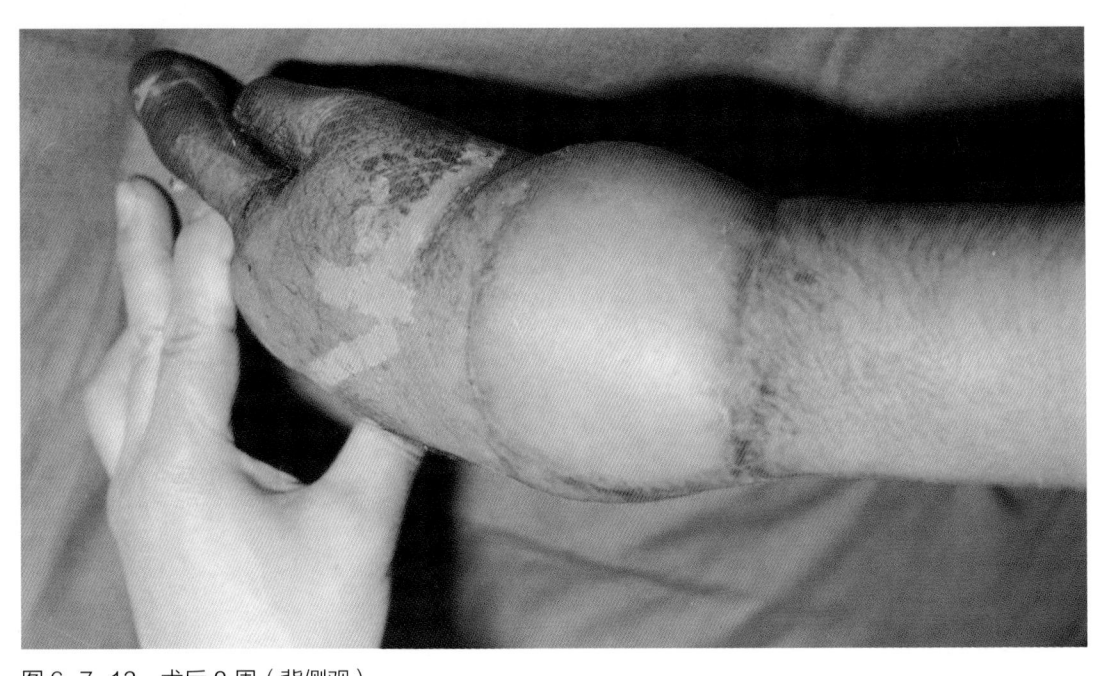

图6-7-13 术后8周（背侧观）

【病例4】

患者，男，29岁。

伤因伤情：双手高压电烧伤。右手掌及左手示、中、环、小指深度皮肤及软组织坏死。

手术方法：急诊行清创术，同时设计并切取腹壁下动脉供血脐旁岛状皮瓣修复创面。

预后效果：皮瓣与受区一次性愈合。

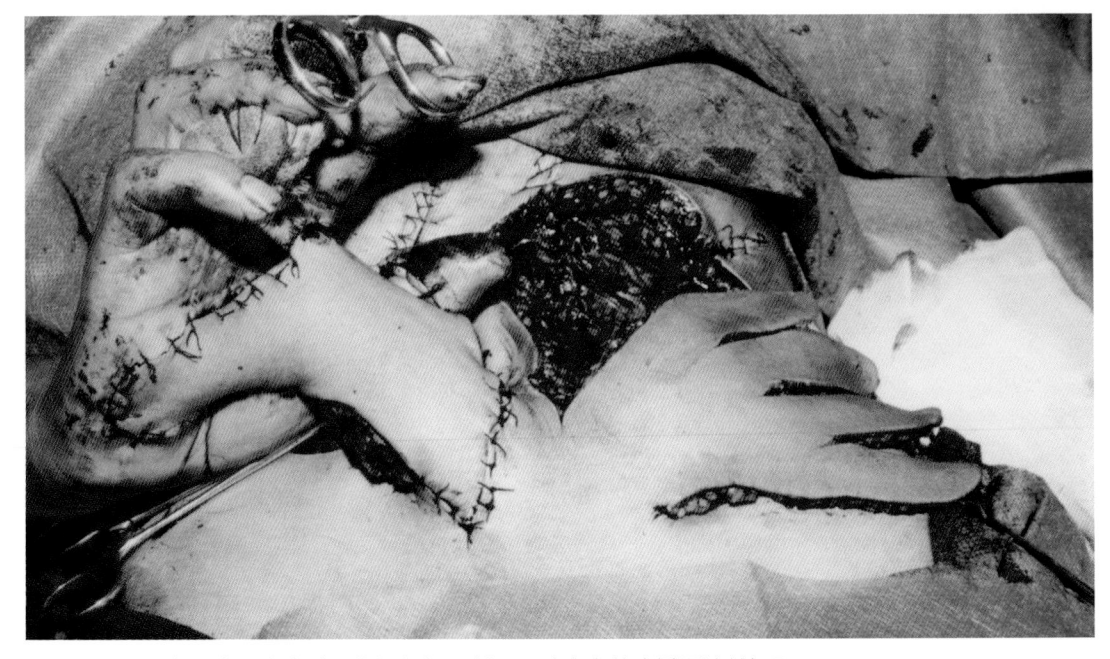

图6-7-14 右手掌深度皮肤及软组织坏死创面、脐旁岛状皮瓣设计并切取

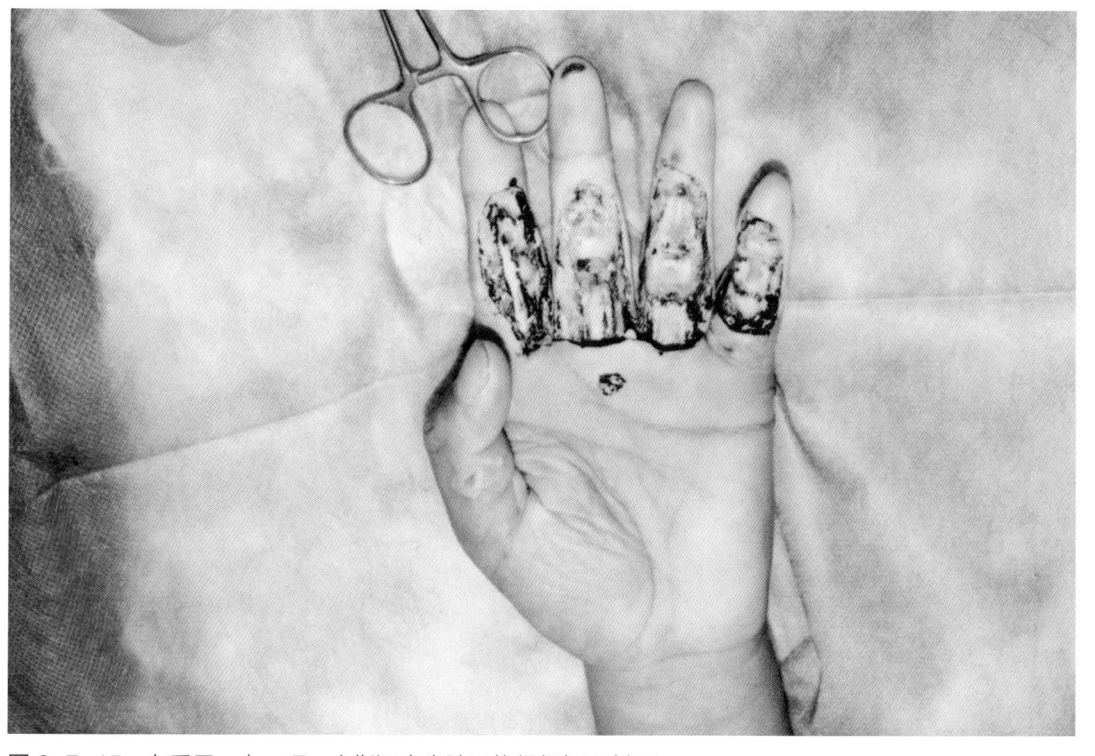

图 6-7-15　左手示、中、环、小指深度皮肤及软组织坏死创面

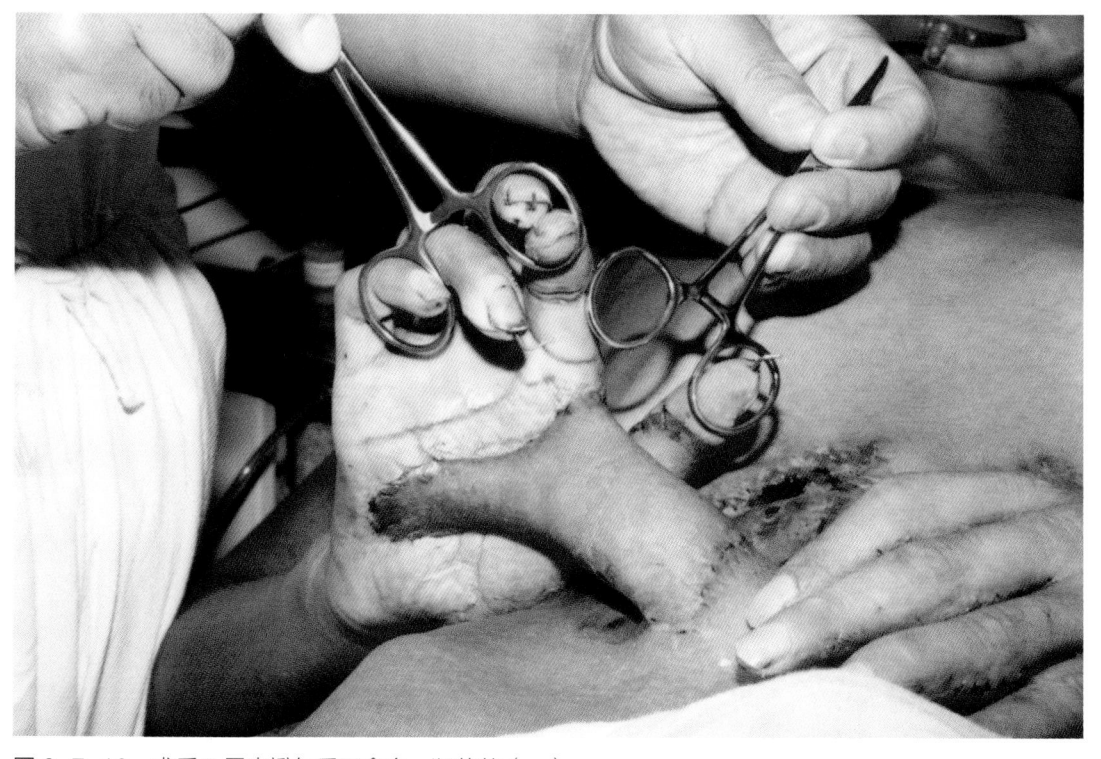

图 6-7-16　术后 5 周皮瓣与受区愈合，断蒂前（一）

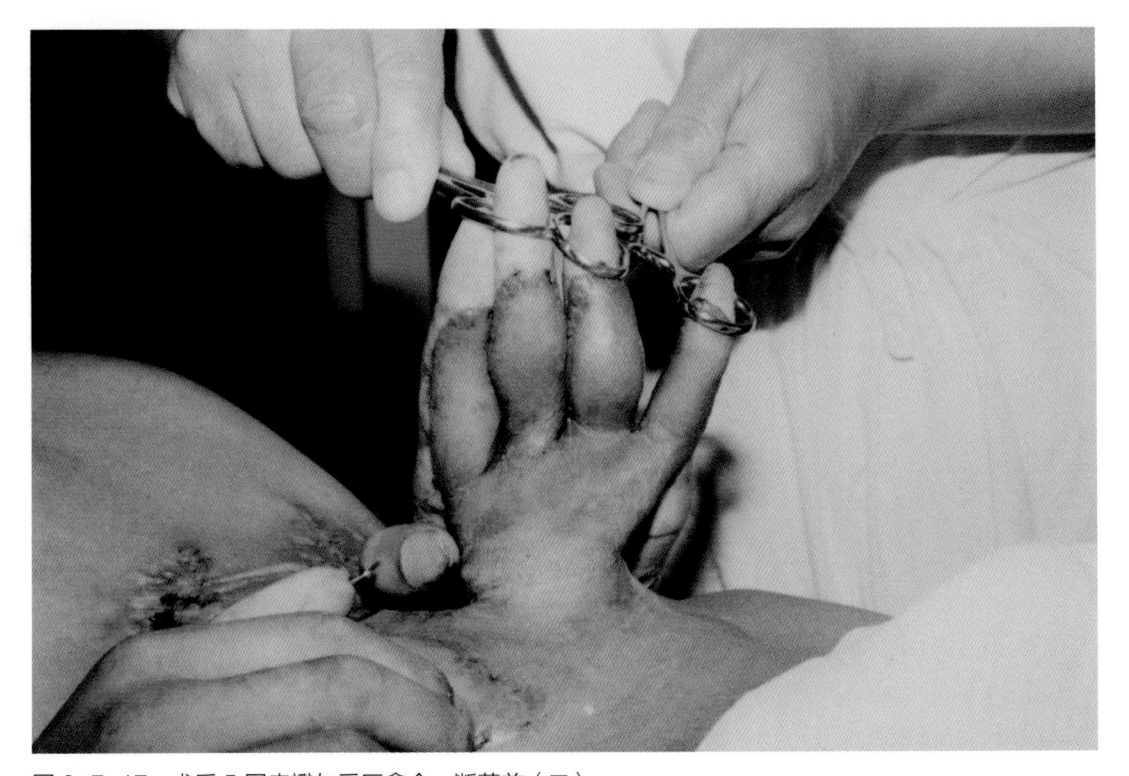

图6-7-17　术后5周皮瓣与受区愈合，断蒂前（二）

· 病例启示 ·

1. 皮瓣的设计切取

（1）单蒂多叶瓣：以多普勒探测腹壁下动脉走行，找到脐旁最大皮支浅出点，以该点为中心设计多叶瓣的联合区，以脐旁上、乳头、肩胛下角、侧腹、髂嵴5方向设计所需大小复指皮瓣。

（2）孪生单蒂单叶皮瓣：各以两侧脐旁最大皮支线为中心，设计所需大小岛状皮瓣，因为相似的两皮瓣一次向后形成，故称"孪生单蒂单叶皮瓣"。皮瓣切取时，先于腹直肌表面切开显露腹壁下血管，使部分腹直肌纤维和血管蒂一并游离，形成肌血管蒂，切取皮瓣从周边开始，经深筋膜下分离至脐旁，仔细显露脐旁皮肤穿支点，然后切开腹直肌前鞘。以内外"会师"法完成皮瓣与血管蒂结合处的游离。肌血管蒂表面以整张断层皮肤覆盖，供区创面直接缝合或植以全厚皮。

2. 以腹壁下动脉供血的脐旁皮瓣具有血管口径粗、解剖变异小、蒂长等特点，作为岛状移植有广泛的适应证。腹壁下动脉主干上行过程中，于脐旁上下呈节段性浅出肌皮支和直接皮肤分支，放射状走行，与众多腹壁浅血管形成丰富的吻合支。

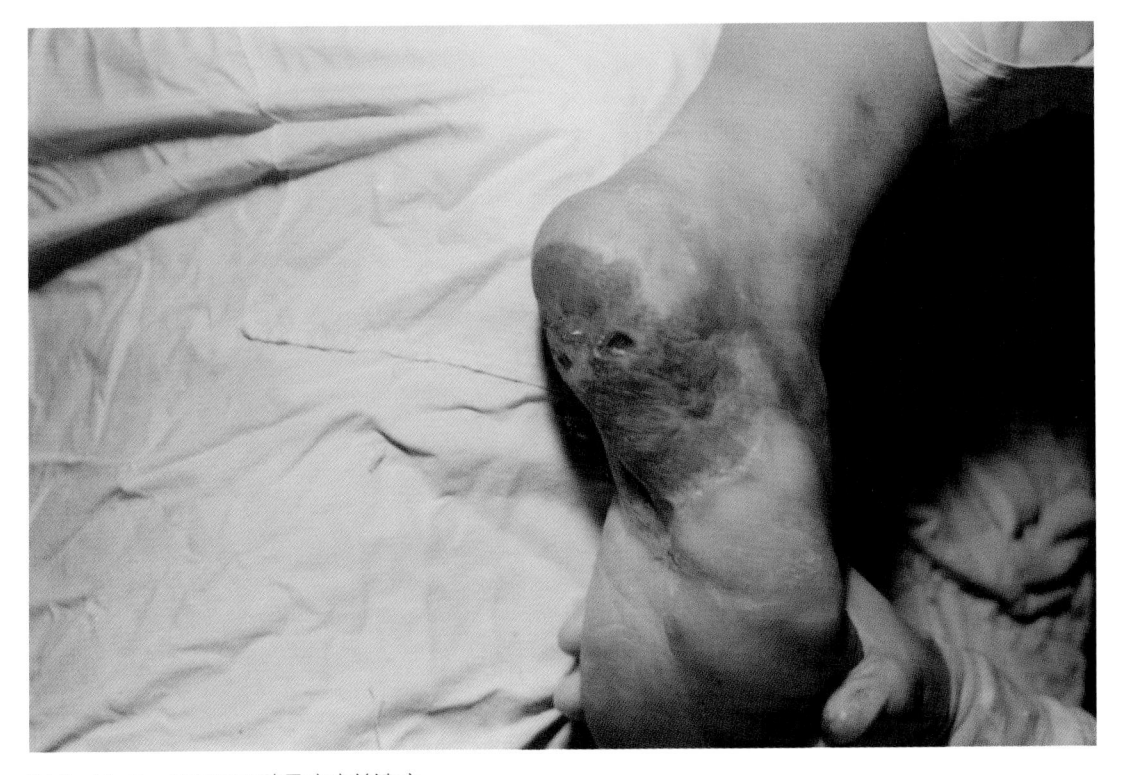

图 6-10-5　足跟跖面贴骨瘢痕并溃疡

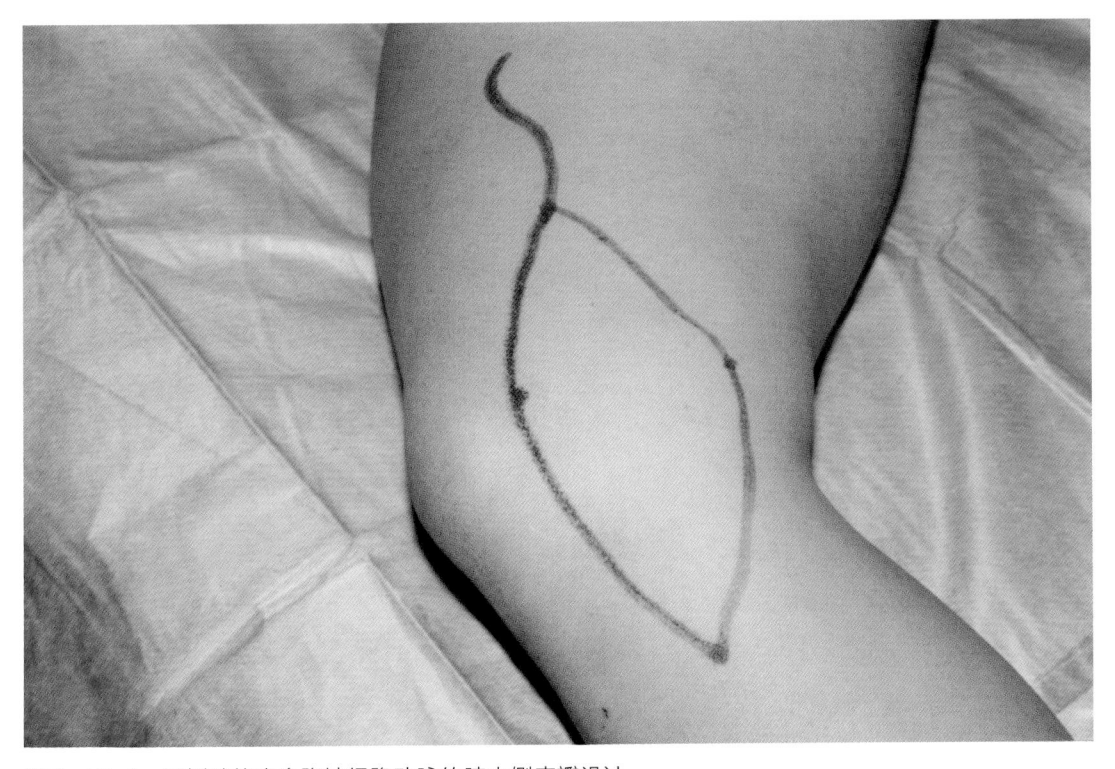

图 6-10-6　同侧肢体吻合隐神经隐动脉的膝内侧皮瓣设计

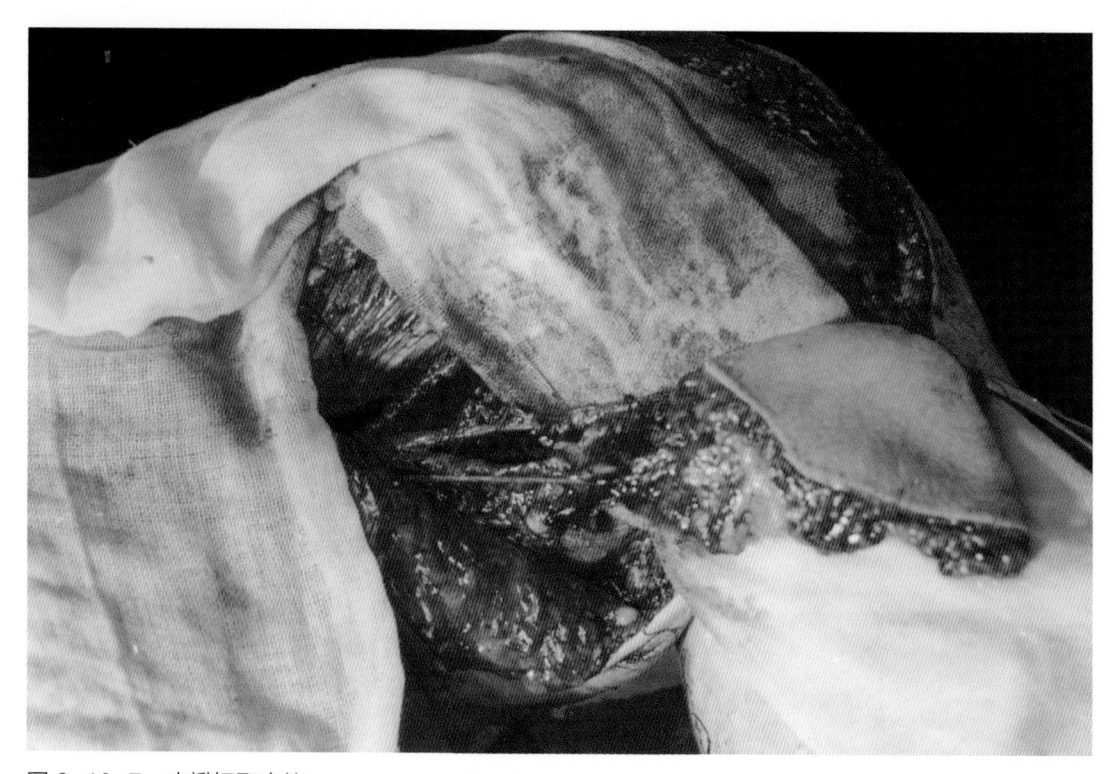

图 6-10-7　皮瓣切取完毕

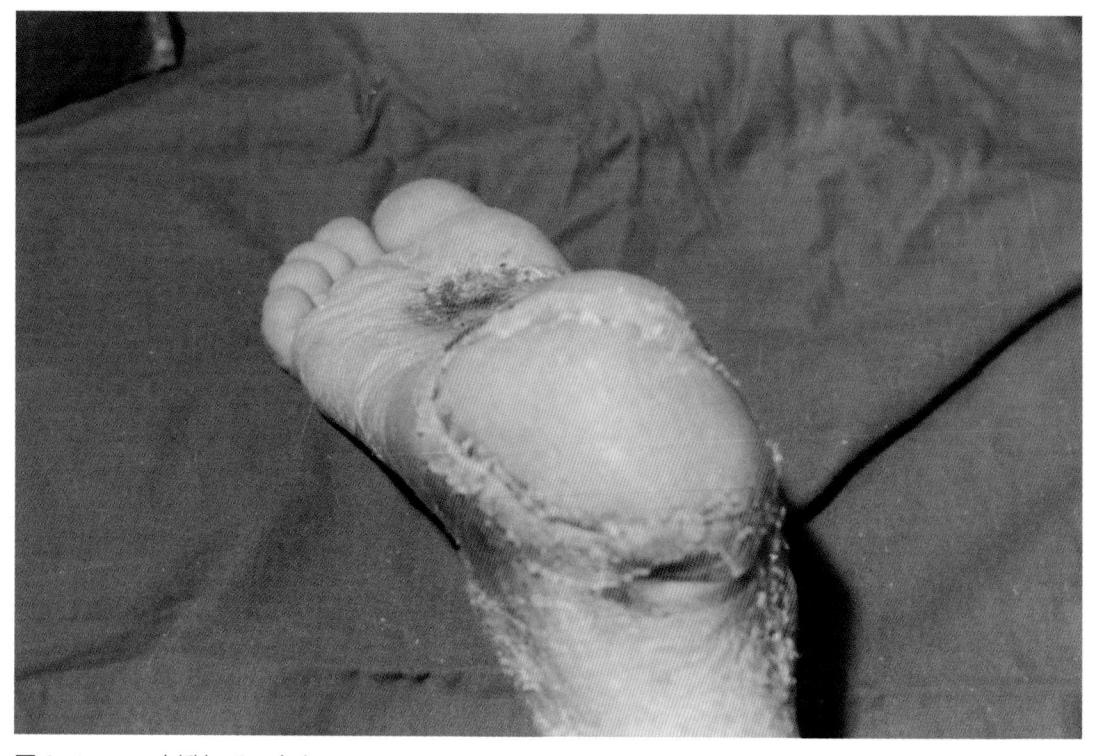

图 6-10-8　皮瓣与受区愈合

第十一节
胫后动脉分支营养皮瓣

【病例1】

患者，男，25岁。

伤因伤情：左小腿中下段以胫前内侧为中心复合性组织缺损，骨肌腱外露。

手术方法：急诊行清创术，同时设计并切取以小腿胫后动脉分支及腓肠神经营养动脉联合供血的转位皮瓣一次修复小腿骨肌腱创面。

预后效果：受供区获得一次性治愈。

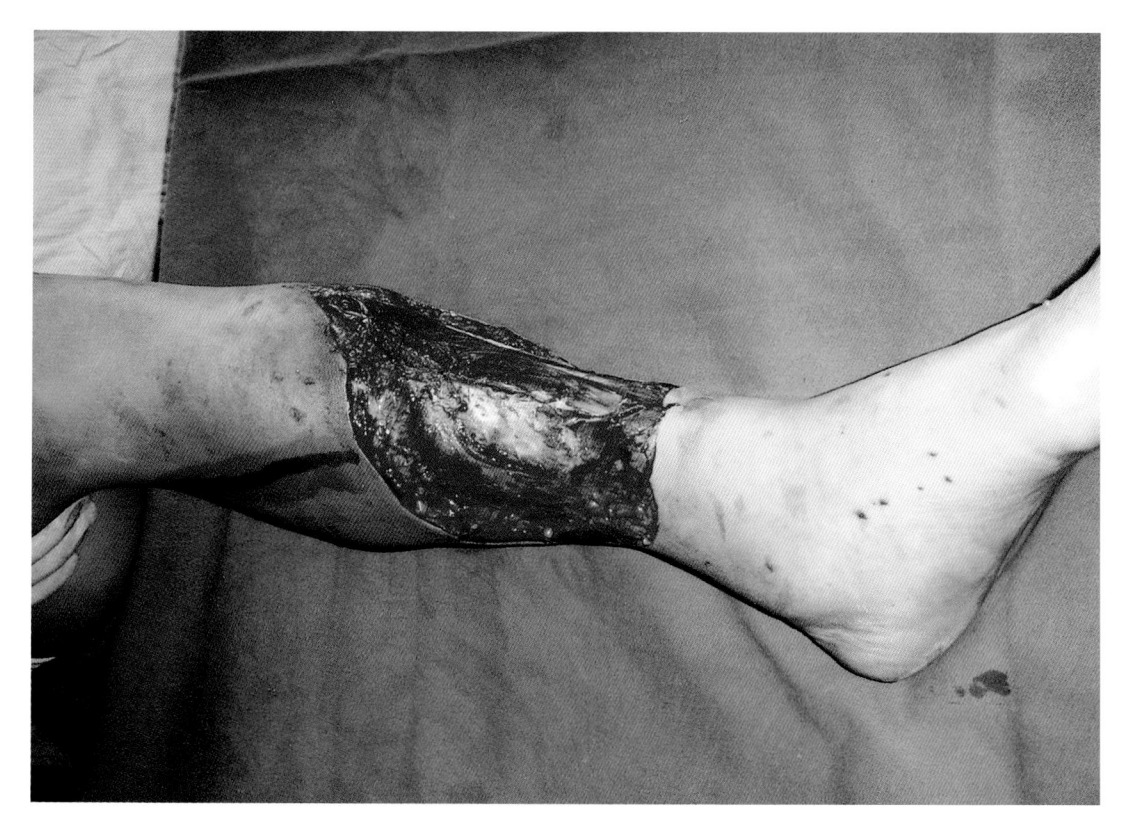

图6-11-1　小腿中下段胫前内侧复合性组织缺损、骨肌腱创面（一）

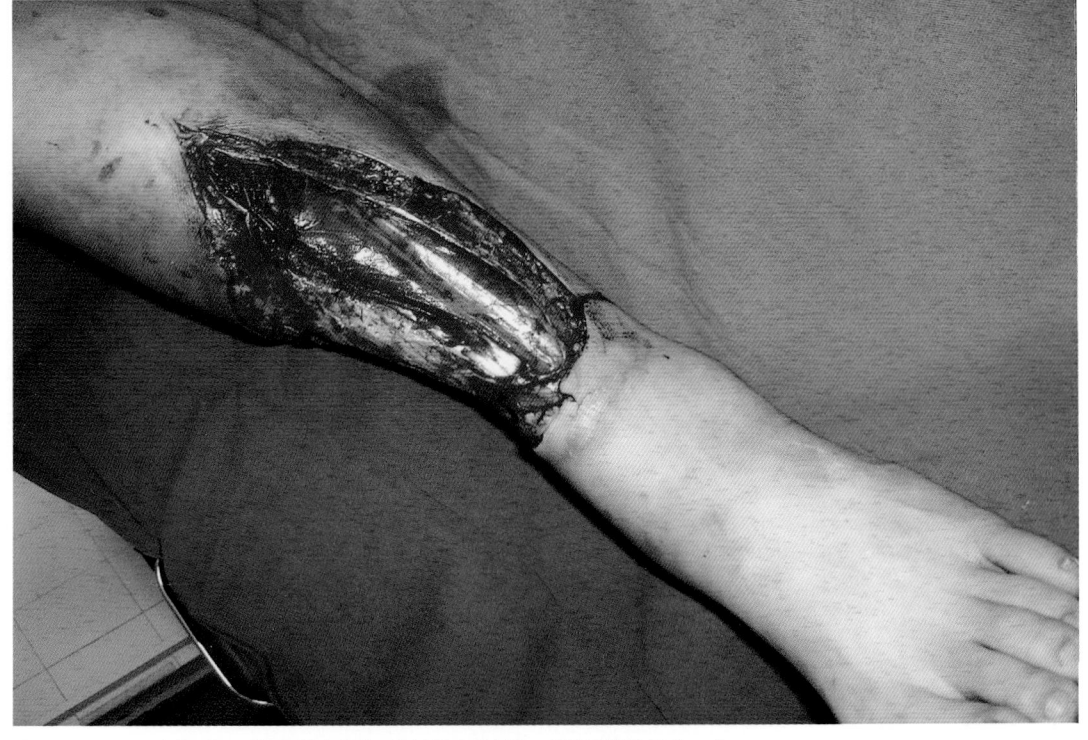

图 6-11-2　小腿中下段胫前内侧复合性组织缺损、骨肌腱创面（二）

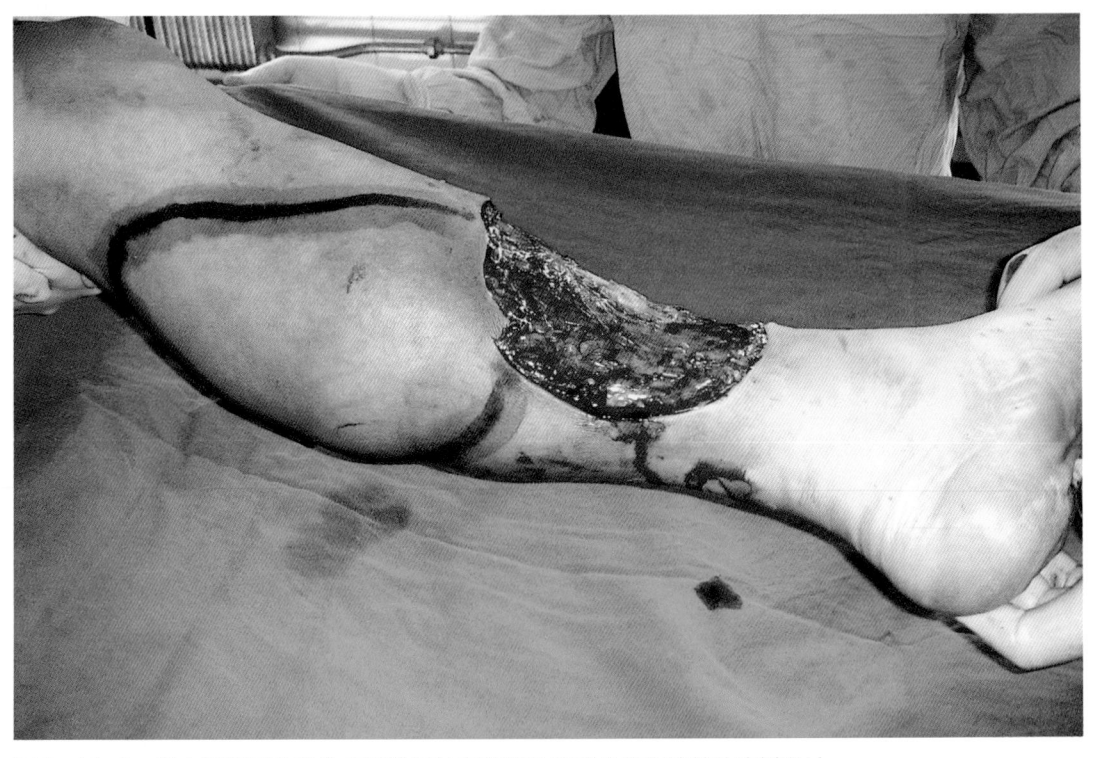

图 6-11-3　以小腿胫后动脉分支及腓肠神经营养动脉联合供血的转位皮瓣设计

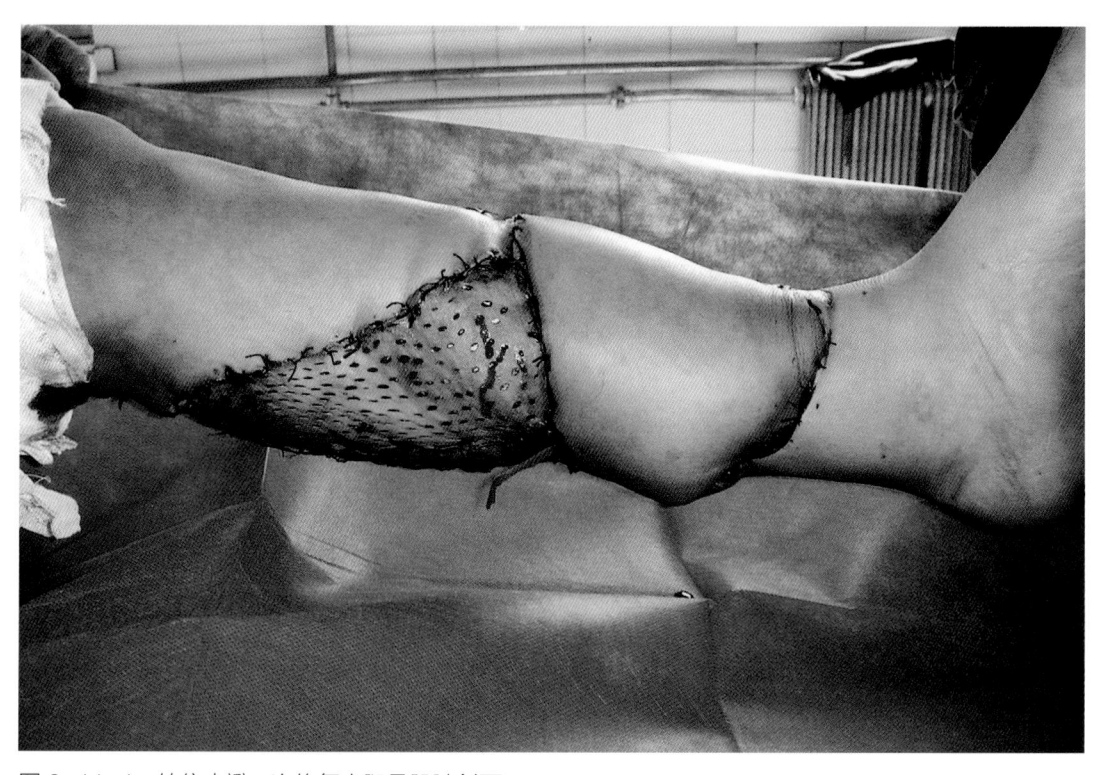

图 6-11-4 转位皮瓣一次修复小腿骨肌腱创面

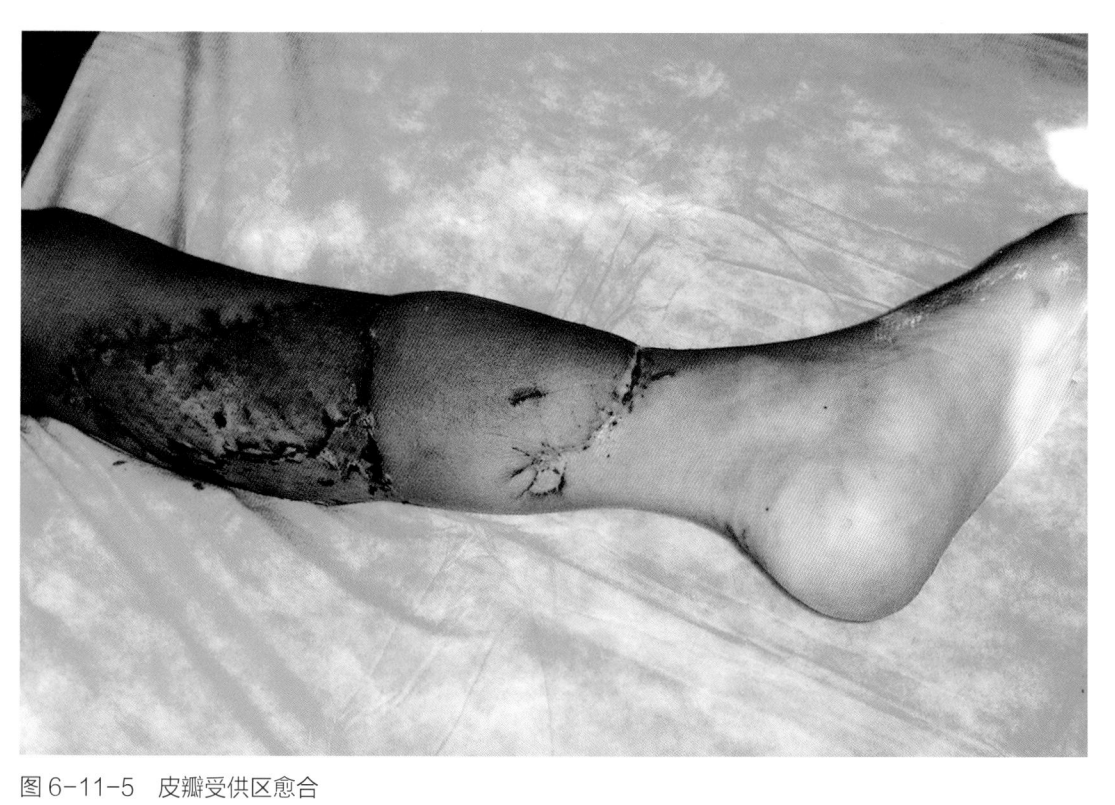

图 6-11-5 皮瓣受供区愈合

【病例2】

患者，男，42 岁。

伤因伤情：外伤后形成以右足舟骨为中心的贴骨瘢痕并溃疡，久治不愈。

手术方法：入院后行病灶扩创，同时设计并切取以胫后动脉跖底分支营养动脉供血皮瓣，转位修复右足创面。

预后效果：治愈创面。

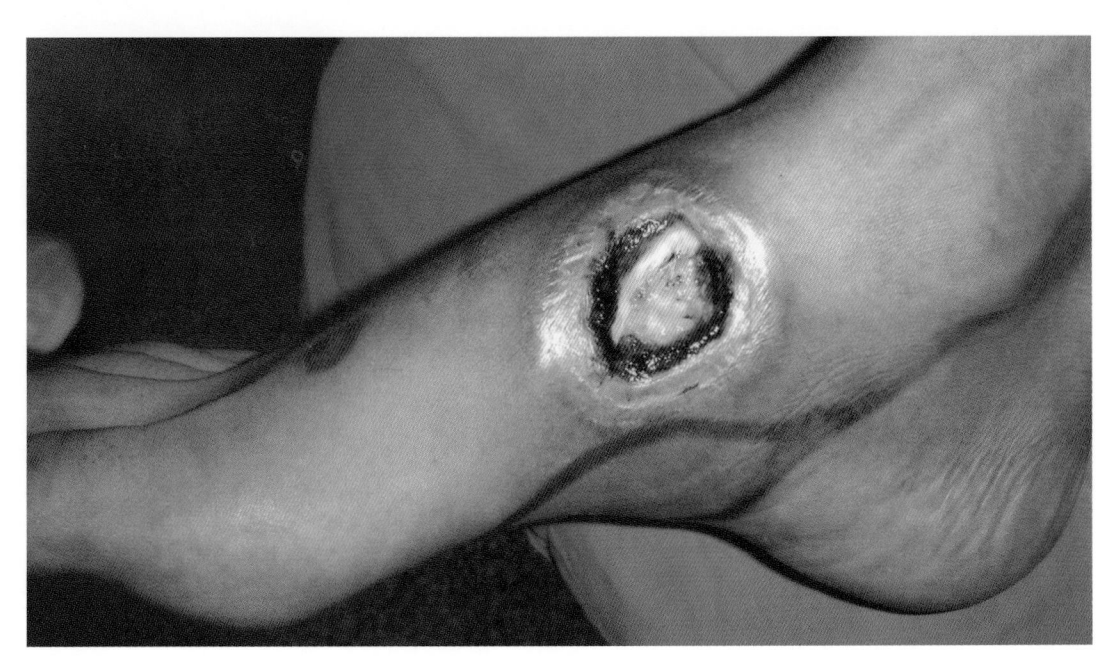

图 6-11-6　右足舟骨为中心贴骨瘢痕并溃疡，皮瓣设计

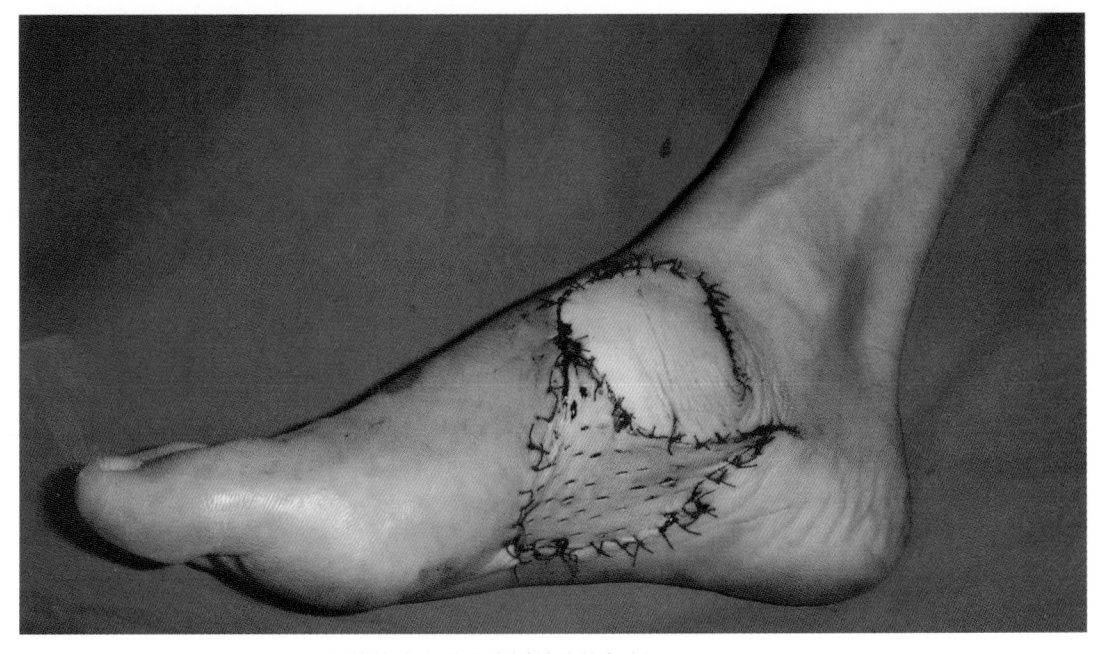

图 6-11-7　胫后动脉跖底分支营养动脉供血皮瓣转位修复创面

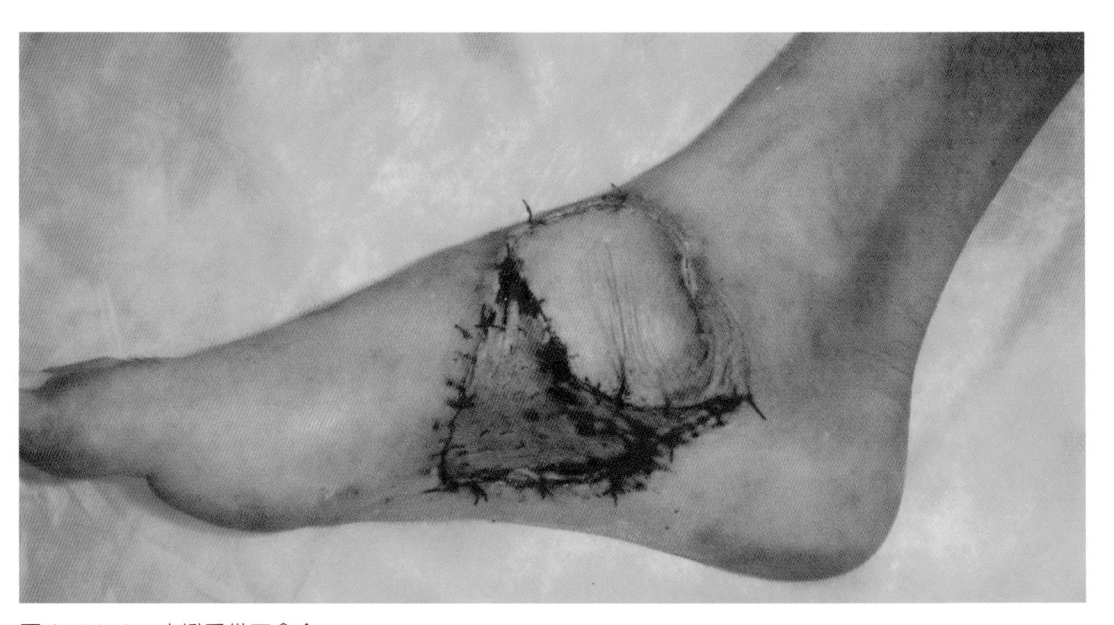

图 6-11-8　皮瓣受供区愈合

【病例 3】

患者，男，48 岁。

伤因伤情：外伤后形成左踝部贴骨瘢痕并慢性溃疡。

手术方法：采取病灶清除，同时设计并切取胫后动脉跖底分支营养动脉供血皮瓣，转位修复。

预后效果：治愈创面。

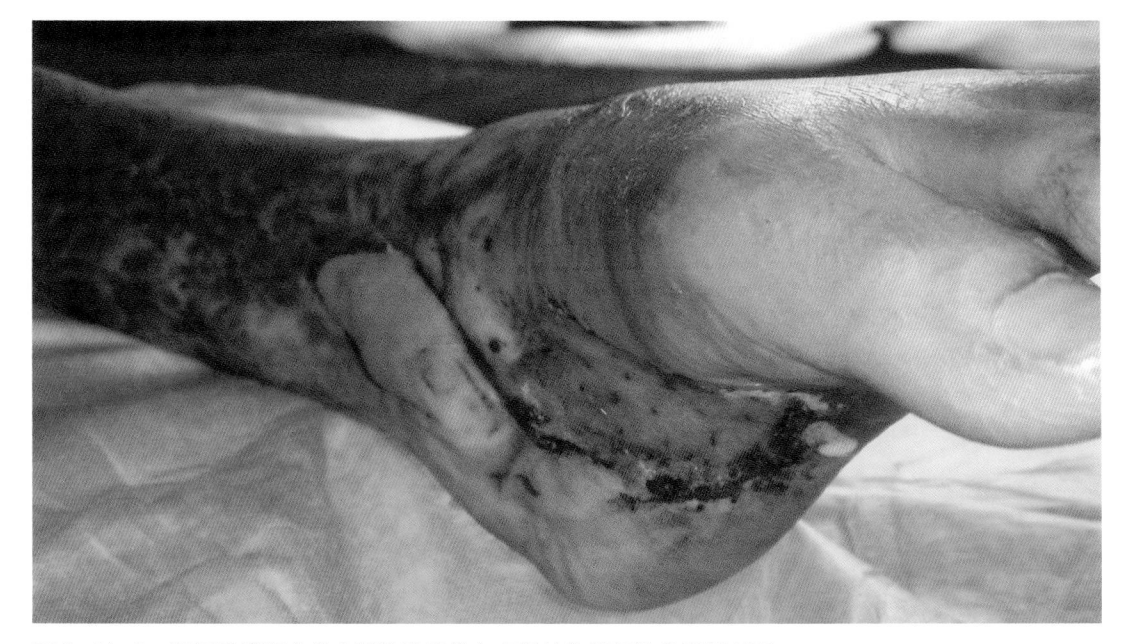

图 6-11-9　胫后动脉跖底分支营养动脉供血皮瓣转位修复治愈踝部创面

【病例 4】

患者，男，35 岁。

伤因伤情：左足踇趾伤后干性坏死。

手术方法：入院后采取坏死足趾去除，同时设计并切取胫后动脉跖底分支营养动脉供血皮瓣，转位修复创面。

预后效果：治愈创面。

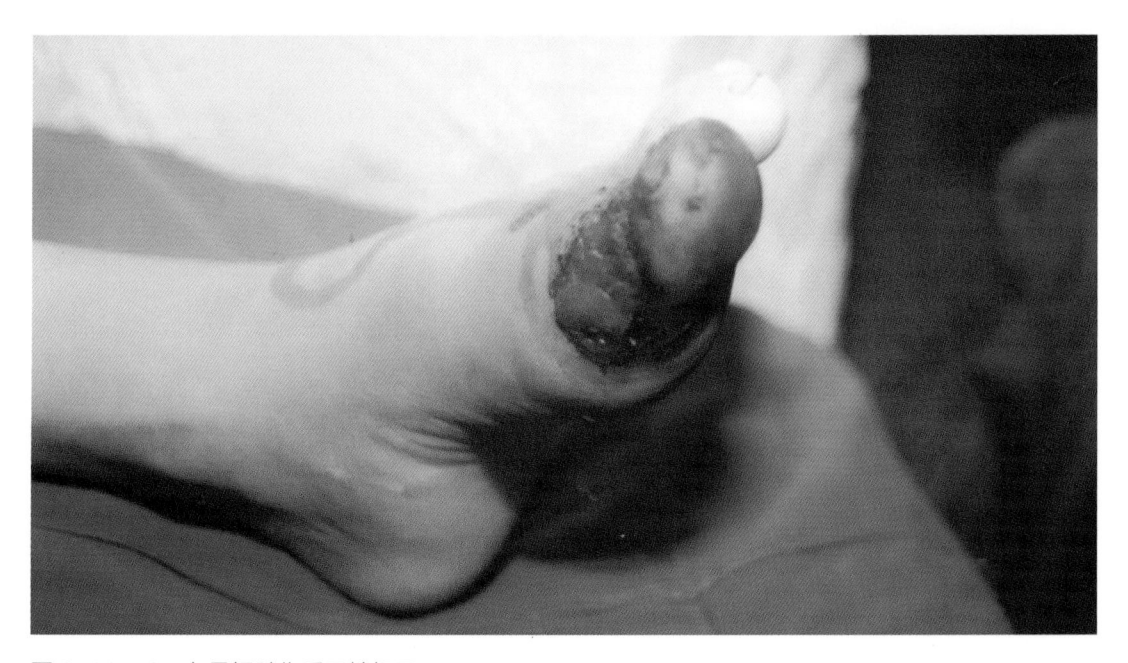

图 6-11-10　左足拇趾伤后干性坏死

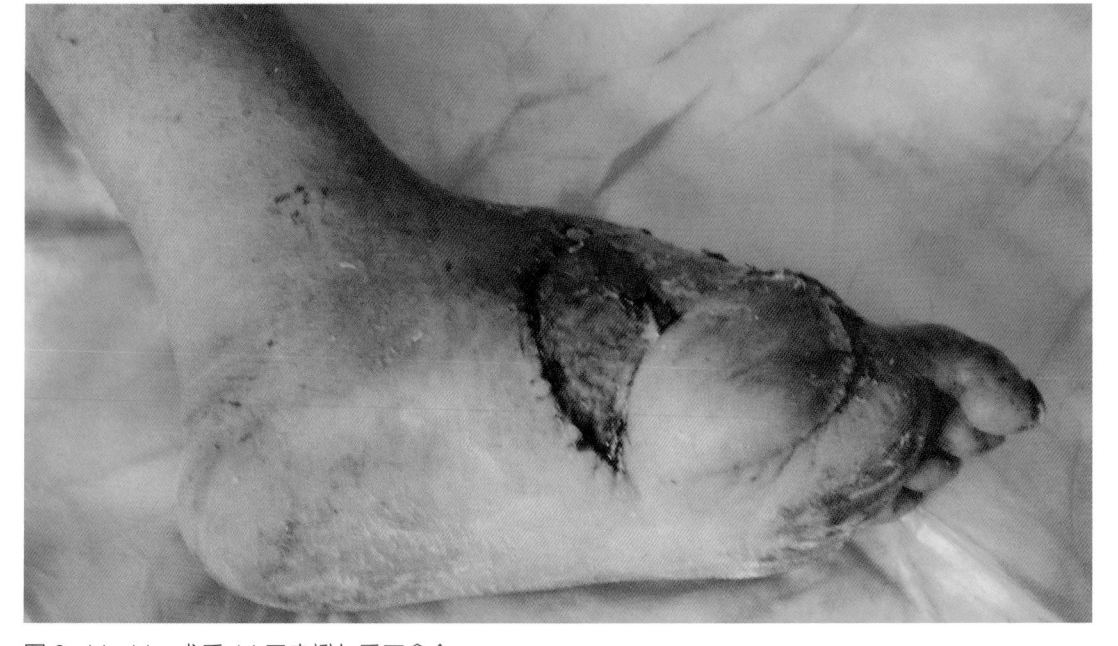

图 6-11-11　术后 14 天皮瓣与受区愈合

【病例5】

患者，男，12岁。

伤因伤情：左下肢机动车路面拖拽磨损伤。左小腿下端以跟骨、跟腱为中心复合组织损伤、缺损，跟腱断裂。

手术方法：急诊行清创术，同时设计并切取以小腿胫后动脉分支及腓肠神经营养动脉联合供血的转位皮瓣，一次修复骨肌腱创面。

预后效果：受供区获得一次性治愈。

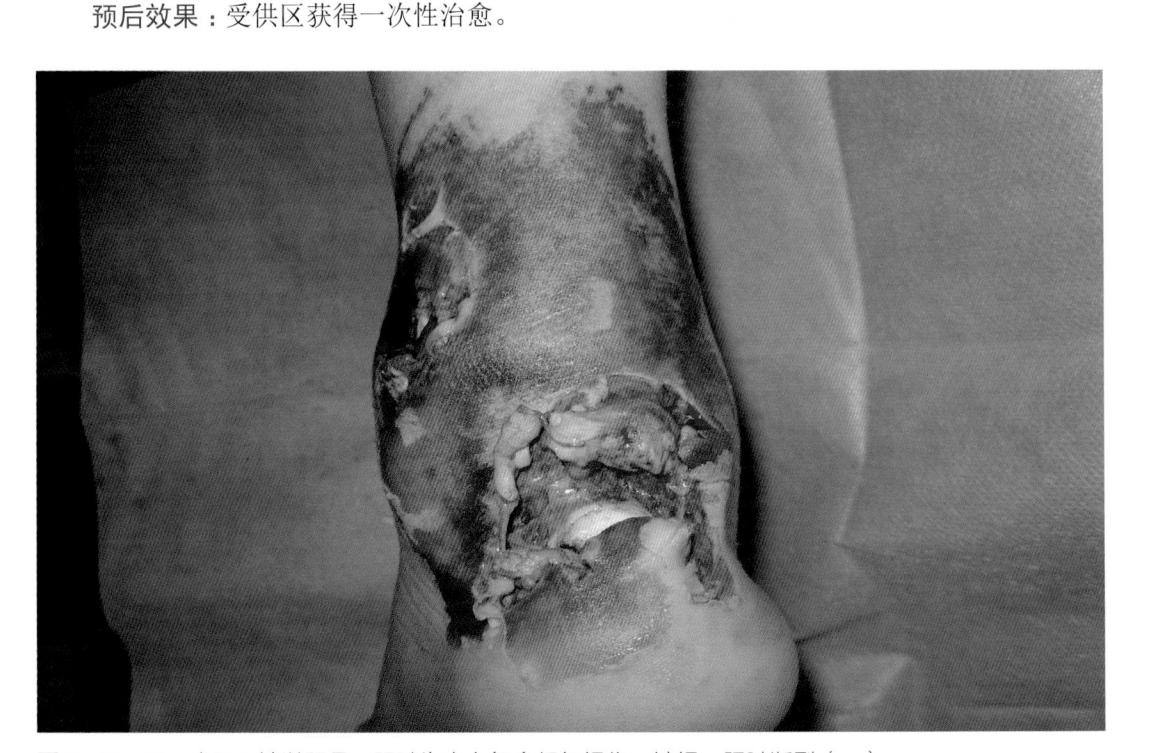

图 6-11-12　小腿下端以跟骨、跟腱为中心复合组织损伤、缺损，跟腱断裂（一）

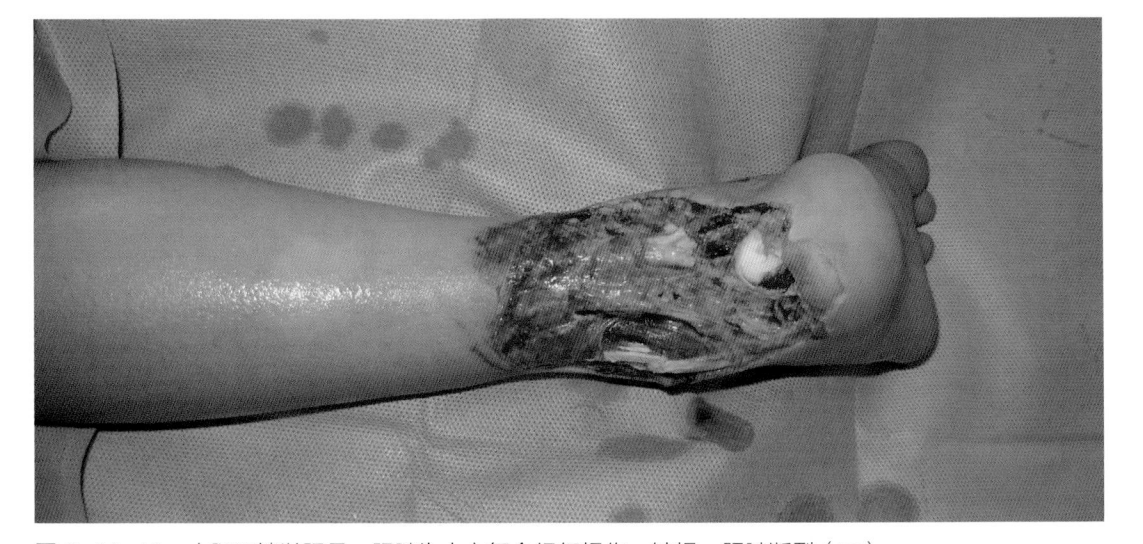

图 6-11-13　小腿下端以跟骨、跟腱为中心复合组织损伤、缺损，跟腱断裂（二）

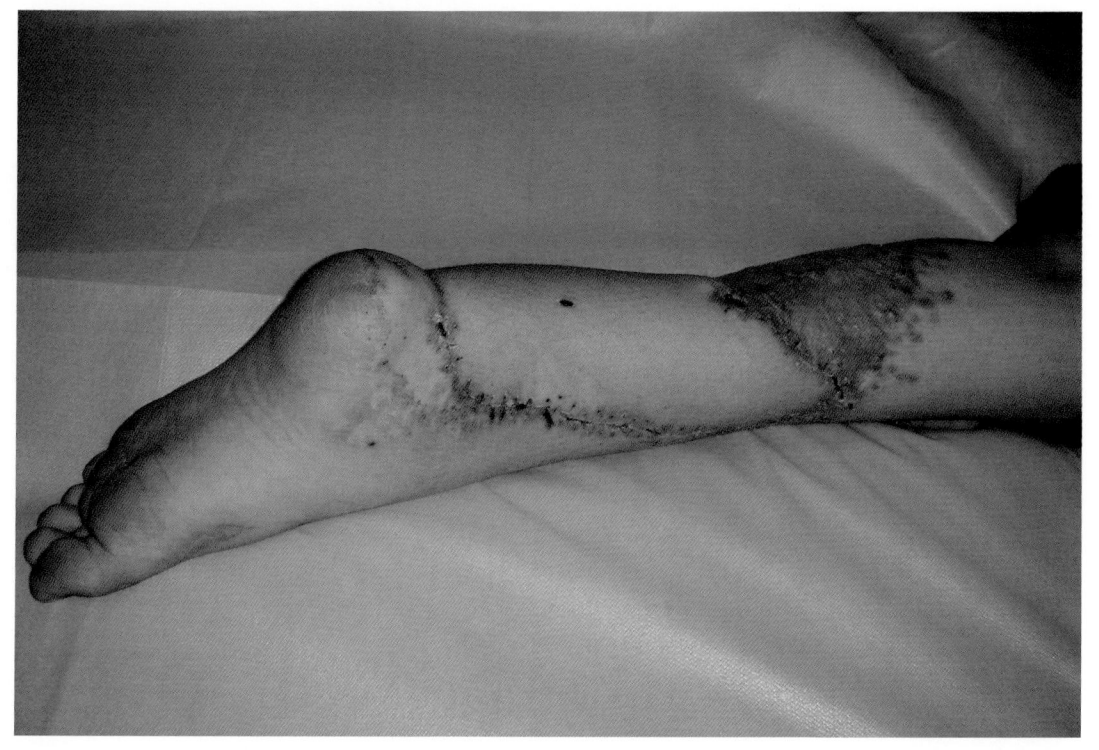

图 6-11-14　术后 4 周皮瓣与受区愈合状况（一）

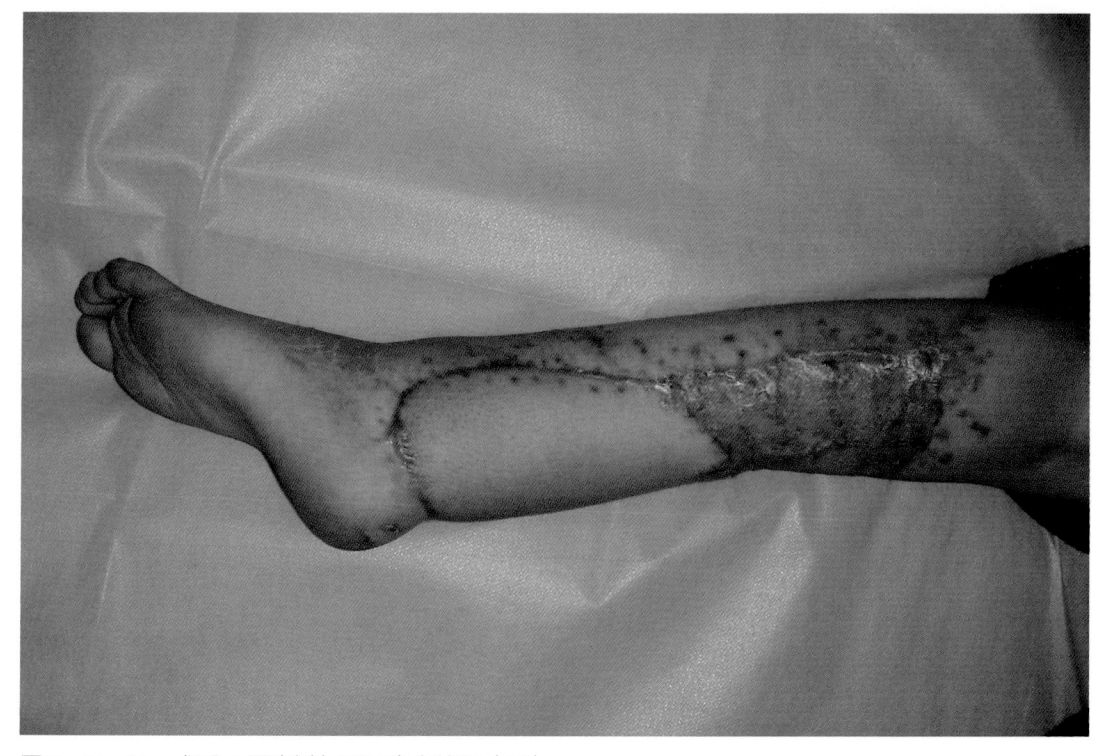

图 6-11-15　术后 4 周皮瓣与受区愈合状况（二）

第十二节
腓肠神经营养动脉及小隐静脉供血皮瓣

【病例1】

患者，男，38岁。

伤因伤情：右足广泛性软组织损伤缺损，跟骨及跟腱部分缺损，多趾缺损。

手术方法：行清创术，同时设计并切取腓肠神经营养动脉及小隐静脉供血皮瓣，转位修复跟骨和跟腱创面。跖弓和足背区创面植皮处理，残趾端清创缩短缝合。

预后效果：术后伤足获得一次性治愈。

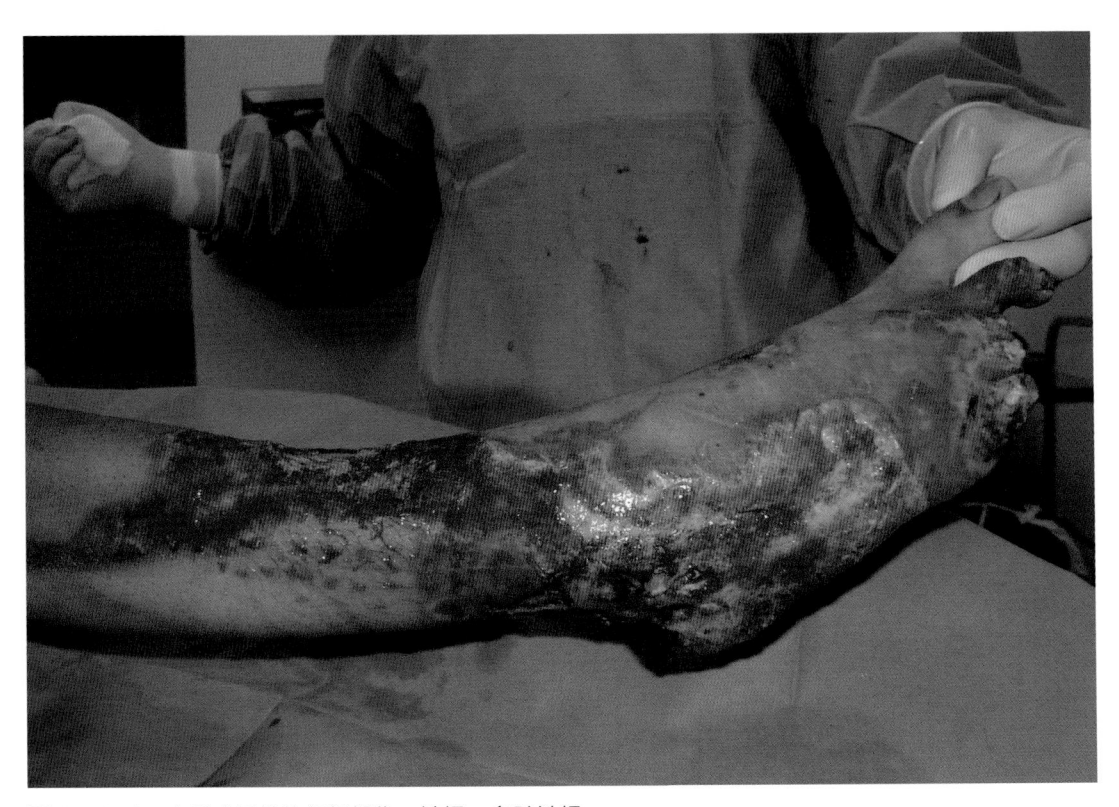

图6-12-1 右足广泛性软组织损伤、缺损，多趾缺损

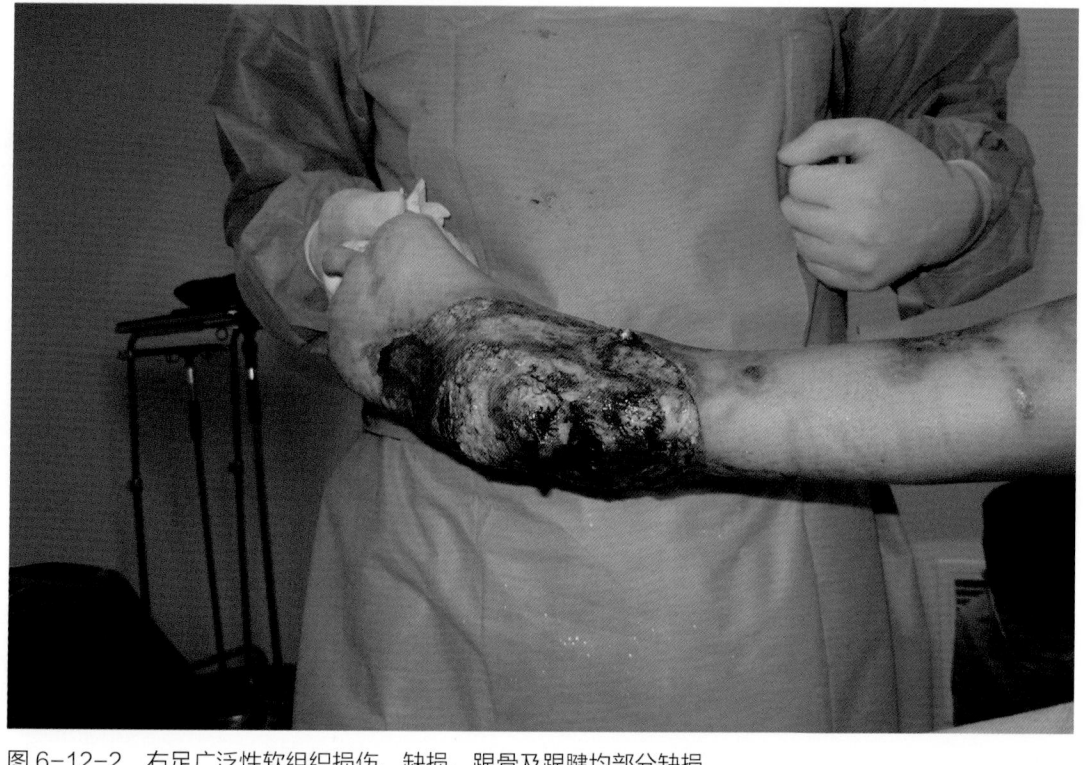

图 6-12-2　右足广泛性软组织损伤、缺损，跟骨及跟腱均部分缺损

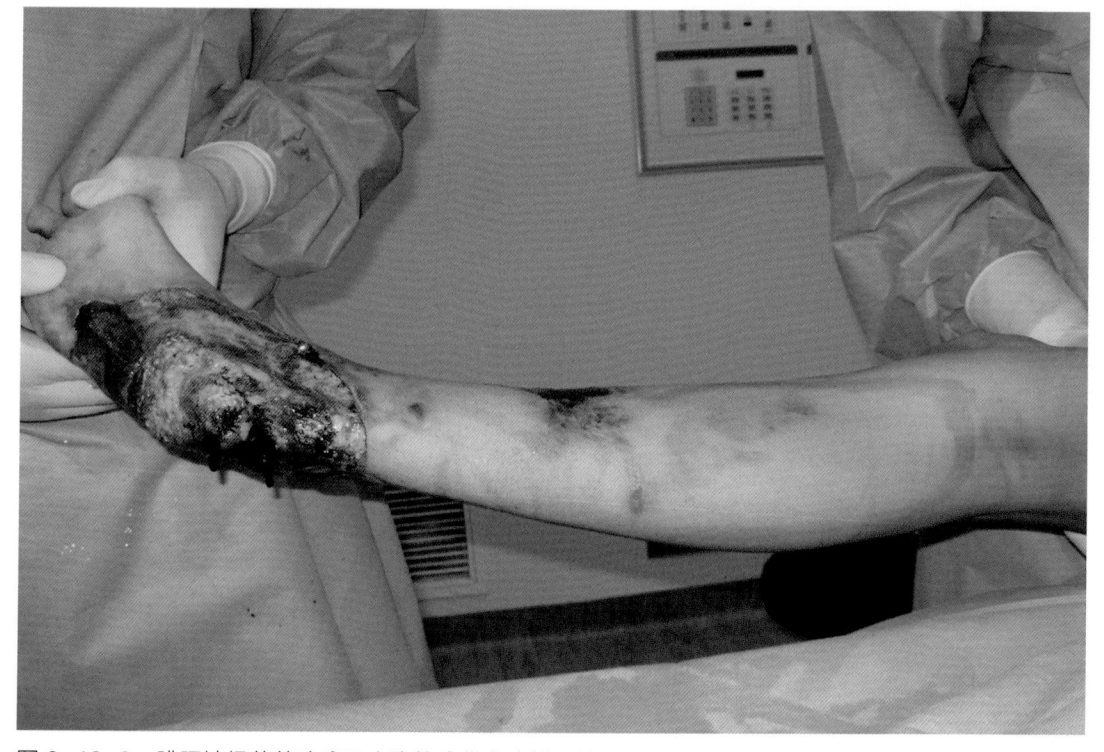

图 6-12-3　腓肠神经营养动脉及小隐静脉供血皮瓣设计

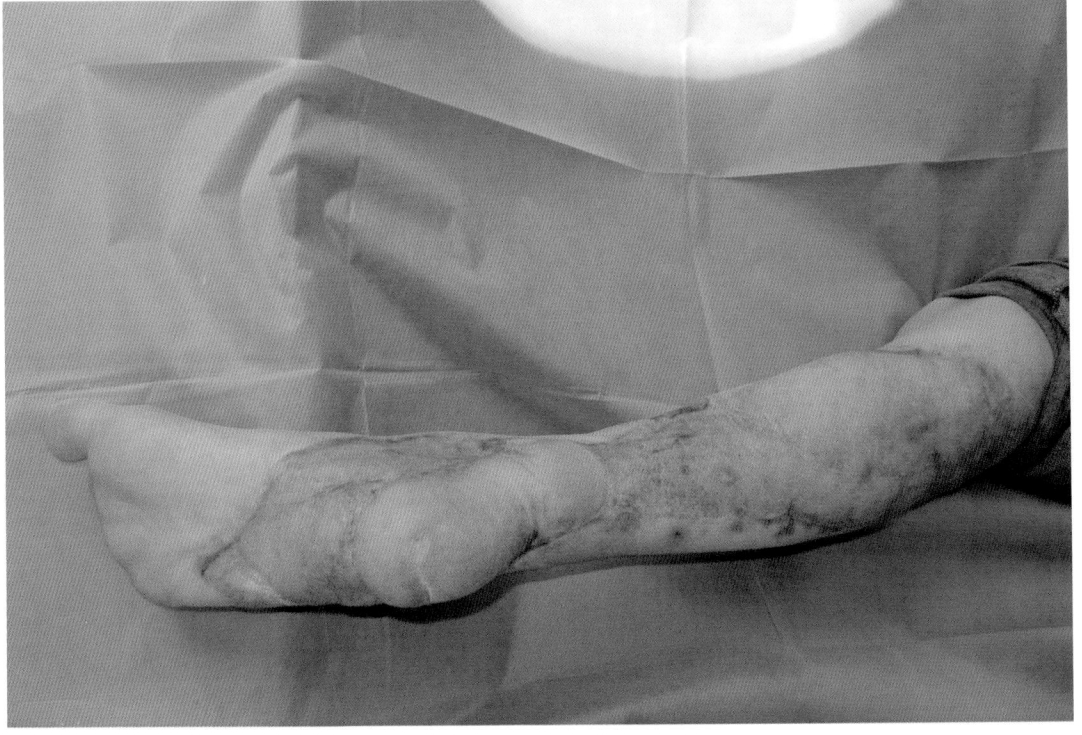

图 6-12-4　伤足皮瓣及植皮区愈合（一）

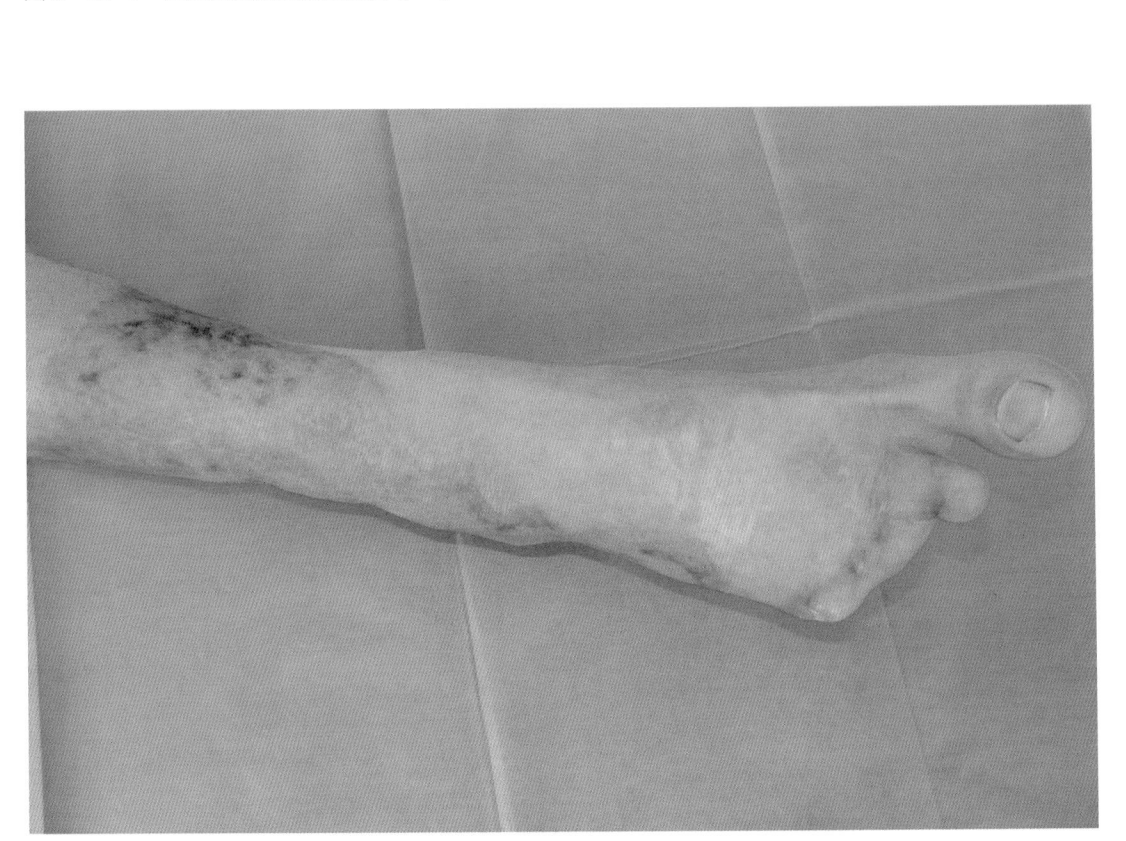

图 6-12-5　伤足皮瓣及植皮区愈合（二）

【病例 2】

患者，男，43 岁。

伤因伤情：重物碾压致右足背复合组织损伤、缺损，第 1 跖趾关节脱位，骨间肌破裂，多发腱性组织长段碾挫。

手术方法：急诊行清创术，脱位关节复位固定，同时设计并切取腓肠神经营养动脉及小隐静脉供血皮瓣，转位修复足背创面。

预后效果：术后受供区创面获得一次性治愈。

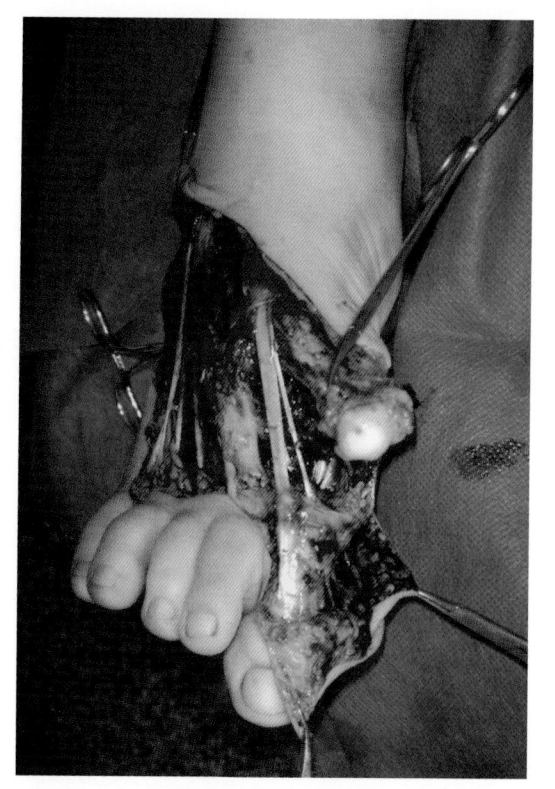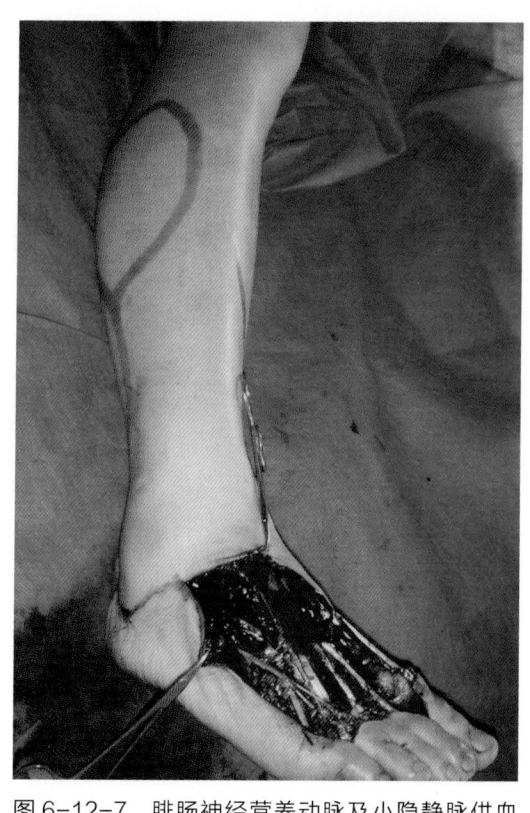

图 6-12-6 右足背复合组织损伤、缺损，第 1 跖趾关节脱位，骨间肌破裂，多发腱性组织长段碾挫

图 6-12-7 腓肠神经营养动脉及小隐静脉供血皮瓣设计

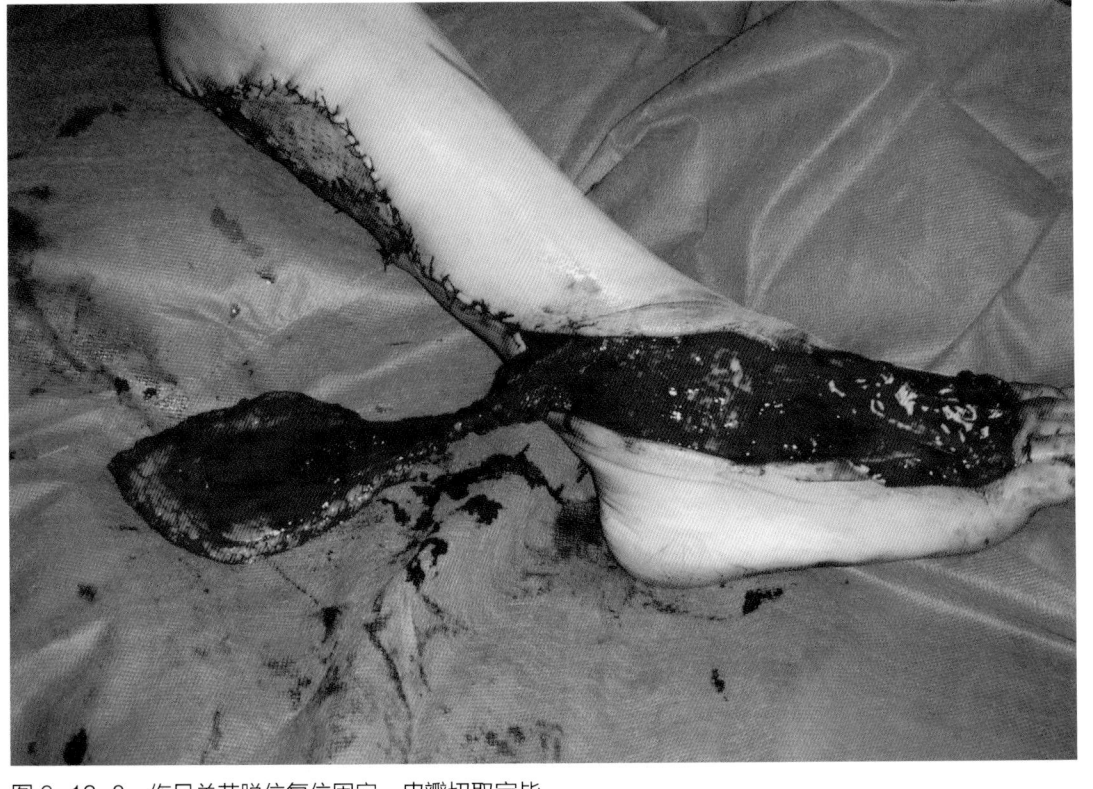

图 6-12-8 伤足关节脱位复位固定，皮瓣切取完毕

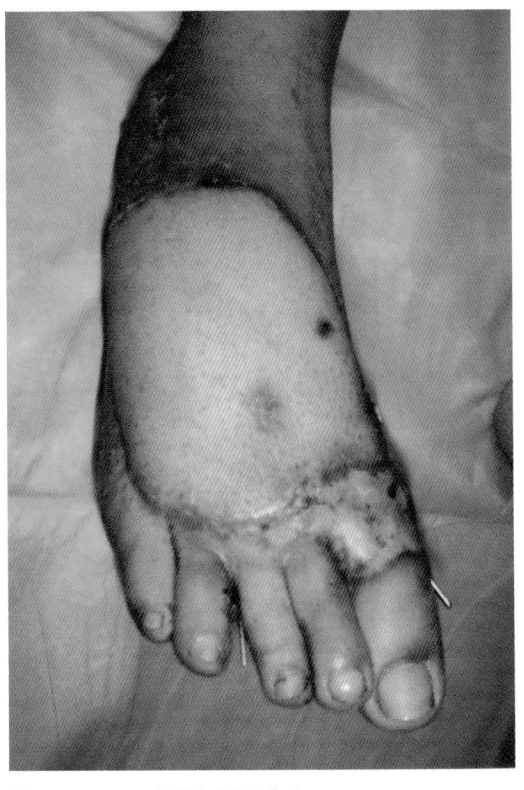

图 6-12-9 皮瓣与受区愈合

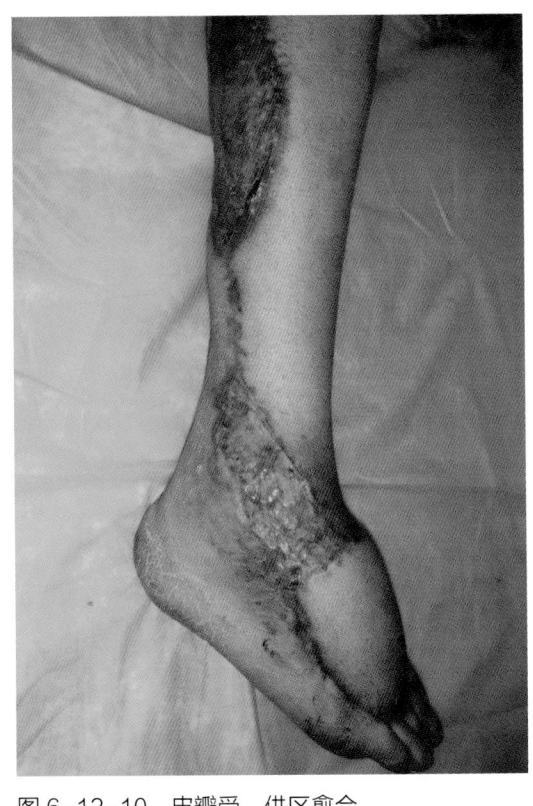

图 6-12-10 皮瓣受、供区愈合

347

▶ 相关探讨

1. 组织瓣的设计与应用应依据受损部位组织缺损、功能丧失的状况和组织瓣移植后所能发挥的作用，详细做好术前准确的评估、周密严谨的手术设计。确保多类型组织缺损创面获得最佳成形效果，伤肢得到最大限度的功能需求上的满足。

2. 对每种类型组织瓣的功能要做到充分的开发和利用，注重外形完美，也不可忽略深层组织缺损的修复与营养支持，做到组织缺损的修复和血供重建相互兼顾。移植后的组织瓣力求一次成形，组织瓣随肢体生长能对称性发育，减少再次矫形手术的次数。尽早重建皮瓣区的神经感觉，防止皮瓣区因感觉障碍而次生副损伤，故吻合感觉神经的组织瓣移植，尤其对儿童患者，更为适宜。

3. 选择组织瓣的供区应为术者所熟悉、易于掌握、成功率高者。尽量不选择重要功能部位作为皮瓣的供区。穿支皮瓣，交叉分支供血、网状侧支供血皮瓣是一个不错的选择。组织瓣的应用不应损害肢体主要动脉，是目前公认的原则。但应该除外以牺牲一条肢体动脉所设计的组织瓣，用于保肢、改善和重建一个肢体动脉血供等重要的治疗选择。

4. 皮瓣供区应选择在部位隐蔽、非重要功能部位。组织瓣供区无论是选择植皮修复或是直接缝合，均应是该侧肢体处于最大功能姿势时完成，不可因组织瓣的切取而限制了肢体的功能，降低了患者的生活质量。

参考文献

[1] 韩凤山,蔡宝仁,王海军,等. 肩胛侧胸背阔肌皮瓣联合移植术 [J]. 中华显微外科杂志. 1996,19,2: 100-101.

[2] 勾景平,徐传达,范启申,等. 肩胛侧胸联合皮瓣移植的解剖学基础 [J]. 中国临床解剖学杂志, 1992, 10（3）: 176.

[3] 袁相斌,林子豪,何清廉,等. 部分超薄型吻合血管皮瓣的临床应用 [J]. 中华显微外科杂志, 1991, 10（3）: 169.

[4] 韩凤山,蔡宝仁,许辉,等. 修薄背阔肌皮瓣的临床应用 [J]. 中华显微外科杂志, 1996. 19（增刊）: 1-2.

[5] 韩凤山,蔡宝仁,许辉,等. 单蒂多叶、孪生单叶脐旁岛状皮瓣的临床应用 [J]. 中华显微外科杂志, 1996, 19（增刊）: 12-16.

[6] 韩凤山,蔡宝仁,许辉,等. 足趾、足背皮瓣联合移植修复手部电烧伤1例 [J]. 中华整形烧伤外科杂志, 1995, 11,（1）: 31.

[7] 韩凤山,蔡宝仁,王晨光,等. 肩胛胸背游离皮瓣修复巨大颅骨坏死创面1例 [J]. 中华整形烧伤外科杂志, 1996, 12,（5）: 394.

[8] 韩凤山,许辉,杨柏泉,等. 伴足趾血液循环障碍的跗管综合症1例报告 [J]. 中国修复重建外科杂志, 1994, 8（1）: 60.

[9] 韩凤山,李高山,平娟,等. 巨大皮瓣及血管移植修复全头颅软组织缺损 [J]. 中华显微外科杂志, 2002, 25（1）: 69-70.

[10] 刘强,张正义,韩城.游离大网膜移植治疗烧伤后颅骨缺损5例[J].中华整形烧伤外科杂志,1995,（11）: 86.

[11] 庞永发,于国中,等. 皮瓣移植修复组织缺损临床分析 [J]. 中华显微外科杂志, 1999, 22（2）: 104-106.

[12] 韩凤山,许辉,李高山,等. 节段复合性毁损肢体的显微外科修复与重建 [J]. 中华显微外科杂志, 2001, 24（3）: 224-225.

[13] 韩凤山,李高山,平娟,等. 五趾并足背皮瓣联合移植再造烧伤后五指 [J]. 中华显微外科杂志, 2002, 18（6）: 384.

[14] 韩凤山,王光楠,平娟,等. 小腿肌肉、肌间血管全部坏死并感染的肢体保留术式介绍 [J]. 解放军医学杂志, 2005, 30（7）: 650-651.

[15] 韩凤山,张宏伟,李高山,等. 久治不愈儿童期肢体骨折术后感染所致长段骨缺损的重建治疗 [J]. 解放军医学杂志, 2005, 30（12）: 1091-1093.

[16] 韩凤山,王光楠,张宏伟,等. 幼龄拇指完全性缺损修复与再造3例报告 [J]. 解放军医学杂志, 2007, 32（3）: 260-201.

［17］韩凤山，张宏伟，平娟，等. 小腿迟发性肌间血管全部坏死肢体保留与功能重建中关键技术应用［J］. 放军医学杂志，2007，32(5)：538-539.

［18］韩凤山，王之佑，等. 陈旧性锤状指手术方法的一点改进［J］. 修复重建外科杂志，1990，中卷（3）：168.

［19］韩凤山，王光楠，等. 足踝部侧面深层组织广泛缺损且不稳定的综合修复［J］. 武警医学，2013，24（10）：872-874.

［20］韩凤山，李高山，王光楠，等. 足负重区深度冻伤组织坏死显微清创与组织修复临床观察［J］. 解放军医药杂志，2013，25（10）：67-69.

［21］韩凤山，金敬一，王光楠，等.腋部深度放射性损伤致迟发性臂丛神经嵌压症一例[J].解放军医药杂志，2013，25（12）：112-114.

［22］韩凤山，金敬一，李高山，等.胸壁广泛深度放射性损伤久治不愈皮瓣转移修复治愈1例[J].武警医学，2013，24（12）：1073-1074.

［23］Fengshan Han，Guangnan Wang，et al. Treatment of degloving injurg involving multiple fingers with combined abdominal superficial fascial flap，dorsalis pedis flap，dorsal toe flap，and toe-web flap［J］. Therapeutics and Clinical Risk Management，2015，11：1081-1087.

［24］王宇，曹军英，张筠. 冻伤或低温条件对机体的影响［J］. 中华临床医师杂志（电子版），2010，4（7）：1035-1037.

［25］叶志潮，武硕允，叶敏. 应用肌皮瓣修复乳癌术后胸壁放射性溃疡创面［J］. 中华显微外科杂志，2012，35（4）：317-319.

［26］曹贵军，李东严，刘积平. 治疗手重度冻伤 17 例［J］. 中华烧伤杂志，2011，27（1）：66-67.

［27］汪良能，高学书. 整形外科学［M］. 北京：人民卫生出版社，1989：314.